Fach-
buch
Klett-Cotta

Otto F. Kernberg

Narzißmus, Aggression und Selbstzerstörung

Fortschritte in der Diagnose und Behandlung schwerer Persönlichkeitsstörungen

Aus dem Amerikanischen von
Sabine Mehl und Katrin Grommek

Klett-Cotta

Klett-Cotta
www.klett-cotta.de
Die Originalausgabe erschien unter dem Titel »Aggressivity, Narcissism, and Self-Destructiveness in the Psychotherapeutic Relationship. New Developments in the Psychopathology and Psychotherapy of Severe Personality Disorders« im Verlag Yale University Press, New Haven und London. Kapitel 15 nur in der deutschen Ausgabe.

Printed in Germany
Umschlag: Klett-Cotta Design
Gesetzt aus der Minion von Horst Brühmann, Frankfurt am Main
Gedruckt und gebunden von Esser printSolutions GmbH, Bretten
ISBN 978-608-98650-1

Dritte Auflage, 2022

Bibliographische Information Der Deutschen Bibliothek
Die Deutsche Bibliothek verzeichnet diese Publikation in der Deutschen Nationalbibliographie; detaillierte bibliographische Daten sind im Internet über <http://dnb.ddb.de> abrufbar.

[FÜR MEINE KINDER: MARTIN, KAREN UND ADINE]

INHALT

VORWORT

In unserem Verständnis der Ätiologie und der Psychopathologie schwerer Persönlichkeitsstörungen, aber auch bei der Arbeit mit Patienten sind in letzter Zeit große Fortschritte zu verzeichnen. Die weite Verbreitung schwerer Persönlichkeitsstörungen und die damit verbundenen Komplikationen – Arbeits- und Beziehungsstörungen, antisoziales Verhalten, Alkohol- und Drogenabhängigkeit und vor allem suizidales und parasuizidales Verhalten – geben Anlaß zur Beunruhigung und stellen uns vor eine schwierige Aufgabe bei der Behandlung emotional gestörter Menschen. Zur Ätiologie von Persönlichkeitsstörungen gehören genetische und konstitutionelle Faktoren, insbesondere die durch das Temperament bedingte Prädisposition zur Aktivierung exzessiver negativer Affekte und deren Fehlsteuerung. Hinzu kommen der starke Einfluß früher Bindungen und ihrer pathologischen Formen sowie der Einfluß psychischer Traumata: physischer und sexueller Mißbrauch, eine chronisch desorganisierte Familie und die Erfahrung des Verlassenwerdens. Es muß noch untersucht werden, durch welche komplexen Mechanismen genetische Disposition einerseits und psychosoziale Umweltfaktoren andererseits bei der Ausbildung der für Persönlichkeitsstörungen typischen pathologischen Verhaltensmuster miteinander verknüpft sind. Diese Frage wird mit unterschiedlichen theoretischen Ansätzen erforscht.

Die Internalisierung emotionaler Beziehungen zu wichtigen Bezugspersonen – das zentrale Thema der psychoanalytischen Objektbeziehungstheorie – erwies sich als ein genereller Erklärungsrahmen für die Verbindung zwischen der Neurobiologie der Affekte und der Konsolidierung der Persönlichkeitsstruktur. Dieses Buch ergänzt meine früheren Arbeiten über die Anwendung der psychoanalytischen Objektbeziehungstheorie auf die Analyse der Beziehung zwischen exzessivem negativem Affekt (insbesondere Aggression) und affektiver Fehlregulation in Zusammenhang mit unzureichender kognitiver Kontrolle auf der einen und der Entwicklung des Syndroms der Identitätsdiffusion auf der anderen Seite. Meiner Ansicht nach ist Identitätsdiffusion das Ergebnis einer pathologischen Fixierung auf eine frühe Entwicklungsstufe, d. h. auf einen Zeitpunkt, wo der kindliche Geist beglückende und schmerzliche Erfahrungen in seiner Erinnerung radikal voneinander trennt. Die Identitätsdiffusion wiederum gehört in die vorgeschlagene Klassifizierung von Persönlichkeitsstörungen, bei der kategoriale

Unterschiede mit dimensioneller Kontinuität kombiniert werden und die für die psychodynamische Psychotherapie dieser Störungen relevant ist.

Zu Beginn dieses Buches spreche ich über eine allgemeine Klassifizierung der Persönlichkeitsstörungen und beziehe dabei diese kategorialen und dimensionalen Kriterien mit ein. Im weiteren Verlauf des Buches werden die allmähliche Entwicklung des negativen Affekts und seine Transformation von normaler Wut zu psychopathologischem Haß und Neid sowie deren Konsequenzen für den Charakter analysiert, ebenso die allmähliche Transformation dieser Emotionen in chronisch selbstdestruktives Verhalten.

Etwa ein Drittel der schwer persönlichkeitsgestörten Patienten zeigt deutlich narzißtische Züge, nämlich eine spezifische Kombination von Abwehrmechanismen und pathologischen Mustern in der Beziehung zum eigenen Selbst und zu wichtigen Bezugspersonen. Paradoxerweise verbessert sich durch letztere die äußere Funktionsfähigkeit der Patienten; der Preis dafür sind eine reduzierte Fähigkeit zu intimen und beglückenden Beziehungen zu anderen sowie verarmende Erfahrungen mit dem eigenen Selbst. Die Beziehung zwischen Narzißmus und der Entwicklung von antisozialem Verhalten, das diagnostische Erfassen dieser Zustände sowie Behandlungsmöglichkeiten und darauf abgestimmte Behandlungstechniken werden exploriert und an klinischen Beispielen dargestellt. Anschließend wird eine besonders problematische Pathologie im sexuellen Bereich, nämlich die Perversionen, im Kontext der Analyse der diesem Verhalten zugrundeliegenden Persönlichkeitsstörungen dieser Patienten genauer betrachtet.

Auf der Grundlage der Erfahrungen, gesammelt in 25 Jahren gemeinsamer Arbeit mit Psychoanalytikern und Psychotherapeuten am *Personality Disorders Institute* des *Weill Cornell Medical College*, beginne ich den zweiten Teil des hier vorliegenden Bandes mit einer Klärung der Beziehung zwischen der psychoanalytischen Theorie und den von dieser abgeleiteten Behandlungsansätzen, als da sind: die normale Psychoanalyse, die analytische Psychotherapie und die stützende Psychotherapie. Bei diesem Klärungsprozeß spezifiziere ich die Kennzeichen der einzelnen Behandlungsweisen und verweise gleichzeitig auf die jeweiligen Behandlungsindikationen und Kontraindikationen. Für die Mehrzahl der Patienten mit schweren Persönlichkeitsstörungen schlage ich eine Behandlung mit einer spezifisch übertragungsfokussierten Psychotherapie (TFP) vor; das Vorgehen bei der Behandlung wird illustriert an Patienten mit Borderline-, narzißtischer, paranoider und antisozialer Psychopathologie, wobei die Entwicklungen in der Übertragung und in der Gegenübertragung immer im Zentrum der Aufmerksamkeit stehen.

Auf diesen Überblick folgt eine Exploration der besonderen Komplikationen, die in der Arbeit mit schweren Persönlichkeitsstörungen auftreten können. Das beginnt mit der Behandlung von pathologischem Narzißmus mit einer herkömmlichen Psychoanalyse und mit analytischer Psychotherapie. Danach wird gezeigt, wie die Diagnose und der psychotherapeutische Umgang mit akuten und chronischen Gegenübertragungsreaktionen auf Komplikationen in der Behandlungssituation angewendet werden. Die Kapitel 12, 13 und 14 behandeln Probleme wie Suizidgefahr und schweres parasuizidales Verhalten, die Komorbidität mit schweren Eßstörungen und den Umgang mit Affektstürmen. Kapitel 15 zu Identität und Identitätsdiffusion, in der englischsprachigen Ausgabe nicht enthalten, wurde der deutschen Ausgabe auf meinen Wunsch hinzugefügt.

Derzeit werden alternative Behandlungsmethoden für schwere Persönlichkeitsstörungen erforscht, vor allem die Behandlung mit Psychopharmaka, die Arbeit mit einem kognitiv-verhaltenstherapeutischen Ansatz und mit stützenden Psychotherapien auf psychodynamischer Grundlage. Ziel dieser Behandlungen ist es, mit therapeutischen Mitteln die direkten Manifestationen der pathologischen Charaktermuster und die Fehlsteuerung der Affekte dieser Patienten zu verändern. Dagegen verfolgt die systematische Bearbeitung und Auflösung der Übertragungsentwicklungen, wie es die Vorgehensweise der in diesem Band beschriebenen Psychoanalyse und der analytischen Psychotherapie ist, das Ziel, die Persönlichkeit zu verändern, statt direkt an den Symptomen zu arbeiten. Die ersten Ergebnisse der Forschung besagen, daß es für jede dieser Behandlungsweisen Indikationen und Kontraindikationen gibt. Wenn wir imstande sind, bei ausgewählten Patienten mit der übertragungsfokussierten Psychotherapie fundamentale Veränderungen in der Persönlichkeit zu erreichen, dann ist die ständige Exploration der in diesem Buch dargestellten Behandlungsstrategie eine überaus wichtige Aufgabe. Aus dieser Überzeugung heraus entstand dieses Buch. In meinem Bemühen, im Kontext der sich ständig verändernden Entwicklungen in der Behandlung eine Verbindung zwischen theoretischer Analyse und Studien zur Psychopathologie einerseits und psychotherapeutischen Techniken andererseits herzustellen, kommt meine Überzeugung zum Ausdruck, daß Grundlagenforschung, klinische Forschung und klinische Beobachtungen, die während der Langzeitbehandlungen mit ihren intensiven therapeutischen Begegnungen gemacht werden, unser Wissen erweitern und unsere Fähigkeit fördern, unseren Patienten zu helfen.

Ich bin vielen Kollegen und Freunden zu Dank verpflichtet, die mir bei unserer gemeinsamen Arbeit und in unseren Diskussionen über all diese Themen geholfen haben, meine Gedanken zu klären und ein neues Verständnis für viele der Themen zu gewinnen, die in diesem Buch angesprochen werden. Dazu gehören in den USA Dr. Martin Bergmann, Dr. Harold Blum, Dr. William Grossman, Dr. Paulina Kernberg, Dr. Robert Michels, Dr. Gertrude Ticho, Dr. Robert Tyson und Dr. Robert Wallerstein. Sehr dankbar bin ich auch Dr. André Green und der Borderline-Forschungsgruppe der *International Psychoanalytic Association*, die unter seiner Leitung steht und deren Mitglied ich bin. Ebenso gilt mein Dank Dr. Peter Fonagy, Dr. Anne-Marie Sandler und dem verstorbenen Dr. Joseph Sandler in Großbritannien. In Frankreich halfen mir – neben dem starken Einfluß, den Dr. André Green auf meine Arbeit hatte – auch die Diskussionen mit Dr. Jeanine Chasseguet-Smirgel, Dr. Alain Gibeault, Dr. Jean Laplanche, Dr. Joyce McDougall und Dr. Daniel Widlöcher. In Deutschland konnte ich von dem anregenden Gedankenaustausch mit Dr. Peter Buchheim, Dr. Horst Kächele, Dr. Rainer Krause und Dr. Ernst Lurssen profitieren.

Ich habe bereits die zahlreichen Anregungen erwähnt, die ich von den Kollegen am *Personality Disorders Institute* an der *Cornell University* erhielt, das unter meiner Leitung steht. Besonders herzlich danke ich den emeritierten Mitgliedern dieses Instituts, vor allem Dr. Ann Applebaum, die viele Jahre lang meine Schriften ediert hat – und natürlich auch dieses Buch. Ebenso danke ich Dr. Eve Caligor, Dr. Diana Diamond, Dr. Pamela Foelsh, Dr. James Hall, Dr. Catherine Haran, Dr. Paulina Kernberg, Dr. Sonia Kulchycky, Dr. Kenneth Levy, Dr. Armond Loranger, Dr. Michael Stone und Dr. Frank Yeomans. Dank der Zusammenarbeit mit Dr. Mark Lenzenweger, Dr. Michael Posner und Dr. David Silbersweig sahen wir den Zusammenhang zwischen Persönlichkeitsstörungen und deren genetischen Merkmalen, den Einfluß neurokognitiver Strukturen auf die Affektsteuerung und die erregenden Möglichkeiten bildgebender Verfahren als biologische Parameter bei der Untersuchung der Hirnfunktionen von Borderline-Patienten in ganz neuem Licht.

Vor allem aber möchte ich meine tiefe Dankbarkeit für Dr. John Clarkin zum Ausdruck bringen, meinen Kollegen in der Leitung des *Personality Disorders Institute*. Er ist das »Gehirn« hinter der Transformation unserer theoretischen und klinischen Hypothesen in Forschungsdesigns, mit denen man arbeiten kann. Mein Dank gilt auch der *Borderline Personality Disorders Research Foundation* und ihrem Stifter, Dr. Marco Stoffel, dessen Enthusiasmus und Vertrauen in unsere Arbeit überaus hilfreich bei der Sicherstellung der riesigen Zuschüsse für das Institut waren, mit denen wir unsere Studien ausweiten konnten, was andernfalls nicht möglich gewesen wäre. Ich danke auch Professor Dr. Jack Barchas, der den

Lehrstuhl der psychiatrischen Abteilung des *Weill Cornell Medical College* innehat, für seine Ermutigung und seine Unterstützung unseres Forschungsunternehmens.

Last not least danke ich herzlich den Mitarbeitern im Sekretariat des *Personality Disorders Institute:* Joanne Ciallella, die geduldig die vielen Versionen der einzelnen Kapitel dieses Buches tippte, Rosetta Davis, die für Ordnung in dem wachsenden Manuskript sorgte und alle Zusatzarbeiten mit freundlichem Lächeln übernahm. Vor allem aber danke ich meiner persönlichen Sekretärin, Frau Louise Taitt, die viele Jahre lang den riesigen Arbeitsanfall bewältigte und die mit unfehlbarem Urteil, taktvoll, aber entschlossen alles tat, was erforderlich war, um meine Zeit zu schützen. Ich danke ihr von ganzem Herzen.

Die deutsche Ausgabe meines Buches basiert auf meinem Manuskript, nicht auf dem englischsprachigen Buch, da dieses noch nicht fertig vorlag, als die Übersetzung begonnen wurde.

[TEIL I] Psychopathologie

[KAPITEL 1] Eine psychoanalytische Theorie der Persönlichkeitsstörungen

Warum ist es wichtig, den Versuch zu unternehmen, eine psychoanalytische Sicht der Ätiologie und Struktur der Persönlichkeitsstörungen sowie ihrer Wechselbeziehungen zu formulieren? Zum einen, weil wir in letzter Zeit Fortschritte beim Verständnis einiger spezieller Typen von Persönlichkeitsstörungen gemacht haben, zum anderen wegen der ständigen Kontroversen in der psychologischen und psychiatrischen Forschung zu Themen wie: (1) Sollen zur Klassifizierung dieser Störungen kategoriale oder dimensionale Kriterien angewandt werden? (2) Welchen Einfluß haben genetisch-konstitutionelle bzw. psychodynamische und psychosoziale Determinanten? Besonders wichtig ist (3) die Frage, welche Beziehung zwischen dem beschreibbaren, d. h. dem nach außen hin gezeigten Verhalten und den darunterliegenden biologischen und psychologischen Strukturen besteht.

Kategoriale vs. dimensionale Modelle

Ein großes Problem liegt im Verständnis der Psychopathologie dieser Störungen, d.h. in unserem Verständnis davon, wie die verschiedenen Verhaltensmerkmale einer beliebigen Persönlichkeitsstörung (etwa der Borderline-Störung, der narzißtischen oder der antisozialen Persönlichkeitsstörung) und der sie bedingenden und verursachenden Faktoren zueinander in Beziehung stehen. Empiriker, die sich auf eine bestimmte Persönlichkeitsstörung konzentrieren, haben versucht, die ätiologischen Faktoren zu präzisieren, mußten jedoch häufig feststellen, daß offenbar bei jeder Persönlichkeitsstörung multiple Faktoren im Spiel sind; eine eindeutige Antwort auf die Frage, in welcher Beziehung diese Faktoren zueinander stehen, haben sie nicht gefunden (Marziali 1992; Paris 1994a; Steinberg et al. 1994; Stone 1993a, 1993b).

Forscher, die mit einem dimensionalen Modell arbeiten, führen meist komplexe Faktorenanalysen für eine große Zahl von Verhaltensmerkmalen durch und stoßen dabei auf einige wenige übergreifende Merkmale, die, wenn man sie zueinander in Beziehung setzt, der klinischen Beschreibung einzelner Persönlichkeitsstörungen zu entsprechen scheinen (Benjamin 1992, 1993; Costa & Widiger 1994; Widiger & Frances 1994; Widiger et al. 1994). Bei diesem Ansatz werden einzelne Verhaltensweisen miteinander verknüpft; es bietet sich an, daraus eine allgemeine Theorie abzuleiten, in die die mittels statistischer Analysen gefundenen Dimensionen integriert werden können. Bislang haben sich diese Dimensionen jedoch als für klinische Zwecke nicht besonders brauchbar erwiesen. (Eine bemerkenswerte Ausnahme könnte Benjamins [1992, 1993] strukturelle Analyse des Sozialverhaltens sein, ein Modell, das stark von aktuellem psychoanalytischem Gedankengut beeinflußt ist.)

Das dimensionale Fünf-Faktoren-Modell, das sich derzeit einer gewissen Beliebtheit erfreut, verbindet zahlreiche Faktorenanalysen miteinander und kommt zu dem Schluß, daß Neurotizismus, Extraversion, Offenheit, Liebenswürdigkeit und Gewissenhaftigkeit Basisfaktoren für die Beschreibung aller im DSM-IV »offiziell« akzeptierten Persönlichkeitsstörungen darstellen (Costa & Widiger 1994; Widiger et al. 1994). Aber handelt es sich dabei tatsächlich um fundamentale Determinanten der Organisation einer normalen Persönlichkeit oder gar einer Persönlichkeitsstörung? Für den erfahrenen Kliniker sind die auf der Basis dieser fünf Faktoren erstellten Faktorenprofile für die einzelnen Persönlichkeitsstörungen unrealistisch.

Forscher, die dem kategorialen Modell folgen – in der Regel klinische Psychiater, die daran interessiert sind, spezielle Krankheitsursachen zu finden –, untersuchen die klinisch vorherrschenden Konstellationen pathologischer Persönlichkeitsmerkmale, führen empirische Forschungen zur Validität und Reliabiltät der jeweils entsprechenden klinischen Diagnose durch und bemühen sich um eine deutliche Differenzierung zwischen den einzelnen Persönlichkeitsstörungen, ohne dabei die klinische Relevanz ihrer Forschung aus dem Auge zu verlieren (Akhtar 1992; Stone 1993a). Dieser Ansatz, der im DSM-III und DSM-IV fortgeführt wurde, erwies sich bei der Klärung häufig auftretender Persönlichkeitsstörungen als hilfreich; zumindest hat er bewirkt, daß klinische Psychiater mit den Störungsbildern einiger häufig auftretender Persönlichkeitsstörungen besser vertraut wurden. Beeinträchtigend wirkte dabei allerdings die hohe Komorbidität, die bei schwereren Formen von Persönlichkeitsstörungen auffallend ist, ebenso auch die wenig glückliche Politisierung der Beschlüsse des Gremiums, das darüber entscheidet, welche Störungen unter welcher Bezeichnung in das offizielle DSM-System aufgenommen werden und welche nicht (Jonas & Pope 1992; Kernberg 1992a; Oldham 1994). So wurde eine weitverbreitete Störung wie die hysterische Persönlichkeitsstörung von der Aufnahme in das DSM ausgeschlossen, während die depressiv-masochistische Persönlichkeitsstörung, die im DSM-III ausgeschlossen worden war, im Anhang des DSM-IV als »depressive Persönlichkeitsstörung« wieder auftauchte, allerdings ohne die masochistische Komponente, die im DSM-III-R noch unter der damals noch politisch korrekten Bezeichnung »selbstzerstörerische« Persönlichkeitsstörung »geduldet« wurde (Kernberg 1992a).

Meines Erachtens besteht ein großes Problem beider Klassifizierungssysteme, des kategorialen wie auch des dimensionalen Systems, darin, daß bei beiden die empirische Forschung sich zu eng am äußere Verhalten orientiert, das jedoch je nach der zugrundeliegenden Persönlichkeitsstruktur völlig unterschiedliche Funktionen haben kann. In dem, was beispielsweise als Schüchternheit, soziale Phobie oder Hemmung gesehen wird und zur Diagnose einer schizoiden oder einer vermeidenden Persönlichkeit führen kann, kann sich tatsächlich die Vorsicht eines hochparanoiden Menschen ausdrücken oder die Furcht eines narzißtisch aufgeblähten Individuums; es kann sich dabei aber auch um die Reaktionsbildung eines Hysterikers gegen exhibitionistische Tendenzen handeln. Damit im Zusammenhang steht das Problem, daß großangelegte Untersuchungen unweigerlich auf standardisierte Befragungen oder Fragebögen angewiesen sind, die tendenziell Antworten erbringen, die zum Teil einfach die soziale Bewertung mancher Persönlichkeitsmerkmale spiegeln. Exzessive Gewissenhaftigkeit wird beispielsweise höher bewertet als Verantwortungslosigkeit, Großzügigkeit gilt mehr als Neid usw. Unsere diagnostischen Werkzeuge selbst sind es, die viel feiner sein müßten und die in ihrer jetzigen Form möglicherweise zu einigen unserer Probleme beigetragen haben.

Es ist jedoch keineswegs meine Absicht, hier vorzubringen, daß eine psychoanalytische Exploration alle unsere aktuellen Probleme lösen könnte. Auch kann ich derzeit kein zufriedenstellendes integriertes psychoanalytisches Modell einer Klassifizierung von Persönlichkeitsstörungen vorweisen, denn die psychoanalytisch orientierte Forschung stieß an ihre Grenzen bei dem Versuch, abnorme Persönlichkeitsmerkmale außerhalb der klinischen Situation zu erfassen. Es ist auch ungeheuer schwierig, die psychoanalytische Situation als solche zum Forschungsgegenstand zu machen, und die Kontroversen in der aktuellen psychoanalytischen Diskussion über die Behandlungsansätze bei gewissen Persönlichkeitsstörungen, etwa der Borderline- oder der narzißtischen Persönlichkeit, stellen gleichfalls ein Hindernis dar.

Im Rahmen einer psychoanalytischen Studie mit persönlichkeitsgestörten Patienten, die sich einer psychoanalytischen Behandlung unterziehen, können wir beobachten, welcher Zusammenhang zwischen den einzelnen pathologischen Persönlichkeitsmerkmalen besteht und welche Beziehungen zwischen dem äußeren Verhalten und der zugrundeliegenden psychischen Struktur vorliegen. Wir sehen die Beziehungen zwischen verschiedenen Konstellationen der pathologischen Verhaltensmuster und ihre Veränderung im Verlauf der Behandlung, zwischen Verhaltensmotivation und psychischer Struktur, und wir erleben, wie sich das Verhalten der Patienten ändert und wie die dominanten Muster der Übertragung wechseln. Werden die Motivation des persönlichkeitsgestörten Patienten, seine intrapsychische Struktur und die Veränderungen evaluiert, die im Verlauf der therapeutischen Behandlung auftreten, dann ergeben sich daraus wichtige Informationen über Ursprünge, Funktion und Mechanismen dieser Veränderungen.

Als fruchtbar erweisen könnte sich dabei die Verknüpfung von psychoanalytisch orientierter Beurteilung der Interaktionen zwischen Kleinkind und Bezugsperson sowie der Untersuchung der Auswirkungen früher Traumata auf die Entwicklung der psychischen Funktionen mit Untersuchungen zur frühkindlichen Entwicklung aus einer biologischen bzw. am Verhalten orientierten Perspektive. Noch wichtiger scheint mir, daß beim psychoanalytischen Ansatz spezielle Techniken entwickelt werden können, mit deren Hilfe die störungsspezifischen Übertragungsmuster bearbeitet werden können. Die klinische Beobachtung zeigt, daß die Verlagerung der Übertragungsmuster zu einer signifikanten charakterlichen Veränderung führt, doch fehlt diesem Befund noch die Basis der empirischen Forschung. In diesem Zusammenhang möchte ich auch darauf hinweisen, daß durch die psychoanalytische Vorgehensweise einige der weniger deutlich sichtbaren Aspekte der Differentialdiagnose der Persönlichkeitsstörungen aufgedeckt werden, die bei der Prognose als Indikatoren dienen können, um etwa zwischen der narzißtischen Persönlichkeitsstörung, dem malignen narzißtischen Syndrom und der eigentlichen antisozialen Persönlichkeitsstörung unterscheiden zu können (Bursten 1989; Hare 1986; P. Kernberg 1989; Stone 1990).

Temperament, Charakter und Struktur der normalen Persönlichkeit

Temperament und Charakter sind nach meinem Dafürhalten die entscheidenden Aspekte der Persönlichkeit. Dabei bezieht sich der Begriff Temperament auf die durch die Konstitution vorgegebene Veranlagung eines Menschen, die angeboren und weitgehend genetisch determiniert ist. Das Temperament eines Menschen zeigt sich in seinen Reaktionen auf Umweltreize, insbesondere in der Intensität, dem Rhythmus und dem Schwellenwert seiner affektiven Reaktionen. Meines Erachtens stellen affektive Reaktionen, vor allem im Zustand hoher Intensität, kritische Determinanten der Persönlichkeitsorganisation dar. Meiner Ansicht nach ist die angeborene Aktivierungsschwelle für positive (lustvolle, belohnende) Affekte wie auch für negative (schmerzliche, aggressive) Affekte das eigentliche Verbindungsglied zwischen den psychologischen und den biologischen Determinanten der Persönlichkeit (Kernberg 1994a). Zum Temperament gehören auch die angeborenen Dispositionen für die kognitive Organisation und das Bewegungsverhalten, Unterschiede der kognitiven Funktionen, die dem Einfluß des Hormonspiegels (vor allem des Testosteronspiegels) unterliegen, sowie Aspekte der Geschlechtsrollenidentität, die unterschiedliche männliche und weibliche Verhaltensmuster bewirken. Die affektiven Aspekte des Temperaments scheinen indessen bei der Ätiologie der Persönlichkeitsstörungen von fundamentaler Bedeutung zu sein.

Cloninger (Cloninger et al., 1993) stellte einen Zusammenhang zwischen einem bestimmten Temperament bzw. einer Disposition und gewissen neurochemischen Systemen her. Er definierte Dispositionen für »das Aufsuchen neuer Reize«, »Schmerzvermeidung«, »die Abhängigkeit von Belohnung« und »Ausdauer«. Cloningers direkte Übertragung solcher Dispositionen in spezifische Typen von Persönlichkeitsstörungen im Klassifizierungssystem des DSM-IV kann ich jedoch nicht nachvollziehen. Torgersen (1985, 1994) führte Zwillingsstudien über genetische und Umwelteinflüsse bei der Entwicklung von Persönlichkeitsstörungen durch; einen signifikanten genetischen Einfluß fand er jedoch nur für die schizotypische Persönlichkeitsstörung. Seine Ergebnisse zeigen einen signifikanten Zusammenhang zu normalen Persönlichkeitsmerkmalen und sind praktisch anwendbar, doch im Hinblick auf spezifische Persönlichkeitsstörungen ist der Zusammenhang eher schwach.

Der Charakter stellt eine weitere wichtige Persönlichkeitskomponente dar. Unter »Charakter« verstehen wir die dynamische Organisation der Verhaltensmuster, in denen sich Organisationsgrad und -niveau dieser Muster widerspiegeln. Die wissenschaftliche Psychologie unterscheidet zwischen Charakter und Persönlichkeit, während im klinischen Setting dafür die Begriffe »Charakterpathologie«, »Charakterneurose« und »neurotischer Charakter« verwendet werden (in früheren DSM-Klassifizierungen »Persönlichkeitsmerkmal« und »Störungen des Persönlichkeitsmusters«, im DSM-III und DSM-IV dann »Persönlichkeitsstörungen« genannt). Aus der Perspektive der Psychoanalyse sollte meiner Meinung nach der Begriff *Charakter* auf die Verhaltensmanifestationen der Ich-Identität angewandt werden: Die subjektiven Aspekte der Ich-Identität – die Integration von Selbstkonzept und dem Konzept von signifikanten Bezugspersonen – stellen die intrapsychischen Strukturen dar, die die dynamische Organisation des Charakters determinieren. Gleichfalls zum Charakter gehören die Verhaltensaspekte dessen, was in der psychoanalytischen Terminologie »Ich-Funktionen« und »Ich-Strukturen« genannt wird.

Psychoanalytisch gesehen, wird die Persönlichkeit durch Temperament und Charakter determiniert. Eine gleichfalls wichtige Komponente der Gesamtpersönlichkeit ist die Integration der verschiedenen Schichten des Über-Ich und seines Wertesystems, aus denen die ethische und moralisch-sittliche Dimension der Persönlichkeit besteht. Schließlich ist auch die kognitive Fähigkeit des Individuums, teils genetisch bestimmt, teils kulturell beeinflußt, ein wichtiger Teil der Persönlichkeit. »Persönlichkeit« kann demnach betrachtet werden als die dynamische Integration sämtlicher Verhaltensmuster, die sich aus dem Temperament, dem Charakter, dem internalisierten Wertesystem und den kognitiven Fähigkeiten ableiten lassen (Kernberg 1976, 1980). Darüber hinaus stellt das dynamische Unbewußte – das Es – das dominante und potentiell konfliktträchtige Motivationssystem der Persönlichkeit dar. Das normale adaptive Potential der Persönlichkeit zeigt sich darin, inwieweit die sublimierende Integration von Es-Impulsen in das Ich und in die Über-Ich-Funktionen stattgefunden hat.

In das von mir vorgeschlagene Modell der Klassifizierung der Persönlichkeitsstörungen sind auch die bedeutenden Beiträge anderer psychoanalytisch orientierter Forscher und Wissenschaftler eingeflossen, so die Ergebnisse von Salman Akhtar (1989, 1992), Rainer Krause (1988; Krause & Lutolf 1988), Michael Stone (1980, 1990, 1993a) und Vamik Volkan (1976, 1987). Die normale Persönlichkeit ist in erster Linie gekennzeichnet durch ein integriertes Selbstkonzept und ein integriertes Konzept von wichtigen Bezugspersonen. Sind diese beiden Strukturelemente in einer Persönlichkeit vorhanden, sprechen wir von »Ich-Identität« (Erikson 1956a, b; Jacobson 1964). Erkennbar werden sie an dem inneren Gefühl für Selbstkohärenz und dem damit verbundenen äußeren Ausdruck. Ein integriertes Selbstkonzept bildet die grundlegende Voraussetzung für ein normales Selbstwertgefühl, Freude am eigenen Selbst und am Leben. Das eigene Selbst in seiner Ganzheit zu sehen verleiht die Fähigkeit zur Verwirklichung eigener Wünsche, zur Entwicklung des eigenen Potentials sowie die Fähigkeit zum Eingehen von langfristigen Beziehungen. Ein integriertes Konzept von wichtigen Bezugspersonen verleiht die Fähigkeit zur richtigen Einschätzung anderer Menschen und zur Empathie sowie zur emotionalen Besetzung anderer Menschen; auch gehört dazu die Fähigkeit, eine reife Form der Abhängigkeit zu entwickeln und gleichzeitig das konsistente Gefühl für die eigene Autonomie zu bewahren.

Das zweite Strukturmerkmal der normalen Persönlichkeit ist die aus der Ich-Identität erwachsende Ich-Stärke, die sich in einem breiten Spektrum von Affektdispositionen zeigt, aber auch in der Fähigkeit zur Affekt- und Impulskontrolle. Die Fähigkeit zur Sublimierung der Triebe in Arbeit und Wertvorstellungen wird in hohem Maße gespeist von der Integration des Über-Ich. Beständigkeit, Ausdauer und Kreativität sowohl beim eigenen Tun als auch in Beziehungen entstammen gleichfalls der normalen Ich-Identität, während die Fähigkeit, Vertrauen zu entwickeln und ein Gefühl für Reziprozität und Engagement auszubilden, auch sehr stark von Über-Ich-Funktionen determiniert wird.

Ein dritter Aspekt der normalen Persönlichkeit zeigt sich in einem ausgebildeten und integrierten Über-Ich mit internalisiertem Wertesystem. Dieser Wertkodex muß stabil und auf das Individuum zugeschnitten sein und darf nicht zu stark von unbewußten kindlichen Verboten beeinflußt werden. Eine solche normale Über-Ich-Struktur zeigt sich in dem Gefühl für persönliche Verantwortung und in der Fähigkeit zu realistischer Selbstkritik. Ebenso zählen dazu persönliche Integrität und eine gewisse Flexibilität beim Umgang mit den ethischen Aspekten von Entscheidungen. Ein normal ausgebildetes Über-Ich fühlt sich den Standards, Werten und Idealen seiner Kultur verpflichtet und unterstützt die oben ausgeführten Ich-Funktionen: Vertrauen entwickeln, Gegenseitigkeit anerkennen und tiefgehende Beziehungen zu anderen aufbauen.

Der vierte Aspekt der normalen Persönlichkeit ist der angemessene und befriedigende Umgang mit libidinösen und aggressiven Impulsen. Dazu zählen die Fähigkeit, sinnliche und sexuelle Bedürfnisse uneingeschränkt ausdrücken zu können, ebenso die Fähigkeit, Zärtlichkeit zu zeigen und sich emotional für einen geliebten Menschen zu engagieren, sowie eine nicht übersteigerte Idealisierung dieses Menschen und der Partnerschaft. In diesem Bereich ist der freie Ausdruck der Sexualität in die Ich-Identität und das Ich-Ideal integriert. Eine normale Persönlichkeitsstruktur beinhaltet die Fähigkeit zur Sublimierung in Form von Selbstbehauptung, das heißt, diese Persönlichkeitsstruktur hält einem Angriff stand, ohne exzessiv zu reagieren; die Reaktion dient allein dem Schutz, und die Aggression richtet sich nicht gegen das Selbst. Zu diesem Gleichgewicht tragen, wie hier nochmals betont werden soll, Ich- und Über-Ich-Funktionen bei.

Diese Aspekte der normalen Persönlichkeit, die kürzlich von Wallerstein (1991) in einem Set psychologischer Tests zusammengefaßt wurden, stützen sich auf signifikante strukturelle und dynamische Vorbedingungen. Diese wiederum stehen in Zusammenhang mit den Entwicklungsprozessen, innerhalb derer die früheste Internalisierung der Interaktionen mit wichtigen Bezugspersonen – anders gesagt: die Internalisierung der Objektbeziehungen – gewisse Entwicklungsschritte bewirkt, durch die diese internalisierten Objektbeziehungen in eine normale Ich-Identität transformiert werden. Ich beziehe mich hier auf die Internalisierung von Objektbeziehungen in das frühkindliche Ich, die mit der von Mahler (Mahler & Furer 1968; Mahler et al. 1975) beschriebenen symbiotischen Phase einsetzt. Meines Erachtens handelt es sich dabei um die Internalisierung der miteinander verschmolzenen Selbst- und Objektrepräsentanzen unter dem herrschenden Einfluß von hochintensiven positiven oder negativen Affektzuständen, deren Ergebnis die Verschmelzung einer »nur guten« oder »nur bösen« Selbst- und Objektrepräsentanz ist. In Affektzuständen geringerer Intensität alterniert eine solche symbiotische Verschmelzung mit anderen Formen der Internalisierung einer differenzierten Selbst- und Objektrepräsentanz. Daraus entstehen normale internalisierte Modelle der Interaktion zwischen dem Selbst und den anderen, während aus der ursprünglichen Verschmelzung von internalisierten Objektbeziehungen in Affektzuständen mit hoher Intensität das Es entsteht, d. h. die Basisstrukturen des dynamischen Unbewußten. Die zeitweilige Verschmelzung von Selbst- und Objektrepräsentanzen in Affektzuständen mit hoher Intensität konstituiert eher einen »symbiotischen Zustand« als eine »symbiotische Phase«. Nach meiner Definition ist das Es die Summe aller verdrängten, dissoziierten und projizierten Objektbeziehungen, die in hochintensiven Affektzuständen internalisiert wurden und für das Bewußtsein inakzeptabel sind. Libido und Aggression sind das hierarchisch übergeordnete motivationale System, das die Integration von positiven – belohnenden – bzw. negativen – aversiven – Affektzuständen mit hoher Intensität repräsentiert (Kernberg 1992a, 1994a).

In einem zweiten Entwicklungsstadium kommt es – wiederum unter dem Einfluß hochintensiver Affektzustände – zu einer allmählichen Differenzierung zwischen Selbst- und Objektrepräsentanzen, wobei die Interaktionen als »nur gut« bzw. »nur böse« kategorisiert werden; diese Interaktionen werden zu inneren Einheiten zusammengefaßt, die sich aus dem dominierenden Affekt der Selbstrepräsentanz/Objektrepräsentanz bilden. Meines Erachtens stellen diese Elemente die Grundstruktur der ursprünglichen Ich-Es-Matrix dar, die das von Mahler beschriebene Separations-Individuations-Stadium charakterisiert.

Unter normalen Bedingungen werden schließlich in einem dritten Entwicklungsstadium die »nur guten« und »nur bösen« Selbstrepräsentanzen in ein Konzept integriert, das die realistische Vorstellung eines potentiell von Impulsen der Liebe wie des Hasses durchdrungenen Selbst erträgt. Parallel dazu findet die Integration der Repräsentanz der wichtigsten Bezugspersonen im Leben des Kindes in Form von »nur guten«/»nur bösen« Bildern statt; dabei handelt es sich meistens um Elternbilder, manchmal aber auch um Geschwister. Diese Entwicklungsschritte entscheiden über die Fähigkeit, ambivalente Beziehungen zu anderen zu integrieren, statt sie in idealisierte und verfolgende Objekte aufzuspalten. Das ist das Charakteristikum des Stadiums der Objektkonstanz bzw. der vollständig internalisierten Objektbeziehungen im Gegensatz zu dem früheren Separations-Individuations-Stadium, in dem abgespaltene Teilobjektbeziehungen die innere Erfahrung prägen. Entsprechend dieser Definition stellt die normale Ich-Identität den Kern des integrierten Ich dar, das sich nun von den repressiven Schranken des Über-Ich und des Es differenziert.

Dieses psychoanalytische Modell geht von der Entwicklung aufeinanderfolgender psychischer Strukturen aus, beginnend mit der Ausbildung von realistischen Objektbeziehungen unter geringer Affektaktivierung und der parallel dazu verlaufenden Ausbildung symbiotischer Objektbeziehungen unter starker Affektaktivierung. Auf diesen Entwicklungsschritt folgt die Phase der Separation-Individuation, gekennzeichnet durch die Entstehung realistischer Beziehungen bei geringer Affektaktivierung. Unter der Einwirkung hochintensiver Affektzustände kommt es in dieser Phase aber auch zu Abspaltungen und ähnlichen Abwehrmechanismen. Am Ende dieser Entwicklung steht die Phase der Objektkonstanz, während derer sich im Kontext der wachsenden Ich-Identität ein realistischeres und integriertes Konzept des Selbst und der wichtigen Bezugspersonen ausbildet; gleichzeitig eliminiert der Verdrängungsmechanismus die extremeren Manifestationen sexueller und aggressiver Impulse, die unter dem Effekt des integrierten normalen Über-Ich nicht mehr toleriert werden können.

Dieses Struktur- und Entwicklungsmodell beruht auf dem Konzept eines Über-Ich, das aus sukzessiven Schichten internalisierter Selbst- und Objektrepräsentanzen besteht (Jacobson 1964; Kernberg 1984). Eine erste Schicht aus als »nur böse« und »verfolgend« internalisierten Objektbeziehungen spiegelt die Erfahrung des Kindes mit frühen Ansprüchen und Verboten des sittlichen Empfindens (der ethischen Normen) wider, wenn der Ausdruck aggressiver, dependenter und sexueller Impulse von der Umgebung abgeblockt wird. Eine zweite Schicht dieses vorläufigen Über-Ich setzt sich aus den idealen Repräsentanzen des Selbst und der anderen zusammen; in ihnen spiegeln sich frühe Kindheitsideale, die Liebe und Abhängigkeit verheißen, wenn das Kind diesen Idealen nachfolgt. Die frühe Ebene des verfolgenden Objekts und die spätere Ebene des idealisierten Objekts – beide Ebenen beziehen sich auf die Funktionen des Über-Ich – wirken mildernd aufeinander ein; die damit einhergehende abnehmende Tendenz zur erneuten Projektion dieses vorläufigen Über-Ich bewirkt dann die Fähigkeit zur Internalisierung von realistischeren und abgeschwächten Forderungen und Verboten seitens der Elternfiguren. Das führt zur Ausbildung der dritten Schicht des Über-Ich, die in der Entwicklung des Ich der Stufe der Objektkonstanz entspricht. Die integrativen Prozesse des Ich erleichtern tatsächlich die parallele Entwicklung des Über-Ich. Ein integriertes Über-Ich stärkt wiederum, wie wir gesehen haben, die Fähigkeit zur Ausbildung von Objektbeziehungen und gleichzeitig die Autonomie; ein internalisiertes Wertesystem macht das Individuum weniger abhängig von äußerer Bestätigung oder Verhaltenskontrolle und ermöglicht gleichzeitig ein tieferes Engagement in Beziehungen zu anderen Menschen. Kurz gesagt: Autonomie und Unabhängigkeit gehen Hand in Hand mit der Fähigkeit, reife Formen der Abhängigkeit zu entwickeln.

Die motivationalen Aspekte der Persönlichkeitsorganisation: Affekte und Triebe

Wie bereits früher ausgeführt (Kernberg 1992a, 1994a), betrachte ich Libido und Aggression als hierarchisch übergeordnete Triebe, die die entsprechenden Affektzustände – lustvoll/belohnend und schmerzlich/aversiv – integrieren. Affekte sind die instinktiven Komponenten des menschlichen Verhaltens, d. h. es gibt allen Menschen gemeinsame, angeborene Dispositionen, die in frühen Entwicklungsphasen auftauchen und sich nach und nach – in dem Maße, wie sie als Bestandteil früher Objektbeziehungen aktiviert werden – zu Trieben organisieren. Lustvoll-belohnende Affekte werden als Libido integriert, schmerzlich-aversive negative Affekte als Aggression. Physiologische und physische Erfahrungen wirken als erster Auslöser für die angeborenen, konstitutionell und genetisch bedingten Reaktionsweisen, die wir Affekte nennen; im späteren Verlauf werden diese Affekte im Kontext der Entwicklung von Objektbeziehungen ausgelöst.

Wut ist der Kernaffekt des Aggressionstriebs, und das Triebschicksal der Wut ist die Erklärung für die Entstehung von Haß und Neid, den vorherrschenden Affekten schwerer Persönlichkeitsstörungen. Aus der Wut erwachsen aber auch normaler Zorn und Irritabilität. Ähnlich verhält es sich mit der Libido, deren Kernaffekt sexuelle Erregung ist und die sich nach und nach aus dem primitiven

Affekt der freudigen Erregung herauskristallisiert. Die frühkindlichen sinnlichen Reaktionen auf intime Körperkontakte sind das beherrschende Element bei der Libidoentwicklung.

Krause (1988) vertritt die Ansicht, daß Affekte ein phylogenetisch junges System darstellen, das sich bei Säugetieren entwickelt hat, um der Mutter die allmählich zu Tage tretenden Bedürfnisse des Jungen zu signalisieren. Demnach entsprächen Affekte der angeborenen mütterlichen Fähigkeit, die Signale des Jungen zu entschlüsseln und darauf zu reagieren und auf diese Weise die frühe Entwicklung des abhängigen Säugetierjungen zu beschützen. Dieses Instinktsystem erreicht eine immer größere Komplexität bis hin zur Dominanz des sozialen Verhaltens höherer Säugetiere, insbesondere der Primaten.

Meines Erachtens stellt die affektgetriebene Entwicklung der Objektbeziehungen die Determinante des unbewußten psychischen Lebens und der Struktur des psychischen Apparats dar. Dabei sind die Objektbeziehungen – real oder phantasiert – interpersonale Interaktionen, die im Kontext affektiver Interaktionen internalisiert werden, und zwar als komplexes Universum von Selbst- und Objektrepräsentanzen. Kurz: Affekte sind nicht nur die Bausteine für die Triebe, sondern signalisieren gleichzeitig die Aktivierung von Trieben im Kontext der Aktualisierung einer bestimmten internalisierten Objektbeziehung. Eine typische Manifestation dieser Aktivierung erleben wir, wenn wir die Entwicklung der Übertragung im Rahmen einer Psychoanalyse und einer psychoanalytischen Therapie beobachten.

Im Gegensatz zu anderen psychoanalytischen Theoretikern der Objektbeziehungen glaube ich, daß wir immer noch eine Triebtheorie brauchen, denn eine Theorie der Motivation, die nur auf den Affekten beruht, könnte die unzähligen positiven und negativen Affekte nicht berücksichtigen, die den dominanten Objekten der frühen Kindheit entgegengebracht werden. Eine Motivationstheorie, die nicht nur auf Trieben, sondern auch auf Affekten beruht, kann die genetisch und konstitutionell bedingten individuellen Unterschiede der Intensität der Triebe erklären, die beispielsweise im Rhythmus und der Intensität des Affekts sowie in der Affektschwelle zum Ausdruck kommen – Unterschiede, die wir gemeinhin als »Temperament« bezeichnen. Mit dieser Theorie können wir abschätzen, wie physischer Schmerz, psychische Traumata und schwere Störungen der frühen Objektbeziehungen zur Intensivierung der Aggression als Trieb beitragen: Sie lösen heftige negative Affekte aus. Kurz gesagt: Ich glaube, daß die Theorie Freuds (1915) Aussage rechtfertigt, daß Triebe einen zwischen dem physischen und dem psychischen Bereich angesiedelten intermediären Raum besetzen.

Neuere Studien zu der Frage, ob bei schweren Persönlichkeitsstörungen, insbesondere der Borderline-Persönlichkeitsstörung, eine Veränderung auf der Ebene der Neurotransmitter vorliegt, verweisen auf die Möglichkeit, daß Neurotransmitter mit spezifischen Verzerrungen der Affektaktivierung in Zusammenhang stehen (Stone 1993a, b); allerdings sind diese Studien noch nicht sehr eindeutig und lassen durchaus unterschiedliche Interpretationen zu. Es könnte beispielsweise einen Zusammenhang zwischen gewissen Anomalien in den adrenergen und cholinergen Systemen und einer generellen affektiven Instabilität geben; Defizite im dopaminergen System hängen möglicherweise mit einer Disposition zu temporären psychotischen Symptomen bei Borderline-Patienten zusammen, und impulsives, aggressives und selbstdestruktives Verhalten könnte durch eine eingeschränkte Funktion des serotonergen Systems bewirkt werden (deVagvar et al. 1994; Steinberg et al. 1994; Stone 1993a, b; van Reekum et al. 1994; Yehuda et al. 1994). Möglicherweise haben die Neurotransmitter eine Mittlerfunktion zwischen den genetischen Dispositionen für temperamentsbedingte Unterschiede bei der Affektaktivierung und würden damit ein potentielles Bindeglied zwischen den biologischen Determinanten der affektiven Reaktion und den psychischen Auslösern spezifischer Affekte darstellen.

Diese Aspekte angeborener Dispositionen für die Aktivierung von Aggression, ausgelöst durch die Aktivierung aggressiver Affektzustände, ergänzen die heute gut etablierten Befunde, die besagen, daß ein strukturiertes aggressives Verhalten bei Kleinkindern seine Ursache in frühem schwerem körperlichem Schmerz hat und daß normale, aggressiv gefärbte Interaktionen mit der Mutter beim Kleinkind zu einem ähnlichen Verhalten führen (Galenson 1986; Fraiberg 1983). Grossmans (1986, 1991) überzeugende Argumente bezüglich der direkten Transformation heftiger chronischer Schmerzen in Aggression liefern einen theoretischen Bezugsrahmen für frühere Beobachtungen beim Syndrom des physischen Mißbrauchs bei Kindern. Die eindrucksvollen Befunde der Prävalenz von körperlichem und sexuellem Mißbrauch in der Vorgeschichte von Borderline-Patienten, die auch durch Untersuchungen in anderen Ländern bestätigt werden (Marziali 1992; Perry & Herman 1993; van der Kolk et al. 1994), liefern zusätzliche Beweise dafür, daß schwere manifeste Aggression unter dem Einfluß von erlittenen Traumata entsteht.

Ich möchte die Bedeutung hervorheben, die dieses Modell für unser Verständnis von der Pathologie der Aggression hat, weil bei der Exploration schwerer Persönlichkeitsstörungen die Prädominanz einer pathologischen Aggression konsistent zutage tritt. (Die entscheidende Dynamik in der normalen Persönlichkeit ist die Vorherrschaft libidinöser über aggressive Bestrebungen.) Die Triebneutralisierung, wie ich sie formuliert habe, impliziert die Integration der ursprünglich in idealisierte und verfolgende Objektbeziehungen aufgespaltenen libidinösen und aggressiven Besetzungen. Dieser Prozeß führt vom Stadium der Separation-Individuation zu dem der Objektkonstanz und erreicht sein Ziel mit der Integration des Selbstkonzepts und des Konzepts wichtiger Bezugspersonen sowie mit der Integration der aggressiven und libidinösen Affektzustände in die weniger heftige, unterscheidbare und komplexe Affektdisposition, die das Kennzeichen der Phase der Objektkonstanz ist.

Ein zentraler motivationaler Aspekt schwerer Persönlichkeitsstörungen – die Borderline-Persönlichkeitsorganisation – ist die Ausbildung einer unangemessen starken Aggression und die damit zusammenhängende psychopathologische Manifestation des aggressiven Affekts. Bei den weniger schweren Persönlichkeitsstörungen, die ich »neurotische Persönlichkeitsorganisation« nenne (Kernberg 1975, 1976, 1980, 1984), dominiert die Pathologie der Libido oder der Sexualität. In diese Gruppe gehören insbesondere die hysterische, obsessiv-zwanghafte und depressiv-masochistische Persönlichkeit, wobei die spezielle Pathologie dieser Störung sich vor allem in der hysterischen Persönlichkeitsstörung zeigt. Obwohl es sich bei diesen drei Persönlichkeitsstörungen um Störungsbilder handelt, die häufig bei nicht stationären Patienten anzutreffen sind, wurde nur die obsessiv-zwanghafte Persönlichkeit in die Hauptliste des DSM-IV (1994) aufgenommen. Die depressiv-masochistische Persönlichkeitsstörung wurde in den Anhang des DSM-IV (1994) aufgenommen, doch ohne die masochistischen Komponenten. Die hysterische Persönlichkeit war im DSM-III (1968) aufgeführt, und es steht zu hoffen, daß sie – wenn die Politik der Institutionen es gestattet – im DSM-V wieder aufgeführt wird. Bei diesen Störungen sind – im Kontext der erreichten Objektkonstanz, eines integrierten Über-Ich, einer gut entwickelten Ich-Identität und eines hohen Grads an Abwehrmechanismen, die um den Mechanismus der Verdrängung herum zentriert sind – die typische Pathologie der sexuellen Gehemmtheit und der Ödipalisierung der Objektbeziehungen sowie das Ausagieren unbewußter Schuldgefühle wegen infantiler sexueller Impulse der dominante Aspekt der Persönlichkeit. Dagegen wird bei der Borderline-Persönlichkeitsorganisation die Sexualität meist mit Aggression verbunden. Das bedeutet, daß sexuelles Verhalten und sexuelle Interaktion eng mit aggressiven Zielen gekoppelt sind, eine Tatsache, die jede Form sexueller Intimität verzerrt und einer Liebesbeziehung enge Grenzen setzt. Gefördert wird dagegen die Entwicklung sexueller Anomalien mit ihrer starken Verdichtung auf sexuelle und aggressive Ziele.

Eine frühe Klassifizierung von Persönlichkeitsstörungen von Freud (1908, 1931) und Abraham (1920, 1921–1925) beschrieb orale, anale und genitale Charaktere; die praktische Anwendung dieser Klassifizierung wurde aufgegeben, weil sich durch die psychoanalytische Exploration der Befund ergab, daß bei schweren Persönlichkeitsstörungen Konflikte aus allen drei Phasen pathologisch verdichtet (komprimiert) auftreten. Für weniger schwere Konstellationen dieser Störungen ist die von Freud und Abraham vorgeschlagene Klassifizierung mit ihrer Beschreibung der Beziehung zwischen oralen Konflikten, pathologischer Abhängigkeit, tendenzieller Depression und autodestruktivem Verhalten immer noch wertvoll (Kernberg 1976); vor allem aber ist sie von großer Bedeutung für Persönlichkeitsstörungen aus dem gesamten Entwicklungsspektrum, insbesondere für die depressiv-masochistische Persönlichkeit (Kernberg 1992a). In dieser Persönlichkeitsstörung spiegelt sich eine stark ausgeprägte neurotische Persönlichkeitsorganisation: Hier wird eine orale Konfliktkonstellation relativ unverändert in den ödipalen Bereich transportiert. Bei der obsessiv-zwanghaften Persönlichkeitsstörung sind die analen Konflikte gleichfalls deutlich zu beobachten: Hier werden anale Konflikte in die ödipalen Konflikte der Objektkonstanz transportiert. Doch anale Konflikte sind im gesamten Spektrum der Persönlichkeitsstörungen relevant.

Fenichel (1945) unternahm den Versuch einer psychoanalytischen Klassifizierung der Charakterkonstellationen in die Kategorien »sublimierend« und »reaktiv«, wobei zu der letztgenannten Kategorie Vermeidungen (Phobien) und oppositionelles Verhalten (Reaktionsbildung) gehören. Fenichel klassifizierte des weiteren Persönlichkeitsstörungen oder Charakterpathologien in Kategorien pathologischen Verhaltens gegenüber dem Es (orale, anale und phallische Konflikte), gegenüber dem Über-Ich (sittlicher Masochismus, Psychopathie, Ausagieren) und gegenüber Objekten in der Außenwelt (pathologische Inhibitionen, pathologische Eifersucht, Pseudo-Hypersexualität). Auch diese Klassifikation wurde in der Praxis allmählich aufgegeben, vor allem, weil es sich erwies, daß zu jeder Charakterpathologie pathologisches Verhalten gegen jede dieser psychischen Strukturen gehört.

Ein psychoanalytisches Nosologie-Modell

Meine eigene Klassifikation der Persönlichkeitsstörungen konzentriert sich auf die Schwere der Störung (Kernberg 1976) und reicht von der psychotischen

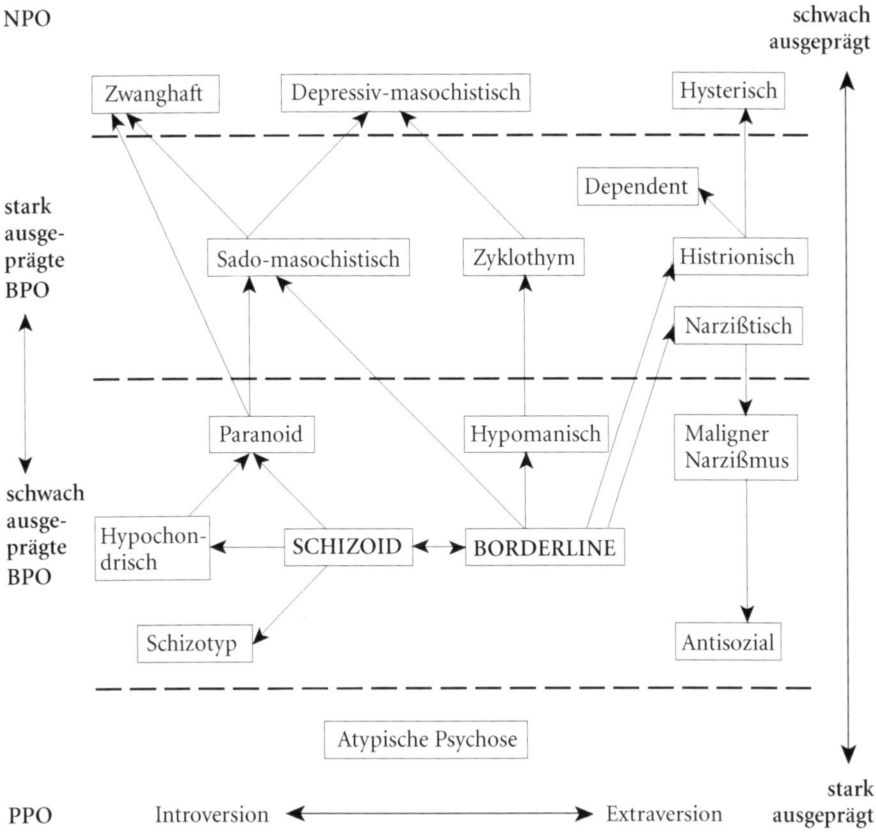

Abb. 1: Das Beziehungsgefüge der Persönlichkeitsstörungen

NPO: neurotische Persönlichkeitsorganisation; PPO: psychotische Persönlichkeitsorganisation; BPO: Borderline-Persönlichkeitsorganisation (mit hohem bzw. niedrigem Funktionsniveau)

Persönlichkeitsorganisation über die Borderline-Persönlichkeitsorganisation bis zur neurotischen Persönlichkeitsorganisation (siehe Abb. 1).

Die *psychotische Persönlichkeitsorganisation* ist gekennzeichnet durch die fehlende Integration des Konzepts des eigenen Selbst und wichtiger Bezugspersonen, d.h. durch eine diffuse Identität. Ein weiteres Merkmal sind die überwiegend primitiven Abwehrmechanismen, in deren Zentrum die Abspaltung und der Verlust der Fähigkeit zur Realitätsprüfung stehen. Die Grundfunktion der Abspaltung und ihrer Derivate (projektive Identifikation, Verleugnung, primitive Idealisierung, Omnipotenzgefühle, omnipotente Kontrolle sowie Entwertung) besteht darin, die idealisierten und die verfolgenden internalisierten Objektbeziehungen voneinander getrennt zu halten; dadurch soll verhindert werden, daß die idealen Objektbeziehungen durch aggressive Infiltration unter absolute Kontrolle gebracht oder zerstört werden. Dieser Mechanismus dient dem Schutz der Fähigkeit des Patienten, sich von guten Objekten abhängig zu machen. Diese Grundfunktion der primitiven Konstellation der Abwehroperationen hat ihren Ursprung in frühen Entwicklungsphasen aus der Zeit vor Erlangung der Objektkonstanz und ist in der Borderline-Persönlichkeitsorganisation ganz eindeutig dominant. Eine weitere, sehr primitive Funktion dieser Mechanismen finden wir bei der psychotischen Persönlichkeitsorganisation: Hier kompensiert der Patient den Verlust der Fähigkeit zur Realitätsprüfung mit Hilfe dieser Mechanismen.

Bei der *Realitätsprüfung* geht es um die Fähigkeit zur Unterscheidung zwischen Selbst und Nicht-Selbst, zwischen intrapsychischen Wahrnehmungen und Reizen und externen Stimuli. Es geht auch um die realistische Einschätzung des eigenen Verhaltens im Hinblick auf normale soziale Kriterien. Der Verlust der Fähigkeit zur Realitätsprüfung ist ein Merkmal psychotischer Zustände. Ist Realitätsprüfung gegeben, dann fehlen Halluzinationen und Wahnvorstellungen (Kernberg 1976, 1984). In der Unfähigkeit zur Realitätsprüfung spiegelt sich die mangelnde Differenzierung zwischen Selbst- und Objektrepräsentanzen in Affektzuständen mit hoher Intensität, oder, anders gesagt: Es handelt sich hier um eine strukturelle Persistenz der symbiotischen Phase, gewissermaßen ihre pathologische Übersteigerung. Mit den um die Abspaltung zentrierten Abwehrmechanismen versuchen diese Patienten, sich vor dem Chaos zu schützen, das für sie in sämtlichen Objektbeziehungen vorherrschend ist und das seinen Ursprung im Verlust der Ich-Grenzen hat, den der Patient in intensiven Beziehungen zu anderen erlebt. Bei allen Patienten mit psychotischer Persönlichkeitsorganisation finden wir atypische Formen der Psychose. Klinisch gesehen, stellt die psychotische Persönlichkeitsorganisation ein Ausschlußkriterium für Persönlichkeitsstörungen dar.

Die *Borderline-Persönlichkeitsorganisation* ist gleichfalls gekennzeichnet durch Identitätsdiffusion und überwiegend primitive Abwehrmechanismen, in deren Zentrum ebenfalls die Abspaltung steht. Der Unterschied zur psychotischen Organisation besteht darin, daß die Realitätsprüfung gut ausgeprägt ist, ein Zeichen für die Differenzierung zwischen Selbst- und Objektrepräsentanzen im idealisierten und verfolgenden Bereich, wie es für die Phase der Separation-Individuation typisch ist (Kernberg 1975). Tatsächlich gehören zu dieser Kategorie alle schweren Persönlichkeitsstörungen, denen wir in der klinischen Praxis begegnen: die Borderline-Persönlichkeitsstörung, die schizoide und schizotypische Persönlichkeitsstörung, die paranoide, die hypomanische Persönlichkeitsstörung, die Hypochondrie (ein Syndrom, das zahlreiche Merkmale einer Persönlichkeitsstörung aufweist), die narzißtische Persönlichkeitsstörung (einschließlich des malignen narzißtischen Syndroms, Kernberg 1992a) sowie die antisoziale Persönlichkeitsstörung. Patienten mit diesen Störungen zeigen eine Identitätsdiffusion, bei ihnen manifestieren sich primitive Abwehrmechanismen und ein beschädigtes Über-Ich (antisoziales Verhalten) in unterschiedlichen Abstufungen. Eine besondere Gruppe von Patienten, vor allem Patienten mit narzißtischer Persönlichkeitsstörung, mit malignem narzißtischem Syndrom und mit antisozialer Persönlichkeitsstörung, leidet vor allem unter einem desorganisierten Über-Ich.

Die für die Persönlichkeitsstörungen im Borderline-Spektrum typische Identitätsdiffusion führt zu gravierenden Verzerrungen in den Beziehungen zu anderen Menschen, insbesondere in Intimbeziehungen. Auch in vielen anderen Bereichen des Lebens der Betroffenen zeigt sich ein Mangel an Gerichtetheit, es fehlt das konsistente Engagement für eine Tätigkeit oder einen Beruf; dazu zeigen sich sexuelle Pathologien in unterschiedlicher Ausprägung. Die Patienten sind häufig unfähig, zärtliche und sexuelle Gefühle zu integrieren, und ihr Sexualleben mag manchmal geprägt sein von Chaos und multiplen polymorph-perversen kindlichen Tendenzen. In besonders schweren Fällen kommt es zu einer vollständigen Hemmung sexueller Reaktionen, möglicherweise als Folge einer nicht ausreichenden Aktivierung der Sinne durch die primäre Bezugsperson, dazu kommt eine starke Dominanz der Aggression, die hier eher die sinnlichen Erfahrungen verhindert, als daß sie tatsächlich aggressive Ziele verfolgte. Die Patienten zeigen auch unspezifische Manifestationen von Ich-Schwäche: ihnen fehlen etwa die Toleranz für Angst, die Impulskontrolle und eine funktionsfähige Sublimierung, was in ihrer Unfähigkeit zur Ausdauer, Beständigkeit und Kreativität bei der Arbeit zum Ausdruck kommt.

Es gibt eine Gruppe von Patienten mit Persönlichkeitsstörungen, bei denen zwar die Charakteristika einer Borderline-Organisation erkennbar sind, die jedoch sozial besser angepaßt und normalerweise auch imstande sind, eine gewisse Intimität in Objektbeziehungen zuzulassen und zärtliche und sexuelle Impulse zu integrieren. Zwar leiden sie unter Identitätsdiffusion, doch gibt es bei ihnen genügend konfliktfreie Bereiche, die es ihnen ermöglichten, gewisse Ich-Funktionen auszubilden, das Über-Ich zu integrieren und sich auf Intimität einzulassen; desgleichen finden wir die Fähigkeit, die positiven Wirkungen reifer Formen von

Abhängigkeit zu erleben und sich besser ins Arbeitsleben einzufügen. Zu dieser Gruppe, bei der wir von einer Borderline-Persönlichkeitsorganisation auf höherem Niveau bzw. einem Zwischenstadium der Persönlichkeitsstörung sprechen können, gehören die zyklothyme Persönlichkeit, die sado-masochistische Persönlichkeit, die infantile oder histrionische Persönlichkeit, die abhängige Persönlichkeit sowie einige Formen von narzißtischer Persönlichkeitsstörung mit besserer Funktionsfähigkeit.

Die *neurotische Persönlichkeitsorganisation* ist gekennzeichnet durch eine normale Ich-Identität und die damit in Zusammenhang stehende Fähigkeit zur Ausbildung tiefgehender Objektbeziehungen. Die Ich-Stärke zeigt sich in der Toleranz gegenüber Angst, in Impulskontrolle, Sublimierungsfähigkeit, Effizienz und Kreativität im Bereich der Arbeit. Kennzeichnend für diese Persönlichkeitsorganisation ist auch die Fähigkeit zu sexueller Liebe und emotionaler Intimität; diese Fähigkeit wird nur von unbewußten Schuldgefühlen gestört, die in spezifischen pathologischen Interaktionsmustern im Zusammenhang mit sexueller Intimität sichtbar werden. Zu dieser Gruppe gehören die hysterische Persönlichkeit, die depressiv-masochistische Persönlichkeit, die zwanghafte Persönlichkeit sowie einige der sogenannten »vermeidenden« Persönlichkeitsstörungen, anders gesagt, der in der psychoanalytischen Literatur beschriebene »phobische Charakter«, eine meines Erachtens problematische Bezeichnung. Wir finden signifikante soziale Hemmungen und Phobien in mehreren Formen von Persönlichkeitsstörungen, doch die für die phobische Persönlichkeit typische hysterische Charakterstruktur finden wir nur in wenigen Fällen.

Strukturelle, motivationale und entwicklungsbedingte Kontinuitäten

Nachdem wir die Persönlichkeitsstörungen in eine Rangfolge gebracht haben, wollen wir nun spezielle Kontinuitäten näher betrachten, die eine psychopathologische Vernetzung zwischen den einzelnen Persönlichkeitsstörungen darstellen. Die Borderline-Persönlichkeitsstörung einerseits und die schizoiden Persönlichkeitsstörungen andererseits könnte man als die einfachsten Formen der Persönlichkeitsstörungen beschreiben, als Störungen nämlich, die auf einer Fixierung auf die Separations-Individuationsphase beruhen und bei denen die generellen Charakteristika der Borderline-Persönlichkeitsorganisation am deutlichsten zum Ausdruck kommen.

Fairbairn (1954) beschreibt die schizoide Persönlichkeit als den Prototyp aller Persönlichkeitsstörungen und liefert auch eine Beschreibung der Psychodynamik dieser Patienten: die Mechanismen der Spaltung der internalisierten Objektbeziehungen in »gut« und »böse«, die Dyade der abgespaltenen Selbst- und Objektrepräsentanzen, die daraus resultierende Verarmung der Beziehungen zu anderen Menschen, die dann ersetzt werden durch ein hypertrophes Phantasieleben, das die Funktion einer Abwehr hat. Die Borderline-Persönlichkeitsstörung zeigt eine ähnliche Dynamik in Form von impulsiven Interaktionen in zwischenmenschlichen Beziehungen, während es sich bei der Psychodynamik der schizoiden Persönlichkeit eher um Rückzug aus sozialen Beziehungen in das Phantasieleben des Patienten handelt (Akhtar 1992; Stone 1994).

Im Verlauf der psychoanalytischen Exploration wird deutlich, daß sich hinter dem offensichtlichen Mangel an Affekt bei der schizoiden Persönlichkeit ein schwerer Abspaltungsmechanismus bis hin zur Fragmentierung affektiver Erfahrungen verbirgt. Die Folge ist eine »Leere« im Beziehungsleben der schizoiden Persönlichkeit. Die internalisierten Objektbeziehungen zeigen indessen Abspaltungsmerkmale, die an den typischen Borderline-Patienten erinnern (Kernberg 1975). Im Kontrast dazu ist das intrapsychische Leben des Patienten mit einer Borderline-Persönlichkeitsstörung eine Inszenierung der Beziehungsmuster, bei der sehr häufig die Selbstwahrnehmung durch die Wiederholung von Verhaltensmustern ersetzt wird, die wie getrieben wirken. So zeigt der Borderline-Patient die typische Triade aus Identitätsdiffusion, primitivem Affekt (Affektstürme) und fehlender Impulskontrolle. Es ist durchaus möglich, daß die Unterschiede in der Beschreibung der schizoiden und der Borderline-Störung eine signifikante Temperamentsdimension widerspiegelt – vor allem die Dimensionen Extra- und Introversion –, die in den verschiedenen Klassifizierungsmodellen unter unterschiedlichen Bezeichnungen auftaucht.

Die schizotypische Persönlichkeit stellt die schwerste Form der schizoiden Persönlichkeitsstörung dar; in der paranoiden Persönlichkeit zeigt sich eine im Vergleich zur schizoiden Persönlichkeitsstörung stärkere Aggression, eine Dominanz der projektiven Abwehrmechanismen und eine der Abwehr dienende Selbstidealisierung, die mit den Bemühungen um Kontrolle der Außenwelt und ihrer Verfolger in Zusammenhang steht. Wenn bei den Borderline- und den schizoiden Persönlichkeitsstörungen die Abspaltung als Abwehrmechanismus im Vordergrund steht, so ist bei der paranoiden Persönlichkeitsstörung die projektive Identifikation der dominierende Abwehrmechanismus. Das Hypochondrie-Syndrom zeigt eine Projizierung verfolgender Objekte ins Körperinnere hinein, wobei hypochondrische Persönlichkeiten üblicherweise auch starke paranoide und schizoide Charakteristika aufweisen.

Bei der reinen Borderline-Persönlichkeit zeigt sich eine intensive Affektaktivierung, verbunden mit mangelnder Affektkontrolle; dieser Befund könnte auch auf einen Temperamentsfaktor hinweisen, doch die Integration aggressiver und libidinöser Affekte, die im Verlauf einer Behandlung erreicht wird, führt zu einer bemerkenswerten Modulation der affektiven Reaktionen. Es kommt in der Behandlung zu verbesserter Impulskontrolle und Affekttoleranz, was als Bestätigung für die Annahme dienen kann, daß Abspaltung als Abwehrmechanismus im Mittelpunkt der Pathologie steht. Dagegen scheint zur hypomanischen Persönlichkeitsstörung eine pathologische Affektaktivierung zu gehören, die auf eine entsprechende Prädisposition hinweist; möglicherweise gilt das auch für die leichtere Form der hypomanischen Persönlichkeit, die zyklothyme Persönlichkeit.

Eine Borderline-Persönlichkeitsstörung mit heftiger Aggression kann sich zu einer sadomasochistischen Persönlichkeitsstörung entwickeln. Wird eine Disposition zu starken sadomasochistischen Tendenzen in eine relativ intakte Über-Ich-Struktur eingegliedert oder von dieser gesteuert (die auch ein depressives Potential für eine Disposition zu Reaktionen verkörpert, die mit Schuldgefühlen belastet sind), und wurde die Ich-Identität erreicht, dann haben wir auch die Voraussetzungen für das Entstehen einer depressiv-masochistischen Persönlichkeitsstörung. Ordnet man die Persönlichkeiten auf einer imaginären Linie an, dann finden wir eine Entwicklung von der Borderline-Persönlichkeit über die sadomasochistische bis hin zur depressiv-masochistischen Persönlichkeit, die an oberster Stelle steht. Eine zweite Entwicklungslinie könnte von der hypomanischen über die zyklothyme Persönlichkeitsstörung zur depressiv-masochistischen Persönlichkeitsstörung führen. Demnach ist dieser gesamte Bereich der Persönlichkeitsstörungen ein Spiegelbild von Objektbeziehungen, die unter abnormalen Entwicklungsbedingungen oder abnormaler Affektsteuerung internalisiert wurden.

Wird die in der Persönlichkeitsstruktur angelegte Dominanz der Aggression durch eine angeborene Disposition zu aggressiven Reaktionen, durch ein frühkindliches Trauma, massiv pathologische frühe Objektbeziehungen, körperliche Krankheit oder durch Mißbrauchserfahrungen sexueller oder physischer Art intensiviert, dann kann sich daraus eine spezielle Aggressionspathologie entwikkeln. Dazu gehört, wie wir bereits gesehen haben, die paranoide Persönlichkeit, ebenso die Hypochondrie oder der Sadomasochismus, die alle auch kennzeichnend für eine Untergruppe der narzißtischen Persönlichkeitsstörung sein können.

Die narzißtische Persönlichkeitsstörung ist besonders interessant, weil bei dieser Störung – im Gegensatz zu allen anderen Persönlichkeitsstörungen, die wir der Borderline-Organisation zurechnen und bei denen wir eine eindeutige Identitätsdiffusion finden – das Fehlen einer Integration des Konzepts wichtiger Bezugspersonen mit einem integrierten, aber pathologischen grandiosen Selbst einhergeht. Das nicht integrierte normale Selbst wird durch dieses pathologische grandiose Selbst ersetzt (Akhtar 1989; Plakun 1989; Ronningstam & Gunderson 1989). Im Verlauf einer Psychoanalyse oder einer analytischen Psychotherapie können wir manchmal beobachten, wie sich dieses pathologische grandiose Selbst auflöst und wie die für die Borderline-Organisation typische Identitätsdiffusion auftaucht; erst wenn dies geschehen ist, kann die Integration einer normalen Ich-Identität stattfinden.

Das pathologische grandiose Selbst der narzißtischen Persönlichkeit absorbiert sowohl die realen als auch die idealisierten Selbst- und Objektrepräsentanzen und macht daraus ein unrealistisch idealisiertes Selbstkonzept; parallel dazu kommt es zu einer Verarmung der idealisierten Über-Ich-Strukturen, zu einer Prädominanz der Vorläufer eines verfolgenden Über-Ichs, zur Re-Projektion dieser verfolgenden Über-Ich-Vorläufer (als Schutz gegen exzessive pathologische Schuldgefühle) und als Folge davon zu einer Schwächung der späteren und besser integrierten Über-Ich-Funktionen (Kernberg 1975, 1984, 1992a). Deshalb weist die narzißtische Persönlichkeit ein gewisses antisoziales Verhalten auf.

Dominiert in der narzißtischen Persönlichkeitsstruktur eine starke pathologische Aggression, dann kann das pathologische grandiose Selbst von einer ich-syntonen Aggression, antisozialem Verhalten und paranoiden Tendenzen infiltriert werden, die sich zum Syndrom des malignen Narzißmus ausweiten können. Dieses Syndrom liegt zwischen der narzißtischen Persönlichkeitsstörung und der eigentlichen antisozialen Persönlichkeitsstörung, bei der die Über-Ich-Funktionen entweder völlig fehlen oder sehr schwach ausgebildet sind (Kernberg 1992a). Im Verlauf der psychoanalytischen Exploration (Akhtar 1992; Bursten 1989; Hare 1986; Kernberg 1984) zeigen sich bei der antisozialen Persönlichkeitsstörung meistens tieferliegende schwere paranoide Neigungen, verbunden mit einer völligen Unfähigkeit, nicht von Ausbeutung geprägte Beziehungen zu wichtigen Bezugspersonen aufzubauen. Es fehlt die Fähigkeit, Schuld zu empfinden, sich um sich selbst oder um andere zu kümmern, ebenso die Fähigkeit, sich selbst oder andere Menschen mit moralischen oder ethischen Wertvorstellungen zu identifizieren, und auch die eigene Zukunft kann nicht geplant werden. All dies unterscheidet die antisoziale Persönlichkeitsstörung von dem weniger schweren Syndrom des malignen Narzißmus, bei dem trotz allem eine gewisse Verpflichtung anderen gegenüber zu finden ist, ebenso auch die Fähigkeit, echte Schuldgefühle zu entwickeln. Die entscheidenden prognostischen Indikatoren für eine Behandlung dieser Persönlichkeitsstörungen sind zum einen das Vorhandensein von Objektbeziehungen ohne Ausbeutungscharakter, zum anderen die Schwere und der Ausprägungsgrad der dominierenden antisozialen Verhaltensweisen (Kernberg 1975; Stone 1990).

Auf einer höheren Entwicklungsstufe kann man die obsessiv-zwanghafte Persönlichkeit so betrachten, daß bei dieser die übermäßige Aggression durch die Aufnahme in ein gut integriertes, wenn auch stark sadistisches Über-Ich neutralisiert wird; aus diesem Prozeß entwickeln sich die charakteristischen Merkmale dieser Persönlichkeitsstörung, nämlich Perfektionismus und Selbstzweifel, dazu das Bedürfnis, das eigene Selbst und die Umgebung unablässig zu kontrollieren. In manchen Fällen gelingt die Neutralisierung der Aggression jedoch nur teilweise; die Schwere der Aggression determiniert die regressiven Züge dieser Persönlichkeitsstörung. In nicht eindeutigen Fällen finden wir eine Mischung aus obsessiven, paranoiden und schizoiden Zügen, die trotz der signifikanten Zwanghaftigkeit im Rahmen einer Borderline-Persönlichkeitsorganisation liegen.

Die infantile oder histrionische Persönlichkeitsstörung ist eine relativ milde Form der Borderline-Persönlichkeitsstörung, liegt allerdings noch im Borderline-Spektrum. Im neurotischen Spektrum repräsentiert die hysterische Persönlichkeitsstörung gewissermaßen eine höhere Stufe der infantilen oder histrionischen Persönlichkeitsstörung. Bei der hysterischen Persönlichkeit sind die Kennzeichen der histrionischen Persönlichkeit – Labilität, Extraversion, Abhängigkeit und Exhibitionismus – auf den Bereich der Sexualität beschränkt; in anderen Bereichen können diese Patienten durchaus normal tiefe, reife und differenzierte Objektbeziehungen haben. Daneben zeigt die hysterische Persönlichkeit – im Gegensatz zu der sexuellen »Freiheit«, die für die infantile Persönlichkeit typisch ist – häufig eine Kombination aus Pseudo-Hypersexualität und sexueller Gehemmtheit und differenziert besonders zwischen Beziehungen zu Männern und solchen zu Frauen. Auch das steht im Gegensatz zu der unspezifischen Orientierung auf beide Geschlechter, die wir bei der infantilen oder histrionischen Persönlichkeit finden (Kernberg 1992a).

Die depressiv-masochistische Persönlichkeitsstörung (Kernberg 1992a), das höchste Niveau der Pathologie eines depressiven und gleichzeitig auch sadomasochistischen Affekts, charakterisiert durch eine Dominanz der Aggression in primitiven Objektbeziehungen, zeigt nicht nur ein gut integriertes Über-Ich (wie alle Persönlichkeiten mit neurotischer Persönlichkeitsorganisation), sondern auch ein extrem bestrafendes Über-Ich. Dieses wiederum bewirkt beim Patienten ein Verhalten, das ihn selbst abwertet und in dem sich ein unbewußtes Bedürfnis spiegelt, zu leiden und Buße zu tun, sei es, weil man schuldig geworden ist, oder als Vorbedingung für sexuelle Lust. Hierin spiegelt sich die ödipale Dynamik, die das Charakteristikum dieser Störung ist. Bei diesen Patienten gehen die exzessive Abhängigkeit und geringe Frustrationstoleranz einher mit ihrer Unfähigkeit, Aggression auszudrücken: Sie reagieren mit Depression auf Situationen, die eine aggressive Reaktion verlangt hätten. Als Konsequenz der starken Schuldgefühle kann eine hochaggressive Reaktion auf die Frustration ihrer Abhängigkeitsbedürfnisse rasch in eine erneute depressive Reaktion umschlagen.

Weitere Implikationen dieser Klassifikation

Ich habe hier eine Klassifizierung vorgestellt, die Konzepte der Struktur mit der Entwicklung des psychischen Apparats verknüpft und auf der Theorie der internalisierten Objektbeziehungen beruht. Die Anwendung dieser Klassifizierung ermöglicht es, Persönlichkeitsstörungen nach bestimmten Kriterien zu differenzieren, nämlich nach der Schwere der Pathologie, dem Grad der Dominanz der Aggression und danach, wie stark pathologische affektive Dispositionen die Entwicklung der Persönlichkeit beeinflussen, sowie nach den Auswirkungen der Entwicklung der pathologischen Struktur eines grandiosen Selbst und dem potentiellen Einfluß eines bestimmten Temperaments auf die Faktoren Extraversion/Introversion. Verbindet man die Analyse des triebschicksalsbedingten Konflikts zwischen Liebe und Aggression einerseits und der Ausbildung von Ich- und Über-Ich-Strukturen andererseits, dann lassen sich die einzelnen pathologischen Persönlichkeiten voneinander differenzieren und gleichzeitig zueinander in Beziehung setzen.

Diese Klassifizierung demonstriert auch, wie vorteilhaft es ist, kategoriale und dimensionale Kriterien miteinander zu kombinieren. Ganz offensichtlich gibt es Faktoren in der Entwicklung, die auf Beziehungen zwischen einzelnen Persönlichkeitsstörungen hinweisen, vor allem auf eine Achse, die den Schweregrad anzeigt. Abbildung 1 zeigt die Beziehungen zwischen den einzelnen Persönlichkeitsstörungen im Blick auf das, was daraus resultiert. So verbindet beispielsweise eine Entwicklungslinie die Borderline-, die hypomanische, zyklothyme und die depressiv-masochistische Persönlichkeitsstörung. Eine weitere Entwicklungslinie führt von der Borderline- über die histrionische oder infantile Persönlichkeitsstörung entweder zur abhängigen oder zur hysterischen Persönlichkeitsstörung. Eine Linie verläuft recht komplex zwischen der schizoiden, der schizotypischen, der paranoiden und der hypochondrischen Persönlichkeitsstörung, die dann auf höherem Niveau mit der zwanghaften Persönlichkeitsstörung verbunden ist. Eine letzte Entwicklungslinie verbindet die antisoziale Persönlichkeit, das Syndrom des malignen Narzißmus und die narzißtische Persönlichkeitsstörung, die ihrerseits ein breites Spektrum von Ausprägungen umfaßt. Abbildung 1 zeigt auch noch andere Beziehungen zwischen den Persönlichkeitsstörungen mit hoher Prävalenz.

Als grundlegende Komponenten einer modernen psychoanalytischen Betrachtungsweise der Persönlichkeitsstörungen erweist sich das Wechselspiel zwischen der Internalisierung der Objektbeziehungen und der Ausbildung affektiver Reaktionen. Zum Affekt gehören immer eine kognitive Komponente, eine sehr angenehme oder sehr unangenehme subjektive Erfahrung, Phänomene neurovegetativer Entladung, psychomotorische Aktivierung und – ganz entscheidend – ein bestimmtes Muster des Gesichtsausdrucks, ursprünglich entstanden aus der Kommunikation mit der Bezugsperson. Dieser kognitive Aspekt der affektiven Reaktionen reflektiert wiederum die Beziehung zwischen Selbst- und Objektrepräsentanz. Das erleichtert die Diagnose der aktivierten Objektbeziehung in jedem Affektzustand, der innerhalb der therapeutischen Beziehung auftritt.

Ein enormer Vorteil der hier vorgestellten Klassifizierung der Persönlichkeitsstörungen ist die Tatsache, daß die ihr zugrundeliegenden Strukturkonzepte es erlauben, die Affektzustände des Patienten direkt in die Objektbeziehung zu »übersetzen«, die in der Übertragung aktiviert wurde, und diese Übertragung dann mit Begriffen zu bezeichnen, die die Aktivierung einer Beziehung verdeutlichen, die typischerweise zwischen Selbstprojektion und Objektrepräsentanz hin- und herwechselt. Je schwerer die Pathologie des Patienten ist, desto leichter mag es ihm fallen, seine Selbst- oder seine Objektrepräsentanz auf den Therapeuten zu projizieren, während er selbst die reziproke Objekt- oder Selbstrepräsentanz ausagiert. Dadurch wird die Natur der Beziehung auch mitten in einer intensiven Affektaktivierung deutlich, und durch die allmählich erfolgende Deutung dieser Entwicklungen in der Übertragung können die bis dahin abgespaltenen Repräsentanzen des Selbst und die wichtiger Bezugspersonen integriert werden. Dadurch hat dieses Konzept direkte Implikationen auf den therapeutischen Ansatz bei der Behandlung von Persönlichkeitsstörungen. (Der letzte Abschnitt dieses Kapitels beschreibt eine psychoanalytische Psychotherapie auf der Grundlage dieses konzeptuellen Rahmens.)

Mit Hilfe dieser Klassifizierung lassen sich auch die Veränderungen in der Entwicklung der sexuellen und der aggressiven Triebe erklären. Der strukturierende Affekt des Hasses als zentraler Affektzustand bei schweren Persönlichkeitsstörungen entwickelt sich aus dem Basisaffekt einer ursprünglichen Wutreaktion. Haß wiederum kann die Form von bewußtem oder unbewußtem Neid annehmen oder zu einem ungezügelten Verlangen nach Rache werden, das den entsprechenden Übertragungsphasen die Färbung verleiht. Ähnlich ist es mit der sexuellen Reaktion: Das psychoanalytische Verständnis der in sexuellen Phantasien und Erfahrungen internalisierten Objektbeziehungen erleichtert die Diagnose und die Behandlung von abnormalen Verbindungen zwischen sexueller Erregung und Haß, wie wir sie in den Perversionen oder in der Paraphilie finden, ebenso auch die der gehemmten Sexualität und der Restriktionen in der sexuellen Reaktion, die aus der Absorption der Sexualität in die Konflikte herrühren, die der Patient mit seinen internalisierten Objektbeziehungen hat.

Die unbewußte Identifikation des Patienten mit der Rolle des Opfers und des Täters, wie wir sie bei Fällen mit schwerem Trauma oder von physischem und sexuellem Mißbrauch finden, kann ebenfalls im Licht der der Klassifizierung zugrundeliegenden Theorie der internalisierten Objektbeziehungen erkannt und verstanden und in der Übertragung und Gegenübertragung bearbeitet werden. Auch das Verständnis der strukturellen Determinanten des pathologischen Narzißmus, insbesondere die Psychopathologie des pathologisch grandiosen Selbst, ermöglicht uns die Anwendung therapeutischer Ansätze, um die offensichtliche Unfähigkeit narzißtischer Patienten zum Aufbau differenzierter Übertragungsreaktionen aufzulösen, die parallel zu den ganz allgemein massiv verzerrten Objektbeziehungen dieser Patienten besteht.

Die psychoanalytische Exploration war und ist unverzichtbar für das Erfassen der Merkmale der einzelnen Persönlichkeitsstörungen. Neben der weiteren Verfeinerung der Diagnostik der Persönlichkeitsstörungen und der therapeutischen Ansätze in diesem Bereich fällt der Psychoanalyse die Aufgabe zu, die Beziehung zwischen den Befunden der psychoanalytischen Exploration und denen der damit in Zusammenhang stehenden Bereiche der Entwicklungspsychologie, der klinischen Psychiatrie, der Affekttheorie und der Neurobiologie gründlich zu erforschen.

Psychoanalyse und analytische Psychotherapie von Persönlichkeitsstörungen

Im folgenden gebe ich einen Überblick über die Anwendungsmöglichkeiten meiner Ich-Psychologie und meiner Theorie der Objektbeziehungen in der Psychoanalyse und in der analytischen Psychotherapie von Persönlichkeitsstörungen.

Der Kern meiner therapeutischen Technik ist die Analyse der Übertragung. Diese Übertragungsanalyse besteht darin, die Re-Aktivierung früherer internalisierter Objektbeziehungen im Hier und Jetzt zu analysieren. Gleichzeitig werden die Strukturen des Ich und des Es sowie deren intra- und interstrukturelle Konflikte analysiert. Meiner Auffassung nach zeigt sich in den internalisierten Objektbeziehungen eine Kombination von realistischen und phantasierten – und oft stark verzerrten – Internalisierungen früherer Objektbeziehungen und die Abwehr gegen sie, die dem Einfluß der Triebabkömmlinge unterliegt. Mit anderen Worten: Ich sehe eine dynamische Spannung zwischen dem »Hier und Jetzt«, in dem sich die intrapsychische Struktur spiegelt, und dem »Damals und Dann«, den unbewußten psychogenetischen Determinanten, die aus der Entwicklungsgeschichte des Patienten herrühren.

Der wesentliche Beitrag, den die Theorie der Objektbeziehungen zur Analyse der Übertragung geleistet hat, besteht in der Ausweitung des Bezugsrahmens, innerhalb dessen die Manifestationen der Übertragung untersucht werden; dadurch wird es möglich, die immer komplexere Regression in der Übertragung, die wir bei Patienten mit hohem psychopathologischem Niveau finden, zu verstehen und zu deuten. Die Art, wie die Übertragung gedeutet wird, hängt von der Art der Psychopathologie des Patienten ab. In der Praxis kann die Übertragung eines Patienten mit neurotischer Persönlichkeitsorganisation als die unbewußte Wiederholung einer pathogenen Beziehung aus der Vergangenheit im Hier und Jetzt verstanden werden. Konkreter ausgedrückt: Das Ausagieren eines Aspektes des unbewußten infantilen Selbst des Patienten in Bezug zu (gleichfalls unbewußten) infantilen Repräsentanzen der Elternobjekte.

Bei Patienten mit neurotischer Persönlichkeitsorganisation sind Über-Ich, Ich und Es gut integriert. In der psychoanalytischen Situation sorgt die Analyse des Widerstands dafür, daß in der Übertragung zunächst relativ grobe Merkmale dieser Strukturen aktiviert werden und erst später die internalisierten Objektbeziehungen, aus denen sich diese Strukturen zusammensetzen. Die Analyse der

Triebabkömmlinge erfolgt im Kontext der Analyse der Beziehung zwischen dem infantilen Selbst des Patienten und signifikanten Elternobjekten, wie sie auf den Therapeuten projiziert werden.

Die Tatsache, daß neurotische Patienten auf ein relativ integriertes, wenn auch verdrängtes unbewußtes infantiles Selbst regredieren, das zu relativ integrierten, jedoch unbewußten Repräsentanzen der elterlichen Objekte in Beziehung steht, macht diese Übertragungen verhältnismäßig leicht verständlich und gut interpretierbar. Der unbewußte Aspekt des infantilen Selbst trägt in sich einen konkreten Wunsch, der einen auf die elterlichen Objekte gerichteten Triebabkömmling reflektiert, daneben eine phantasierte Furcht wegen der Gefahren, die damit verbunden sind, diesen Wunsch zu äußern. Die Ich-Psychologie und die Theorie der Objektbeziehungen betonen, daß selbst in diesem vergleichsweise »einfachen« Ausagieren der Übertragung immer die fundamentale dyadische Einheit einer Selbstrepräsentanz und einer Objektrepräsentanz aktiviert wird, zwischen denen ein bestimmter Affekt herrscht. Eine solche Einheit reflektiert entweder den Abwehraspekt oder die impulsiven Aspekte des Konflikts. Genauer gesagt: Eine unbewußte Phantasie, die eine Impulsabwehr-Organisation widerspiegelt, wird normalerweise zunächst in Form der Objektbeziehung aktiviert, die die Seite der Abwehr des Konflikts repräsentiert, während die Objektbeziehung, die die impulsive Seite des Konflikts zeigt, erst später auftaucht (Kernberg 1976, 1980, 1984).

Die Analyse der internalisierten Objektbeziehungen in der Übertragungsarbeit mit Patienten mit schweren Persönlichkeitsstörungen wird komplexer durch den primitiven Abwehrmechanismus der Spaltung, dem die internalisierten Objektbeziehungen unterliegen (doch läßt sich dadurch auch Klarheit in die Komplexität bringen; Kernberg 1975, 1992a). Bei diesen Patienten wird die für neurotische Objektbeziehungen auf höherem Niveau charakteristische Toleranz für Ambivalenz verdrängt durch eine abwehrende Desintegration der Repräsentanzen von Selbst und Objekten in libidinös bzw. aggressiv besetzte Teil-Objektbeziehungen. Die realistischeren oder leichter nachvollziehbaren früheren Objektbeziehungen von Patienten mit neurotischer Persönlichkeitsorganisation werden ersetzt durch höchst unrealistische, deutlich idealisierte Selbst- und Objektrepräsentanzen, die auch äußerst aggressiv oder verfolgend sein können. Diese Ersatz-Repräsentanzen lassen sich nicht ohne weiteres den tatsächlichen oder phantasierten Beziehungen aus der Vergangenheit des Patienten zuordnen.

Was in der Übertragung aktiviert wird, sind entweder stark idealisierte Teil-Objektrepräsentanzen unter dem Einfluß heftiger, diffuser und überwältigender

Affektzustände, die bis zur Ekstase gehen können, oder aber ebenfalls heftige, dabei aber schmerzliche und erschreckende primitive Affektzustände, die Zeichen für die Aktivierung von aggressiven oder verfolgenden Beziehungen zwischen Selbst und Objekt sind. An der Disposition des Patienten zum raschen Rollenwechsel zwischen Selbst- und Objektrepräsentanzen können wir erkennen, daß die internalisierten Objektbeziehungen nicht integriert wurden. In dieser Situation mag der Patient gleichzeitig eine Komplementär-Selbst- oder Objektrepräsentanz auf den Therapeuten projizieren, und zwar begleitet von heftiger Affektaktivierung; das führt zu einer offensichtlich chaotischen Entwicklung der Übertragung. Diese raschen Oszillationen, wie auch die scharfe Dissoziation zwischen den Aspekten von Liebe und Haß in der Beziehung zu ein und demselben Objekt, können durch eine abwehrbedingte Verdichtung mehrerer Objektbeziehungen noch komplizierter werden, wobei diese Kondensierung dem massiven Einfluß des gleichen primitiven Affekts unterliegt. So können beispielsweise die als aggressiv erlebten Aspekte von Vater und Mutter auf konfuse Weise in Vater-Mutter-Bildern verdichtet werden. Auf ähnliche Art werden frühere Erfahrungen, die auf verschiedenen Ebenen gemacht wurden, durch idealisierte oder abgewertete Aspekte des Selbst verdichtet.

Ein Bezugsrahmen für die Objektbeziehungen ermöglicht es dem Therapeuten, das zu verstehen und zu ordnen, was wie ein völliges Chaos wirkt. Dadurch kann er Klarheit in die verschiedenen verdichteten Teil-Objektbeziehungen in der Übertragung bringen; das führt zu einer Integration der Selbst- und Objektrepräsentanzen, wodurch eine höher entwickelte neurotische Art der Übertragung bewirkt wird.

Die allgemeinen Ziele der Übertragungsdeutungen im Rahmen der Behandlung von Patienten mit Borderline-Persönlichkeitsorganisation umfassen die folgenden Aufgaben (Kernberg 1984): (1) in der insgesamt chaotischen Übertragungssituation die dominante Objektbeziehung erkennen; (2) klarstellen, welches die Selbstrepräsentanz und welches die Objektrepräsentanz dieser internalisierten Objektbeziehung ist und welcher dominierende Affekt sie verbindet; und (3) in der Interpretation die Verbindung zwischen dieser primitiven dominanten Objektbeziehung und ihrem abgespaltenen Gegenteil ansprechen.

Bei Patienten mit Borderline-Persönlichkeitsorganisation finden wir eine Dominanz präödipaler Konflikte; die psychischen Repräsentanzen der präödipalen Konflikte sind verdichtet mit Repräsentanzen der ödipalen Phase. Die Konflikte werden nicht eigentlich verdrängt, sondern eher in jeweils dissoziierten Ich-Zuständen ausgedrückt: Darin spiegelt sich der primitive Abwehrmechanismus der Spaltung. Die Aktivierung früher Objektbeziehungen, die aus der Zeit vor der Konsolidierung von Ich, Über-Ich und Es stammen, manifestiert sich in der Übertragung in Form scheinbar chaotischer Affektzustände, die, wie oben angemerkt, in Einzelschritten analysiert werden müssen. Die Deutung der primitiven Übertragung von Borderline-Patienten führt zu einer Umwandlung von Teilobjektbeziehungen in Beziehungen, die das ganze Objekt umfassen. Transformiert werden auch die primitiven Übertragungen (in denen sich Entwicklungsstadien aus der Zeit vor Erlangung der Objektkonstanz widerspiegeln) in die reiferen Übertragungsmechanismen der ödipalen Phase.

Bei Patienten mit schwerer Psychopathologie bewirkt der Mechanismus der Abspaltung, daß die widersprüchlichen Aspekte der intrapsychischen Konflikte zumindest teilweise im Bewußtsein bleiben, und zwar in Form primitiver Übertragungen. Dagegen zeigen Patienten mit neurotischer Persönlichkeitsorganisation Konfigurationen der Impulsabwehr mit spezifischen unbewußten Wünschen, in denen sich, eingebettet in unbewußte Phantasien um das ödipale Objekt, sexuelle und aggressive Triebabkömmlinge spiegeln. Bei diesen Patienten gibt es weniger Verzerrung bei der Selbstrepräsentanz im Hinblick auf diese Objekte und auch weniger verzerrte Repräsentanzen dieser ödipalen Objekte. Deshalb ist – verglichen mit den primitiven Übertragungen von Patienten mit Borderline-Persönlichkeitsorganisation – bei diesen Patienten der Unterschied zwischen frühen pathogenen Erfahrungen und deren Umwandlung in aktuelle strukturelle unbewußte Dispositionen weniger stark ausgeprägt.

Ich gehe davon aus, daß in allen Fällen die Übertragung dynamisch unbewußt ist, und zwar in dem Sinn, daß der Patient aufgrund von Verdrängung oder Abspaltung die momentane Erfahrung unbewußt verzerrt, da er auf die früheren pathogenen Konflikte mit einem signifikanten internalisierten Objekt fixiert bleibt. Die große Aufgabe besteht darin, die Bedeutungen der unbewußten Übertragung mit Hilfe der Deutungen ins Hier und Jetzt – und damit zur vollen Bewußtheit – zu bringen. Das ist die erste Stufe der Analyse der Beziehung zwischen unbewußter Gegenwart und der unbewußten Vergangenheit.

Was in der Übertragung ausagiert wird, ist niemals eine simple Wiederholung der tatsächlichen biographischen Erfahrungen des Patienten. Ich stimme mit Melanie Klein (1952) darin überein, daß die Übertragung sich aus einer Kombination von tatsächlichen und phantasierten Erfahrungen aus früheren Zeiten sowie einer Abwehr gegen beide speist. Das ist eine andere Art, zum Ausdruck zu bringen, daß die Beziehung zwischen der psychischen Realität und der tatsächlichen Realität immer in der Ambivalenz verbleibt: Je schwerer die Psychopathologie des Patienten und je stärker die Verzerrung seiner intrapsychischen Struktur, desto indirekter fällt die Beziehung zwischen der gegenwärtigen Struktur und der Rekonstruktion von Genese und Ursprung der Entwicklung aus.

[KAPITEL 2] Haß als ein Kernaffekt von Aggression

Theoretische Überlegungen

Es besteht heute kaum ein Zweifel daran, daß bei Patienten mit schweren Persönlichkeitsstörungen die Aggression sowohl auf der Verhaltensebene wie auch auf der Ebene der Phantasien und Psychodynamik eine zentrale Rolle spielt. Doch die Frage, ob Aggression etwas Angeborenes im Sinne eines »Instinktes« oder eines »Triebes« ist oder aber eine Folge von Frustration und Traumatisierung, beschäftigt Kliniker, Theoretiker und Forscher weiterhin. Anders gefragt: Ist Aggression das Ergebnis früher Erfahrungen oder das Resultat von Konstitution und genetischer Ausstattung?

Untersuchungen haben gezeigt, daß frühe Gewalterfahrungen, körperlicher, seelischer und sexueller Mißbrauch, insbesondere Inzest, signifikant häufiger bei Patienten mit schweren Persönlichkeitsstörungen und bei Kindern mit erhöhtem Risiko für eine psychopathologische Entwicklung zu finden sind als bei Patienten mit weniger schweren Persönlichkeitsstörungen sowie in der Gesamtpopulation (Paris 1994a). Gleichzeitig gibt es immer mehr Belege dafür, daß Abnormitäten der neurochemischen und neurohormonellen Systeme in Beziehung zu wesentlichen Aspekten der Persönlichkeitspathologie – insbesondere der Neigung zu aggressivem und rücksichtslosem Verhalten – stehen könnten. Dies ist ein Hinweis auf die Bedeutung genetischer und konstitutioneller Determinanten dessen, was wir »Temperament« nennen (Stone 1993b) und worunter wir die angeborene Disposition zu einem bestimmten Grad an Intensität, einem Rhythmus und einer bestimmten Reizschwelle für emotionale Reaktionen verstehen.

Die Variable »Temperament« umfaßt außerdem genetisch und konstitutionell determinierte Kognitions- und Verhaltensmuster, so z.B. bestimmte geschlechtsrollenspezifische Merkmale. Selbst wenn man im Rahmen theoretischer Überlegungen in Betracht zieht, daß sowohl genetische und konstitutionelle als auch Umgebungs- und psychodynamische Faktoren eine Rolle spielen könnten, so bleibt dennoch die Frage offen, wie wir Aggression konzeptualisieren und ihren Beitrag zur Entwicklung schwerer Psychopathologie verstehen können.

Die gegenwärtige biologische Instinkttheorie hat sich zu einer integrativen Sichtweise von Instinkt und Umwelt entwickelt, die von angeborenen Dispositionen für spezifische Verhaltensweisen ausgeht, welche unter bestimmten Umweltbedingungen aktiviert werden und eine Sequenz von Erkundungs- und Zielverhalten auslösen. Diese Ereigniskette führt zu der Gesamtorganisation von Verhaltenssequenzen, die wir als »Instinkt« bezeichnen. Somit konstituieren angeborene Verhaltensdispositionen und Umweltreize gemeinsam die Strukturelemente des Instinktverhaltens.

In einer früheren Arbeit (Kernberg 1992a) vertrat ich den Standpunkt, daß dieses biologische Instinktkonzept im Rahmen der psychoanalytischen Theorie angewendet werden kann und zu einer Sicht der Triebe als eine Kombination aus instinktiven und sozialen motivationalen Systemen führt; dies gilt insbesondere für Libido und Aggression. Der Unterscheidung zwischen diesen beiden Konzepten liegt Freuds entsprechende Differenzierung zugrunde. Tatsächlich unterschied Freud zwischen den biologischen Instinkten als angeborene, überdauernde und invariante Verhaltensweisen, die allen Individuen einer Art gemeinsam sind, und dem, was er als »Trieb« bezeichnete: hoch individualisierte, im Laufe der Entwicklung gefestigte Motivationen, die die unbewußten Determinanten des psychischen Lebens konstituieren und sich in mentalen Repräsentanzen und Affekten (Holder 1970) zeigen.

Ich habe die Auffassung vertreten, daß Affekte instinktive Komponenten des menschlichen Verhaltens sind, angeborene, allen Individuen gemeinsame Dispositionen. Sie tauchen in den frühesten Entwicklungsphasen auf und werden als Teil früher Objektbeziehungen fortschreitend organisiert in Richtung befriedigender, belohnender, lustvoller Affekte oder der Libido im Sinne eines umfassenden Triebes. Schmerzliche, aversive, negative Affekte werden dagegen in Richtung Aggression im Sinne eines übergreifenden Triebes organisiert. Nach dieser Auffassung sind Affekte angeborene, konstitutionell und genetisch determinierte Reaktionsweisen, die von Geburt an zunächst durch verschiedene physiologische und körperliche Erfahrungen und später durch Objektbeziehungen ausgelöst werden.

In diesem theoretischen Konzept repräsentiert Wut den Basisaffekt des Aggressionstriebs, und der Entwicklungsweg der Wut erklärt meiner Ansicht nach die Ursprünge von Haß und Neid ebenso wie die von Ärger und Irritabilität als Stimmungen. Ähnlich konstituiert der Affekt der sexuellen Erregung den Kernaffekt der Libido, die sich langsam und stufenweise fortschreitend aus dem primitiven Affekt der Hochstimmung entwickelt, der in einer frühen Phase durch die sensorischen Reaktionen des Säuglings auf den intimen körperlichen Kontakt zur Mutter hervorgerufen wird.

Anders als Fairbairn (1954) und Kohut (1971), die Aggression als Folge eines frustrierten Liebesbedürfnisses sahen, glaube ich, daß beides, sowohl die Fähigkeit zu lieben als auch die Fähigkeit zu hassen, angeboren ist. Beides bedarf der Auslösung und Modifikation durch die Umgebung, insbesondere durch die Objekte. Die schwersten Fälle von Borderline-Persönlichkeitsstörungen zeugen von einer gravierenden frühen Hemmung der sexuellen Reaktionsbereitschaft, die aus einer ungenügenden Stimulierung der körperlichen Sinnlichkeit resultiert, sowie einer überrollenden Entwicklung aggressiver Reaktionen im Kontext gravierender Störungen in den frühen Objektbeziehungen, insbesondere der Mutter-Kind-Dyade.

Wie bereits zuvor erwähnt, hat Krause (1988) ausgeführt, daß Affekte ein phylogenetisch jüngeres biologisches System konstituieren, welches sich bei den Säugetieren entwickelt hat, um der Mutter die kindlichen Bedürfnisse zu signalisieren. Dies korrespondiert mit der angeborenen Fähigkeit der Mutter, die affektiven Signale des Kindes zu lesen und darauf zu reagieren. Dieses Instinkt-System wird zunehmend komplexer und dominanter, steuert das Sozialverhalten höherer Säugetiere, insbesondere das von Primaten, und kulminiert schließlich in der psychologischen Entwicklung der Affekte beim Menschen. Deshalb bin ich der Auffassung, daß die affektgesteuerte Entwicklung der Objektbeziehungen – damit sind reale und phantasierte zwischenmenschliche Interaktionen gemeint, die als komplexe Welt von Selbst- und Objektrepräsentanzen im Kontext affektiver Interaktionen internalisiert wurden – die Determinanten des unbewußten psychischen Lebens sowie die Strukturen des psychischen Apparates konstituiert. Affekte sind ein Teil der unbewußten Triebe; Libido und Aggression sind als übergeordnete Triebe in jeder inszenierten internalisierten Objektbeziehung durch den für diese Objektbeziehung typischen Affekt repräsentiert. Auf den Punkt gebracht, sind Affekte nicht nur die konstituierenden Elemente der Triebe, sondern haben auch Signalfunktion für die Aktivierung der Triebe im Kontext der jeweiligen internalisierten Objektbeziehung.

Dieser theoretische Ansatz trägt zur Klärung einiger offensichtlicher Unterschiede bei, die in der Triebentwicklung und -organisation von Libido und Aggression auftreten. Ich bin der Meinung, daß es der Affekt der freudigen Erregung ist, der die Entwicklung sexueller Erregung in allen prägenitalen und genitalen Aspekten in Gang bringt, vorantreibt und organisiert – jene Begeisterung, die gesteigert wird durch die doppelte Befriedigung, die das Kind durch das Gestilltwerden und den gleichzeitigen intimen körperlichen Kontakt erfährt, insbesondere wenn dabei die sensiblen Zonen angesprochen werden. Nicht nur der spezifische und zentrale Affekt der sexuellen Erregung, sondern auch die affektiven Komponenten des Verlangens, der Zärtlichkeit und des Interesses entwickeln sich aus dieser ursprünglichen Hochstimmung.

In gleicher Weise entwickelt sich Aggression als Trieb aus dem frühen reflexhaften Weinen, das sich zunächst zum Affekt der Wut entwickelt und dann später zu dem Weinen, das Teil der Traurigkeit ist. Haß, der Kernaffekt des Aggressionstriebs, ist ein späterer, strukturierter Aspekt der Wut, so wie Neid eine spezifische strukturelle Entwicklung des Hasses ist.

Durch die in der psychoanalytischen Theorie vorgeschlagene Neuformulierung der Beziehungen zwischen Affekten und Trieben entsteht ein Konzept von der konstitutionell bedingten und genetisch determinierten Disposition zu intensiver Aktivierung der Aggression, eine Disposition, die sich im Temperament ausdrückt. In diesem Zusammenhang können kognitive Defizite zu einer Aktivierung pathologischer Affekte beitragen. Darunter verstehen wir minimale Dysfunktionen des Gehirns, die mit der Strukturierung von Wahrnehmungsstimuli interferieren und so zu einer Erhöhung der Angstbereitschaft in Situationen von Unsicherheit führen. So kann beispielsweise eine begrenzte Fähigkeit zur zeitlichen und räumlichen Orientierung die kindliche Empfindlichkeit gegenüber Trennungen von der Mutter erhöhen. Insbesondere können traumatische Erfahrungen, wie intensiver und chronischer Schmerz, physische Mißhandlung und sexueller Mißbrauch, sowie stark pathologische frühe Objektbeziehungen aggressive Affekte auslösen, was insgesamt zu einer Dominanz der Aggression über die libidinösen Strebungen führt und damit die Voraussetzungen für eine schwere Psychopathologie schafft. Kurz gesagt, kann die künstliche Trennung von Erbe und Umwelt durch ein Triebkonzept überwunden werden, das die konstituierenden Affektdispositionen ebenso berücksichtigt wie die strukturelle Festlegung.

Ich habe dargelegt, daß die libidinöse Entwicklung in der Mutter-Kind-Beziehung die dem Säugling angeborene Bindungsbereitschaft voraussetzt, die der externen Stimulation bedarf, um aktiviert zu werden. Dieselben Überlegungen können im Hinblick auf die Entwicklung von Wut und zornigem Protest angestellt werden, wenn die kindlichen Bedürfnisse oder Wünsche durch äußere Umstände frustriert werden. In beiden Fällen wird eine innere Disposition zu hochintensiven Affektantworten durch Umgebungsstimuli – die primäre Bezugsperson – aktualisiert. Im Zentrum jeder dieser Basis-Reaktionen stehen primitive Affekte.

Ich gehe davon aus, daß am Anfang aller Objektbeziehungen die Erfahrung der Selbstbezogenheit auf ein Objekt während intensiver affektiver Zustände eine intrapsychische Welt affektiv besetzter Objektbeziehungen entstehen läßt, die entweder befriedigender oder aber aversiver Natur sind. Die psychischen Erfahrungen, die den Grundstein für das dynamische Unbewußte legen, sind dyadische Beziehungen zwischen Selbst- und Objektrepräsentanz im Kontext extremer Freude oder Wut.

Symbiotische Gefühlszustände – Erfahrungen höchster Freude in den Grenzen, die eine unbewußte Phantasie der Verschmelzung oder Vereinigung mit dem Objekt vorgibt – werden leicht mit den psychischen Implikationen eines gestillten und zufriedenen Säuglings assoziiert, mit der zufriedenen Hochstimmung des Säuglings, der in das lächelnde Gesicht der Mutter blickt. Die Annahme, daß Zustände intensiver Wut ebenfalls die Erfahrung einer Vereinigung von Selbst und Objekt unter der Kontrolle eines solch intensiven Affekts implizieren, beruht auf einer Schlußfolgerung aus der Übertragungsanalyse bei Patienten, die unter einer schweren, von intensiver Aggression geprägten Psychopathologie leiden.

Primitive Affekte sind grundlegende motivationale Systeme, die eine integrative kognitive Sicht der gesamten Welt der momentanen Erfahrung liefern, insbesondere im Hinblick auf die belohnende oder aversive Natur dieser Erfahrung. Diese motivationalen Systeme implizieren den Wunsch, der Quelle der Freude näher zu kommen oder vor der Quelle des Unbehagens zu flüchten bzw. diese zu zerstören. Affekte beinhalten, wie gesagt, immer eine kognitive Komponente, eine subjektive Erfahrung sehr angenehmer oder sehr unangenehmer Art, neurovegetative Entladungsphänomene, psychomotorische Aktivierung und – ganz entscheidend – ein unverwechselbares Muster der Mimik mit kommunikativer Funktion in der Beziehung zur primären Bezugsperson. So gesehen sind Affekte grundlegende kommunikative Systeme und übernehmen eine basale biologische Funktion, die primitivere physiologische Regulationssysteme ersetzt (Krause 1988). Die angeborene Fähigkeit, die affektiven Implikationen im mimischen Ausdruck der primären Bezugsperson »lesen« zu können, vervollständigt das primitive Kommunikationssystem des Säuglings und ist von grundlegender Bedeutung für das Bindungsverhalten sowie für die Entstehung einer internalisierten Welt von Objektbeziehungen im intrapsychischen Raum. Diese Fähigkeit ergänzt die dem Säugling angeborene Fähigkeit, seine eigenen unterschiedlichen affektiven Zustände mit Hilfe spezifischer mimischer Muster auszudrücken.

Dieses frühe Kommunikationssystem spielt eine entscheidende Rolle in der Organisation der frühen Affekte. Wie Krause gezeigt hat, kann eine Diskrepanz zwischen der subjektiven Erfahrung des Säuglings und dem mütterlichen Affektausdruck eine Desorganisation der frühen Affektmuster verursachen und beim Säugling dazu führen, daß er unfähig ist, die eigene subjektive Erfahrung und den affektiven Ausdruck zu integrieren, was letztlich zu einer Störung der frühen Objektbeziehungen führt.

Kurz, die frühe Affekt-Aktivierung leitet die Objektbeziehung des Säuglings zur Mutter ein; der Charakter dieser Beziehung wird in der Folge einen Einfluß darauf haben, ob es zur Organisation oder zur Desorganisation des Affekts kommt; eine frühe Desorganisation affektiver Zustände kann ihrerseits wiederum zu fundamentalen und frühen Verzerrungen internalisierter Objektbeziehungen führen. Krause konnte eine solche Desorganisation affektiver Zustände z. B. in dem emotionalen Gesichtsausdruck schizophrener Patienten sowie in den affektiven Implikationen des Stotterns nachweisen.

Wut und Zorn, Aversion und Ekel, Verachtung und Groll sind Affekte, die Teil eines hierarchisch übergeordneten, allgemeinen Triebes sind; sie dienen dazu, den jeweils spezifischen Aspekt der Aggression auszudrücken. Wenn wir Mahlers Entwicklungsschemata dahingehend modifizieren, daß die sehr frühe Differenzierung in affektiven Zuständen von geringer Intensität mit psychischen Zuständen alterniert, die die Entwicklung der symbiotischen Phase unter der Bedingung von Affektzuständen hoher Intensität widerspiegeln, dann ist meine Sicht der Dinge gut mit Mahlers Beiträgen zum Verständnis der normalen sowie der pathologischen Symbioseentwicklung in Einklang zu bringen (Mahler et al. 1975).

Die Annahme, daß Ich-Reifung und Entwicklung unter der Bedingung von Affektzuständen geringer Intensität stattfinden und der schrittweise Aufbau des dynamischen Unbewußten unter der Bedingung von Affektzuständen hoher Intensität erfolgt, ermöglicht uns, die Befunde aus der Säuglingsbeobachtung mit unserem aus der psychoanalytischen Exploration gewonnenen Verständnis der strukturellen Merkmale des dynamischen Unbewußten zu vereinbaren.

Aggressiv getönte, undifferenzierte Selbst- und Objektrepräsentanzen, die getrennt von libidinös getönten, undifferenzierten Selbst- und Objektrepräsentanzen entstehen, stellen die Grundlage des dynamischen Unbewußten dar und sind ein Spiegelbild der frühen Symbiose. Die nachfolgende Differenzierung der Selbst- und Objektrepräsentanzen in einen libidinösen und einen aggressiven Bereich etabliert die strukturellen Merkmale der Separation-Individuation sowie die Psychopathologie einer Borderline-Persönlichkeitsorganisation. Ich bin davon überzeugt, daß es eine unauflösbare Beziehung zwischen der Internalisierung der frühen Objektbeziehungen und den Affektzuständen, der Selbstrepräsentanz/Objektrepräsentanz-Dyade und ihrem jeweiligen affektiven Kontext gibt.

Triebneutralisierung impliziert nach diesem Konzept die Integration der ursprünglich abgespaltenen idealisierten und verfolgenden Objektbeziehung und führt so zu einem integrierten Bild vom eigenen Selbst und von wichtigen Bezugspersonen sowie zu einer Integration der von aggressiven und libidinösen Reihen abgeleiteten Affektzustände in eine abgeschwächte, elaborierte und komplexe Affektdisposition, wie sie für die Phase der Objektkonstanz typisch ist.

Psychopathologie

Unter bestimmten Bedingungen dominiert der Aggressionstrieb die frühe Entwicklung des psychischen Apparates derart machtvoll, daß es zur Ausbildung psychopathologischer Strukturen kommt, wie wir sie bei Psychosen, Borderline-Persönlichkeitsstörungen, schweren Perversionen und manchen psychosomatischen Störungen erkennen können. Unter diesen Bedingungen ist die zentrale klinische Beobachtung die, daß es in der Übertragung zur Aktivierung einer intensiven, alles durchdringenden Wut kommt. Der Patient wechselt von leichter chronischer Irritation und Irritierbarkeit über einen klar fokussierten und heftigen Ausdruck von Ärger bis hin zu dem Basisaffekt der Wut, der, wenn die dazugehörigen unbewußten Phantasieelemente exploriert sind, unter Umständen die strukturellen Merkmale von Haß erkennen läßt.

Die früheste Funktion der Wut besteht in dem Versuch, eine Quelle der Irritation oder des Schmerzes zu eliminieren. Wut ist also immer eine Folge von Frustration oder Schmerz, die Intensität der Wutreaktion ist jedoch temperamentsabhängig. Eine zweite Funktion der Wut besteht darin, ein Hindernis oder eine Barriere auf dem Weg zu einer vorgestellten oder realen Quelle der Belohnung zu beseitigen. Zugleich ist dies der »Prototyp« für eine dritte, hierarchisch höher angesiedelte Funktion der Wut, die darin besteht, ein böses Objekt zu beseitigen – d.h. eine Quelle, von der angenommen wird, daß sie absichtlich frustriert –, weil es zwischen dem Selbst und der Befriedigung eines Bedürfnisses steht.

Die Kleinianische Theorie (Klein 1940, 1946) geht davon aus, daß die früheste Form schwerwiegender Frustration, etwa die Abwesenheit der Mutter, transformiert wird in das phantasierte Bild der bösen Mutter, die das ursprüngliche böse innere und äußere Objekt verkörpert. Ich stimme mit Laplanche (1992) darin überein, daß spätere traumatische Erfahrungen retrospektiv die frühen Traumatisierungen in sekundäre verwandeln können und daß deshalb der Zeitpunkt, zu dem sich die wuterfüllte internalisierte Objektbeziehung herausbildet, nicht so wichtig ist wie die Tatsache, daß dem so ist.

Auf einem höheren Entwicklungsniveau herrscht nicht länger der Wunsch vor, das böse Objekt zu vernichten, sondern der, es leiden zu lassen: Damit sind wir endgültig in dem komplexen Entwicklungsbereich angelangt, in dem Lust und Schmerz sich miteinander verbinden, Sadismus eine Kondensation von Aggression mit Lust zum Ausdruck bringt und der ursprüngliche Affekt der Wut in Haß mit neuen stabilen Strukturmerkmalen transformiert worden zu sein scheint. Auf einer noch höheren Entwicklungsstufe verwandelt sich der Wunsch, das böse Objekt leiden zu lassen, in den, es zu beherrschen und zu kontrollieren, um die befürchtete Verfolgung durch dieses Objekt zu unterbinden. Nun können zwanghafte Kontrollmechanismen die psychopathologische Regulierung der Unterdrückung oder Verdrängung der Aggression übernehmen. Zuletzt spiegeln sich in den sublimatorischen Aspekten der Aggressionsreaktion, dem Streben nach Autonomie und Selbstbestätigung, dem Streben, sich von externaler Kontrolle zu befreien, die Eigenschaften der ursprünglichen, selbstbestätigenden Implikationen der Wut wider.

Haß, so denke ich, ist ein komplexes, hochstrukturiertes Derivat des Affekts der Wut, welches den Wunsch anzeigt, das böse Objekt zu vernichten, es leiden zu lassen oder es kontrollieren zu wollen. Im Gegensatz zu der akuten, vergänglichen und explosiven Qualität der Wut ist Haß ein chronischer, überdauernder, üblicherweise charakterlich verankerter bzw. strukturierter Affekt. Die Objektbeziehung, die diesen Affekt formt, bringt ganz konkret das Verlangen zum Ausdruck, das Objekt zu vernichten oder zu kontrollieren. Eine fast unvermeidliche Konsequenz des Hasses ist die damit einhergehende Rechtfertigung, daß es sich hierbei um eine legitime Rache an dem frustrierenden Objekt handelt; der Wunsch nach Rache ist typisch für den Haß. Paranoide Vergeltungsängste sind ebenfalls typische Begleiterscheinungen des Hasses, so daß paranoide Züge, der Wunsch nach Rache und Sadismus Hand in Hand gehen.

Eine Komplikation, die mit dem Haß einhergeht, hat mit der Tatsache zu tun, daß die sehr frühe Frustration und Befriedigung als von derselben Quelle kommend erlebt werden. Dies führt uns zu der Psychopathologie des Neides, den Klein (1957) zu einer der wichtigsten Manifestationen der menschlichen Aggression erklärt hat. Sehr frühe Frustration – in Kleinianischer Terminologie die Abwesenheit der guten Brust – wird von dem Säugling so erlebt, als ob die Brust sich selbst vorenthielte, wobei der Säugling seine eigene aggressive Reaktion auf diese

Frustration auf die Brust projiziert. Die Aggression des Säuglings nimmt die Form des gierigen Wunsches an, sich diese frustrierende Brust einzuverleiben, die so erlebt wird, als ob sie selbst sich habgierig vorenthielte. Die Brust, die sich aggressiv selbst vorenthält, wird im Gegenzug gehaßt, und ihre phantasierten Inhalte werden als verdorben und zerstört erlebt. Ein Teufelskreis kann die Folge sein, in dem die zerstörte und zerstörende Brust als verfolgend erlebt wird, wodurch die Erfahrung von Frustration und Wut gesteigert und verlängert wird.

Hier liegt der Ursprung des Neides, d. h. hier entsteht das Bedürfnis, das Objekt, das überlebenswichtig und letztlich auch das Objekt der Liebe ist, zu ruinieren und zu vernichten. Die Introjektion des Bildes einer verdorbenen, zerstörten Brust führt uns zu einem Empfinden innerer Leere und Zerstörung, das die frühere Introjektion der guten, verlorenen Brust zerfrißt, so daß die Folgen des Neides und der damit einhergehenden Entwicklung von Gier beide Objekte, sowohl das gute innere als auch das gute äußere Objekt, zerstören.

Die klinische Untersuchung von Patienten mit narzißtischer Persönlichkeitsstörung offenbart in der Regel (sowohl unbewußten als auch bewußten) Neid als wesentlichen affektiven Ausdruck der Aggression. In dem Maße, wie wir uns von einer narzißtischen Pathologie auf einem höheren Funktionsniveau in Richtung einer schwereren narzißtischen Persönlichkeitsstörung auf Borderline-Niveau (was einen generalisierten Mangel an Impulskontrolle, Angsttoleranz und sublimatorischer Kanalisierung bedeutet) bewegen, steigt die Intensität der Aggression, die ihren Höhepunkt in dem Syndrom des malignen Narzißmus erreicht. In manchen Augenblicken nimmt der Haß ein solches Ausmaß an, daß es zu einer primitiven Zerstörung jeglicher Bewußtheit dieses Affektes kommt und somit zu einer Umsetzung aggressiver Affekte in Handlungen oder Ausagieren. Die Handlung wehrt nicht nur die bewußte Wahrnehmung dieses Affektes ab, sondern löscht die ganz normale kognitive Funktionsfähigkeit. Diese Entwicklungen sind charakteristisch für das Syndrom, das Bion (1957) als ein Zusammenspiel von Arroganz, Neugier und Pseudo-Demenz beschrieben hat: Hierbei ist es kaum noch möglich, Neid von Haß zu unterscheiden.

Die meisten Patienten mit schwerer histrionischer oder Borderline-Persönlichkeitsstörung sowie mit schweren selbstdestruktiven, selbstverstümmelnden, suizidalen und/oder antisozialen Tendenzen zeigen ausgeprägte Elemente des Neides im Zusammenhang mit der Aktivierung intensiven Hasses. Andererseits kann man die vielleicht reinste Manifestation von Haß – ohne Beimischung von Neid – bei Patienten erleben, die körperlich traumatisiert worden sind, ebenso bei manchen Opfern von sexuellem Mißbrauch oder Inzest.

In diesem Zusammenhang zeigt sich Folgendes sehr eindrucksvoll: Je größer der Neid, um so mehr wird die beneidete Person als jemand wahrgenommen, der mit besonders begehrenswerten oder positiven Qualitäten ausgestattet ist. Mit anderen Worten, das Objekt des Hasses wird als eines wahrgenommen, daß auf irgendeine Art über genau die Qualitäten verfügt, die der Patient bei sich vermißt und sich selber wünscht. Dies ist nicht der Fall, wenn sich reiner Haß auf ein Objekt richtet, das als ein gefährlicher und sadistischer Feind wahrgenommen wird. Haß zielt darauf ab, die Quelle der Frustration, die vom Selbst als sadistisch attackierend erlebt wird, zu zerstören; Neid hingegen ist eine Form des Hasses, die sich gegen jemanden richtet, der so wahrgenommen wird, als ob er in sadistischer oder verspottender Weise ein hochbegehrtes Gut vorenthielte. Bezeichnenderweise, wenn auch nicht immer, haben Patienten mit schwerer narzißtischer Psychopathologie eine Beziehungsgeschichte mit einer elterlichen Figur, die als genügend guter Elternteil zu funktionieren schien, unter der Oberfläche jedoch eine gewisse Gleichgültigkeit gegenüber dem Patienten hegte und ihn tendenziell narzißtisch ausbeutete. So mag z. B. dieser Elternteil den Patienten als eine Quelle der Bewunderung gebraucht haben, während er gleichzeitig beim Patienten das befriedigende Gefühl nährte, selber ein bewundertes Objekt zu sein.

Klinischer Ansatz

So erscheint Haß, der als Reaktion auf die Erfahrung von Leiden, Schmerz oder Aggression entsteht, als das primitivere, direktere Derivat der Wut. Neid erscheint als eine spezielle Form des Hasses im Kontext einer Beziehung, in der heißbegehrte und neckisch vorenthaltene Aspekte des Objekts die Erfahrung zorniger Frustration komplizieren. In der klinischen Arbeit ist die Klärung der subtilen Unterschiede zwischen diesen Affekten und deren Einfluß auf die Übertragung ein wesentlicher Aspekt der Psychoanalyse und Psychotherapie schwerer Persönlichkeitsstörungen.

Der erste Schritt einer solchen Herangehensweise besteht darin, dem Patienten dabei behilflich zu sein, sich der Intensität seines Hasses und/oder Neides bewußt zu werden. Dies wiederum wird die Gegenübertragungsdisposition des Therapeuten herausfordern. Seine Fähigkeit, den Haß seines Patienten, den dieser über Handlungen oder Somatisierung zum Ausdruck bringt, emotional zu halten (holding) und kognitiv zu fassen (contain), konvergiert mit der Fähigkeit zum kreativen Umgang mit den in der Gegenübertragung gewonnenen Einsichten. In einem zweiten therapeutischen Schritt benötigt der Patient Unterstützung bei der Anerkennung der intensiven, schmerzlichen und manchmal auch erniedrigenden Aspekte seines Hasses oder Neides. Ebenso braucht er Hilfe dabei, sich damit zu konfrontieren, welche sadistische Befriedigung das Ausagieren von Haß und Neid beinhaltet. (Dies kann eine fundamentale Quelle für den Wiederholungszwang eines solchen Verhaltens sein.) In einem dritten Schritt wird der Patient unter Umständen lernen müssen, die Schuldgefühle zu ertragen, die mit der Erkenntnis einhergehen, daß die Attacke gegen das »böse« Objekt gleichzeitig eine Attacke gegen das potentiell gute und hilfreiche Objekt ist.

Manchmal verbirgt sich hinter der unbarmherzigen Attacke gegen den Therapeuten die unbewußte Hoffnung, daß hinter dem projizierten bösen Objekt ein gutes Objekt auftauchen und die Situation entschärfen könnte. Für den Patienten ist es sehr schwierig anzuerkennen, daß es sein eigenes Verhalten ist, das die Befriedigung seiner tiefsten, geheimsten Wünsche verhindert; das Auftreten »depressiver« Übertragungen nach dem erfolgreichen Durcharbeiten antisozialer und paranoider Übertragungen ist ein sehr schmerzhafter, aber wesentlicher Aspekt der Behandlung (Kernberg 1992a).

Neid, die typischste Erscheinungsform der Aggression in der Übertragung narzißtischer Persönlichkeiten, drückt sich sowohl in dem unbewußten Neid auf den Analytiker aus, der als gutes Objekt erlebt wird, als auch in der gierigen Einverleibung dessen, was der Analytiker zu bieten hat. Beides führt zu einem Gefühl innerer Leere und Frustration. In der analytischen Situation ist der unbewußte Neid eine bedeutsame Quelle für die negative therapeutische Reaktion und ist primitiver und gewichtiger als unbewußte Schuldgefühle, in denen Über-Ich-Ansprüche und -Konflikte sichtbar werden, die auf einem höheren Niveau angesiedelt sind. Unbewußter Neid, der auf den Analytiker projiziert und ins eigene Über-Ich reintrojiziert wird, kann zu unbewußtem Neid führen, der sich gegen das Selbst richtet.

Eine weitere Konsequenz der strukturellen Fixierung von Wut in Form von Haß ist eine unbewußte Identifikation mit dem gehaßten Objekt. Insofern es sich bei der internalisierten Objektbeziehung des Hasses um eine Beziehung zwischen einem frustrierten, verarmten, gequälten Selbst und einem mächtigen, vorenthaltenden, hänselnden, sadistischen Objekt handelt, intensiviert die unbewußte Identifikation mit Opfer und Täter die gegenwärtige Beziehung zu dem frustrierenden Objekt und bewirkt in der Realität eine gesteigerte Abhängigkeit von dem gehaßten Objekt durch die Absicht, dieses zu beeinflussen, zu kontrollieren oder zu bestrafen bzw. es zu einem guten Objekt zu machen. Gleichzeitig führt dies zu der unbewußten Tendenz, die Beziehung zu dem gehaßten Objekt zu wiederholen, wobei es zu einem Rollentausch kommt und nun die Rolle des dominierenden, hänselnden und frustrierenden Objekts eingenommen wird, das ein anderes Objekt mißhandelt, auf welches die Selbstrepräsentanzen projiziert wurden. Mit dem Hänseln anderer illustrieren die Kinder, die Fraiberg (1983) und Galenson (1986) beschrieben haben, diesen grundlegenden Mechanismus der Identifikation mit dem Aggressor.

Traumatisierung als Folge sadistischen Verhaltens von seiten eines Objekts, das gebraucht wird und dem man nicht entrinnen kann, führt augenblicklich dazu, daß die Wutreaktion sich in Haß auf das sadistische Objekt verwandelt. Daß Patienten mit schwerer Psychopathologie häufig körperliche und sexuelle Mißhandlungen erlitten haben oder Zeugen von Gewalttätigkeiten wurden, wurde aus den USA und anderen Ländern berichtet (Grossman 1986, 1991; Marziali 1992; Paris 1994a; Perry & Herman 1993). Selbst unter Berücksichtigung der Verzerrung durch statistische Analysen, die unter dem Einfluß der gegenwärtigen, ideologisch bedingten Überbetonung von Inzest und sexuellem Mißbrauch entsteht, ist es ganz offenkundig, daß diese Formen des Mißbrauchs ein bedeutsamer Faktor in der Ätiologie schwerer Persönlichkeitsstörungen sind. Der zugrundeliegende Mechanismus besteht meiner Meinung nach in der Etablierung einer internalisierten Objektbeziehung unter der Vorherrschaft von strukturierter Wut – mit anderen Worten, von Haß.

Wenn überwältigender Haß eine unbewußte Welt internalisierter Objektbeziehungen dominiert, kommt es zu einem Fortbestehen primitiver Spaltungsmechanismen, deren Folge eine Borderline-Persönlichkeitsorganisation ist, die von einer inneren Welt idealisierter und verfolgender Objektbeziehungen geprägt ist, wobei letztere vorherrschend sind. Die logische Folge sind paranoide Tendenzen, Charakterstrukturen von ich-syntonem Haß, Sadismus und Rachsucht. Es werden dissoziierte Anstrengungen unternommen, um mit Hilfe von illusorischen und dissoziierten Idealisierungen dieser verfolgenden Welt zu entkommen. Unter traumatischen Bedingungen würden dann die grundlegenden Mechanismen die sofortige Transformation von Schmerz zu Wut und von Wut zu Haß ermöglichen; und Haß stärkt die unbewußte Identifikation mit Opfer und Täter.

Schreibt der Patient dem Therapeuten intensiven und unbarmherzigen Haß zu, so ist dies die wichtigste klinische Manifestation der Vorherrschaft von Haß im Übertragungsgeschehen. Durch die projektive Identifikation wird die innere Welt von Peiniger und Gepeinigtem, Tyrann und Sklaven in Szene gesetzt; dem Therapeuten wird die Rolle des sadistischen Tyrannen zugewiesen, und der Patient strebt unbewußt danach, ihn in diese Rolle zu locken, indem er in der Gegenübertragung Bedingungen schafft, die schließlich beim Therapeuten die Bereitschaft zur Rollenübernahme aktivieren, um so die ängstlichen Erwartungen des Patienten zu erfüllen und diesen in seiner Gefährlichkeit zu kontrollieren.

Unter extremen Bedingungen, wie man sie typischerweise bei schizophrenen Panik- und Wutattacken, aber auch in der Übertragungsregression bei Borderline-Patienten sieht, ist die Angst des Patienten vor seinem eigenen Haß und dem auf den Therapeuten projizierten Haß so stark, daß die Realität selbst unerträglich wird. Wenn in einem Zustand symbiotischer Regression in der Übertragung oder auch während einer intensiven Aktivierung projektiver Identifikation unter nicht-symbiotischen Bedingungen die äußere Welt zu einem Meer von Haß wird, dann ist das Aussperren der bewußten Realitätswahrnehmung der primitivste und mächtigste Mechanismus, um mit dieser Situation fertig zu werden. Dies kann zu Zuständen psychotischer Desorientiertheit führen, bei nicht psychotischen Patienten aber auch zu einer malignen Transformation der Therapeut-Patient-Dyade. Dann wird jegliche aufrichtige Kommunikation unterdrückt und das, was ich als »psychopathische Übertragung« bezeichne, gewinnt die Oberhand: Der Patient verhält sich irreführend und geht davon aus, daß der Therapeut sich ebenso verhält; die Kommunikation nimmt eine Pseudo-Qualität an, und heftige Affektstürme werden in dissoziierter Form ausgedrückt.

Unter weniger extremen Bedingungen, wie man sie beispielsweise beim malignen Narzißmus antrifft, kann es geschehen, daß der Patient eine ausgeprägte Neugier gegenüber dem Therapeuten zeigt und ihm sogar aktiv hinterherspioniert. Der Patient verhält sich gleichbleibend arrogant und mißachtend gegenüber dem Therapeuten, und seine Unfähigkeit, ein sinnvolles Gespräch zu führen, kann so weit gehen, daß der Eindruck einer Pseudo-Debilität (Bion 1957) entsteht. Ich habe in einer früheren Arbeit (Kernberg 1992a) beschrieben, wie das schrittweise Durcharbeiten solcher Zustände in der Übertragung den Patienten unter Umständen ermutigen kann, seinen Haß zu ertragen statt ihn zu projizieren. Ein bewußtes Tolerieren des Hasses kann sich dann in lustvollem Attackieren, Beleidigen, Entwerten und Hänseln des Therapeuten äußern. Diese Verhaltensweisen können dann Schritt für Schritt bis zu ihren Wurzeln in den traumatischen Situationen der Vergangenheit zurückverfolgt und auch in dem immensen Neid auf den Therapeuten aufgespürt werden, der sich – in den Augen des Patienten – nicht in den Fängen derselben schreckenerregenden Welt befindet.

Eine weitere Manifestation des primitiven Hasses, die der Patient in seiner bewußten Wahrnehmung nicht ertragen kann, ist der somatisierte Haß, der in Form primitiver Selbstverstümmelungen zum Ausdruck kommt: Es geht um Patienten, die sich chronisch selbst verletzen, indem sie ihre Haut oder Schleimhäute ritzen oder andere Muster von primitivem sadomasochistischem Verhalten zeigen. Charakterlich verankerte Suizidtendenzen sind bei Borderline-Patienten ein weiterer Ausdruck ihres Hasses, der sich gegen das eigene Selbst richtet.

Die echte antisoziale Persönlichkeit kann als eine Persönlichkeitsstruktur betrachtet werden, die so von Haß beherrscht wird, daß primitive, auf dem Mechanismus der Spaltung beruhende Idealisierungen nicht mehr möglich sind: Die Welt wird ausschließlich von gehaßten, verabscheuungswürdigen und sadistischen Verfolgern bevölkert. Man kann in solch einer furchterregenden Welt nur überleben, indem man selbst zum Verfolger wird; dies scheint die einzige Alternative zu Untergang und Selbstmord. In weniger schweren Fällen kann die unbewußte Identifikation mit dem gehaßten Objekt und die charakterliche Verschiebung in antisoziale Tendenzen, Grausamkeit, Verachtung und Sadismus viele Formen annehmen. Eine begrenzte, umschriebene sadistische Perversion ist eine von mehreren möglichen Folgen dieser Konflikte. Wie Stoller (1985) betont hat, schließt sexuelle Erregung immer ein Element der Aggression mit ein, und eine ausgestaltete Perversion bringt üblicherweise das Bedürfnis zum Ausdruck, ein erlittenes sexuelles Trauma oder eine erfahrene sexuelle Demütigung der Vergangenheit in der Phantasie ungeschehen zu machen.

In noch weniger schweren Formen des charakterlich verankerten Hasses finden wir diese Dynamik in den sadistischen Implikationen bestimmter zwanghafter Persönlichkeitsstrukturen, während bestimmte Persönlichkeitsstrukturen mit Reaktionsbildungen gegen Abhängigkeit die unbewußte Angst ausdrücken, daß alle abhängigen Beziehungen zur Unterwerfung unter ein sadistisches Objekt führen. Masochistische Reaktionsbildungen gegen die Identifikation mit dem im Über-Ich internalisierten gehaßten Objekt sind die weniger schweren Folgen dieser Dynamik. Häufiger aber führt die Internalisierung eines gehaßten, sadistischen Objekts ins Über-Ich zu einem manifesten sadistischen Moralismus, zu einer Tendenz »gerechtfertigter Empörung« und moralischer Grausamkeit.

Auf der Ebene der sublimatorischen Transformation von Haß lassen sich mit Hilfe der analytischen Exploration Spuren der hier beschriebenen Dynamik auch in den Bereichen Selbstsicherheit, Mut, unabhängiges Urteilsvermögen, moralische Integrität und sogar in selbstaufopferndem Verhalten aufdecken.

Sexueller Mißbrauch und körperliche Mißhandlung

Neuerdings ist die traumatisierende Erfahrung des Inzest ins Zentrum der Aufmerksamkeit gerückt. Psychoanalytisch fundierte Studien, die sich mit den Opfern beschäftigen, veranschaulichen die Dynamik, die der Internalisierung einer von Haß dominierten Objektbeziehung zugrunde liegt. Die sadomasochistische Komponente sexueller Erregung erlaubt die Rekrutierung der Aggression im Dienste der Liebe. Hierbei handelt es sich jedoch um eine Reaktion, die sich, wenn das sexuelle Empfinden von Wut und Haß überlagert wird, in sexuellen Sadomasochismus verwandelt, bei dem die Liebe in den Dienst der Aggression gestellt wird. Dies bedeutet, daß der Geschlechtsverkehr zu einer symbolischen Befriedigung sadomasochistischer Tendenzen wird und dabei auf der Ebene der Sexualität jene Interaktionen abbildet, die ich als typisch für die von Haß dominierten Beziehungen beschrieben habe.

Nicht jeder sexuelle Mißbrauch wird als aggressiv erlebt; unbewußte frühkindliche Sexualität, die Erregung, die Befriedigung und der Triumph, die aus dem Brechen des ödipalen Tabus folgen, sowie die Schuldgefühle, die ein solcher Triumph hervorruft, komplizieren die psychologischen Auswirkungen von sexuellem Mißbrauch. Trotzdem bleibt unbestritten, daß die Zerstörung von Über-Ich-Strukturen, die der generationenübergreifende Inzest, insbesondere der Eltern-Kind-Inzest, mit sich bringt, das Potential vernichtet, sadistische Elternimagines ins Über-Ich zu integrieren. Der Konflikt zwischen sexueller Erregung und Schuldgefühlen wird auf diese Art und Weise in einen Konflikt zwischen zerbrechlicher Idealisierung und überwältigender Aggression transformiert und schafft so eine wahrhaft traumatische Situation, in der libidinöse und aggressive Strebungen nicht mehr voneinander unterschieden werden können. Die unbewußte Identifikation mit dem Täter und dem Opfer kann sich verwischen. Der Wiederholungszwang, der sich bei Inzestopfern darin zeigt, daß diese ihre späteren sexuellen Beziehungen als eine Kette traumatogener Erfahrungen gestalten, macht es oftmals schwierig zu entscheiden, ob es sich bei dem Patienten um ein Opfer oder um einen Täter handelt.

In der klinischen Situation reaktivieren Opfer von Inzesterfahrungen die Identifikation mit der Täter-Opfer-Dyade und versuchen unbewußt, die traumatische Situation wiederherzustellen, um sie ungeschehen zu machen und das ideale Objekt in dem Verfolger zu entdecken. Zudem drückt sich im Wiederholungszwang der Wunsch nach Rache ebenso aus wie die Rationalisierung des

Hasses auf den Verführer, desgleichen die latente Sexualisierung dieses Hasses in Form von Versuchen, den Verführer zu verführen. In der psychoanalytischen Behandlung von Inzestopfern, die sexuellen Kontakt zu früheren Therapeuten hatten, wiederholen sich diese Erfahrungen manchmal mit einer geradezu unheimlichen Deutlichkeit. Unbewußter Neid auf den aktuellen Therapeuten, der nicht in diese chaotische Mischung von Haß und Sexualität involviert ist, in die der Patient sich hoffnungslos versinken sieht, ist eine weitere Quelle negativer therapeutischer Reaktionen.

Neuere Forschungsergebnisse von Paris (1994b) bestätigen die Bedeutung von sexuellem Mißbrauch in der Biographie von Borderline-Patienten ebenso wie deren Tendenz zu dissoziativen Reaktionen. Paris betont auch, daß die Prädisposition zu dissoziativen Reaktionen nicht die Folge von sexueller Traumatisierung zu sein scheint. In der klinischen Praxis treten beide Arten von Problemen mit einer gewissen Häufung gemeinsam auf. Einige Borderline-Patienten zeigen dissoziative Reaktionen in Form von Amnesie, Depersonalisationsphänomenen und sogar multiplen Persönlichkeiten, derer sich die Patienten zwar kognitiv bewußt sind, die jedoch affektiv voneinander abgespalten sind.

Was oftmals an solchen dissoziativen Zuständen so frappierend ist, ist die bemerkenswerte Gleichgültigkeit, die der Patient gegenüber diesem scheinbar so dramatischen Geschehen an den Tag legt: Tatsächlich beteuern manche Patienten in einer fast trotzig herausfordernden Art die »Autonomie« ihrer abgespaltenen Persönlichkeiten und weigern sich, irgendeine persönliche Verantwortung für diese Phänomene zu übernehmen. Die wechselseitige Dissoziation von alternierenden Persönlichkeitszuständen wirft oftmals die Frage auf, warum einige der offensichtlich nicht inkongruenten Persönlichkeitszustände als voneinander abgespalten erscheinen.

Nach meiner Erfahrung löst die Frage des Klinikers danach, wie die zentrale Persönlichkeit des Patienten – ihr Selbstempfinden, ihr Interesse sowie ihr Verantwortungsgefühl – in Beziehung zu diesen abgespaltenen Persönlichkeitszuständen steht, sofort eine neue Entwicklung in der Übertragung aus. Viele Patienten entwickeln eine paranoide Reaktion auf eine solche Befragung hin: Diese wiederum führt zu einer spezifischen Übertragungsdisposition, in der der Therapeut als verfolgende Figur wahrgenommen wird, im Gegensatz zu den anderen Personen im Leben des Patienten, einschließlich früherer Therapeuten, die als hilfreich, tolerant, nicht hinterfragend, bewundernd und unterstützend idealisiert werden. Die alternierenden Persönlichkeitszustände bekommen eine spezifischere Bedeutung im Hinblick auf diese abgespaltenen Objektrepräsentanzen, was eine Klärung der Funktion dieser abgespaltenen Zustände in der Übertragung erleichtert. Kurz gesagt, die Annäherung an den Patienten aus der Position eines fiktiven, beobachtenden, zentralen »kategorialen« Selbst erhellt in der Übertragung verborgene Abspaltungen und erlaubt die Exploration der unbewußten Dynamik, die dem abgespaltenen Persönlichkeitszustand zugrunde liegt und in der Regel durch das scheinbar ungestörte Ausagieren solcher Zustände verdeckt wird.

Der Patient kann nun in Versuchung geraten, den Therapeuten wutentbrannt zu beschuldigen, nicht an die Existenz seiner multiplen Persönlichkeiten zu glauben. Der anteilnehmende, aber neutrale Standpunkt des Therapeuten – der sich für die Erfahrung des Patienten interessiert und deren Authentizität nicht in Frage stellt, zugleich aber deren Implikationen für das zentrale Selbsterleben des Patienten evaluiert – erlaubt dem Patienten eine graduelle Steigerung seiner Selbstbeobachtungsfunktion. Dies steht im deutlichen Gegensatz zu dem früheren defensiven Leugnen von Verantwortung und dem, was man als ein »blindes Ausagieren dissoziativer Zustände« bezeichnen kann.

Bei schweren Persönlichkeitsstörungen führt diese Art des therapeutischen Zugangs dazu, daß das, was als eine traumähnliche, oftmals scheinbar affektlose Inszenierung erscheint, in eine konkrete Objektbeziehung transformiert wird, in der intensive Wut- und Haßgefühle auftauchen, die von anderen idealisierten Objektbeziehungen abgespalten werden. Wird ein erstes Auftreten der wechselseitig voneinander abgespaltenen Affektzustände hoher Intensität im Kontext abgespaltener primitiver Objektbeziehungen in der Übertragung sichtbar, kann die Integration dieser Entwicklung mit Hilfe von Deutungen voranschreiten.

Diese therapeutische Vorgehensweise steht im Gegensatz zu der Tendenz mancher Therapeuten, jeden einzelnen dissoziierten Persönlichkeitszustand zu explorieren, dabei den Zustand der Dissoziation zu respektieren und das defensive Leugnen der Beunruhigung wegen dieses Zustandes nicht zu thematisieren. Ich glaube, daß ein solcher Ansatz das Risiko in sich birgt, den Zustand der Dissoziation unnötig zu verlängern und unter Umständen auch zu intensivieren.

Wenn solche dissoziativen Reaktionen im Zusammenhang mit einem realen oder phantasierten Inzest bzw. sexuellen Mißbrauch auftauchen, ist oftmals ein ähnlich defensives Leugnen von Besorgnis über die Natur des dissoziativen Prozesses zu beobachten. Eine solche Entwicklung weicht deutlich von den Fällen ab, in denen im Rahmen der psychoanalytischen Exploration unterdrückte Erinnerungen an einen sexuellen Mißbrauch, einschließlich Inzest, aufgedeckt werden und eine traumatische emotionale Reaktion zur Folge haben, die die psychoanalytische Beziehung unter Umständen für mehrere Monate prägt und die schrittweise durchgearbeitet wird. In letzterem Fall können die charakteristischen Symptome einer posttraumatischen Belastungsstörung auftreten. Der Patient ist in großer Sorge um sich selbst; er ist hochambivalent in bezug auf den Täter und in bezug auf die eigene Sexualität in Vergangenheit und Gegenwart. Die Einzelheiten einer derart traumatischen Aufdeckung von Erinnerungen stehen in einem scharfen Kontrast zu dem sich auf lange Sicht wiederholenden Auftauchen vergangener sexueller Traumatisierungen, die ihren aktuellen Ausdruck in einem Empfinden von Haß und Ekel sowie in Gefühlsschwankungen finden und sich durch das gesamte sexuelle Erleben des Patienten ziehen oder alle Personen betreffen, die das gleiche Geschlecht wie der Täter haben.

In diesen Fällen – insbesondere dann, wenn traumatische sexuelle Erinnerungen wiederholt im Zusammenhang mit dissoziierten Ich-Zuständen auftreten – kann ein charakteristischer Mangel an Beunruhigung, ein Ableugnen bzw. eine dramatische Gleichgültigkeit gegenüber dem dissoziativen Prozeß zu beobachten sein. Es kommt vor, daß der Patient darauf beharrt, den Therapeuten zu einem »Zeugen« oder zu einem Verbündeten im Kampf gegen das gehaßte und gefürchtete sexuelle Objekt zu machen. Der Therapeut kann sich in der Übertragung entweder mit dem mißbrauchenden Objekt identifizieren oder mit dem heimlichen Helfershelfer (z. B. mit der Mutter, die in der Rolle der »unschuldigen Zuschauerin« auf subtile und manchmal auch weniger subtile Weise den inzestuösen Vater in Schutz genommen hat).

Auch hier scheint sich die Welt in diejenigen, die auf der Seite des traumatisierenden Objekts stehen, und die, die den Patienten in seinen Wünschen nach einem Rachefeldzug gegen dieses Objekt unterstützen, aufzuspalten. Gegenwärtig herrscht in der gesellschaftlichen Öffentlichkeit eine starke Beunruhigung, ausgelöst durch die Thematisierung des sexuellen Mißbrauchs. Diese Stimmung begünstigt die Rationalisierung der abgespaltenen Welt der Objektbeziehungen des Patienten durch eine konventionelle Ideologie, die seinen Opferstatus bestätigt und aufrechterhält.

Ich habe es als sehr hilfreich erlebt, den Patienten danach zu fragen, was den Haß in seinem Leben aufrechterhält und welche Funktion der Haß in seinen gegenwärtigen Konflikten erfüllt. Wenn – auch aus der Sicht des Patienten – unklar ist, ob ein sexueller Mißbrauch tatsächlich stattgefunden hat, dann kann es vorkommen, daß der Patient sehr beharrlich von dem Therapeuten eine Bestätigung seines Verdachts fordert. In der Übertragung ruft die therapeutische Haltung, die die Erfahrungen des Patienten in ihrer gegenwärtigen Qualität als real betrachtet und die es für möglich hält, daß der Patient die Fähigkeit entwickelt, selbst seine internalisierte Vergangenheit zu erhellen, sie zu verstehen sowie Kontrolle über sie zu gewinnen, oftmals ein ähnliches Ausmaß an Mißtrauen und Wut hervor wie die Versuche des Therapeuten, die Beziehung zwischen dem zentralen Selbsterleben des Patienten und einem dissoziierten Zustand zu klären. Anders ausgedrückt, es besteht die Möglichkeit, daß der Patient nicht in der Lage ist, die anteilnehmende, jedoch neutrale Position des Therapeuten zu tolerieren, die seinem übermächtigen Bedürfnis zuwiderläuft, die Welt in Verbündete und Feinde einzuteilen. Interpretiert der Therapeut kontinuierlich das Bedürfnis des Patienten nach Aufrechterhaltung der gespaltenen Objektbeziehungen, so wird es vielleicht – unter optimalen Bedingungen – möglich, im Rahmen der Übertragung das Ausagieren der Täter-Opfer-Beziehung ins Zentrum der Aufmerksamkeit zu stellen. Dies erlaubt die Analyse der unbewußten Identifikation des Patienten mit dem Täter ebenso wie die Analyse der Dynamik der Opferrolle, die wesentlich zur Aufrechterhaltung des charakterlich verankerten Hasses beiträgt.

Eine der positiven Konsequenzen einer solchen therapeutischen Herangehensweise ist die schrittweise Befreiung von dem unbemerkten und unverdauten Haß, der das Sexualleben des Patienten prägt. Die heftigen Gefühlsumschwünge in der Sexualität bei Opfern eines frühen sexuellen Mißbrauchs haben viele Wurzeln: Das Überschreiten ihrer psychischen und körperlichen Grenzen wird als gewaltsamer Angriff erlebt; die Verwandlung einer elterlich fürsorglichen Person zu einer sexuell mißbrauchenden wird als sadistischer Verrat empfunden. Zudem kommt es zu einer Desorganisation der frühen Struktur eines integrierten, wenn auch primitiven Über-Ichs. Die Reprojektion früher, verfolgender Über-Ich-Vorläufer in Form von paranoiden Tendenzen intensiviert in noch stärkerem Ausmaß die aggressiven Implikationen eines sexuellen Übergriffs und schwächt die Fähigkeit, vertrauensvolle Beziehungen einzugehen.

Unbewußte Schuldgefühle, die durch eigene sexuelle Regungen des Patienten während der sexuellen Verführung und des Mißbrauchs ausgelöst werden, steigern den Abscheu gegenüber jeglicher Sexualität, gleichzeitig aber auch die Versuchung, diese Schuldgefühle zu reprojizieren; dadurch fördern sie den paranoiden Zugang des Patienten zu Sexualobjekten sowie die Unterdrückung von sexuellen Wünschen, Phantasien und Erfahrungen. Wenn traumatisierte Folteropfer oder Gefangene aus Konzentrationslagern sich ihrer eigenen sadistischen Tendenzen in dem Maße bewußt werden, in dem sie ihre unbewußte Identifikation mit Opfer und Täter entdecken müssen, dann gilt für Opfer von sexuellem Mißbrauch, daß das Wiedererlangen der Bewußtheit für die eigene Sexualität den Weg über das Aufdecken der unbewußten Identifikation sowohl mit dem Selbst als auch mit dem Objekt der traumatischen Erfahrung nimmt. Die Behandlung kann so lange nicht als abgeschlossen betrachtet werden, wie dem Patienten die Wiederaneignung der eigenen Sexualität nicht gelungen ist. Stollers (1985) Auffassung von der Natur der erotischen Erregung als eine frühe Verschmelzung von sensorischer Erfahrung und unbewußter Identifikation mit dem aggressiven Objekt ist in diesem Zusammenhang von Bedeutung. Oder, anders ausgedrückt: hier geht es um die erotischen Wurzeln, die ihren Ursprung im polymorph-perversen Sadomasochismus haben. Es sollte der Punkt erreicht werden, an dem eine abgeschwächte, tolerierbare sadomasochistische Tendenz zugänglich für die Rückübersetzung in die Sprache erotischer Phantasien wird und somit die polymorph-perverse Komponente einer erwachsenen genitalen Sexualität eröffnet.

Weitere Anmerkungen zum Behandlungskonzept

In der Behandlung von Patienten, deren Übertragungen von Haß dominiert werden, ist es wichtig, zuallererst einen strikten und zugleich flexiblen, aber unerschütterlich beständigen Rahmen für die therapeutische Beziehung zu etablieren. Dieser Rahmen hat die Funktion, ein lebensbedrohliches und die Behandlung gefährdendes Ausagieren unter Kontrolle zu bekommen. Der Therapeut muß sich seiner selbst sehr sicher sein, um die tiefe Regression in der Übertragung analysieren zu können. Einen Therapievertrag mit Patienten abzuschließen, die suizidal sind, gefährliche Sexualpraktiken ausüben oder andere Formen von Fremd- und Selbstdestruktivität zeigen, trägt dazu bei, daß der Haß eher in der Übertragung zum Ausdruck kommt als auf dem Umweg der Somatisierung oder des Ausagierens. Es war Green (1993b), der die Aufmerksamkeit darauf lenkte, wie wichtig es ist, daß der Patient darin unterstützt wird, das Somatisieren und Ausagieren in eine psychische Erfahrung des Übertragungsgeschehens zu transformieren.

Erweist sich die verbale Kommunikation als gestört, so sollten zunächst die psychopathischen Übertragungen aufgelöst werden, d. h. die Kommunikation sollte in einem hinreichenden Maße frei von Irreführung und Täuschung sein, damit sich die zugrundeliegenden paranoiden Tendenzen in der Übertragung klarer abzeichnen und durchgearbeitet werden können. Der Therapeut sollte die Aktivierung des Täter-Opfer-Paradigmas wachsam im Auge behalten und diese dyadische Beziehung analysieren, die sich mit ihren häufigen Rollenumkehrungen immer wieder in der Übertragung wiederholt. Dies verlangt vom Therapeuten, extrem aufmerksam auf seine Gegenübertragung zu achten: Sowohl die schmerzliche Erfahrung, sich selbst als Opfer zu erleben, als auch die Versuchung, stark aggressiv getönte Gegenübertragungsreaktionen in der Rolle des Täters auszuagieren, können abwechselnd auftauchen.

Gerade in der Behandlung von Opfern sexuellen Mißbrauchs muß man sich vor der Tendenz hüten, die Analyse der Identifikation des Patienten mit dem Aggressor zu vermeiden. Den Patienten konsistent als Opfer zu behandeln fördert die Projektion der Aggressorrolle außerhalb der Übertragungssituation und perpetuiert eine idealisierte Übertragungssituation, die abgespalten von der zugrundeliegenden haßbeherrschten Dyade existiert und so die Psychopathologie des Patienten aufrechterhält.

Für mich hat sich die Analyse des unbewußten Neides als spezifische Manifestation von charakterlich verankertem Haß unter bestimmten Bedingungen als besonders wichtig erwiesen: erstens in Zusammenhang mit der vorherrschenden Abwehr von Abhängigkeit und Regression in der Übertragung, wie sie für die narzißtische Persönlichkeit charakteristisch ist; zweitens, wenn es zu einer starken negativen therapeutischen Reaktion kommt, die nicht von einem unbewußten Schuldgefühl herrührt; drittens in den Fällen, in denen eine offensichtliche Abhängigkeit vom Therapeuten zu erkennen ist sowie ein gieriges Sich-Einverleiben all dessen, was vom Therapeuten kommt, verbunden mit einer erstaunlichen Unfähigkeit, aus der Erfahrung zu lernen, sowie einem überdauernden Gefühl von Leere in der analytischen Situation; viertens, wenn ungezügelter Ehrgeiz und Energie in Kombination mit bewußter und unbewußter Selbstentwertung und Depression auftreten, die leicht durch eine Enttäuschung der eigenen Erwartungen ausgelöst werden können; fünftens bei gewohnheitsmäßiger Hemmung des kreativen Schaffens; sechstens, wenn unbewußte, auf der Angst vor Demütigung und Beschämung beruhende Konflikte sich mit paranoiden Ängsten vor potentiell mißgünstigen und verfolgenden Haltungen der Umwelt verbinden; und schließlich, wenn es Patienten dauerhaft nicht gelingt, infolge der psychoanalytischen Behandlung Vorstellungen und Gefühle zu entwickeln, wenn sie nicht darauf vertrauen können, daß das Gute in ihrem Innersten überlebt hat, und wenn sie – symbolisch gesprochen – nicht in der Lage sind, sich selbst zu bemuttern.

Das Ertragen, Ausgestalten und Durcharbeiten von Neid im Rahmen des emotionalen Wachstumsprozesses, das Empfinden von innerem Reichtum und seelischer Gesundheit, das aus der Fähigkeit zu Dankbarkeit und Wertschätzung anderer erwächst sowie aus der Fähigkeit, sich an den Erfolgen anderer zu erfreuen – dies sind die Hauptziele und Erfolge der analytischen Arbeit. Die Auflösung von Konflikten, die sich aus einer unbewußten Neid-Thematik ergeben, macht die Entwicklung der Fähigkeit zu Dankbarkeit möglich und eröffnet ein Potential zur Wiedergutmachung und Sublimierung.

Ich bin überzeugt, daß es Grenzen in der Behandlung von Zuständen gibt, die der Art von Haß entspringen, wie ich ihn hier beschrieben habe. Die wichtigste Begrenzung der therapeutischen Möglichkeiten liegt meiner Erfahrung nach in dem Abbau oder sogar dem völligen Fehlen von Über-Ich-Funktionen, wie wir es bei antisozialen Persönlichkeiten finden. Gegenwärtig sind es Patienten mit dem Syndrom des malignen Narzißmus, die die Grenze dessen definieren, was mit analytisch orientierten Methoden erreicht werden kann.

Wenn sich der ich-syntone Ausdruck von Haß in sadistische Freude über Attacken gegen den Therapeuten wandelt, dann kann man die Wichtigkeit von emotionalem Halten und kognitivem Fassen (*holding* und *containing*) gar nicht genug betonen. In diesen Phasen der Therapie ist es für den Therapeuten von enormer Bedeutung, sich kontinuierlich mit der Entwicklung der Gegenübertragung zu beschäftigen, oftmals auch außerhalb der Therapiesitzungen. Nimmt das Leugnen des Hasses komplexere Formen an, z. B. die Form dissoziativer Reaktionen oder die von Versuchen, den Therapeuten zum Ausagieren haßgeleiteter Rachegelüste zu verführen, dann werden Deutungsversuche dieser Entwicklung zwar vorübergehend die Aggression in der Übertragung steigern, sie ermöglichen aber so die vollständige Analyse der involvierten internalisierten Objektbeziehung. Abschließend möchte ich anmerken, daß chronisch sadomasochistische Entwicklungen in der Übertragung sehr sorgfältig auf ihren Informationswert und ihre Möglichkeit zur Durcharbeitung hin untersucht werden sollten, um ein rein wiederholendes Ausagieren zu vermeiden, das keinerlei therapeutischen Fortschritt beinhaltet, sondern lediglich eine Verstärkung des bisherigen Ausagierens bedeutet oder sogar neue Formen des Ausagierens schafft.

[KAPITEL 3] Pathologischer Narzißmus und narzißtische Persönlichkeitsstörung: Theoretischer Hintergrund und diagnostische Klassifizierung

Eine Klärung des Narzißmus-Konzepts gestaltet sich schwierig, weil wir in diesem Bereich zwei Ebenen der Definition vorfinden, die sowohl parallel als auch komplementär sind. In der psychoanalytischen Theorie der Metapsychologie (damit ist die Betrachtung der strukturellen, dynamischen, ökonomischen, adaptiven und genetischen Prinzipien des psychischen Funktionierens gemeint) wird der Narzißmus als die libidinöse Besetzung des Selbst definiert. Im Rahmen der Ich-Psychologie wird das Selbst als eine untergeordnete Struktur des Systems des Ich aufgefaßt; es zeigt die Integration aller Bilder vom Selbst oder Selbstrepräsentanzen an und bildet sich im Laufe der Interaktionen mit anderen Menschen (Objekten) heraus. Die libidinöse Besetzung dieser Objekte und deren psychischer Repräsentanzen (Objektrepräsentanzen) konstituiert die Objektlibido. Die Objektlibido steht in einer dynamischen Beziehung zur narzißtischen Libido, mit der das Selbst besetzt wird.

Die zweite Ebene, auf der Narzißmus definiert werden muß, steht in Zusammenhang mit den klinischen Syndromen, die für Patienten mit einer abnormen Selbstwertregulierung charakteristisch sind. Selbstwert bzw. Selbstachtung verändern sich normalerweise in Abhängigkeit davon, als wie befriedigend oder frustrierend die Beziehungen zu anderen erlebt werden und inwieweit es gelingt, die eigenen Ziele und Wünsche zu verwirklichen. Hinter diesen dem gesunden Menschenverstand sofort einleuchtenden Überlegungen verbergen sich komplizierte Beziehungen zwischen Selbstachtung, den vorherrschenden Affekten oder Stimmungen, dem Ausmaß, in dem die unterschiedlichen Selbstrepräsentanzen integriert oder dissoziiert sind, sowie dem Auf und Ab der internalisierten Objektbeziehungen (der reziproken Beziehungen zwischen Selbst- und Objektrepräsentanzen).

Die erste – und auch kompliziertere – Konzeptionalisierung bietet uns Modelle des unbewußten psychischen Funktionierens, die uns für die klinischen Phänomene, die wir beobachten, Erklärungen liefern. Die metapsychologische

Analyse geht davon aus, daß die Selbstwertregulierung u. a. von dem Druck abhängt, den das Über-Ich auf das Ich ausübt: je exzessiver die infantile Moral (d. h. die unbewußten Forderungen nach Perfektion und Verboten) ausgeprägt ist, um so geringer wird die Selbstachtung sein. Eine solche Minderung des Selbstwertes würde die Vorherrschaft einer gegen das Selbst gerichteten, dem Über-Ich entspringenden Aggression über die libidinöse Besetzung des Selbst widerspiegeln.

Eine verminderte Selbstachtung kann auch durch eine mangelnde Befriedigung von Triebbedürfnissen sowohl libidinöser wie aggressiver Natur verursacht sein, so wie sie sich in abhängigen, sexuellen und aggressiven Bestrebungen zeigen. Anders ausgedrückt: Die unbewußte Abwehr des Ich, die die Bewußtwerdung und den Ausdruck von Triebbedürfnissen unterdrückt, bringt das Ich (Selbst) um befriedigende Erfahrungen und vermindert sowohl die libidinöse Besetzung des Ich (Selbst) als auch den Selbstwert.

Außerdem stärkt die Internalisierung von libidinös besetzten Objekten in Form von libidinös besetzten Objektrepräsentanzen sehr stark die libidinöse Besetzung des Selbst, d. h. unsere Selbstliebe wird gestärkt durch die innere Vergegenwärtigung der Bilder derer, die wir lieben und von denen wir uns geliebt fühlen. So wie es im Lied des französischen Komponisten und Dichters Georges Brassens heißt, der von *Freunden in der Tiefe meines Herzens* singt. Umgekehrt, wenn exzessive, aggressiv gefärbte Konflikte unsere libidinöse Besetzung der anderen und der entsprechenden Objektrepräsentanzen mindern, dann leiden auch die libidinöse Besetzung des Selbst und die Selbstliebe.

Geschichtlicher Hintergrund

Der Begriff »Narzißmus« wurde erstmals von Ellis (1898) in einem psychiatrischen Sinne gebraucht und von Näcke (1899) verwandt, um eine Form der sexuellen Perversion zu beschreiben. Durch die Arbeit von Sadger (1908) wurde der Begriff ins psychoanalytische Lexikon aufgenommen. Nach mehreren kurzen Erwähnungen dieses Begriffs in verschiedenen Aufsätzen veröffentlichte Freud 1914 einen seiner Hauptbeiträge zur psychoanalytischen Theorie: »Zur Einführung des Narzißmus«. Freud beschreibt den Narzißmus nicht nur als eine Form sexueller Perversion, sondern auch als ein Merkmal aller Perversionen und als ein Stadium in der libidinösen Entwicklung, das als charakteristisch für die Schizophrenie angesehen wird, und zwar wegen des Abzugs der Libido von der Außenwelt und wegen der Verbindung zu einem Typus der Objektwahl, bei dem das

Objekt deshalb ausgewählt wird, weil es etwas repräsentiert, was das Subjekt war, ist oder gerne sein möchte.

Diese sehr unterschiedliche Verwendung des Begriffes hat einiges an wichtiger psychoanalytischer Forschung angeregt, jedoch auch zu einer deutlichen Verwirrung hinsichtlich der Definition des Begriffs »Narzißmus« geführt. Mit der Zeit kam es jedoch zu einer Unterscheidung zwischen dem psychoanalytischen Konzept des Narzißmus und dem klinischen Verständnis dieses Begriffs, das sich auf die normale und pathologische Regulierung des Selbstwertes bezieht. Aus diesem zweiten Kontext heraus entstanden nach und nach die Beschreibungen der narzißtischen Persönlichkeitsstörung. Die diagnostische Kategorie ergab sich aus der Beobachtung einer bestimmten Konstellation von Widerständen in der psychoanalytischen Behandlung einer Untergruppe von Patienten, die einer spezifischen Charakterpathologie entsprachen, die sich im Alltag dieser Patienten manifestierte.

Jones (1955/1964) beschrieb als erster die pathologisch narzißtischen Charakterzüge. Abraham (1919/1979) war der erste, der die Übertragungswiderstände bei Patienten mit diesen Charakterzügen darstellte; er wies auf die Notwendigkeit hin, die Tendenz dieser Patienten, auf den Therapeuten herabzuschauen und ihn als Publikum für ihre eigene »analytische« Arbeit zu benutzen, kontinuierlich zu deuten. Zudem machte er auf die Verbindung von Narzißmus und Neid aufmerksam. Riviere (1936) machte die Beobachtung, daß narzißtische Widerstände eine wichtige Quelle für negative therapeutische Reaktionen darstellen: Diese Patienten können die Vorstellung, Dankbarkeit zu empfinden, nicht ertragen, denn dies würde bedeuten, die Hilfe anerkennen zu müssen, die von einem anderen kommt. Sie können es nicht tolerieren, daß sie von ihrem Therapeuten etwas Gutes bekommen, weil sie wegen ihrer eigenen grundlegenden Aggression unerträgliche Schuldgefühle haben.

Rosenfeld (1964, 1971, 1975, 1978) verfaßte auf der Grundlage von Kleins Werk *Envy and Gratitude* (1957) die erste detaillierte Beschreibung der psychischen Strukturmerkmale narzißtischer Persönlichkeitsstörungen und legte dar, wie sich deren Übertragung im Laufe einer psychoanalytischen Behandlung entwickelt.

Zu den wichtigen Beiträgen, die uns das Verständnis der Phänomenologie und Psychopathologie narzißtischer Persönlichkeitsstörungen näher bringen, gehören Reich (1953, 1960), Jacobson (1953/1971a, 1971b), van der Waals (1965) und Tartakoff (1966). Basierend auf den Ausführungen von Jacobson und in dem Versuch, die amerikanischen und britischen Beiträge zu Diagnostik und Behandlung der narzißtischen Persönlichkeit in einen ich-psychologischen Rahmen zu integrieren, schlug Kernberg (1970, 1974, 1975, 1976, 1980) eine theoretische und klinische Alternative zu dem Ansatz von Rosenfeld vor. Zur selben Zeit stellte Kohut (1968, 1971, 1972, 1977, 1979) eine gänzlich andere theoretische Perspektive vor, die sowohl von anderen klinischen Erklärungen als auch von einer anderen therapeutischen Behandlungsstrategie ausging.

Die wachsende Zahl an Publikationen zum Thema »Narzißmus« in Großbritannien und den USA fand eine Parallele in Frankreich. Grunberger (1979), dessen Werk bereits in den 50er und 60er Jahren veröffentlicht wurde, legte den Schwerpunkt auf die weiteren klinischen und metapsychologischen Aspekte des Narzißmus, die in der psychoanalytischen Behandlung unterschiedlichster Pathologien zutage treten.

Pulver (1970) brachte Klarheit in diese verwirrende Ausweitung des Narzißmuskonzepts. Neuere Beiträge zur Erforschung der narzißtischen Persönlichkeit und ihrer psychoanalytischen Behandlung kommen von Modell (1976), Volkan (1973, 1979) und Bach (1977a, b). Von Akhtar und Thomson (1982) gibt es eine breit angelegte Analyse der narzißtischen Persönlichkeit und ihres Bezugs zu der Definition dieser Störung, wie das DSM-III sie vornimmt. Ein von mir herausgegebenes Buch (Kernberg 1989d) zur narzißtischen Persönlichkeit enthält überarbeitete Beschreibungen der narzißtischen Persönlichkeit von Akhtar, Cooper, Horowitz, Ronningstam und Gunderson sowie von P. F. Kernberg; des weiteren eine Untersuchung der Beziehung zwischen narzißtischer und antisozialer Persönlichkeitsstörung von Stone, McGlashan und Heinssen, von Bursten sowie von mir. In demselben Buch berichten Plakun, Stone und Rinsley über klinische Beobachtungen und empirische Forschung zu Ätiologie, Differentialdiagnostik und Follow-up-Studien bei narzißtischen Persönlichkeitsstörungen. Einen Überblick über psychoanalytische Behandlungsansätze bei dieser Patientengruppe geben Chasseguet-Smirgel, Goldberg, Steiner und ich. Weitere Beiträge finden sich in einem Band, den Plakun (1990) herausgegeben hat.

Mit einem ganz wesentlichen Aspekt dieser Thematik, dem Narzißmus als Charakterpathologie, hat sich Freud (1914) im Grunde genommen nie beschäftigt. Er hat sich lediglich auf einen einzigen Typus von Charaktertypologie bezogen, der mit dem Narzißmus in Verbindung steht: Er ging davon aus, daß männliche homosexuelle Patienten einen anderen Mann, der sie selber repräsentiert, als Objekt wählen, während sie selbst in der Identifikation mit ihrer eigenen Mutter bleiben. Sie lieben diesen Mann dann so, wie sie gern von ihrer eigenen Mutter geliebt worden wären.

1984 schlug ich vor, den Narzißmus entlang einer Dimension des Schweregrades zu klassifizieren, die von normaler bis zu pathologischer Ausprägung reicht. Ich beschrieb folgende Hauptkategorien (Kernberg 1984, dt. 1985, S. 279 ff.):

- Der normale erwachsene Narzißmus ist durch eine normale Selbstwertregulierung gekennzeichnet. Diese wiederum ist abhängig von einer normalen Selbststruktur, die in Verbindung steht zu normal oder vollständig internalisierten Objektrepräsentanzen sowie zu einem integrierten, weitgehend individualisierten und abstrakten Über-Ich und der Befriedigung von Triebbedürfnissen im Rahmen stabiler Objektbeziehungen und Wertsysteme.
- Der normale infantile Narzißmus ist von Bedeutung, weil die Fixierung oder Regression auf infantile narzißtische Ziele (infantile Mechanismen der Selbstwertregulierung) ein wichtiges Kennzeichen jeglicher Charakterpathologie ist. Normaler infantiler Narzißmus besteht aus einer Selbstwertregulierung durch altersangemessene Befriedigungen, die ein normales infantiles »Wertesystem«, d. h. normale Ge- oder Verbote, implizieren.
- Es lassen sich drei Arten von pathologischem Narzißmus beschreiben: (1) Die Regression auf eine infantile Selbstwertregulierung stellt den leichtesten Typ narzißtischer Charakterpathologie dar; die Folge ist die Fixierung oder Regression auf diese Stufe des normalen kindlichen Narzißmus. Diese Kategorie zeigt sich in den häufig auftretenden Fällen von Persönlichkeits- oder Charakterstörungen, bei denen die Selbstwertregulierung übermäßig von dem Ausdruck oder der Abwehr kindlicher Befriedigungen abhängig ist, die der Erwachsene normalerweise überwunden hat. Hier liegt das Problem darin, daß das Ich-Ideal von kindlichen Bestrebungen, Werten und Verboten kontrolliert wird. Man kann tatsächlich sagen, daß Freud (1916) – als er die neurotische Selbstwertminderung beschrieb, die mit einer exzessiven Unterdrükkung des Sexualtriebes einhergeht – implizit das zeigte, was später als die strukturellen Charakteristika der Psychoneurose und der neurotischen Charakterpathologie bezeichnet wurde. Dies ist eine gewöhnliche und – im Lichte unserer heutigen Kenntnis der sehr viel schwereren narzißtischen Pathologie betrachtet – relativ leichte Störung, die normalerweise im Rahmen einer üblichen psychoanalytischen Behandlung aufgelöst werden kann. (2) Eine zweite und schwerere, jedoch weniger häufige Form des pathologischen Narzißmus ist das, was Freud (1914) als Erläuterung einer »narzißtischen Objektwahl« beschrieben hat. Hierbei verbleibt das Selbst des Patienten in der Identifikation mit einem Objekt, während die Repräsentanz des kindlichen Selbst des

Patienten auf dieses Objekt projiziert wird und somit eine libidinöse Beziehung geschaffen wird, in der es zu einem Austausch der Funktionen von Selbst und Objekt kommt. Diesen Zustand findet man bei manchen Menschen, die den Partner so lieben, wie sie gerne selber geliebt würden. (3) Die dritte und schwerste Form von pathologischem Narzißmus ist die eigentliche narzißtische Persönlichkeitsstörung, eines der schwierigsten Syndrome in der klinischen Psychiatrie. Aufgrund der intensiven Erforschung der Psychopathologie dieser Störung sowie aufgrund der Auseinandersetzung mit der Frage, welche psychoanalytische Behandlungstechnik sich am besten eignet, ist die narzißtische Persönlichkeitsstörung zu einer der Standardindikationen für eine psychoanalytische Behandlung geworden. Sie ist ebenfalls, gerade in ihren schweren Ausprägungen, eine sehr häufige Indikation für eine psychoanalytische Psychotherapie.

Klinische Merkmale der narzißtischen Persönlichkeitsstörung

Die wesentlichen pathologischen Charaktermerkmale von Personen mit narzißtischer Persönlichkeitsstörung beruhen auf einer pathologischen Selbstliebe, einer pathologischen Objektliebe und einem pathologischen Über-Ich.

Pathologische Selbstliebe drückt sich in exzessiver Selbstbezogenheit aus. Zudem manifestiert sich bei diesen Patienten eine Grandiosität, die sich in exhibitionistischen Tendenzen widerspiegelt, in einem Empfinden von Überlegenheit, in Rücksichtslosigkeit sowie in einer Ambitioniertheit, die bei weitem das übersteigt, was sie tatsächlich erreichen können. Ihre Grandiosität drückt sich oftmals in kindlichen Werten aus, beispielsweise in körperlicher Attraktivität, Macht, Reichtum, Kleidung, Manieren und ähnlichem. Jene unter ihnen, die hochintelligent sind, können diese Talente nutzen, um sich nach außen hin als intellektuell zu geben.

Zu den weiteren Ausdrucksformen der Selbstliebe gehört eine übermäßige Abhängigkeit von der Bewunderung anderer, ohne daß dies von einem Gefühl der Dankbarkeit begleitet würde: Bewunderung wird eher als selbstverständlich genommen, als daß man sie zu schätzen weiß. Diese Patienten sind in emotionaler Hinsicht oberflächlich, insbesondere in ihren Beziehungen zu anderen. Gefühle von Grandiosität wechseln mit solchen von Unsicherheit oder Minderwertigkeit ab, was den Eindruck vermittelt, daß diese Patienten sich entweder überlegen oder total wertlos fühlen. Am meisten fürchten sie sich davor, mittelmäßig oder durchschnittlich zu sein. Von all diesen Indikatoren ist die Grandiosität das zentrale Charakteristikum der pathologischen Selbstliebe.

Die *pathologische Objektliebe* manifestiert sich in exzessivem, manchmal geradezu überwältigendem Neid, der sowohl bewußter wie unbewußter Natur sein kann (letzteres spiegelt sich in den bewußten Versuchen, Neid zu vermeiden oder seine Existenz zu leugnen). In dem Versuch, sich selbst vor möglichen Neidgefühlen zu schützen, bedienen sich diese Patienten auch, bewußt oder unbewußt, der Entwertung. Auf der bewußten Ebene manifestiert sich pathologische Objektliebe als ein Mangel an Interesse an anderen, an deren Arbeit oder Interessen sowie in Form von Verachtung. Auf der unbewußten Ebene manifestiert sie sich als ein Manöver des »Plünderns«, das darin besteht, sich das, was von anderen kommt, einzuverleiben und es gleichzeitig zu entwerten. Diese Patienten tendieren ebenfalls dazu, sich vor Neidgefühlen zu schützen, indem sie andere ausbeuten. Exzessive Gier mündet in den Wunsch, das zu stehlen oder zu besitzen, was andere haben. Auch das Gefühl einer besonderen Berechtigung ist oftmals vorhanden.

Eine weitere Manifestation pathologischer Objektliebe ist die Unfähigkeit, sich auf andere zu verlassen. Eine zeitweilige Bewunderung für andere kann sehr schnell in Entwertung umschlagen; diese Patienten scheinen die Menschen in ihrer Umgebung zunächst als Idole, dann als Feinde oder Dummköpfe zu erleben. Wie zu erwarten, sind diese Patienten unfähig, sich in andere einzufühlen oder substantielle Verpflichtungen einzugehen.

Das Vorhandensein eines *pathologischen Über-Ich* ist für die Diagnosestellung nicht so entscheidend, für die Prognose der psychotherapeutischen Behandlung ist es jedoch von entscheidender Bedeutung. Diese Charaktermerkmale und affektiven Störungen schließen auch die Unfähigkeit ein, differenzierte Formen von Depressivität zu erleben (beispielsweise Gewissensbisse, Traurigkeit und kritische Selbstreflexion), oder es kommt zu einem Stimmungsumschwung in Richtung Schwere, ausgelöst durch das Scheitern grandioser Bemühungen, durch ausbleibende Bewunderung von seiten anderer oder als Folge von Kritik, die das Grandiositätserleben zerstört. Der Selbstwert wird mehr durch Scham als durch Schuld bestimmt. Die Patienten zeigen wenig Interesse an ethischen, ästhetischen oder intellektuellen Werten; ihre Werte sind kindlich und darauf ausgerichtet, Selbstwert und Stolz aufrechtzuerhalten. Ihre übermäßige Abhängigkeit von Bewunderung von außen spiegelt indirekt das unreife Funktionsniveau ihres Über-Ich wider. Einige narzißtische Patienten mit besonders schwerer Über-Ich-Pathologie zeigen das Syndrom, das ich als malignen Narzißmus bezeichne; ich habe es bereits beschrieben und werde es im Folgenden zusammenfassen.

Patienten mit einer narzißtischen Persönlichkeitsstörung haben typischerweise ein Gefühl innerer Leere oder fühlen sich einsam. Sie sind in der Regel unfähig, von anderen zu lernen, haben ein ausgeprägtes Verlangen nach Stimulation und empfinden das Leben als bedeutungslos. Charakteristisch ist, daß sie Langeweile verspüren, wenn ihr Bedürfnis nach Bewunderung und Erfolg nicht befriedigt wird.

Das Funktionsniveau der narzißtischen Persönlichkeit hängt von der Schwere der Pathologie ab und reicht von nahezu »normalen« Persönlichkeiten bis hin zu einem offenkundigen Borderline-Niveau. Bei diesen Borderline-Patienten kann es notwendig sein, differentialdiagnostisch eine psychotische Erkrankung in Betracht zu ziehen.

Diejenigen mit dem höchsten Funktionsniveau (d.h. die mit der am wenigsten ausgeprägten Pathologie) zeigen keine neurotischen Symptome und scheinen sich gut an die soziale Realität anpassen zu können. Sie bemerken wenig von einer emotionalen Störung außer einem chronischen Gefühl der inneren Leere oder Langeweile und einem übermäßigen Bedürfnis nach Bestätigung und Erfolg. Sie zeigen auch einen bemerkenswerten Mangel an Empathie und emotionalem Interesse gegenüber anderen. Wenige von ihnen begeben sich in Behandlung, es kommt jedoch häufiger vor, daß sie später als Folge der narzißtischen Störung in Schwierigkeiten geraten, die sie dann veranlassen, eine Behandlung aufzunehmen. Der mittlere Bereich schwerer narzißtischer Persönlichkeitsstörungen zeigt die typischen, bereits beschriebenen Symptome.

An dem untersten Ende des Kontinuums (die schwerste Pathologie) befinden sich Patienten, die – trotz der Abwehrmechanismen, die das pathologisch grandiose Selbst in sozialen Interaktionen zur Verfügung stellt – offenkundige Borderline-Merkmale zeigen, d.h. einen Mangel an Impulskontrolle, einen Mangel an Angsttoleranz, eine stark beeinträchtigte Sublimierungsfähigkeit sowie eine Disposition zu Wutausbrüchen, chronischer Wut oder schweren paranoiden Verzerrungen.

Ätiologie der narzißtischen Persönlichkeitsstörung

Die klinische Beschreibung der narzißtischen Persönlichkeitsstörung stammt in der Regel aus der Untersuchung von Patienten im Verlauf einer psychoanalytischen oder psychoanalytisch orientierten Psychotherapie. Die Theorien, die von Rosenfeld (1964, 1971, 1975, 1978), Kohut (1971, 1972, 1977, 1979) und von mir

(1975, 1976, 1980, 1984) zur Diskussion gestellt wurden, weisen alle auf die hauptsächlich psychodynamische Ätiologie dieser Störung hin; sie sehen in der Pathologie der Selbstwertregulation das zentrale pathologische Moment und gehen übereinstimmend von der Existenz einer abnormen Selbststruktur aus. Diese drei theoretischen Ansätze unterscheiden sich jedoch hinsichtlich ihrer Annahmen über den Ursprung dieser pathologischen Selbststruktur und schlagen daher – als logische Konsequenz – deutlich unterschiedliche therapeutische Vorgehensweisen vor.

Rosenfeld (1964), ein Psychoanalytiker der kleinianischen Schule, ging davon aus, daß narzißtische Patienten sich mit einem omnipotent introjizierten, ausschließlich guten, primitiven Teil-Objekt identifizieren und auf diese Art jegliche Trennung zwischen Selbst und Objekt leugnen. Diese Form der Identifikation ermöglicht den Patienten, jegliches Bedürfnis nach Abhängigkeit von einem ursprünglich guten äußeren Objekt zu leugnen. Abhängigkeit würde das Verlangen nach einem solchen geliebten (und potentiell frustrierenden) Objekt implizieren – nach einem Objekt, das auch gehaßt wird, wobei der Haß die Gestalt extremen Neides annimmt. In der Tradition Kleins (1957) setzt Rosenfeld voraus, daß Neid ein grundlegender intrapsychischer Ausdruck des Todestriebs ist, dieser frühesten Manifestation von Aggression im Reich der Objektbeziehungen. Narzißtisch geprägte Objektbeziehungen erlauben dem Subjekt, aggressive Gefühle zu vermeiden, die durch Frustration und bewußten Neid hervorgerufen werden. Rosenfeld (1971) beschreibt auch die Komplikationen, die bei diesen Persönlichkeitsstrukturen entstehen, wenn die Selbst-Idealisierung durch die Idealisierung der aggressiven Selbstanteile »verseucht« wird. Die Infiltration des pathologisch »verrückten« Selbst durch primitive Aggression führt zu einer gewaltigen Selbstdestruktivität. In extremen Fällen fühlen sich diese Patienten nur dann sicher und überlegen, wenn sie alle anderen vernichtet haben, und insbesondere dann, wenn sie alle Bemühungen derer, die sie lieben, frustriert haben. Rosenfeld (1975) war der Auffassung, daß dieses Bedürfnis für die schwersten Formen von negativer therapeutischer Reaktion verantwortlich ist. Das pathologisch grandiose Selbst dieser Patienten stellt einen Widerstand dar, der primitiver und schwerer zu handhaben ist als die unbewußten Schuldgefühle, die einem sadistischen Über-Ich entspringen und die charakteristisch für leichtere Formen der negativen therapeutischen Reaktion sind.

Kohut (1971, 1977) argumentierte, es gebe eine Gruppe von Patienten, deren Psychopathologie in einem Bereich zwischen psychotischen und Borderline-Zuständen einerseits sowie Psychoneurosen und leichteren Charakterstörungen andererseits läge. Diese Gruppe von narzißtischen Persönlichkeitsstörungen, die Kohut als analysierbar bezeichnete, kann in erster Linie anhand der Übertragungsphänomene, nicht jedoch anhand deskriptiver klinischer Kriterien unterschieden werden. Kohut diagnostizierte narzißtische Persönlichkeitsstörungen innerhalb der psychoanalytischen Situation anhand des Auftretens von zwei Arten der Übertragung: der idealisierenden und der Spiegelübertragung. Er ging davon aus, daß diese Prozesse Ausdruck der Aktivierung eines Entwicklungsstillstands in der psychoanalytischen Situation sind – eines archaischen Größen-Selbst. Die Verwundbarkeit dieses archaischen Selbst verlangt nach einer empathischen Mutter als Selbst-Objekt, deren Liebe, Fürsorge und spiegelnde Akzeptanz des Säuglings die Entwicklung vom archaischen Selbst zu reiferen Formen der Selbstachtung bzw. des Selbstwertgefühls und des Selbstvertrauens erlaubt. Zugleich fördern optimale empathische Beziehungen zu dem spiegelnden Selbst-Objekt die Idealisierung des Selbst-Objekts, das für die ursprüngliche Vollkommenheit des Größen-Selbst steht, die nun in der Beziehung zu einem derart idealisierten Selbst-Objekt praktisch bewahrt wird. Diese Idealisierung kulminiert in dem, was Kohut die »umwandelnde Internalisierung« des idealisierten Selbst-Objekts in eine intrapsychische Struktur genannt hat, aus der das Ich-Ideal hervorgehen und die dem Über-Ich seine idealisierenden Qualitäten geben wird, wodurch die nun internalisierte Regulierung des Selbstwertgefühls bzw. Selbstwert-Regulation gewahrt wird.

Nach Kohut hat die narzißtische Psychopathologie ihren Ursprung in dem traumatischen Versagen der mütterlichen Empathie sowie in dem Nicht-Gelingen einer ungestörten Entwicklung des Idealisierungsprozesses. Diese traumatischen Fehlschläge führen zu einer Stagnation der Entwicklung auf dem Niveau des archaischen infantilen Größen-Selbst und zu einer endlosen Suche nach dem idealisierten Selbst-Objekt, welches benötigt wird, um die strukturelle Ausformung abschließen zu können; dies alles spiegelt sich in den bereits geschilderten narzißtischen Übertragungen.

Kurz zusammengefaßt läßt sich sagen, daß die narzißtische Psychopathologie in Kohuts Ansatz die Psychopathologie jenes Entwicklungsstadiums widerspiegelt, welches mit der Kohäsion des archaischen Größen-Selbst beginnt und mit der umwandelnden Internalisierung des Ich-Ideals endet. Dieses Stadium gründet auf dem schrittweisen Aufbau des von Kohut so genannten »bipolaren Selbst«. Er ging davon aus, daß sich aus dem einen Pol, dem Hauptanteil der Kerngrandiosität des Selbst, die Kernambitionen der frühen Kindheit herauskristallisieren; der andere Pol, die idealisierten Ziel-Kernstrukturen des Selbst, wird etwas später erworben. Diese beiden Polaritäten des Selbst haben ihren Ursprung in der spiegelnden Akzeptanz durch die Mutter (welche die Kerngrandiosität bestätigt) sowie in deren Halten oder Fürsorge (die Verschmelzungserlebnisse mit der idealisierten Omnipotenz des Selbst-Objekts ermöglichen). Die Kernambitionen und die Kernideale sind durch einen Zwischenbereich (intermediary area) von grundlegenden Talenten und Fähigkeiten verbunden. Kohut stellte sich diese Strukturkomponenten des bipolaren Selbst als Elemente vor, die sowohl den Ursprung wie auch den Sitz (seed) der narzißtischen Psychopathologie widerspiegeln, im Gegensatz zu der trieb- und konfliktgesteuerten Psychopathologie der dreigeteilten Struktur der Psyche (mind), die für die spätere ödipale Periode charakteristisch ist. Für Kohut hatte damals die Ätiologie der narzißtischen Psychopathologie ihre Wurzeln in der Stagnation der Entwicklung des normalen Selbst.

Ich habe dargelegt (Kernberg 1975, 1980, 1984), daß sich in den spezifischen Charakterzügen von Patienten mit einer narzißtischen Persönlichkeitsstörung ein pathologischer Narzißmus zeigt, der sich sowohl von dem gewöhnlichen Narzißmus bei Erwachsenen als auch von der Fixierung bzw. Regression auf den normalen infantilen Narzißmus unterscheidet. Dieser pathologische Narzißmus reflektiert nicht die libidinöse Besetzung einer normalen, integrierten Selbststruktur, sondern die einer pathologischen Selbststruktur. Das pathologische Größen-Selbst enthält reale Selbstrepräsentanzen, ideale Selbstrepräsentanzen und ideale Objektrepräsentanzen. Entwertete oder aggressiv bestimmte Selbst- und Objektrepräsentanzen werden abgespalten oder dissoziiert, unterdrückt oder projiziert. Das psychoanalytische Durcharbeiten des grandiosen Selbst, das ein Teil der systematischen Analyse der narzißtischen Charakterwiderstände ist, fördert regelmäßig primitive Objektbeziehungen, Konflikte und Abwehrmechanismen zutage – d.h. sie werden in der Übertragung aktiviert –, wie sie für Entwicklungsstadien typisch sind, die zeitlich noch vor dem Erreichen der Objektkonstanz liegen. Diese Übertragungen sind immer verdichtet mit Konflikten ödipalen Ursprungs, so daß sie eine auffallende Ähnlichkeit zu den Übertragungen von Patienten mit einer Borderline-Persönlichkeitsorganisation aufweisen.

Die psychische Entwicklung von narzißtischen Persönlichkeitsstörungen verläuft während der frühen Entwicklungsphasen, wie sie von Jacobson (1964) und Mahler (Mahler & Furer 1968; Mahler et al. 1975) beschrieben wurden, nicht kontinuierlich. Ihre Beschreibung der frühen Phasen von infantiler Symbiose, Trennung-Individuation und Objektkonstanz bildet zwar die Grundlage meines theoretischen Modells, ich gehe jedoch davon aus, daß die narzißtische Persönlichkeit irgendwann im Alter zwischen 3 und 5 Jahren, anstatt – »auf dem Weg zur Objektkonstanz« (Mahler et al. 1975) – alle positiven und negativen Repräsentanzen des Selbst und der Objekte zu integrieren, ausschließlich die positiven Aspekte des Selbst und der Objekte miteinander verschmilzt. Dieser Prozeß führt zu einem extrem unrealistischen und idealisierten, pathologisch überhöhten Selbst. Eltern, die sowohl kalt und zurückweisend als auch bewundernd sind, fördern die Entwicklung eines solchen Selbst. Narzißtische Personen entwerten die realen Objekte, während sie jene Aspekte der realen Objekte in sich aufgenommen haben, die sie für sich selbst als erstrebenswert betrachten. Sowohl ihre eigenen negativen Aspekte wie die anderer werden von ihnen abgespalten, unterdrückt oder auf andere projiziert.

Die idealen Selbst-Objekt-Repräsentanzen, die normalerweise zu einem Teil des Über-Ich werden, werden in das pathologische Größen-Selbst aufgenommen. Die Folge ist ein Über-Ich, das nur die aggressiv bestimmten Komponenten enthält (die frühen verbietenden und bedrohlichen Aspekte der Elternbilder, die dadurch ins Negative verzerrt sind, daß das Kind seine eigenen aggressiven Impulse auf sie projiziert). Dieses unbarmherzige Über-Ich hat die Tendenz, dissoziiert und projiziert zu werden, was wiederum zu einer weiteren Entwicklung von »verfolgenden« externalen Objekten sowie zu einem Verlust der normalen Über-Ich-Funktionen im Bereich der Selbstwertregulation führt, insbesondere solcher wie Kontrolle und Anerkennung.

Die Entwertung anderer, die Entleerung der inneren Welt der Objektrepräsentanzen, trägt wesentlich zu dem Mangel an normalen Selbstwertgefühl bei, den das narzißtische Individuum aufweist, ebenso zu seiner auffallenden Unfähigkeit, Empathie für andere zu entwickeln. Das Gefühl der inneren Leere kann nur durch die nie endende Bewunderung von seiten anderer kompensiert werden sowie durch das ständige Bemühen, diese zu kontrollieren, um den Neid zu vermeiden, der sonst durch die autonome Funktionsfähigkeit, die Lebensfreude und die lustvolle Kreativität der anderen hervorgerufen würde.

Unterscheidung zwischen narzißtischer und antisozialer Persönlichkeitsstörung

Das praktisch völlige Fehlen der Fähigkeit zu nicht ausbeuterischen Objektbeziehungen und zu einer moralischen Orientierung ist das Schlüsselelement zu einer präzisen Unterscheidung zwischen antisozialer Persönlichkeit und den weniger schweren Syndromen des malignen Narzißmus sowie der narzißtischen Persönlichkeitsstörung. Die antisozialen Züge der narzißtischen Persönlichkeitsstörung reichen von leichteren Fällen von Unehrlichkeit bis hin zu einer »ausgewachsenen« antisozialen Persönlichkeitsstörung, was darauf hindeutet, daß die antisoziale Persönlichkeit als eine narzißtische Persönlichkeit mit einer zusätzlichen Über-Ich-Pathologie betrachtet werden kann.

Daraus ergibt sich eine Klassifikation der Persönlichkeitsstörungen, je nach ihrer Schwere, in der den antisozialen Zügen entscheidende Bedeutung beigemessen wird.

Antisoziale Persönlichkeitsstörung

Bei allen Patienten mit antisozialem Verhalten ist es wichtig, zunächst die Diagnose einer antisozialen Persönlichkeit sicher auszuschließen. Aus diesem Grund werden alle Patienten mit einer narzißtischen Persönlichkeitsstörung systematisch auf mögliches antisoziales Verhalten hin untersucht.

Patienten mit einer antisozialen Persönlichkeitsstörung haben üblicherweise eine narzißtische Persönlichkeitsstörung, die alle bereits in diesem Kapitel beschriebenen Symptome aufweist. Die antisoziale Persönlichkeitsstörung bringt eine noch gravierendere Über-Ich-Pathologie mit sich, die solche Verhaltensweisen wie Lügen, Stehlen, Betrug und Prostitution, alle charakteristisch für einen überwiegend »passiv-parasitären« Typus, mit einschließt; das Ausführen von Überfällen, Mord und bewaffneter Raub sind für den »aggressiven« Typ charakteristisch (Henderson 1939; Henderson & Gillespie 1969). Anders ausgedrückt: Die aggressive, sadistische und üblicherweise paranoide Verhaltensausrichtung einiger Patienten mit antisozialer Persönlichkeitsstörung läßt sich klinisch von dem passiven, ausbeuterischen und parasitären Verhalten anderer Patienten mit einer antisozialen Persönlichkeitsstörung unterscheiden.

Ob passives und aggressives antisoziales Verhalten Teil einer narzißtischen oder einer antisozialen Persönlichkeitsstörung ist, läßt sich daran unterscheiden, ob die Fähigkeit, Schuld und Reue zu empfinden, vorhanden ist. Selbst nach einer Konfrontation mit den Folgen ihres Verhaltens und trotz überschwenglicher Beteuerung ihres Bedauerns ändern Personen mit antisozialer Persönlichkeitsstörung ihr Verhalten nicht gegenüber denjenigen, die sie angegriffen oder ausgebeutet haben, bzw. sie zeigen keine unmittelbare Betroffenheit über diese Unfähigkeit, ihr Verhalten zu ändern.

Obgleich die Differentialdiagnose der Fähigkeit, Schuld und Reue zu empfinden, den folgerichtigen Schritt erfordert, einzuschätzen, wie der Patient auf Konfrontation und den Zusammenbruch seines Omnipotenzerlebens reagieren wird, können sich im Gespräch andere Merkmale, die diese Unfähigkeit zu Schulderleben und Reue ausdrücken, offenbaren, z.B. in der Unfähigkeit, sich andere als ethisch handelnde Personen vorzustellen. Die Unfähigkeit, sich in nicht ausbeuterischen Beziehungen zu engagieren, kann in flüchtigen, oberflächlichen und gleichgültigen Beziehungen zum Ausdruck kommen; in der Unfähigkeit, sich emotional nicht einmal auf ein Haustier einzulassen; im Fehlen jeglicher internalisierter moralischer Werte, ganz zu schweigen von der Fähigkeit, sich in das moralische Werteempfinden anderer einzufühlen. Die Beeinträchtigung der affektiven Erfahrung dieser Patienten zeigt sich in ihrer Unfähigkeit, zunehmende Angst zu tolerieren, ohne zusätzliche Symptome oder pathologische Verhaltensweisen zu entwickeln, ebenso in ihrer Unfähigkeit, Depression und tiefergehenden Kummer zu erleben, wie auch darin, daß sie unfähig sind, sich zu verlieben oder Zärtlichkeit in ihren sexuellen Beziehungen zu erfahren.

Patienten mit einer antisozialen Persönlichkeitsstörung haben kein Empfinden für das Verstreichen der Zeit und für Zukunftspläne oder für die Diskrepanz zwischen einer aktuellen, realen Erfahrung bzw. Verhaltensweise und dem angestrebten Ideal; ihre Pläne dienen nur der Behebung eines akuten Mißstandes sowie der Spannungsreduktion durch sofortiges Erreichen begehrter Ziele. Daß es ihnen nicht gelingt, aus Erfahrung zu lernen, ist ein Ausdruck derselben Unfähigkeit, sich ihr Leben über den Moment hinaus vorzustellen. Ihre manipulative Haltung, ihr pathologisches Lügen sowie die fadenscheinigen Rationalisierungen sind wohl vertraut. P. F. Kernberg (im persönlichen Gespräch, Dez. 1981) prägte den Begriff des »Hologramm-Menschen« für Patienten, die in den diagnostischen Sitzungen ein vages, flüchtiges Bild ihrer selbst vermitteln, welches auf befremdliche Weise ohne Verbindung zu ihrer gegenwärtigen Realität bzw. mit der jüngsten Vergangenheit zu sein scheint. Von einem Augenblick zum nächsten ändert sich dieses Bild im Licht der unterschiedlichen Blickwinkel und läßt den Diagnostiker mit einem irritierenden Gefühl des Irrealen zurück.

Noch einmal: Ist die Diagnose einer narzißtischen Persönlichkeitsstruktur offenkundig, so ist es von entscheidender Bedeutung, im nächsten Schritt zu einer Einschätzung der vorliegenden antisozialen Züge zu kommen, ihre Geschichte und ihre Ursprünge in der Kindheit zu verstehen und sich einen diagnostischen Eindruck von der dem Patienten verbleibenden Fähigkeit, Objektbeziehungen einzugehen, sowie der Funktionsfähigkeit des Über-Ich zu verschaffen.

Das maligne narzißtische Syndrom

Kann eine antisoziale Persönlichkeitsstörung sicher ausgeschlossen werden, so ist als nächste diagnostische Kategorie die narzißtische Persönlichkeitsstörung mit dem Syndrom des malignen Narzißmus in Betracht zu ziehen.

Im Gegensatz zu einer antisozialen Persönlichkeitsstörung sind diese Patienten – für die eine typische narzißtische Persönlichkeitsstörung charakteristisch ist sowie antisoziales Verhalten, ichsyntoner Sadismus oder charakterlich verankerte Aggression und eine paranoide Orientierung – imstande, Loyalität, Sorge und Schuld gegenüber anderen zu empfinden. Sie sind in der Lage, sich vorzustellen, daß andere Menschen moralische Skrupel und Überzeugungen haben, sie können eine realistische Einstellung zu ihrer eigenen Vergangenheit haben und Zukunftspläne entwickeln.

Ihr ichsyntoner Sadismus kann sich in einer bewußt gewählten »Ideologie« aggressiver Selbstbehauptung äußern, häufig jedoch auch in chronischen, ichsyntonen Suizidtendenzen. Diese Tendenzen treten nicht im Rahmen eines depressiven Syndroms auf, sondern eher in emotionalen Krisen oder auch völlig unvermittelt; sie beruhen auf der (bewußten oder unbewußten) Phantasie, daß die Tatsache, daß man in der Lage ist, sich das Leben zu nehmen, eine Überlegenheit und einen Triumph über die gewöhnliche Angst vor Schmerzen und Tod darstellt. Suizid zu begehen, bedeutet in der Phantasie dieser Patienten, eine Art sadistische Kontrolle über andere auszuüben oder sich von einer Welt zu verabschieden, die als unkontrollierbar erlebt wird.

Die paranoide Haltung dieser Patienten (die psychodynamisch als Projektion unintegrierter sadistischer Über-Ich-Vorläufer betrachtet werden kann) manifestiert sich darin, daß sie andere in einer übertriebenen Art als Idole, Feinde oder Idioten erleben. Diese Patienten haben die Neigung, im Laufe einer intensiven Psychotherapie in paranoide, mikropsychotische Episoden zu regredieren, und illustrieren so auf sehr dramatische Weise die komplementären Funktionen paranoider und antisozialer Interaktionen im zwischenmenschlichen Bereich (Jacobson 1971b; Kernberg 1984). Einige von ihnen zeigen ein rationalisiertes antisoziales Verhalten, z. B. als Kopf sadistischer Banden oder terroristischer Gruppen. Ein idealisiertes Selbstbild, ein ich-syntoner Haß sowie eine Ideologie der Selbstvernachlässigung dienen zur Rationalisierung antisozialen Verhaltens und können neben der Fähigkeit zur Loyalität gegenüber den eigenen Kameraden bestehen bzw. mit ihr vereinbar sein.

Narzißtische Persönlichkeitsstörungen mit antisozialem Verhalten

Patienten mit narzißtischen Persönlichkeitsstörungen können vielfältige antisoziale Verhaltensweisen – meist vom passiv-parasitären Typ – haben; während sie in manchen Lebensbereichen Überreste eines autonomen moralischen Verhaltens bekunden, beuten sie in anderen Lebensbereichen andere Menschen reuelos aus. Sie zeigen nicht den ichsyntonen Sadismus, die selbstgesteuerte Aggression oder die offene paranoide Haltung, die für den malignen Narzißmus typisch sind. Sie haben die Fähigkeit, anderen gegenüber Schuld, Sorge und Loyalität zu empfinden. Sie haben eine angemessene Wahrnehmung ihrer Vergangenheit, und sie können sich realistische Vorstellungen und Pläne bezüglich ihrer Zukunft machen. In einigen Fällen ist das, was als antisoziales Verhalten in Erscheinung tritt, lediglich die Manifestation einer Unfähigkeit, sich auf eine Bindung im Rahmen einer zeitlich nicht begrenzten Beziehung einzulassen. Narzißtische Formen sexueller Promiskuität, unverantwortliches Verhalten im Beruf, emotionale oder finanzielle Ausbeutung anderer sind hier vorherrschend, obwohl diese Patienten noch in der Lage sind, sich in manchen Bereichen um andere zu kümmern und die übliche soziale Verantwortung in distanzierteren zwischenmenschlichen Interaktionen zu übernehmen.

Antisoziales Verhalten bei anderen Persönlichkeitsstörungen

Die nächste Ebene der Pathologie, mit weniger negativen prognostischen und therapeutischen Implikationen, ist antisoziales Verhalten im Kontext anderer Persönlichkeitsstörungen als der narzißtischen Persönlichkeitsstörung. Hierbei handelt es sich um Patienten mit einer Borderline-Persönlichkeitsorganisation und einem nicht-pathologischen Narzißmus. Typische Beispiele sind die infantile, histrionische, hysteriode, »Zetzel-Typ-III und-IV«-Persönlichkeitsstörung (nicht zu verwechseln mit der eigentlichen hysterischen Persönlichkeitsstörung) sowie die paranoide Persönlichkeitsstörung. Bei der infantilen Persönlichkeitsstörung ist die Pseudologica fantastica nicht ungewöhnlich; der »paranoide Drang zum Verrat« (Jacobson 1971a) illustriert Hinterhältigkeit in einem paranoiden Kontext. Meiner Erfahrung nach haben die meisten Patienten mit einer artifiziellen Störung – die mit psychologischen oder physiologischen Symptomen, pathologischem Glücksspiel, Kleptomanie, Pyromanie oder Simulieren einhergeht –, die keine typische narzißtische Persönlichkeitsstörung aufweisen, eine dieser oben angeführten Persönlichkeitsstörungen mit antisozialen Zügen.

Neurotische Persönlichkeitsstörungen mit antisozialen Zügen

Patienten dieser Kategorie, die – wie Freuds (1914) kriminelle Patienten – ein unbewußtes Schuldgefühl haben, sind von großem klinischem Interesse. Ihr manchmal dramatisches antisoziales Verhalten tritt im Rahmen einer neurotischen Persönlichkeitsstruktur auf und hat eine ausgezeichnete Prognose für eine psychotherapeutische und psychoanalytische Behandlung.

Antisoziales Verhalten als Teil einer symptomatischen Neurose

Antisoziales Verhalten, welches als Teil einer symptomatischen Neurose auftritt, ist einem gelegentlichen antisozialen Verhalten zuzuordnen, das als ein Aspekt im Rahmen adoleszenter Rebellion zu verstehen ist, bei Anpassungsstörungen oder dann, wenn die soziale Umgebung das Kanalisieren psychischer Konflikte in antisoziales Verhalten fördert.

Dissoziale Reaktion

Ein klinisch relativ seltenes Syndrom, die dissoziale Reaktion, weist auf eine normale oder neurotische Anpassung an eine abnorme soziale Umgebung oder Subgruppe hin. In der klinischen Praxis weisen die meisten Menschen mit diesem Syndrom eine Art von Persönlichkeitsstörung auf, die es ermöglicht, daß sie sich unkritisch einer sozialen Subgruppe mit antisozialem Verhalten anpassen.

Schlußfolgerung

Der pathologische Narzißmus stellt eine Dimension im Feld der Persönlichkeitsstörungen dar, die – nach zunehmender Schwere der Störung geordnet – das narzißtische Persönlichkeitssyndrom, das maligne narzißtische Persönlichkeitssyndrom und die antisoziale Persönlichkeitsstörung umfaßt. Die klinische Bedeutsamkeit dieses Kontinuums liegt in den prognostischen Implikationen des antisozialen Verhaltens für alle psychotherapeutischen Ansätze. Die narzißtische Persönlichkeitsstörung ohne antisoziales Verhalten hat eine gute Prognose, die sich jedoch mit vermehrtem antisozialem Verhalten verschlechtert. Was die Prognose des malignen narzißtischen Syndroms angeht, so kann man nur zurückhaltend sein, und die antisoziale Persönlichkeitsstörung hat schlechte Aussichten, unabhängig davon, welche der heute gängigen psychotherapeutischen Maßnahmen angewendet werden.

Angesichts der hohen Prävalenz narzißtischer Pathologie stellen die Fortschritte im klinischen und psychopathologischen Wissen über diese Zustände einen wichtigen Beitrag zu einem wachsenden Verständnis des gesamten Feldes der Persönlichkeitsstörungen dar.

[KAPITEL 4] Die Diagnose narzißtischer Pathologie bei Jugendlichen

Bei der Untersuchung eines verstörten Jugendlichen besteht die wichtigste Aufgabe des Psychiaters darin, eine zuverlässige Diagnose hinsichtlich der Schwere der Psychopathologie zu erstellen und dabei Manifestationen emotionalen Aufruhrs als Teil einer Neurose oder als Anpassungsreaktion zu erkennen und von einer schwerer wiegenden Charakterpathologie zu unterscheiden, deren erste Anzeichen in der Adoleszenz auftreten. Angst und Depression in unterschiedlicher Ausprägung, Gefühlsausbrüche und Wutanfälle, übermäßig rebellisches Verhalten oder zu starke Abhängigkeit, sexuelle Hemmung bei gleichzeitigen polymorph-perversen sexuellen Impulsen und Aktivitäten können bei Jugendlichen auftreten, die eine schwere Charakterpathologie aufweisen, aber auch bei denen, wo dies nicht der Fall ist.

Realitätsprüfung und Diagnose der Identitätsdiffusion

Wie wir gesehen haben, ist die narzißtische Persönlichkeitsstörung eine der am häufigsten auftretenden schweren Persönlichkeitsstörungen und weist das für eine Borderline-Persönlichkeitsorganisation typische Syndrom der Identitätsdiffusion auf. Aus diesem Grund ist die Diagnose einer Identitätsdiffusion ein wesentlicher Aspekt bei der Diagnose des pathologischen Narzißmus. Bei einem Jugendlichen muß als erstes die Schwere einer möglichen Charakterpathologie evaluiert werden.

Der entscheidende Punkt bei der Differentialdiagnose leichterer Arten von Charakterpathologie bei neurotischer Persönlichkeitsorganisation einerseits und einer schweren Charakterpathologie mit Borderline-Persönlichkeitsorganisation andererseits ist die Integration einer normalen Identität im Gegensatz zum Syndrom der Identitätsdiffusion. Für den erfahrenen Kliniker sollte diese Differentialdiagnose kein allzugroßes Problem darstellen. In den normalen Identitätskrisen, die während der Adoleszenz auftreten, spiegelt sich die Wucht der relativ rasch erfolgenden körperlichen und seelischen Veränderungen in der Pubertät wider, das Gefühl innerer Verwirrung beim Auftreten starker sexueller Impulse sowie der damit im Widerspruch stehende Druck, damit sinnvoll umzugehen. Dazu kommt noch eine sich ständig vertiefende Kluft zwischen der Selbstwahrnehmung des Jugendlichen und der Art, wie er von seinem familiären Umfeld wahrgenommen wird. Kurz gesagt: Die Identitätskrise in der Adoleszenz beruht auf der ausgeprägten Diskrepanz zwischen den rasch wechselnden Selbstkonzepten des Jugendlichen und der Art und Weise, wie andere Menschen ihn wahrnehmen (Erikson 1956a). Die Identitätsdiffusion dagegen hat ihren Ursprung darin, daß das Selbstkonzept und das Konzept wichtiger Bezugspersonen nicht integriert sind. Diese fehlende Integration hat meist ihre Wurzeln in der frühen Kindheit und steht in Zusammenhang mit einer nicht gelungenen Auflösung der Separations-Individuations-Phase (Mahler et al. 1975). Das Syndrom der Identitätsdiffusion mag schon die gesamte Zeit der Kindheit über bestanden haben, doch dank der Schutzfunktionen eines normalen Kindheitsmilieus werden die Symptome erst offensichtlich, wenn das strukturierende Setting des Elternhauses im Verlauf der Entwicklung während der Adoleszenz allmählich an Bedeutung verliert.

Jugendliche mit dem Symptom der Identitätsdiffusion können ein absolut chaotisches und widersprüchliches Bild von sich selbst zeichnen, ohne zu merken, wie widersprüchlich und chaotisch das Bild ihres Selbst ist, das sie anderen vermitteln. Andere Jugendliche wiederum zeigen eine rigide Treue gegenüber sozialen Normen, verbunden mit einer Überidentifikation mit den traditionellen Normen oder aber mit Jugendgruppen. Letzteres zeigt sich in dem, was »stiller Borderline-Patient« genannt wird, ein Patient, der den Therapeuten damit beeindruckt, daß er sich als relativ affektloser, unentschlossener, unbestimmter und pseudo-submissiver Jugendlicher präsentiert (Sherwood & Cohen 1994). Als Antwort auf die Bitte, eine kurze Beschreibung von sich selbst zu liefern und ein Bild von sich zu vermitteln, das sie von anderen unterscheidet, geben Jugendliche mit Identitätsdiffusion eine Selbstbeschreibung, die im allgemeinen chaotisch und widersprüchlich ausfällt; eine Ausnahme davon besteht, wenn oberflächlich-flache Beschreibungen sowie eine insgesamt kooperativ Haltung gegenüber den Forderungen der Familie und gegenüber kulturellen Stereotypen vorherrschend sind. Demgegenüber liefert ein Jugendlicher mit normal integrierter Identität im allgemeinen ein reichhaltiges und sehr persönliches Bild seiner selbst. Ein Jugendlicher mit Identitätsdiffusion beschreibt sich selbst zudem in einer Weise, die scharfe Diskrepanzen zu den Interaktionen beim diagnostischen Interview aufweist.

Noch wichtiger als die Integration des Selbst als Aspekt der Ich-Identität ist die Integration der Repräsentanzen wichtiger Bezugspersonen, weil in dem oben beschriebenen Fall der narzißtischen Persönlichkeit ein pathologisches Größen-Selbst eine Art Integration des Selbstkonzepts bewirkt, während die Integration des Konzepts wichtiger Bezugspersonen in eklatanter Weise fehlt.

Ein Jugendlicher mit neurotischer Persönlichkeitsorganisation kann in heftigen Konflikten mit Elternhaus und/oder Schule leben, aufsässig sein und in seinen Interaktionen mit anderen Menschen eine affektive Instabilität an den Tag legen, er kann den Erwachsenen in seiner Umgebung, d.h. den Eltern und Lehrern, mit heftiger Kritik begegnen, in Loyalitätskonflikte und Gruppenbildung verwickelt sein und kann trotz allem in der Lage sein, die Persönlichkeiten der involvierten Menschen bemerkenswert deutlich zu beschreiben, zu denen er in konfliktbeladener Beziehung steht. Dagegen ist ein junger Mensch mit Identitätsdiffusion nicht fähig, ein lebendiges Bild von den Menschen zu vermitteln, die ihm am nächsten stehen und mit denen er Konflikte über Abhängigkeit, Gehorsam oder Auflehnung am heftigsten austrägt. Deshalb ist es ungemein wichtig, daß der Jugendliche nachdrücklich aufgefordert wird, die Menschen zu beschreiben, die in seinem Leben die größte Rolle spielen, und zwar völlig unabhängig davon, ob er mit ihnen in Eintracht oder im Konflikt lebt. Die Antwort auf diese Aufforderung liefert entscheidende Informationen über die Fähigkeit des jungen Menschen, das Konzept wichtiger Bezugspersonen zu integrieren. Es gibt Fälle, in denen die Persönlichkeiten der wichtigen Bezugspersonen objektiv gesehen chaotisch und widersprüchlich sind: Ein Jugendlicher mit normaler Identitätsbildung sollte in einem solchen Fall imstande sein, dieses Chaos zu beschreiben; seine Beschreibung sollte sein inneres Bedürfnis und sein Bemühen zum Ausdruck bringen, das Widersprüchliche in seinen Bezugspersonen herauszuarbeiten.

Identitätsdiffusion wird also definiert durch die fehlende Integration eines Selbstkonzepts in Kombination mit der nicht erfolgten Integration des Konzepts wichtiger Bezugspersonen: ein deutlicher Hinweis auf eine Borderline-Persönlichkeitsorganisation. Eine Evaluation der Über-Ich-Funktionen des Jugendlichen kann diese Diagnose weiter erhärten. Eine normale Integration der Ich-Identität führt zu einer leichteren Integration des Über-Ich, d.h. zum erfolgreichen Abschluß des Prozesses der Integration der ältesten Schicht der verfolgenden Über-Ich-Vorläufer, der späteren Schicht der idealisierten Über-Ich-Vorläufer, der noch späteren Schicht der realistischen Über-Ich-Vorläufer in der ödipalen Phase, auf die zuletzt der Prozeß der De-Personifizierung, Abstrahierung und Individualisierung des Über-Ich folgt. Das Fehlen einer normalen Integration der eigenen Identität in das Ich interferiert mit der Integration des Über-Ich und resultiert in eine mangelhaften Reife des Über-Ich, die je nach Fall unterschiedlich stark ausgeprägt sein kann.

Für alle Arten von therapeutischer Intervention ist tatsächlich das Maß der Integration des Über-Ich einer der beiden entscheidenden prognostischen Faktoren. Der zweite Faktor ist die Qualität der Objektbeziehungen des Jugendlichen, anders gesagt: Kann er in Werte investieren, die jenseits des engen Eigeninteresses liegen und keine unmittelbare narzißtische Befriedigung bringen? Zeigt er Interesse an seiner Arbeit, an Kunst und Kultur? Kann er sich für eine Ideologie einsetzen? Und sind seine Werturteile reif genug für diese Investitionen? Natürlich wird die Orientierung des Jugendlichen an einem Wertesystem auch deutlich von seinem kulturellen Hintergrund bestimmt, doch in jedem sozio-ökonomischen oder kulturellen Milieu verfügen Heranwachsende mit normal integrierter Identität über die Fähigkeit, in Werte wie Verpflichtungen gegenüber Freunden, Loyalität, Aufrichtigkeit, Interesse an Sport, Musik oder Politik, den Erfolg der Gruppe, der sie angehören, oder ihrer speziellen sozialen Gruppe zu investieren. Unter den Bedingungen der Identitätsdiffusion finden wir einen auffallenden Mangel an Investition in Wertesysteme, auch wenn kein eigentlich antisoziales Verhalten vorliegt. Naturgemäß ist bei fehlender Reife des Über-Ich das Vorherrschen von antisozialem Verhalten um so stärker ausgeprägt. Antisoziales Verhalten wiederum muß danach evaluiert werden, ob es unter dem Aspekt der Anpassung an eine bestimmte soziale Untergruppe entwickelt wird oder ob es sich um ein individualisiertes antisoziales Verhalten handelt.

Ein weiterer Indikator für ein normal integriertes Über-Ich ist die Fähigkeit zur romantischen Idealisierung und zum Sich-Verlieben. Zwar darf man es nicht als Symptom einer Über-Ich-Pathologie betrachten, wenn ein Jugendlicher sich nicht in der frühen oder mittleren Adoleszenz verliebt, doch sind heftige Liebesgefühle durchaus positive Indikatoren für eine gelungene Integration des Über-Ich; diese Fähigkeit kommt normalerweise nach der Latenzzeit zur vollen Ausbildung. Die Bedeutung dieser Fähigkeit, die in der frühen Kindheit entwickelt wird, wurde bislang unterschätzt (P. Kernberg & Richards 1994).

Im Gegensatz zu diesen »Schlüsselzeichen« einer Ich-Identität und der daraus abgeleiteten Reifung des Über-Ich sind die im folgenden aufgelisteten Merkmale, die bei Erwachsenen normalerweise auf eine schwere Charakterpathologie verweisen, bei Jugendlichen weniger bedeutsam. So hat die Präsenz oder gar Dominanz von primitiven Abwehroperationen, bei Erwachsenen das Kennzeichen einer Borderline-Persönlichkeitsorganisation, bei Jugendlichen sehr viel weniger diagnostische Relevanz. Angesichts der Tatsache, daß es im Verlauf der ersten Anpassungsbemühungen an die aufsteigenden sexuellen Impulse bei Jugendlichen zu einer deutlichen Regression kommt, angesichts auch der Bestrebungen des Jugendlichen, seine Abhängigkeit vom Elternhaus zu reduzieren und frühe häusliche Konflikte auf die Schule, die soziale Gruppe oder die Beziehung zu Autoritäten außerhalb des Elternhauses zu übertragen, und nicht zuletzt angesichts der normalen Reaktivierung intensiver ödipaler Konflikte und der entsprechenden prä-ödipalen Abwehrmechanismen mag in den Interaktionen von Patienten in der Adoleszenz ein breites Spektrum von Abwehrmechanismen – von den reiferen Formen der Verdrängung bis zu den primitiven der Abspaltung – aktiviert werden. In den ersten diagnostischen Interviews stoßen wir deshalb auf alle möglichen Abwehrmechanismen: Spaltung, primitive Idealisierung, Abwertung, Projektion und projektive Identifikation, Verleugnung und omnipotente Kontrolle können durchaus neben der wachsenden Tendenz zu Verdrängung, Reaktionsbildung, Verschiebung, Intellektualisierung und verschiedenen Hemmungen bestehen.

Für Jugendliche mit neurotischer Persönlichkeitsorganisation ist es jedoch typisch, daß, wenn die erste Angst in den diagnostischen Interviews abnimmt, auch die primitiven Abwehroperationen allmählich abnehmen, obwohl sie in den Konfliktbereichen außerhalb der Behandlungssituation unangefochten weiterbestehen mögen. Unter demselben Aspekt müssen wir neurotische Symptome, Affektkrisen und polymorph-perverse Aktivitäten betrachten: Sie dürfen nicht per se als Indikatoren einer schweren Pathologie bewertet werden, außer im Fall einer konsolidierten Perversion mit signifikanten und gefährlichen sadistischen und masochistischen Anteilen. Bei diesen Fällen ist die Frage, inwieweit die Über-Ich-Kontrolle gegen eine exzessive Aktivierung der Aggression Schutz bietet, ein wichtiger Aspekt der Diagnose.

Alle bisher aufgelisteten Kriterien galten für die Unterscheidung der neurotischen Persönlichkeitsorganisation von der Borderline-Persönlichkeitsorganisation. Dagegen ermöglicht das Kriterium der Realitätsprüfung, eine Borderline-Persönlichkeitsorganisation von einer psychotischen Persönlichkeitsorganisation bzw. schwere Charakterpathologien von beginnenden oder atypischen psychotischen Entwicklungen zu unterscheiden. Die Diagnose des Vorhandenseins oder Nicht-Vorhandenseins der Realitätsprüfung ist deshalb von entscheidender Bedeutung. Wie ich bereits früher ausgeführt habe (Kernberg 1975, 1984), besteht die Realitätsprüfung in der Fähigkeit des Patienten, das Selbst vom

Nicht-Selbst zu unterscheiden, den intrapsychischen Ursprung von Reizen von deren äußerem Ursprung zu differenzieren, sowie in der Fähigkeit, Empathie mit den normalen sozialen Kriterien der Realität aufrechtzuerhalten.

In der Praxis wird man wohl zuerst die Realitätsprüfung des Jugendlichen testen, und zwar durch explorierende Fragen nach Halluzinationen oder Wahnvorstellungen, den produktiven Symptomen einer Psychose. Ganz offensichtlich weisen psychotische Symptome auf einen Verlust der Realitätsprüfung hin. Gibt es keine eindeutige Evidenz für Halluzinationen oder Wahnvorstellungen, dafür aber abnormale sensorische Wahrnehmungen oder Einbildungen (z.B. Pseudo-Halluzinationen, Halluzinose, Illusionen oder überbewertete Vorstellungen), dann ist es sehr hilfreich, die Bewertung zu erfassen, die der Jugendliche selbst seinen Symptomen gibt; desgleichen sollte die Fähigkeit des jungen Menschen erfaßt werden, sich in die Sichtweise des Therapeuten hineinzuversetzen.

Eine generell hilfreiche Methode zur Abklärung der Realitätsprüfung des Patienten besteht in der Evaluation all dessen, was dem Diagnostiker am Verhalten des Patienten, seinem Affekt, dem Inhalt der Gedanken oder der formalen Ordnung der Denkprozesse als eigenartig, bizarr, seltsam oder unangemessen auffällt. An einem bestimmten Punkt des Interviews sollte der Diagnostiker den Patienten taktvoll mit dem konfrontieren, was als sehr unangemessen erscheint. Dadurch kann er die Fähigkeit des Patienten evaluieren, sich in die subjektive Meinung des Diagnostikers hineinzuversetzen. Weist die Reaktion des Patienten darauf hin, daß er imstande ist, mit der Realitätsprüfung des Therapeuten übereinzustimmen, dann kann man davon ausgehen, daß die Realitätsprüfung des Patienten intakt ist. Gerät indessen der jugendliche Patient unter dem Eindruck dieser Konfrontation in einen Zustand stärkerer Desorganisation, dann ist möglicherweise die Realitätsprüfung verlorengegangen. Die hier beschriebene relativ simple Prozedur stellt für den erfahrenen Kliniker ein hochwirksames Werkzeug zur Differentialdiagnose einer atypischen Psychose dar.

Ein Beispiel: Ein Jugendlicher wurde depressiv, weil er im Abschlußjahr der High School in einem Mathematiktest nur den zweiten Platz belegte, nachdem er seit seiner Grundschulzeit stets der Beste in Mathematik gewesen war. Auf die Frage, warum dieser Vorfall zu einer solchen depressiven Reaktion geführt hatte, betonte der Jugendliche mit Nachdruck, er sei überzeugt, »der beste Mathematiker der Welt« zu sein, und dieser zweite Platz stelle ein unverzeihliches Manko dar. Auf taktvolles Nachfragen – wie könne er so sicher sein, der beste Mathematiker der Welt zu sein, wo doch vielleicht in einem anderen Land ein anderer junger Mann seines Alters sogar besser noch wäre als er – reagierte der Patient mit großer Wut. Er nannte den untersuchenden Psychiater einen »kompletten Idioten« und explodierte förmlich vor Wut. Eine weitere Exploration dieses Zusammenbruchs der Kommunikation verstärkte den Eindruck, daß die grandiose Idee des jungen Mannes wahnhafte Züge aufwies und nicht zu einem pathologischen Größen-Selbst und damit zu einer narzißtischen Persönlichkeitsstruktur gehörte. Die weitere Entwicklung des Falles bestätigte die Diagnose einer schizophrenen Erkrankung.

Die Diagnose der Realitätsprüfung mit Hilfe der oben beschriebenen Methode löst normalerweise das Problem der Differentialdiagnose von Borderline-Persönlichkeitsorganisation und psychotischer Persönlichkeitsorganisation in ein oder zwei Interviews. Gewisse Umstände machen diese Diagnose indessen besonders schwierig. Da sind zum einen die Fälle, wo auffälliges Rückzugsverhalten, ein Zusammenbruch beim Studium und in der Familie sowie die Unfähigkeit zu intimen Beziehungen, auch ohne pathologische sensorische Wahrnehmung oder Wahnvorstellungen, dem Außenstehenden das Bild einer dramatisch verlaufenden Entwicklung vermitteln, während der jugendliche Patient selbst seiner Misere mit seltsamer Gleichgültigkeit zu begegnen scheint. Wird der Patient eine gewisse Zeit lang behutsam mit dieser Diskrepanz konfrontiert, dann läßt sich normalerweise eine Differentialdiagnose zwischen einer schweren schizoiden oder schizotypischen Persönlichkeitsstörung und einer einfachen Form von schizophrener Entwicklung stellen.

Zum anderen gibt es die Fälle von paranoider Psychose, bei denen der jugendliche Patient noch sehr gut weiß, was der Diagnostiker als psychotisch betrachten wird, und die entsprechende Information zurückhält: Im diagnostischen Interview ergibt das die Diagnose einer extrem paranoiden Entwicklung, und die Differentialdiagnose kann sehr viel mehr Zeit in Anspruch nehmen als in vielen anderen Fällen, auch wenn sie durch unabhängige Information aus projektiven psychologischen Tests, aus Beobachtungen über das Leben des Patienten außerhalb der diagnostischen Situation, etwa aus Familienbefragungen und aus Befragungen der Mitarbeiter der sozialpsychiatrischen Dienste, untermauert wird.

Eine dritte problematische Diagnosesituation ergibt sich bei Patienten, die im diagnostischen Interview mit Trotz und Negativismus reagieren, so daß nicht einmal die Realitätsprüfung dieses auffallenden Verhaltens erfolgreich durchgeführt werden kann. Auch hier kann möglicherweise ein sorgfältiges Erfassen der Funktionsfähigkeit des Patienten zu Hause, in der Schule und in seinem sozialen Umfeld allmählich die Diagnose erleichtern, vor allem, wenn auch psychologische Tests und die Beurteilung durch den Sozialdienst einbezogen werden. Eine nicht psychosebedingte negativistische Haltung zeigt normalerweise die Tendenz, in den diagnostischen Interviews allmählich abzunehmen; ein echter psychotischer Negativismus ist viel resistenter und verschwindet nicht in der relativ kurzen Phase der diagnostischen Evaluation.

Eine vierte (und letzte), relativ selten auftretende Art von Fällen, bei denen sich die Beurteilung der Realitätsprüfung sehr schwierig gestaltet, sind die Fälle von Patienten, die von seit Jahren bestehenden Halluzinationen oder Wahnvorstellungen berichten und damit die Symptomatologie vorwegnehmen, die ihnen die Aufmerksamkeit eines Psychiaters sichert: Das können Patienten sein, die seit vielen Jahren, manchmal seit ihrer Kindheit, die Wahnvorstellung haben, sie würden in einem bestimmten Alter sterben. Oder jene Patienten, die jahrelang chronische Halluzinationen erlebten, ohne jemals andere Anzeichen einer emotionalen Erkrankung zu zeigen. Auch für diese Fälle gilt: Das wiederholte Erfassen der Realitätsprüfung, projektive diagnostische Tests und das Bemühen, die Realitätsprüfung in allen Bereichen zu evaluieren, werden möglicherweise eine adäquate diagnostische Beurteilung liefern können. Manche Fälle mit chronischen halluzinatorischen oder Wahnsymptomen, vor allem wenn diese eine depressive Färbung haben, zeigen eine atypische affektive Erkrankung, und die Suche nach anderen Symptomen zur Bestätigung der Diagnose einer in die Persönlichkeitsstruktur eingebetteten chronischen Depression mag das Erstellen dieser Diagnose erleichtern.

Die Diagnose einer narzißtischen Pathologie

Je schwerer die narzißtische Charakterpathologie ist, desto früher macht sie sich bemerkbar. Schulkinder mit narzißtischer Persönlichkeitsstörung haben wahrscheinlich zu Hause und in der Schule erhebliche Beziehungsprobleme. Statt normaler Freundschaften entwickeln sie eine Tendenz zu Exklusivbeziehungen, die im Zeichen von Dominanz und Unterwerfung stehen; Größenphantasien werden inszeniert, im Elternhaus wird eine omnipotente Kontrolle ausgeübt, und Beziehungen, in denen das Kind nicht dominant sein darf oder nicht im Mittelpunkt der Aufmerksamkeit steht, werden nicht toleriert. Die Fähigkeit zu Gegenseitigkeit, Dankbarkeit und nicht narzißtisch belohnenden Objektinvestitionen geht ihnen völlig ab. Durch diese Verhaltensweisen unterscheidet sich der pathologische Narzißmus in der Kindheit von der normal narzißtischen Haltung des Kindes.

Fälle, bei denen sich die Pathologie erst in der Adoleszenz zeigt, sind weniger schwer als solche, wo die Diagnose bereits in der Kindheit gestellt wird, doch sind sie schwerer als die Fälle, bei denen die Symptomatik im frühen Erwachsenenalter auftritt und sich darin zeigt, daß der Patient nicht zu einer intimen Liebesbeziehung fähig ist, sowie in einem Zusammenbruch beim Studium und bei der Arbeit. Der Zusammenhang zwischen der Schwere der Pathologie und dem Alter, in dem die Symptome auftreten, weist eine Parallele zur Borderline-Persönlichkeitsorganisation ganz allgemein auf, doch die narzißtische Persönlichkeitsstörung zeigt einige Merkmale, mit deren Hilfe sie sich von dem weiteren Bereich der Patienten mit Borderline-Persönlichkeitsorganisation differenzieren läßt. Zunächst einmal zeigt das bereits erwähnte Syndrom der Identitätsdiffusion bei der narzißtischen Persönlichkeit ein scheinbar gut integriertes Konzept des Selbst – außer, daß es sich dabei um ein pathologisches Größen-Selbst handelt –, während die Repräsentanzen wichtiger Bezugspersonen im allgemeinen nicht integriert sind. Patienten mit narzißtischer Persönlichkeitsstörung bringen wenig Empathie für andere Menschen auf. In ihren Beziehungen ist bewußter oder unbewußter Neid das dominante Gefühl, sie entwerten andere Menschen und zerstören symbolisch das, was sie von anderen erhalten, sie verhalten sich ausbeuterisch und gierig, legen eine Anspruchshaltung an den Tag, sind unfähig zu reifer Abhängigkeit und auch unfähig, sich auf Freundschaften einzulassen oder sich loyal zu verhalten. Bezüglich des pathologischen grandiosen Selbst zeigen diese Jugendlichen egozentrisches Verhalten und übertriebenen Selbstbezug, ihre Größenphantasien enthalten sehr häufig exhibitionistische Elemente; sie halten sich für überlegen und sind rücksichtslos. Auffallend ist die Diskrepanz zwischen großen Ambitionen und beschränkten Fähigkeiten. Sie sind übermäßig abhängig von der Bewunderung, die andere ihnen zollen, zeigen aber wenig oder gar keine Dankbarkeit gegenüber denen, von denen sie abhängig sind. Ihr emotionales Leben und ihre Selbsterfahrung sind flach, was häufig in einem Gefühl von Leere, Langeweile und Hunger nach Stimulierung zum Ausdruck kommt.

Signifikantes Schulversagen ist häufig ein dominantes Symptom. Diesen Jugendlichen fällt es äußerst schwer, von anderen oder aus Büchern zu lernen, denn das steht im Widerspruch zu ihrer Phantasie, alles Wissen käme aus ihnen selbst oder aus der mühelosen Aufnahme all dessen, mit dem sie in Berührung kommen. Ist der narzißtische Jugendliche begabt, dann ist er wahrscheinlich so lange ein sehr guter Schüler, wie er sich nicht anstrengen muß, und oft genug zeigen diese jungen Menschen hervorragende Leistungen in Fächern, in denen sie Klassenbeste sind, versagen aber vollständig dort, wo sie dies nicht sind, sondern sich anstrengen müßten. Eine solche Anstrengung (und der unbewußte Neid, der dadurch aufgerührt wird) wird als Beleidigung für den eigenen Selbstwert erlebt. Die sekundäre Abwertung der Fächer, in denen sie nicht gut sind, führt zu einem Teufelskreis von Schulversagen. Ein Patient hatte schon sehr früh in seiner Kindheit schwimmen gelernt und war ein hervorragender Schwimmer, doch erwies er sich als unfähig, Schifahren zu lernen: Das Erlebnis der ersten Lektion – der Vergleich mit seinen älteren Geschwistern, die bessere Schifahrer waren als er selbst – wirkte sich negativ auf seine Lernbereitschaft aus.

Das Gefühl der Grandiosität und die Anspruchshaltung, übermäßiger Neid und Entwertung sowie geringe Empathie und Engagement sind die Hauptsymptome der narzißtischen Persönlichkeit und lassen sich bei narzißtischen Jugendlichen leicht beobachten. Dabei kann ihr äußeres Verhalten durchaus variabel sein. In typischen Fällen sind die ersten Kontakte mit dem Patienten charakterisiert durch dessen Haltung der Überlegenheit und Selbstsicherheit sowie durch eine charmante, einnehmende und fast verführerische Freundlichkeit, die ein Spiegelbild des pathologischen grandiosen Selbst ist. Bei atypischen Fällen kann das äußere Verhalten ganz anders aussehen: Es mag gekennzeichnet sein von Ängstlichkeit, Anspannung, Unsicherheit oder Schüchternheit. Vorherrschend ist die Befürchtung, die Überlegenheit des Patienten könne verkannt oder seine narzißtischen Forderungen nicht erfüllt werden. Anfälle von Unsicherheit, die in scharfem Kontrast zu dem üblichen Selbstvertrauen und der Überlegenheit stehen, sind ein typisches Merkmal der meisten narzißtischen Patienten. Die Stärke und Ausprägung dieser Anfälle bringt manchmal die Sekundärabwehr eines schüchternen äußeren Verhaltens zum Vorschein, das den Patienten davor schützt, daß seine narzißtischen Bestrebungen enttäuscht werden. Manchmal ist bei Patienten mit besserer Funktionsfähigkeit auch eine gewisse konventionelle Unnachgiebigkeit vorherrschend; hier tritt an die Stelle der Fähigkeit zu tiefen Beziehungen mit wichtigen Menschen ein starres Festhalten an konventionellen Klischees.

Die fehlende Über-Ich-Integration der Borderline-Persönlichkeitsorganisation zeigt sich in der narzißtischen Pathologie verschärft, und zwar deshalb, weil die idealisierende Schicht der Über-Ich-Vorläufer, d.h. das Ich-Ideal, vom pathologischen grandiosen Selbst absorbiert wird. Das führt zu einer Art von falscher Identitätsintegration und erleichtert gewisse Manifestationen von Ich-Stärke (Angsttoleranz, Impulskontrolle sowie eine gewisse sublimatorische Funktionsfähigkeit). Deshalb scheinen diese Patienten über eine weit bessere Funktionsfähigkeit zu verfügen als der normale Borderline-Patient. Diese Absorption des

Ich-Ideals in das Selbst führt jedoch nicht nur zu einem Zerfall der Welt der internalisierten Objektbeziehungen sowie der Fähigkeit zur nicht-narzißtischen Investition in ein Objekt, sondern auch zu einer deutlichen Abschwächung des Reifeprozesses des normalen Über-Ich. In weniger schweren Fällen äußert sich dieser Zerfall im Festhalten an kindischen Wertvorstellungen, etwa dem Bedürfnis nach Bewunderung der eigenen physischen Attraktivität, der Kleidung oder der Besitztümer oder in einem gewissen, von Konventionen diktierten persönlichen Stil, wobei die sichtbaren Manifestationen vom kulturellen Hintergrund des narzißtischen Patienten abhängen. Die fehlende Integration des Über-Ich zeigt sich in der Unfähigkeit, eine normale Trauer zu empfinden, in einer Tendenz zur Selbstregulierung durch Stimmungsumschwung statt durch differenzierte Selbstkritik: Hier wird eher die Scham als die Schuld kultiviert.

In schwereren Fällen kommt die fehlende Über-Ich-Integration direkt in antisozialem Verhalten zum Ausdruck, etwa in der Aggressionstoleranz, die in das pathologische grandiose Selbst eingesickert ist und sich in Form von ich-syntonem sadistischem Verhalten manifestiert oder auch als Autoaggression, Selbstverstümmelung oder Suizidverhalten auftritt, ebenso in ausgeprägten Charakterzügen, die sich davon herleiten, daß die frühesten Schichten der verfolgenden Über-Ich-Vorläufer auf die Umgebung re-projiziert werden. Weil das Ich-Ideal vom pathologischen grandiosen Selbst absorbiert wurde, können die verfolgenden Über-Ich-Vorläufer nicht in ein insgesamt integriertes Über-Ich aufgenommen werden und werden als paranoide Züge re-projiziert. Die Verbindung von narzißtischer Persönlichkeitsstörung, antisozialem Verhalten, ich-syntoner Aggression und einer paranoiden Ausrichtung, die wir bei schweren Fällen antreffen, konstituiert das Syndrom des malignen Narzißmus, bei dem das entartete Über-Ich sich in Richtung einer vollständigen Zerstörung – oder des völligen Fehlens – der Über-Ich-Funktionen entwickelt. Das Ergebnis ist eine antisoziale Persönlichkeitsstörung im engeren Sinn (gegenüber der weniger präzisen Definition des DSM-Klassifizierungssystems).

Die antisoziale Persönlichkeitsstörung in der Adoleszenz

Obgleich, bei sorgfältiger Exploration, praktisch alle antisozialen Persönlichkeitsstörungen die entsprechenden Symptome bereits früh in der Kindheit aufweisen, tendiert die Nomenklatur im DSM-III und DSM-IV dazu, die »Verhaltensstörung« in der Kindheit von der antisozialen Persönlichkeitsstörung im

Erwachsenenalter zu unterscheiden; eine künstlich gesetzte Altersgrenze von 18 Jahren muß erreicht sein, ehe die Diagnose einer antisozialen Persönlichkeitsstörung gestellt werden kann (Hare 1970; Hare & Shalling 1978; P. Kernberg 1989). Aus psychopathologischer wie auch aus klinischer Sicht scheint diese Unterscheidung absurd: Angesichts der nicht zu unterschätzenden Implikationen, die eine antisoziale Persönlichkeitsstörung in jedem Alter hat, ist es wichtig, daß der Kliniker, der einen Jugendlichen mit signifikant antisozialem Verhalten untersucht, darauf eingestellt ist, diese Störung zu diagnostizieren. In Kapitel 3 habe ich die Differentialdiagnose von antisozialer Persönlichkeitsstörung, Syndrom des malignen Narzißmus sowie narzißtischer Persönlichkeitsstörung besprochen und will deshalb hier nur kurz die Unterschiede zusammenfassen.

Wir dürfen nicht übersehen, daß der passiv-parasitäre Typ der antisozialen Persönlichkeitsstörung in der frühen Kindheit weniger auffällig ist, vor allem dann nicht, wenn das antisoziale Verhalten des Patienten sich nicht von den kulturell tolerierten Mustern der antisozialen Merkmale seiner Familie und seines sozialen Hintergrunds abhebt. So scheinen beispielsweise Handlungen wie in der Schule zu mogeln, zu stehlen oder gewohnheitsmäßig zu lügen weniger gravierend zu sein, wenn sie in einer Umgebung mit sozialer Desorganisation und ausgeprägter Familienpathologie vorkommen, als wenn sich solche Dinge in einer relativ stabilen Familie und einem gesunden sozialen Umfeld ereignen. Antisoziale Tendenzen oder ausgeprägte narzißtische Pathologie bei den Eltern können leicht als Deckmantel dienen, unter dem sich das passiv-parasitäre antisoziale Verhalten eines Kindes entfaltet.

Der vorwiegend aggressive Typ der antisozialen Persönlichkeitsstörung zeigt sich normalerweise viel deutlicher, und zwar aufgrund der Auswirkungen dieser Pathologie auf das unmittelbare soziale Umfeld des Kindes. Wie Paulina Kernberg (1989) ausgeführt hat, ist das Kennzeichen dieser Störung eine extreme Aggression von früher Kindheit an, eine Aggression, die bis zu gewalttätigem und gefährlichem Verhalten gegenüber Geschwistern oder Tieren oder der Zerstörung von Eigentum reicht. Diese Kinder legen eine »affektlose« Aggression an den Tag, sie sind chronisch manipulativ, haben paranoide Tendenzen und sind bemerkenswert unfähig, Freundschaften zu halten. Manchmal errichten sie eine regelrechte Schreckensherrschaft in ihrem Elternhaus oder in ihrem unmittelbaren sozialen Umfeld in der Schule. In der frühen Adoleszenz bewegt sich die Aggression über den Kreis der Familie hinaus, und es mag auch zu tatsächlichem kriminellem Verhalten kommen. Die Eltern sind normalerweise erschöpft vom Umgang mit ihnen und haben Angst vor ihnen, doch sind sie häufig außerstande,

Mitarbeiter der psychosozialen Dienste davon zu überzeugen, wie gravierend die Situation ist.

Diagnostisch gesehen ist das Vorliegen einer narzißtischen Persönlichkeitsstörung das erste entscheidende Charakteristikum der antisozialen Persönlichkeit. Haben wir es zudem zweitens mit einer antisozialen Persönlichkeit des vorwiegend aggressiven Typs zu tun, dann finden wir auch die Symptome des malignen Narzißmus. Der überwiegend passiv-parasitäre Typus zeigt keine Gewalttätigkeit, sondern nur passiv-ausbeutendes Verhalten, beispielsweise lügen, betrügen, stehlen und skrupellose Ausbeutung. Eine sorgfältige Evaluation der persönlichen Geschichte fördert drittens die Erkenntnis zutage, daß das entsprechende antisoziale Verhalten seit der frühen Kindheit besteht. Ein vierter – und sehr wichtiger – Hinweis ist die Tatsache, daß diese Patienten unfähig sind, sich wegen ihres antisozialen Verhaltens schuldig zu fühlen. Möglicherweise zeigen sie Gewissensbisse, wenn ihre Taten entdeckt werden, nicht jedoch für etwas, was sie getan haben und von dem sie glauben, daß niemand es weiß. Es fällt auch auf, daß sie nicht imstande sind, sich mit den Moralvorstellungen des Diagnostikers zu identifizieren; dabei sind sie sehr geschickt darin, Motive und Verhaltensweisen anderer Menschen zu erkennen. Die Vorstellung einer ethischen Motivation ist ihnen so fremd, daß bei der Exploration dieses Themas – wenn sie sich beispielsweise fragen, wie der Therapeut auf ihr antisoziales Verhalten wohl reagieren mag – häufig ihre absolute Unfähigkeit zutage tritt, sich die Trauer oder Betroffenheit eines anderen Menschen vorzustellen oder gar sich vorzustellen, daß jemand aufgrund ihrer grausamen oder ausbeuterischen Handlungen schockiert ist.

Diese Jugendlichen zeigen sich fünftens völlig unfähig zu irgendeiner Art von nicht-ausbeutender Investition in andere Menschen; ihre Indifferenz und Kälte erstreckt sich auch auf Haustiere, die sie mißhandeln oder ohne jegliches Gefühl im Stich lassen. Sechstens: Sie gehen mit sich selbst und anderen sorglos um und haben weder Zeitgefühl noch Sinn für Zukunftsplanung. Während konkretes antisoziales Handeln mit perfekter Kurzzeitplanung durchgeführt werden mag, wird häufig die langfristige Wirkung einer »Ansammlung« von antisozialem Verhalten völlig ignoriert und hat für diese Patienten keinerlei emotionale Bedeutung: Ein Gefühl für die Zukunft ist nicht nur eine Ich-, sondern auch eine Über-Ich-Funktion, und diese fehlt bei diesen Menschen vollständig. Als siebter Punkt mag das Fehlen einer affektiven Investition in wichtige Bezugspersonen gelten, eine Tatsache, die zu der fehlenden normalen Liebe zum eigenen Selbst paßt. Diese Haltung drückt sich in herausforderndem, draufgängerischem und potentiell selbstzerstörerischem Verhalten aus sowie in der Bereitschaft zu impulsiven Suizidhandlungen, wenn sie sich in die Enge getrieben fühlen. Geraten sie in heftige Wut, dann besteht die Gefahr, daß sie äußerst aggressiv reagieren und auch vor Mord nicht zurückschrecken.

Als achter Punkt ist anzuführen, daß diese Patienten nicht fähig sind, die Depression der Trauer oder des Kummers zu erleben, doch haben sie eine hohe Toleranzschwelle gegenüber Angst. Fühlen sie sich bedroht oder stehen sie unter der Kontrolle einer externen Struktur, dann entwickeln sie sofort weitere Symptome oder andere Formen von antisozialem Verhalten. Neuntens soll darauf verwiesen werden, daß diesen Patienten die Fähigkeit abgeht, aus Erfahrung zu lernen; des weiteren sind sie außerstande, irgend etwas von dem aufzunehmen, was der Therapeut ihnen anbietet: Hinter diesem Symptom verbirgt sich eine radikale Entwertung aller Wertsysteme, ein Gefühl, daß das Leben ein ständiger Kampf ist, ein Kampf unter Wölfen oder ein Kampf zwischen Wölfen und Schafen, wobei viele Wölfe als verkleidete Schafe auftreten.

Und zum Schluß sei noch darauf verwiesen, daß diese Patienten unfähig sind, sich zu verlieben. Die Erfahrung, daß Zärtlichkeit und Sexualität integriert werden können, geht ihnen völlig ab, ihre sexuellen Beziehungen sind mechanisch und lassen sie auf immer unbefriedigt. Wenn ein antisozialer Mensch unter einer sadistischen Perversion leidet, kann er für andere Menschen außerordentlich gefährlich werden. Starke aggressive Gefühle in Verbindung mit fehlendem Mitgefühl bei nicht erfolgter Entwicklung des Über-Ich sind die Grundlage der Psychopathologie von Massenmord, aber auch für Mord im Zusammenhang mit Sexualität.

Durch das für diese Patienten typische Manipulieren, das pathologische Lügen, die wechselnden Rationalisierungen entsteht im diagnostischen Interview etwas, das Paulina Kernberg (persönliche Mitteilung) den »holographischen Menschen« genannt hat: Diese Patienten rufen Bilder ihrer selbst, ihres Lebens und ihrer Interaktionen hervor, die unscharf sind, rasch wechseln und völlig inkohärent sind. Der Interviewer ist beeindruckt von ihrer fundamentalen Nicht-Authentizität, so als hätten sie eine Leerstelle anstelle der Identität (P. Kernberg et al. 2000). Die diagnostische Evaluation solcher Fälle macht es nötig, die gesamte Geschichte eines Patienten aufzunehmen, um die Aussagen, die er bei verschiedenen Gelegenheiten über seine Vergangenheit trifft, vergleichen, seine Interaktionen mit dem Therapeuten und mit anderen wichtigen Bezugspersonen beobachten zu können, und damit externe Beobachtungen und Information von außen mit dem verglichen werden können, was der Patient selbst sagt.

Bei der Exploration des Lebens dieser Patienten sollte taktvoll gefragt werden, warum sie sich nicht auf das antisoziale Verhalten eingelassen haben, das doch unter einigen spezifischen Umständen zu erwarten gewesen wäre. Diese Frage offenbart häufig die fehlende Fähigkeit des Patienten zur Identifikation mit ethischen Systemen, selbst wenn er gerade den Versuch unternimmt, sich als aufrichtig und zuverlässig zu schildern. Natürlich sollte der Patient, der den Diagnostiker belügt, mit dieser Lüge konfrontiert werden, allerdings auf nicht bestrafende Weise. Die Konfrontation dient eher dazu, zu erfassen, ob die Fähigkeit, Schuld, Scham oder Gewissensbisse zu empfinden, noch vorhanden ist. Die narzißtische Persönlichkeitsstörung mit passiv-parasitären Tendenzen zeigt die gleichen generellen Charakteristika wie der aggressive Typus der Störung, allerdings ohne direkte Angriffe auf andere Menschen, auf Tiere oder Dinge oder auf das eigene Selbst. Patienten mit malignem Narzißmussyndrom, aber ohne eigentliche antisoziale Persönlichkeitsstörung, sind immer noch imstande, Schuld zu empfinden und auf sich selbst zu achten. Sie haben einige nicht-ausbeuterische Beziehungen, gewisse Reste von authentischen Über-Ich-Funktionen sowie eine gewisse Fähigkeit, Abhängigkeit zu ertragen: Ihre Prognose ist deutlich besser.

Manchmal finden wir antisoziales Verhalten bei Patienten, die keine narzißtische Persönlichkeitsstörung haben, d.h. die nicht zu dem von mir beschriebenen Kontinuum gehören, das von der narzißtischen Persönlichkeitsstörung über das Syndrom des malignen Narzißmus bis zur eigentlichen antisozialen Persönlichkeitsstörung reicht.

Antisoziales Verhalten finden wir manchmal bei Patienten mit einer Borderline-Persönlichkeitsorganisation und einer Persönlichkeitsstörung, die nicht zu den narzißtischen Typen der Persönlichkeitsstörung gehört, sowie bei gewissen Patienten mit neurotischer Persönlichkeitsorganisation und guter Integration der Identität. Antisoziales Verhalten bei Jugendlichen kann aber auch gelegentlich einfach eine Neurose mit ausgeprägten Zügen der Rebellion sein; es mag sich sogar um eine »normale« Anpassung an eine pathologische soziale Untergruppe handeln (wir nennen das »dissoziale Reaktion«). In solchen Fällen ist die Diagnose des antisozialen Verhaltens viel besser, man kann sogar sagen, sie ist hervorragend, wenn die Charakterpathologie oder das neurotische Syndrom psychotherapeutisch behandelt werden. Deshalb geht es bei adoleszenten Patienten mit antisozialem Verhalten in erster Linie darum, festzustellen, ob das Syndrom der Identitätsdiffusion vorliegt oder nicht und ob wir es mit einer narzißtischen Persönlichkeitsstörung, einem malignen Narzißmus oder einer tatsächlichen antisozialen Persönlichkeitsstörung zu tun haben.

Generelle Gedanken zur diagnostischen Evaluation einer Charakterpathologie bei jugendlichen Patienten

Es ist äußerst wichtig, sich ein vollständiges Bild aller vorliegenden Symptome und ihrer relativen Schwere zu verschaffen. Schwere Suizid- oder Selbstverstümmelungstendenzen, Alkohol- oder Drogenmißbrauch bzw. -sucht, schwere Depressionen und Eßstörungen mögen eine sofortige Intervention erfordern. Solche vordringlichen Probleme müssen zuerst behandelt werden, und die Evaluation der Persönlichkeitsstruktur des Jugendlichen muß warten, bis er sich in einem sicheren und schützenden Umfeld befindet.

In sämtlichen Fällen hat die Untersuchung der Funktionsfähigkeit in allen Lebensbereichen des jungen Menschen Vorrang vor der Lebensgeschichte, denn diese muß im Licht seiner aktuellen Funktionsfähigkeit erhoben werden. Informationen, die der Patient oder seine Familie liefern oder die aus anderen Quellen stammen – aus der Schule oder von den Mitarbeitern des sozialpsychiatrischen Dienstes –, müssen unter dem Aspekt der interaktionellen Merkmale der Beziehung zwischen Diagnostiker und Patient sorgfältig analysiert werden. Das erfordert eine aufrichtige Kommunikation vom Therapeuten zum Patienten im Hinblick auf die Information, die er erhält, desgleichen muß ausdrücklich über das Thema der Vertraulichkeit gesprochen werden.

Kommt ein Jugendlicher beim ersten Mal in Begleitung seiner Familie, dann mag es von Vorteil sein, daß man alle gemeinsam erlebt, ehe man den Patienten allein empfängt. Man sollte nicht als erstes die Familienmitglieder ohne den Patienten empfangen, auch wenn diese darauf bestehen. Sollte der Therapeut vor der ersten Begegnung bereits Informationen über den Patienten bekommen haben, dann muß er diese unbedingt dem Patienten mitteilen. In Familien mit einer »Kultur« der Geheimnistuerei voreinander ist die Offenlegung sämtlicher Informationskanäle ein wichtiger Bestandteil der diagnostischen Evaluation und sollte taktvoll, aber dezidiert durchgeführt werden.

Erfahrungen, die wir bei der Langzeitbehandlung von Patienten mit schweren Persönlichkeitsstörungen gemacht haben, haben uns gelehrt, daß es bestimmte Situationen gibt, die unsere unmittelbare Aufmerksamkeit verlangen. Dazu zählen die Bedrohung des physischen Überlebens des Patienten oder anderer Menschen, die Möglichkeit eines plötzlichen Abbruchs des diagnostischen oder therapeutischen Prozesses, schwerwiegende Störungen dieser Prozesse durch mangelnde Aufrichtigkeit seitens des Patienten und/oder seiner Familie sowie die

Gefahr eines raschen Zusammenbrechens des stützenden Systems, das die Fortführung des diagnostischen Prozesses ermöglicht.

Kommt es während des diagnostischen Prozesses zu einer schweren Regression, beispielsweise eine deutlich negative Reaktion auf den Diagnostiker, dann sollte man eine Zeitlang nicht nach weiteren Informationen forschen, sondern sich ausschließlich darauf konzentrieren, wie der Jugendliche die Situation erlebt. Hier kommen die psychoanalytischen Prinzipien ins Spiel, nach denen das Ausagieren einer schweren negativen Übertragung beurteilt wird. Der mit der Diagnose betraute Kliniker muß möglicherweise eine gewisse Zeit mit der Prüfung dieser negativen Übertragung verbringen, darf dabei jedoch nicht aus dem Auge verlieren, daß er sich immer noch im diagnostischen Prozeß befindet. Selbstverständlich muß man mit der Behandlung warten, bis sämtliche Informationen über die Probleme des Patienten vorliegen. Primitive Abwehrmechanismen wie beispielsweise die projektive Identifikation, omnipotente Kontrolle und schwerwiegende Verleugnung geben diesen Problemen im Jugendalter ihre spezielle Färbung und können verwendet werden, um festzustellen, ob eine Identitätsdiffusion, eine narzißtische Pathologie oder ein antisoziales Verhalten vorliegen.

Weigert sich der Patient, zu den Sitzungen zu erscheinen, dann kann die Arbeit mit der Familie dazu beitragen, eine Sozialstruktur zu schaffen, die den Patienten in die Sitzungen zurückbringt. So kann etwa der Diagnostiker mit der Familie darüber sprechen, welche Maßnahmen sie ergreifen könnte, um den Patienten zur Konsultation zu bringen; er kann den Familienmitgliedern dabei behilflich sein, den unter diesen Umständen richtigen Umgang mit dem Patienten zu finden. Kommt dann der Patient wieder zu den Diagnostiksitzungen, dann muß er auf jeden Fall erfahren, was in den Gesprächen mit der Familie besprochen worden ist. Besteht eine akute Gefahr für das physische Überleben des Patienten oder seiner Familie, oder zeigt es sich, daß die Differentialdiagnose eines psychotischen Prozesses nicht im ambulanten Setting durchgeführt werden kann, dann mag ein kurzer Aufenthalt in einer psychiatrischen Klinik indiziert sein, wodurch gewährleistet wird, daß diese Evaluation in einem geschützten Rahmen stattfindet.

Es ist immer aufschlußreich, die Familiensituation von Jugendlichen zu untersuchen, die zur Beurteilung einer Charakterpathologie überwiesen werden: Eine pathologische Sozialstruktur der Familie interagiert mit der Charakterpathologie des Patienten. Wenn man erfaßt, in welchem Ausmaß die Pathologie des Patienten eine relativ unspezifische Reaktion auf eine schwere Familienpathologie darstellt, nicht aber eine schwere Charakterpathologie des Patienten selbst ist, dann gewinnt man dadurch wichtige Einsichten für den diagnostischen Prozeß, die wiederum die Wahl der Behandlungsstrategien beeinflussen.

Die sorgfältige Erhebung der sozialen Beziehungen, die der junge Patient außerhalb der Familienstruktur unterhält, erbringt unschätzbare Informationen über die Beziehung zwischen der Familienpathologie und der möglichen Charakterpathologie. Es gibt Fälle, in denen ein Jugendlicher im Elternhaus – und anfänglich auch bei den diagnostischen Interviews – erhebliche Verhaltensstörungen an den Tag legt, jedoch außerhalb der Familie sehr aktive und intensive Beziehungen zu wichtigen Freunden oder bewunderten Erwachsenen führt, denen er sich tief verbunden fühlt. In einem solchen Fall wird sich seine Interaktionsbereitschaft im diagnostischen Setting allmählich normalisieren, und zwar in dem Maß, wie er beginnt, den Diagnostiker von den Autoritäten seiner Familie zu unterscheiden. Verleugnen die Eltern eine schwere Charakterpathologie bei ihrem Kind, so kommt diese doch manchmal ans Licht, wenn der jugendliche Patient Informationen darüber gibt, wie beschränkt und armselig seine emotionalen Investitionen in wichtige Bezugspersonen tatsächlich sind, und davon berichtet, daß er in der Schule versagt und immer wieder in schwere Konflikte gerät. Wann immer wir es mit Schulversagen zu tun haben, kann ein Intelligenztest (und ggf. auch ein Erfassen möglicher Handicaps) weitere Klarheit darüber bringen, inwieweit eine Charakterpathologie, insbesondere eine narzißtische Persönlichkeitsstörung, zu dem Schulversagen beiträgt.

Eine Evaluation des Sexuallebens des Patienten erbringt wichtige Informationen über seine Fähigkeit zur Entwicklung tiefer Objektbeziehungen, über das eventuelle Vorliegen schwerer Störungen der Sexualfunktionen, die nichts mit der Charakterpathologie zu tun haben, sowie über das Vorliegen von potentiell destruktiven und selbstdestruktiven Verhaltensweisen, die den Jugendlichen in unmittelbare Gefahr bringen. Eine Tendenz zu sexueller Promiskuität im Zeitalter von Aids mag eine gefährliche Situation darstellen, die eine sofortige therapeutische Intervention erforderlich macht. Andererseits gilt auch, was ich weiter oben ausgeführt habe: Die Fähigkeit zur romantischen Idealisierung, zum Sich-Verlieben und insbesondere die Fähigkeit, Sexualität, Zärtlichkeit und Engagement zu entwickeln, sind ein deutliches Anzeichen für reife Objektbeziehungen.

Die Art und Weise, wie sich der Jugendliche in Gruppenprozesse einfügt, liefert ebenfalls wichtige Informationen über seine Charakterstruktur. Läßt er sich vollständig vom Gruppenprozeß absorbieren – übernimmt er etwa kritiklos die Sitten und Gebräuche der Gruppe, ohne darüber nachzudenken und zwischen der Gruppe und dem eigenen Selbst zu differenzieren –, dann ist der Jugendliche eventuell vor Verhaltensmanifestationen geschützt, die auf eine schwere Identitätsdiffusion hinweisen (Kernberg 1988). Die Fähigkeit zur subtilen und kritischen Bewertung einzelner Gruppenmitglieder gibt Aufschluß über die Integration der Identität oder die Identitätsdiffusion, ganz unabhängig von der oberflächlichen Anpassung des Jugendlichen an den Gruppenprozeß.

Informationen über die Entwicklung des Über-Ich des Jugendlichen ergeben sich aus seiner Orientierung an der herrschenden Ideologie seiner spezifischen Gruppe, sei es eine generelle politische Ideologie oder die Ad-hoc-Ideologie einer speziellen Bande; besonders aufschlußreich ist dabei der Unterschied zwischen der Ausbildung einer primitiven Identifikation mit einer idealisierten Gruppe einerseits, bei der die starke Feindseligkeit gegenüber allen, die nicht zur Gruppe gehören, abgespalten wird, oder die gegenteilige Wahrnehmung, daß die Welt sich nicht einfach in »nur Gute« und »nur Böse« einteilen läßt. Die meisten politischen Ideologien bewegen sich auf einem Spektrum, das vom Extrem einer ausgeprägten Paranoia (der Ablehnung alles Fremden) bis zum Extrem einer trivialen, konturlosen Konventionalität reicht, wobei sich in der Mitte zwischen diesen Polen eine »humanistische« Ebene befindet, charakterisiert durch den Respekt vor individuellen Unterschieden, die Achtung der sexuellen Intimität und des Privatlebens sowie der Autonomie des Individuums. An welcher Stelle auf diesem ideologischen Kontinuum der Jugendliche sich seinen Platz sucht, gibt Aufschluß über den Reifegrad seines Über-Ichs.

[KAPITEL 5] Perversion, Perversität und Normalität: Diagnostische und therapeutische Überlegungen

Was ist »sexuelle Normalität«?

Kulturell geprägte Wertvorstellungen und ideologischen Strömungen beeinflussen unweigerlich unsere Beurteilung der menschlichen Sexualität. Ist »normal« gleichbedeutend mit »generell praktiziert« oder mit dem vorherrschenden Verhaltensmuster, dann zielt eine Behandlung auf Anpassung ab, und wir verlieren den Nutzen des Begriffs *Normalität*, der dann nicht mehr zur Beschreibung eines Gesundheitsstandards verwendet werden kann. Bezieht sich jedoch das Konzept der Normalität auf ein ideales Muster von Verhaltensweisen, dann laufen wir Gefahr, ideologisch motivierte Maßnahmen durchzusetzen. Wenn wir – in ideologisch motivierter Opposition zu konventionellen Begriffen – die Gleichwertigkeit aller und jeder Manifestation menschlicher Sexualität proklamieren, dann laufen wir dabei Gefahr, signifikante und sogar lähmende Begrenzungen des sexuellen Genusses zu übersehen, ebenso der Integration von Erotik und emotionaler Intimität. Ideal wäre ein »wissenschaftlich objektiver« Standpunkt – wären nicht die Humanwissenschaften selbst auch ein Opfer der Konventionalität.

Meines Erachtens sorgt die Psychoanalyse – trotz ihrer begrenzten Wirksamkeit bei der Beurteilung menschlichen Verhaltens – für die optimale Verbindung zwischen einer nicht von Konventionen beeinträchtigen Exploration des Intimlebens eines Menschen und der Beurteilung, inwieweit sexuelle Verhaltensmuster das Potential für Genuß, Autonomie, Anpassung und Effizienz bereichern, modifizieren oder einschränken. Die der psychoanalytischen Theorie inhärenten ideologischen und kulturellen Verzerrungen unterliegen im Lauf der Zeit stets der Tendenz zur Selbstkorrektur. Es ist indes ernüchternd, sich zu erinnern, daß die Psychoanalyse vor kaum hundert Jahren die Meinung der Wissenschaftsgemeinde teilte, die befand, daß Masturbation eine gefährliche Form von Pathologie darstellt; gleichzeitig wurden in der psychoanalytischen Literatur Homosexualität und Perversionen in einen Topf geworfen, ohne sich groß um die deutlichen Unterscheidungsmerkmale zu kümmern. Seit Freuds (1905) bahnbrechenden

Entdeckungen wurden tatsächlich kaum (wenn überhaupt) Studien zur Affektivität der sexuellen Erregung durchgeführt. Und im Gegensatz zu Freuds revolutionären Einsichten darüber, welchen Einfluß unbewußte sexuelle Bestrebungen von frühester Kindheit, ja, schon vom Säuglingsalter an, auf die Entwicklung und die Struktur des intrapsychischen Lebens ausüben, sind jüngere psychoanalytische Entwicklungen eher bestrebt, die Bedeutung der unbewußten Sexualität herunterzuspielen oder gar nicht zu beachten (siehe dazu Green 1997).

Klinische und psychoanalytische Kriterien

Ein sehr weit gefaßtes Kriterium für Normalität könnte meines Erachtens die Fähigkeit sein, Lust in einem breiten Bereich sexueller Phantasie und Aktivität zu empfinden und diese Formen sexuellen Interesses in eine zärtliche, liebevolle Beziehung zu integrieren, die durch wechselseitig geschenkte sexuelle Lust, durch emotionale Verbundenheit und durch die Idealisierung dieser Verbundenheit noch gestärkt wird (Kernberg 1995). Dieses Kriterium impliziert die Kontrolle über die aggressiven Komponenten des Sexualverhaltens, und zwar so ausdrücklich, daß in der sexuellen Begegnung feindselige oder gefährliche Absichten und Handlungen ausgeschlossen sind. Nicht ausgeschlossen sind autoerotische sexuelle Aktivitäten, die weder gefährlich noch aktiv selbstdestruktiv sind.

Aus psychoanalytischer Sicht impliziert der Begriff *Normalität* die Integration früher prägenitaler Phantasien in die genitalen Phantasien und Aktivitäten. Impliziert ist auch die Fähigkeit, im Geschlechtsverkehr Erregung und Orgasmus zu erleben. Zur »normalen« Sexualität gehört auch die Integration von Aspekten der polymorph-perversen kindlichen Sexualität (sadistische, masochistische, voyeuristische, exhibitionistische und fetischistische Komponenten) in die sexuellen Phantasien, Spiele und Aktivitäten. Tatsächlich sieht die Psychoanalyse in der Integration der polymorph-perversen kindlichen Sexualität in eine zärtliche Liebesbeziehung das Optimum an psychischer Freiheit und Normalität. Natürlich gehört dazu, daß in dieser Liebesbeziehung die gegenseitige Befriedigung und Idealisierung die sexuelle Begegnung stärken und durch diese wiederum verstärkt werden.

Auf einer tieferen Stufe impliziert die Fähigkeit zur vollen sexuellen Lust auch die Integration präödipaler und archaischer Objektbeziehungen in die reifere ödipale Beziehung, die in sublimierter Form ausgelebt wird. In jeder Liebesbeziehung wird ein unbewußtes Phantasieleben aktiviert, das die Idealisierung der sexuellen Erregung und Befriedigung in Form polymorph-perverser kindlicher Spiele und Phantasie aufrechterhält und in die sexuelle Begegnung einbringt. Aggression ist ein wesentlicher Bestandteil der normalen sexuellen Erregung und trägt tatsächlich entscheidend zu einer voll entwickelten Erotik bei (Kernberg 1991; Stoller 1979). Abschließend läßt sich demnach sagen, daß die Sexualität des Menschen, wie André Green es ausdrückt, die Integration des Sexualtriebs in eine Objektbeziehung darstellt, die ihren Ausdruck darin findet, daß die Libido vollständig in diese Beziehung eingebracht wird.

Diese Kriterien lassen indessen gewisse Punkte außer acht: die Ausschließlichkeit und die Beständigkeit der Beziehung sowie das Geschlecht des Sexualobjekts. Bei diesen Themen gerät der wissenschaftliche Ansatz besonders leicht in den Einflußbereich ideologischer und kultureller Verzerrungen. Es gibt gute theoretische Gründe dafür, eine stabile heterosexuelle Beziehung als normale Lösung und Sublimierung des ödipalen Konflikts zu betrachten. Biologische Determinanten und eine primäre intrapsychische Bisexualität können indessen die Wahl des Objekts stark beeinflussen und können daher – unter dem Einfluß kultureller Faktoren – als Co-Determinanten für die verschiedenen Wege zur Objektwahl bei beiden Geschlechtern betrachtet werden (Kernberg 1995). André Green (1997) hat vor kurzem eine klinische Klärung der Formen männlicher Homosexualität vorgeschlagen – abgeleitet aus psychoanalytischen Beobachtungen –, die auf das breite Spektrum der an dieser Entwicklung beteiligten psychodynamischen Merkmale verweist.

Definition und Psychodynamik der Perversion

Die klinische Definition von Perversion lautet folgendermaßen: stabile, chronische und rigide Restriktionen des Sexualverhaltens, charakterisiert durch das Ausdrücken eines der polymorph-perversen infantilen Partialtriebe als unerläßliche Bedingung für das Erreichen der sexuellen Erregung und des Orgasmus (O. Kernberg 1989b, 1991; Stoller 1975). Alle sexuellen Perversionen verbinden gravierende Einschränkungen der sexuellen Freiheit und Flexibilität mit der Idealisierung des Szenarios, das sich aus dem jeweils dominanten polymorph-perversen Teiltrieb der Kindheit ableitet. Auf dem Hintergrund dieser Definition ist die Diagnose von sexuellem Sadismus, Masochismus, Voyeurismus, Exhibitionismus und Transvestie nicht schwierig. Die Definition findet auch Anwendung auf eine episodische Perversion, bei der eine Perversion aufgrund dissoziativer Phänomene ausgedrückt wird, alternierend mit – allerdings etwas dürftigem – konventionellem Sexualverhalten und von diesem vollständig abgespalten.

Zur Beschreibung lassen sich Perversionen auf einem Kontinuum klassifizieren, das sich an dem Ausprägungsgrad der in der Perversion dominierenden Aggression orientiert und dessen Endpunkt die Perversion darstellt, bei der gefährliches, ja sogar lebensbedrohendes Verhalten in die potentielle Objektbeziehung eindringt. Eine solche aggressive Infiltration fällt besonders ins Auge bei Fällen von Pädophilie sowie in den selteneren Perversionen der Zoophilie, Koprophilie, Urophilie und natürlich der Nekrophilie.

Unter dem Gesichtspunkt der Psychodynamik hat sich in der psychoanalytischen Literatur ein Konsens herausgebildet, wonach die Perversionen je nach Schwere der Erkrankung in zwei große Gruppen eingeteilt werden. Die Arbeit von André Lussier (1982) über Fetischismus ist meines Erachtens zum Standardwerk für Fragen der Psychodynamik geworden. In beiden Gruppen gehören zur Pathologie ein rigides perverses Muster, die Entwicklung eines idiosynkratischen Szenarios, das direkt mit der jeweiligen Perversion verbunden ist, wobei auffällt, daß außerhalb dieses Szenarios die sexuelle Phantasie und die Erforschung der Sexualität eingeschränkt sind. Ein wichtiges Kennzeichen, das alle weniger schweren perversen Szenarien aufweisen, ist die Zuhilfenahme von Aggression, also der Einsatz der Aggression im Dienst der Liebe und der Erotik. Dadurch entsteht ein Gefühl der Sicherheit und gleichzeitig eine intensive erotische Erfahrung, innerhalb derer die Verschmelzung mit dem Objekt in sexueller Erregung und Orgasmus durch die sadomasochistische Identifikation des Partners als Täter und Opfer verstärkt wird. Diese Ebene der Perversion wird am besten durch die ursprünglich von Freud (1905, 1919, 1927, 1940) konzeptualisierte klassische Konstellation beschrieben. Hierbei dient die Fixierung als Partialtrieb dazu, die Kastrationsangst zu verleugnen, und die Inszenierung eines prägenitalen Sexualszenarios dient der Abwehr gegen ödipale genitale Konflikte. Die genitale Sexualität wird als Erfüllung ödipaler Wünsche gefürchtet. Dabei verbindet sich heftige Kastrationsangst mit machtvollen aggressiven Komponenten des positiven Ödipuskomplexes. Jegliche sexuelle Interaktion wird zur symbolischen Inszenierung der Urszene, und jegliche Form der Regression auf präödipale Entwicklungsstufen dient eindeutig der Abwehr. Bei diesen Patienten ist die präödipale Aggression nicht das stärkste Element der aggressiven Aspekte des ödipalen Konflikts. Klinisch gesprochen, tauchen Perversionen auf dieser Stufe typischerweise im Kontext der neurotischen Persönlichkeitsorganisation auf, d.h. bei Patienten mit Zwangsstörung, depressiv-masochistischer oder hysterischer Persönlichkeitsstörung (Kernberg 1996b).

Die pathologisch schwerere Stufe der Perversion, die von Chasseguet-Smirgel (1984) und Lussier (1982) beschrieben wird, weist eine typische, aus zwei Schichten bestehende Abwehrorganisation auf, bei der ödipale mit schweren präödipalen Konflikten verdichtet werden, deren aggressive Aspekte dann das klinische Bild beherrschen. Diese Formen der Perversion sind typisch für Patienten mit Borderline-Persönlichkeitsorganisation. Tatsächlich gab es bei der von mir auf der Grundlage der Erfahrungen aus dem Forschungsprojekt der *Menninger Foundation* beschriebenen Psychodynamik (Kernberg 1975) geradezu dramatische Überschneidungen mit der Dynamik stark ausgeprägter Perversion, wie sie von Lussier in seiner Studie zum Fetischismus dargestellt wird.

Diese schwere Ausprägungsform der Perversion zeigt sich in den beiden wichtigsten Persönlichkeitsorganisationen: zum einen in der üblichen Borderline-Persönlichkeitsorganisation mit vorherrschender Abspaltung – von der Ich und Über-Ich betroffen sind – und einer Kombination sadistischer und masochistischer Züge, die sowohl im Sexualverhalten als auch in der generellen Charakterstruktur sichtbar werden; darin zeigt sich der abnormale »Metabolismus« der Aggression. Zum anderen finden wir diese Perversionsform in der narzißtischen Persönlichkeitsstruktur: Hier dringen die aggressiven Aspekte der verdichteten ödipalen und präödipalen Konflikte in das Szenario der Perversion ein. Beim malignen Narzißmus werden die aggressiven Triebderivate in das grandiose pathologische Selbst integriert; als Folge davon nimmt die Perversion eine gefährlich sadistische Färbung an (O. Kernberg 1989a).

In der psychoanalytischen Literatur zur Perversion werden die narzißtischen Merkmale als generelles Charakteristikum betrachtet. Klinisch gesehen ist es jedoch äußerst wichtig, Patienten mit unspezifischen »narzißtischen Konflikten« von solchen Patienten zu unterscheiden, deren narzißtische Charakterstruktur besondere Implikationen für Prognose und Behandlung aufweist. Die anale und orale Regression bei dieser schweren Ausprägungsform der Perversion zeigt sich in dem, was Donald Meltzer (1977) »Vermischung der Zonen« nannte: daß nämlich alle herausragenden oder Vagina-ähnlichen Körperbereiche bei beiden Geschlechtern als symbolisch äquivalent betrachtet und mit der entsprechenden Verdichtung von oralen, analen und genitalen Bestrebungen verbunden werden. Im Sexualleben dieser Patienten sind unbewußte anale Phantasien vorherrschend; dabei werden die Geschlechtsorgane und der genitale Geschlechtsverkehr »fäkalisiert«. Ein Bestandteil der analsadistischen Regression dieser Patienten ist ein Angriff auf Objektbeziehungen und deren Zerstörung, während die orale Regression in Form von oral-sadistischem Neid und zerstörerischer Gier zum Ausdruck kommt.

Die Perversionen narzißtischer Persönlichkeiten zeigen die dramatischste Kombination dieser Dynamiken: unbewußtes Phantasieren eines Fäkal-Penis und einer Fäkal-Vagina, die unbewußte Gleichsetzung von Geschlechtern und Altersstufen, eine primitive Idealisierung der Perversion, verbunden mit der Verleugnung der Kastration und der Tendenz, sämtliche Objektbeziehungen und alle sexuellen Aktivitäten einander gleichzusetzen, die nach dem Schema »verdorben«, »verdaut« und als Fäzes »ausgeschieden« ablaufen. Das perverse Szenario mag hier in der Lage sein, die Aggression zurückzuhalten, doch werden die libidinösen Impulse überschattet von den aggressiven Impulsen, die die erotische Erregung zu neutralisieren drohen und die Objektbeziehung zerfressen und zerstören können. Die Abwehr in Form einer Idealisierung der Perversion kommt möglicherweise in einer Überbetonung der ästhetischen Qualitäten des Sexualobjekts und des Sexualszenarios zum Ausdruck, wobei beides die Abwehr des Bildes der fäkalisierten Sexualorgane und die illusionäre oberflächliche Anpassung in Form einer »Als-ob«-Beziehung widerspiegelt.

Unter dem Gesichtspunkt der psychischen Struktur kann man die Pathologie der Perversion in sechs Hauptgruppen unterteilen, die ich hier kurz beschreibe, und zwar angefangen mit den leichteren und aufsteigend zu den schwersten Formen von Perversion. Ich beschreibe diese Gruppen in Begriffen der Pathologie der Objektbeziehungen und des Sexuallebens dieser Patienten sowie im Hinblick auf die Prognose für eine psychoanalytische Behandlung (Kernberg 1992a).

(1) Im Kontext der neurotischen Persönlichkeitsorganisation haben Perversionen, die psychoanalytisch behandelt werden, die denkbar beste Prognose. Die obligatorischen Szenarien sind je nach Patient unterschiedlich, doch im allgemeinen deutlich definiert. Wie bei allen Perversionen sind sie eine unentbehrliche Voraussetzung für die Befriedigung der sexuellen Bedürfnisse des Patienten und für das Erreichen des Orgasmus. Die Idealisierung der Perversionen geht einher mit sexueller Hemmung in anderen Bereichen. Der Patient ist zu tiefen und beständigen Objektbeziehungen fähig, und in der Übertragung dominieren eindeutig ödipale Konflikte.

(2) Bei Perversionen auf der Ebene der Borderline-Persönlichkeitsorganisation stoßen wir normalerweise auf die verdichteten präödipalen/ödipalen Konflikte, wobei die präödipale Aggression überwiegt. Auf dieser Stufe sind spezifische Perversionen im allgemeinen kombiniert mit einer Pathologie der Ob-

jektbeziehungen, wodurch das Szenario sich weniger deutlich abhebt, sich vielmehr eher mit der allgemeinen Charakterpathologie dieser Patienten vermischt. Man muß in diesen Fällen differenzieren zwischen einer generalisierten polymorph-perversen infantilen Sexualität – d. h. einer chaotischen Kombination vieler infantiler perverser Bestrebungen – und einer konsolidierten typischen Perversion. Bei einer Behandlung durch analytische Psychotherapie oder Psychoanalyse verbessert die chaotische Kombination von polymorph-perversen Impulsen paradoxerweise die Prognose für Borderline-Patienten deutlich. Im Gegensatz dazu ist die Prognose einer Subgruppe der Borderline-Patienten mit stark gehemmter Erotik eher schlecht, da die sexuelle Hemmung sich in dem Maße tendenziell verstärkt, wie die Borderline-Persönlichkeitsorganisation in der Behandlung aufgelöst wird. Prognostisch günstig wirkt sich das Vorhandensein einer spezifischen Perversion aus, doch die Behandlung ist naturgemäß komplexer als bei einer neurotischen Persönlichkeitsorganisation.

(3) Eine Perversion in Verbindung mit einer narzißtischen Persönlichkeitsstörung ist besonders schwierig zu behandeln, weil sich die Idealisierung der Perversion mit der Idealisierung des pathologischen grandiosen Selbst zu einer Abwehrstruktur verdichtet, die häufig schwer abzubauen ist. Wie bei den Borderline-Fällen ist es auch hier wichtig, das generelle polymorph-perverse infantile Verhalten von einer spezifischen Perversion zu differenzieren. Ein solches polymorph-perverses Verhalten bei narzißtischen Patienten kann das Zeichen einer Verschiebung einer Objektbeziehung sein, hervorgerufen durch die zwanghafte Benutzung des Sexualverhaltens zur Linderung der Angst.

(4) Perversionen bei malignem Narzißmus: Hier kann die ich-syntone Aggression in die spezielle Perversion einfließen und sie in ein sadomasochistisches Muster transformieren, das sowohl den Patienten als auch dessen Partner objektiv gefährdet. Das Syndrom des malignen Narzißmus liegt tatsächlich im Grenzbereich der Behandelbarkeit und muß deshalb als eigene, vierte Gruppe klassifiziert werden. In dieser Gruppe finden wir die schwereren und gefährlichen Formen von Sadismus und Masochismus, die Pädophilie sowie die Perversionen aus der analen Regression, etwa die Koprophilie.

(5) Eine fünfte Gruppe bildet die antisoziale Persönlichkeitsstörung im engeren Sinn, wie sie ursprünglich von Cleckley (1941) beschrieben wurde und gegenwärtig von Robert Hare (Hare et al. 1991; Hare & Hart 1995), Michael Stone (1980) und mir selbst (1992a) erforscht wird. Diese Fälle stellen den schwersten Typus der narzißtischen Charakterstörung dar, wo die Entwicklung des Über-Ichs gänzlich gescheitert ist. Bis zum Beweis des Gegenteils muß eine konsolidier-

te Perversion bei einer antisozialen Persönlichkeit immer als äußerst gefährlich betrachtet werden. In dieser Gruppe finden wir die Sexual- und die Serienmörder, bei denen jeder Rest von erotischem Gefühl vollständig im Schatten extremer Formen einer primitiven Aggression verschwindet. Die Prognose der bekannten Behandlungsmöglichkeiten für die reine antisoziale Persönlichkeit liegt praktisch bei Null.

(6) Abschließend sei noch eine sechste Gruppe von Perversionen erwähnt, die zur psychotischen Persönlichkeitsorganisation gehören, Teil einer schizophrenen Erkrankung oder insbesondere Teil der pseudo-psychopathischen Schizophrenie sind (Kernberg 1996b). Gehört die Perversion zu einer schizophrenen Erkrankung, dann kann sie möglicherweise mit Psychopharmaka unter Kontrolle gebracht werden, wenn die Erkrankung selbst auf diese Behandlung anspricht.

Perversion und Perversität

Das Syndrom der Perversität in der Übertragung besteht im wesentlichen darin, daß Erotik und Liebe in den Dienst der Aggression gestellt werden. Daß diese wichtige und schwere Form einer negativen therapeutischen Reaktion mit Perversion als einer spezifisch sexuellen Pathologie gleichgesetzt wurde, liegt an einer semantischen Verwirrung, zu der leider die psychoanalytische Literatur beigetragen hat. Denn auch die, welche die wichtigsten Beiträge zur Erforschung von Perversion und Perversität leisten – wie beispielsweise Herbert Rosenfeld (1987), Donald Meltzer (1977) und Wilfred Bion (1968, 1970) –, neigen dazu, nicht deutlich zwischen den Begriffen »Perversion« und »Perversität« in der Übertragung zu differenzieren. In der britischen wie auch in der französischen psychoanalytischen Literatur finden wir den Begriff »perverse Struktur«, der impliziert, daß die Perversion für eine bestimmte und einmalige Persönlichkeitsorganisation oder eine bestimmte psychodynamische Konstellation charakteristisch ist. Das läßt das breite Spektrum von Persönlichkeitsorganisationen außer acht, innerhalb derer Perversionen auftreten können.

Gleichzeitig haben diese Autoren uns die beste spezifische Beschreibung des Syndroms der Perversität in der Übertragung geliefert. Dieses Syndrom mag bei Patienten auftreten, die unter einer sexuellen Perversion leiden, doch tritt es ebenso bei Patienten auf, die keine Perversion haben, z. B. bei Patienten mit narzißtischer Persönlichkeitsstörung oder solchen, die das Syndrom des malignen Narzißmus zeigen.

In einer früheren Arbeit (Kernberg 1992a) habe ich ausgeführt, wie gewisse Patienten alle Güte, Fürsorge und Liebe aus dem Analytiker »herausziehen«, um ihn zu zerstören: ein »Festmahl« des Neides, das über das Bedürfnis noch hinausgeht, dem Analytiker zu demonstrieren, wie inkompetent und machtlos er ist. Darin drückt sich der Wunsch aus, die Quelle des Gleichmuts und der Kreativität des Analytikers zu zerstören. Da das Syndrom der Perversität vor allem bei Patienten mit schwerer narzißtischer Persönlichkeitsstruktur auftritt, die gleichzeitig auch unter einer sexuellen Perversion im eigentlichen, engeren Sinn leiden, können beide Syndrome nebeneinander existieren.

Die diagnostische Evaluation bei Patienten mit sexuellen Perversionen

Bei jedem Patienten müssen zunächst sämtliche Aspekte des Sexuallebens evaluiert werden. Dazu gehören die Aktivitäten, Phantasien, Tagträume und Masturbationsphantasien und natürlich auch die Phantasien, die er bei sexuellen Interaktionen hat. Erhoben werden müssen natürlich auch die sexuellen Vorlieben des Patienten und ihre Kontinuität sowie das gesamte Spektrum seiner sexuellen Reaktionen. Zweitens sollten die Aspekte der sexuellen Kernidentität, die dominante Objektwahl, die Geschlechtsrollenidentität und die Intensität des sexuellen Begehrens erfaßt werden, denn die Gesamtheit dieser vier Faktoren definiert die sexuelle Identität des Patienten. Drittens muß evaluiert werden, wie die Verbindung zwischen der Fähigkeit des Patienten zu Liebe und Zärtlichkeit und seinem Sexualleben beschaffen ist: Ist er fähig, sich zu verlieben? Verfügt er über die Fähigkeit zur Integration von Liebe und Erotik, oder sind diese beiden Formen ständig dissoziiert? Liegen sexuelle Hemmungen vor, und wenn ja, welcher Art, und wie schwer sind sie? Viertens muß festgestellt werden, welche Persönlichkeitskonstellation vorherrschend und wie ausgeprägt die Pathologie der Persönlichkeit ist. Ebenfalls erfaßt werden sollte, ob ein pathologischer Narzißmus vorliegt oder nicht, ob man es mit dem Syndrom eines malignen Narzißmus zu tun hat, wie die Qualität der Objektbeziehungen beschaffen ist, ob es antisoziale Züge gibt und wie stark pathologisch und ich-synton der Ausdruck von Aggression ist.

Bei Fällen, bei denen Ehe- oder Paarprobleme ein wesentlicher Aspekt des vorliegenden Symptoms sind, haben wir fünftens ein Interesse daran, die Paarbeziehung zu evaluieren. Liegen besonders komplexe Umstände vor, dann kann ein Team, bestehend aus einem Fachmann für Persönlichkeitsstörungen, einem Ehe-

oder Familientherapeuten und einem Sexualtherapeuten, gemeinsam die Diagnose formulieren und einen Behandlungsplan ausarbeiten. Diese Vorgehensweise fand ich bei besonders schwierigen Fällen sehr hilfreich.

Aus all diesen Daten lassen sich die grundlegenden Überlegungen für Prognose und Behandlung ableiten: Auf welchem Niveau ist die Persönlichkeitsorganisation angesiedelt? Welche Persönlichkeitsstörung ist vorherrschend? Wie ist die Qualität der Objektbeziehungen? Liegt ein pathologischer Narzißmus vor oder nicht? Wie ausgeprägt ist die Störung beim Ausdruck von Aggression? Auf welchem Niveau sind die Über-Ich-Funktionen organisiert? Wie ausgeprägt ist die sexuelle Freiheit, und welche speziellen prognostischen Implikationen ergeben sich daraus für eine Paarbeziehung (siehe dazu Dicks 1967)?

Psychoanalyse und psychoanalytische Psychotherapie bei Perversionen

Die Psychoanalyse ist die beste Art der Behandlung von sexuellen Perversionen bei Patienten mit neurotischer Persönlichkeitsorganisation, desgleichen für Patienten mit narzißtischer Persönlichkeitsstörung mit ausreichenden Fähigkeiten zu Angsttoleranz, Impulskontrolle und Sublimierung, die beruflich und in sozialen Beziehungen hinreichend stabil sind und eine gewisse emotionale Nähe ertragen.

Die Psychoanalyse im engeren Sinn ist normalerweise für Patienten mit dem Syndrom des malignen Narzißmus kontraindiziert, doch gibt es auch da Ausnahmen. Patienten mit einer kombinierten hysterisch-histrionischen Persönlichkeitsstörung sprechen manchmal auf eine psychoanalytische Behandlung an, ebenso auch Patienten mit paranoider und schizoider Persönlichkeit. Doch die Mehrzahl der Patienten mit Borderline-Persönlichkeitsorganisation sollte besser mit einer analytischen Psychotherapie als mit einer Standard-Psychoanalyse behandelt werden. Die Gesamtprognose hängt sehr davon ab, wie ausgeprägt die antisozialen Züge (d. h. die relative Integrität des Über-Ichs) des Patienten sind. Gleichfalls entscheidend für die Prognose ist die Fähigkeit, tiefe Objektbeziehungen eine gewisse Zeit lang aufrechtzuerhalten, und seien es auch neurotische Beziehungen. Nur sollten sie nicht rein parasitär oder ausbeuterisch sein (Kernberg 1992a).

Meiner Erfahrung nach liegt der entscheidende Aspekt bei der Arbeit mit Perversionen in der Übertragung: Die Aktivierung oder Inszenierung der unbewußten Phantasien, die der Perversion zugrunde liegen, muß in den Mittelpunkt des Übertragungsgeschehens gestellt werden. Der Patient wird vielleicht versuchen, den Analytiker als Zuschauer in das perverse Szenario einzubeziehen, das er mit externalen Objekten dieses Szenarios entwickelt. Die Einbeziehung des Analytikers ist die Erfüllung gewisser Aspekte der perversen Phantasie. Natürlich müssen im Verlauf der Inszenierung der perversen Szenarios die unbewußten Phantasien des Patienten exploriert werden, doch der Analytiker muß sich immer bewußt sein, daß es sich hier nur um eine vorläufige Exploration dessen handeln kann, was möglicherweise eine Inszenierung im Rahmen der Übertragung wird.

So war beispielsweise ein Patient bei seiner Frau impotent, doch durchaus potent im sexuellen Umgang mit anderen Frauen. Diese Frauen mußten sich ihm in einem masochistischen Szenario unterwerfen, er fesselte sie und ließ sie entwürdigende Handlungen ausführen, die ihre Demütigung symbolisierten und ihm völlige Macht über sie gaben. Bei seiner Frau dagegen verhielt er sich wie ein schüchterner kleiner Junge. Mit mir inszenierte er so etwas wie die Karikatur der Unterwerfung: Er begann, sich für psychoanalytische Gedankengänge zu interessieren, durchforschte meine Veröffentlichungen, und in einer übertriebenen Identifikation mit mir benutzte er die dort entdeckten Ideen für Streitgespräche mit Freunden und Kollegen über alternative psychologische Theorien.

Im Verlauf der Behandlung kristallisierte sich das Bild eines gewalttätigen, promiskuitiven Vaters und Haustyrannen heraus, und dem Patienten wurde nach und nach bewußt, daß sein gehemmtes Verhalten Ausdruck seiner Angst war, gegen einen so gewalttätigen Vater zu rebellieren. Er erkannte auch, daß die einzige Möglichkeit der Rebellion in einem gewaltsamen blutigen Umsturz lag. Allmählich tauchte eine Phantasie auf, in der sich der Patient mächtigen Vaterfiguren sexuell unterwarf und den Konflikt mit dem Vater dadurch löste, daß er dessen sexuelles Liebesobjekt wurde.

Was die Analyse der Übertragung in diesem Fall besonders erschwerte, war die nach außen gezeigte »Als-ob«-Unterwerfung des Patienten, die ihn vor dem Wunsch nach einer sexuellen Abhängigkeitsbeziehung zu mir schützte. Die Analyse dieses Wunsches wurde dadurch behindert, daß der Patient meine Gedanken »erriet« und sofort alles akzeptierte, was er für meine Theorien hielt, die er dann in seine intellektuellen Spekulationen einbezog. Ich hatte ernste Zweifel daran, ob all das irgendeine emotionale Bedeutung hatte. Nach einer gewissen Zeit ging mir auf, daß ich in der Übertragung das gefesselte Opfer der sadistischen Kontrolle des Patienten geworden war. Seine bereitwillige Akzeptanz dessen, was er für meine Gedankengänge hielt, und seine Art, mein Denken durcheinanderzubringen, hatten zu einem zeitweiligen Stocken jedweder Arbeit in den Sitzungen geführt. Die Analyse dieser »Als-ob«-Qualität seiner Beziehung zu mir führte bei dem Patienten zu einem Gefühl der Verwirrung und zu heftiger Angst. Er fürchtete mich als den drohenden Vater, der ihn in der Rolle des kleinen Jungen halten wollte und der ihn kastrieren würde, wenn er je seine Frau penetrieren sollte, der er damit unbewußt die Rolle der ödipalen Mutter zuwies.

Dieser Fall illustriert die »Als-ob«-Qualität der Perversion, die sich in der Übertragung zeigen kann, sogar bei einer neurotischen Persönlichkeitsorganisation. Der Patient bot ein typisch sadistisches Szenario bei insgesamt guter psychischer Funktionsfähigkeit. Er verhielt sich bemerkenswert normal in der emotionalen Beziehung zu seiner Frau, auch seine Fähigkeit zu effektiven und reifen Objektbeziehungen in Beruf und Gesellschaft war normal. Er hatte die Behandlung mit einer heimlichen Idealisierung der Perversion begonnen, die er nur sehr allmählich in den Sitzungen auszudrücken wagte.

Dagegen präsentierte ein anderer Patient eine sadistische Perversion im Kontext einer Borderline-Persönlichkeitsorganisation, hatte eine narzißtischen Persönlichkeitsstruktur und zeigte infantile polymorph-perverse Züge, die in bewußten sadistischen Phantasien und Verhaltensweisen deutlich zutage traten und sein gesamtes Leben durchdrangen. Als Folge von zuviel Essen und multiplem Substanzmißbrauch war er adipös. Zwar war er als Geschäftsmann sehr effizient, doch sein chaotischer Führungsstil schuf ständig Probleme mit Mitarbeitern und Untergebenen.

Dieser Patient konnte den Geschlechtsverkehr mit seiner Frau nur ausüben, wenn er sie körperlich mißbrauchte. Ohne ihre Bereitschaft, Schmerz zu ertragen, konnte er nicht zum Orgasmus gelangen. Er kam zur Behandlung, weil seine Frau nicht mehr bereit war, diese Situation weiter zu ertragen. Dabei ging es per se nicht um die Art ihres Geschlechtsverkehrs, sondern um bestimmte Aspekte seines Verhaltens, die sie für abstoßend hielt. So reinigte er sich nur unvollständig nach der Stuhlentleerung, so daß kleine Brocken Kot zwischen die Bettlaken gerieten. Er pflegte auf der Toilette nicht zu spülen, und da er jedes beliebige Handtuch zur Säuberung seiner Genital- und Analregion verwendete, war seine Frau gezwungen, ihre eigenen Handtücher zu verstecken.

In der Behandlung sprach der Patient über seine gegenwärtige Realität und seine momentanen Phantasien, über Kindheitserinnerungen und seine emotionalen Reaktionen auf den Analytiker und seinen Behandlungsraum. Er tat dies in einer Weise, die man als fast »perfekten« Stil einer freien Assoziation beschreiben könnte, stellte Spekulationen über die tiefere Motivation seines Verhaltens an und demonstrierte Affekte, die von einem Augenblick zum nächsten wechseln konnten; dies geschah in geradezu dramatischer Weise. Was ins Auge sprang, war seine Art, Gedanken und Gefühle zu produzieren, ohne sich in irgendeiner Weise dafür verantwortlich zu fühlen. Das erzeugte in mir den Eindruck von gedankenloser Ausbreitung chaotischen Materials, das ich aufsammeln und in einen sinnvollen Zusammenhang stellen sollte. Es war so, als würden kleine Stückchen von Exkrementen überall verstreut, und zwar in einer Haltung, die alles herabsetzte. Gedanken, Gefühle und Verhaltensweisen wurden als gleich betrachtet, so als wären sie das unbewußte Äquivalent dafür, den Analytiker und seinen Behandlungsraum mit Exkrementen zu bedecken, während der Patient selbst die Illusion der Überlegenheit beibehielt: War dieser doch der Produzent all dieses verdauten Materials. Jedwedes Interesse meinerseits an irgendeinem besonderen Material führte sofort zu ironischen Spekulationen des Patienten, der sich fragte, was ich wohl im Sinn hätte, gefolgt von einem abwertenden Angriff auf meine Fähigkeit, ihn zu verstehen. Der implizite Inhalt dieser Inszenierung war die Phantasie, ich könne dem fäkalen Chaos einen Sinn verleihen und dadurch den Glauben des Patienten an seine Überlegenheit stärken. Man könnte diesen Verlauf eventuell als Äquivalent für die sadistischen Angriffe auf seine Frau betrachten, die für die Erreichung seiner sexuellen Klimax unerläßlich waren.

Nur die systematische Interpretation und Bearbeitung der massiven Abwehr, die in der nonverbalen Kommunikation des Patienten und in meiner Gegenübertragung zum Ausdruck kam, führte zu dem darunterliegenden Haß auf die ödipale Paarbeziehung; gleichzeitig bemühte er sich zu leugnen, daß eine sexuelle Beziehung für beide Partner befriedigend und schöpferisch sein kann. Dagegen identifizierte er sich mit einer sadistischen, für beide Partner destruktiven Paarbeziehung und replizierte diese Beziehung in der Übertragung.

Ich glaube, daß es in der psychoanalytischen Behandlung der Perversion darauf ankommt, sich auf die Bereiche des Sexuallebens zu konzentrieren, in denen der Patient deutlich gehemmt ist. Eventuelle Bemühungen, den Analytiker in eine erregte, voyeuristische Gegenübertragung hineinzuziehen, führen nicht zu besserem Verständnis, sondern ermöglichen eher ein subtiles Ausagieren der Übertragung. Das Szenario der Perversion mit seiner engmaschigen Konstruktion und der abwehrenden Idealisierung kann manchmal der Analyse der verdrängten, abgespaltenen oder projizierten Ängste und Phantasien standhalten, gegen die es als Abwehr eingesetzt wird. Dagegen mögen die Bereiche der sexuellen Hemmung, deren Exploration perverse Patienten so angestrengt zu vermeiden suchen, eine direkte Verbindung zu den verdrängten Konflikten um Kastrationsangst und präödipale Aggression herstellen, die mit archaischem ödipalem Material verdichtet wurden.

So konnte beispielsweise ein Patient mit einer masochistischen Perversion zu sexueller Erregung und zum Orgasmus gelangen, wenn er in der Gewalt von zwei Frauen war, die ihn in eine Unterwerfungshaltung zwangen und ihm gleichzeitig ihre Erregung und Lust zeigten, so daß er sexuell stimuliert wurde, während er sich nicht bewegen konnte. Dieser Mann empfand keinerlei sexuelles Interesse gegenüber der Frau, die er liebte und mit der er mehrere Jahre lang ohne sexuelle Intimität zusammengelebt hatte.

An einem bestimmten Punkt begann ich, unsere Arbeit auf die Spaltung in seinem sexuellen Empfinden zu konzentrieren: auf der einen Seite ein intensives Sexualleben mit jedem beliebigen Frauenpaar, das er dazu bringen konnte, eine Rolle in seiner speziellen Inszenierung zu übernehmen, und auf der anderen Seite das völlige Fehlen von sexuellem Begehren gegenüber der Frau, die ihn liebte und bereit war, mit ihm zu leben, obwohl er jedes sexuelle Engagement ihr gegenüber vermied. Mein Bemühen, herauszufinden, was er in der Beziehung zu seiner Freundin fühlte, die er als objektiv attraktiv beschrieb und die früher einmal eine von den zwei Frauen seines masochistischen Szenarios gewesen war, erzeugte bei dem Patienten zunächst heftige Angst und Verwunderung. Ich versuchte dann herauszufinden, was er dachte oder fühlte, wenn sie sich in seiner Gegenwart entkleidete; das führte zu einer Demonstration von Langeweile: Wenn dieses Thema angesprochen wurde, schlief der Patient in der Sitzung ein. Allmählich stellte sich heraus, daß der Patient es nicht wagte, von seiner Freundin abhängig zu werden, und zwar aufgrund der unbewußten Überzeugung, daß alle Frauen versuchen würden, sadistische Macht über ihn zu bekommen und ihn einer Gehirnwäsche zu unterziehen, wenn er von ihnen abhängig wäre. Deshalb konnte er sexuelle Befriedigung nur in den gewalttätigen sexuellen Begegnungen finden, die er selbst anordnete, und mit Frauen, für die er nichts empfand. Phantasien, daß er unter Wasser schwimme und ein großer Fisch auf ihn zukomme, der ihn verschlingen wolle, wechselten mit Erinnerungen an demütigende Erfahrungen aus der Zeit, als seine Mutter ihn zu Ärzten brachte, weil sie glaubte, sein Penis sei nach einer Seite »verdreht«. Der Patient versuchte, über die Beziehung zu seiner Freundin zu sprechen, doch tatsächlich konnte er lediglich beschreiben, wie sie sich ihm gegenüber verhielt. Jede Emotion, die er ihr gegenüber vielleicht hatte, oder die Frage, wie wohl ihr inneres Leben beschaffen war, befand sich außerhalb des Wahrnehmungsbereichs des Patienten: Er beschrieb, daß er sich fühle, als wäre er von ihr durch eine Glaswand getrennt.

Diese seltsame Kombination erschreckender Phantasien von oraler Kastration, durchsetzt mit der vollständigen Verdrängung von Gedanken und Gefühlen, die die Freundin betrafen, und die unwiderstehliche Schläfrigkeit während der Sitzungen zeigten mir, daß die Beziehung des Patienten zu mir eine Parallele dazu aufwies. Das leere Gerede darüber, wie er sich mit seiner Freundin austauschte, erzeugte Schläfrigkeit in mir, und ich mußte manchmal gegen die Versuchung ankämpfen, meinerseits einfach einzuschlafen. Ich beobachtete, daß die Haltung des Patienten auf der Couch eine wachsende Spannung ausdrückte, und seine Assoziationen gingen immer stärker dahin, daß er sich angestrengt bemühte, die Aufgabe auszuführen, die darin bestand, zu verstehen, was in der Beziehung zu seiner Freundin geschah. Es war, als befände er sich in einer Art kognitiver Verhaltenstherapie und wäre dabei, die konkrete Aufgabe zu erfüllen, Phantasien zu entwickeln, statt einfach die Abhängigkeit von der Beziehung zu mir zuzulassen.

Kurz: Starke Abwehrmechanismen gegen die Abhängigkeit von einem mütterlichen Objekt (weil eine solche Abhängigkeit eine gefährliche Sexualisierung bedeuten würde, die zur Kastration führen würde) tauchten nach und nach in der Übertragung auf; das führte zum Verständnis der idealisierten masochistischen Perversion. In seinem masochistischen Szenario erschien sein erigierter Penis im Kontext von Demütigung und physischem Zwang als ein höchst begehrtes Objekt. Seine tiefsitzenden Kastrationsängste beschwichtigte er dadurch, daß ihm die Position der Abhängigkeit aufgezwungen wurde, während er jegliches emotionale Engagement gegenüber seinen beiden Partnerinnen eliminierte. Wegen des über ihm schwebenden ödipalen Verbots, verdichtet mit der Furcht vor einer invasiven und kastrierenden präödipalen Mutter, wagte er nicht, sich auf seine Freundin zu verlassen, und er wagte auch nicht, sich auf mich zu verlassen; damit replizierte er die gleiche Beziehung. Sich auf mich zu verlassen würde bedeuten, sich dem ödipalen Vater sexuell zu unterwerfen und gleichzeitig von einer invasiven Mutter kastriert zu werden.

Ich glaube, an diesem Fall wird deutlich, wie indirekt der Weg zum Verständnis der Perversion verläuft, bei dem man sich auf die Hemmungen des Patienten konzentriert, sobald die entsprechenden Konflikte in der Übertragung aktiviert werden. In meinem schläfrigen Zustand identifizierte ich mich mit der masochistischen Unterwerfung des Patienten und auch mit seinem Vermeidungsverhalten gegenüber einer gefahrbringenden Mutter. Gleichzeitig implizierten seine intellektualisierten Spekulationen seine eigene Identifikation mit einer omnipotenten und kastrierenden Mutter.

Patienten mit Borderline-Persönlichkeitsorganisation und narzißtischer Persönlichkeitsstruktur rühren unvermeidlich Gegenübertragungsreaktionen auf, die nicht ohne weiteres effizient eingesetzt werden können. Doch das Geschick des Analytikers beim therapeutischen Gebrauch seiner Gegenübertragungsdisposition wird bei der Analyse aller Patienten mit Perversionen auf eine schwere Probe gestellt, auch bei Patienten mit neurotischer Persönlichkeitsorganisation, bei denen die Idealisierung des perversen Szenarios besonders effektiv sein kann. Der Analytiker kann entweder der Versuchung erliegen, sich von dem perversen Szenario verführen zu lassen, oder so wenig in der Lage sein, sich mit dem Szenario zu identifizieren, daß der Patient ihm seltsam und roboterhaft vorkommt. Die Abwehrmechanismen der Gegenübertragung, die gegen eine bedrohte undeutliche Identifikation eines perversen Szenarios mit dem Analytiker gerichtet sind, interferieren mit der nötigen Subtilität bei der Einfühlung in die emotionalen Erfahrungen des Patienten und seines Objekts.

Wichtig ist in solchen Fällen, daß der Analytiker um seine eigenen infantilen polymorph-perversen erotischen Phantasien und Erinnerungen weiß; ebenso wichtig ist seine generelle Fähigkeit zur Identifikation mit homo- und heterosexuellen Impulsen von Patienten beider Geschlechter. Besteht der wesentliche Zweck des perversen Szenarios darin, einen destruktiven Angriff auf das Objekt in die Wege zu leiten, dann mag die Identifikation mit den aggressiven Impulsen des Patienten beim Analytiker natürlich besonders viel Angst hervorrufen. Wichtig ist dann – und immer, wenn der Patient ein gefährliches perverses Verhalten phantasiert oder inszeniert –, die allgemeinen Prinzipien anzuwenden und Grenzen zu setzen, so wie wir es beim Umgang mit Borderline-Patienten in lebensbedrohlichen Situationen tun (Kernberg et al. 1989). Konkret gesagt: Wenn das Sexualverhalten des Patienten sein eigenes Leben oder das seines Objekts gefährdet oder wenn sein Verhalten zu ernsten sozialen und juristischen Konsequenzen führen könnte, dann muß die Forderung, daß der Patient auf derartiges Verhalten verzichtet, Vorbedingung für die Behandlung sein.

Eine Patientin pflegte sich beispielsweise nachts in gefährliche Stadtteile zu begeben. Sie wollte sich prostituieren und damit eine masochistische Unterwerfung unter sadistische Männer inszenieren. Tatsächlich brachte sie sich selbst dadurch in potentielle Gefahrensituationen, die es erforderlich machten, Grenzen zu setzen, ehe die Analyse der unbewußten Bedeutung dieser Verhaltensweisen begonnen werden konnte. Das Auferlegen von Grenzen ist nicht nur kompatibel mit der analytischen Arbeit, es mag sogar eine wesentliche Bedingung für diese Arbeit sein, wenn nämlich die damit verbundene Bedeutung in der Übertragungsanalyse sofort aufgenommen wird. Die Kombination von Grenzen und analytischer Bearbeitung ihrer Implikationen im Rahmen der Sitzungen schafft möglicherweise nicht nur den Raum, der zur Auflösung dieser speziellen Symptomatologie benötigt wird, sondern gibt auch dem Analytiker die Freiheit, sich auf die Exploration seiner Gegenübertragung einzulassen; dabei mögen Erregung oder Ekel vor dem Verhalten des Patienten wertvolle Hinweise auf die Bedeutung dieses Verhaltens liefern. So konnte beispielsweise die pädophile Perversion eines Patienten – die Tatsache also, daß er kleine Mädchen sexuell verführte – erst analysiert werden, als das Ausagieren der Perversion untersagt wurde. Hier schufen die Grenzen einen sicheren Raum für die Gegenübertragung, der es dem Analytiker ermöglichte, sich damit zu identifizieren, daß der Patient auf die unbehaarten Geschlechtsteile kleiner Mädchen mit Erregung reagierte, weil sie ihm Sicherheit vor dem erschreckenden Anblick der Genitalien erwachsener Frauen boten, und daß die Unterwerfung der Mädchen unter seinen Willen ihn in der Überzeugung bestärkte, daß von der Genitalspalte auf der Körperoberfläche keine Kastration drohte.

Die Technik der Neutralität bei der analytischen Arbeit mit Patienten mit sexuellen Perversionen ist ein wichtiges Thema, weil das trotzige Beharren des Patienten auf der Überlegenheit der Perversion gegenüber dem normalen Geschlechtsverkehr in der Gegenübertragung beim Analytiker eine Verteidigung der »normalen« Sexualität auslösen kann. Das Wertesystem des Analytikers, seine Einstellung gegenüber dem Schutz des Lebens, die Ablehnung von Destruktivität und Selbstdestruktivität und der Glaube an den geteilten lustvollen Genuß einer sexuellen Erfahrung können – und ich glaube, zu Recht – der Neutralität seiner Technik Grenzen setzen. Im Kontext so weitgefaßter Wertvorstellungen scheint es mir wichtig, daß der Analytiker in aller Aufrichtigkeit sehr unterschiedliche Lösungen für das Dilemma des Patienten toleriert, etwa bei der Frage, wie man mit Liebe und mit der erotischen Dimension des Lebens umgeht. Ist ein Patient mit einer Perversion glücklich, die ihm eine sichere Insel der Ekstase in einem relativ befriedigenden und effektiven Kontext von Liebe und Arbeit schafft, dann gibt es keinen Grund für den Analytiker, den Patienten zu drängen – auch nicht implizit –, ein anderes sexuelles Muster zu übernehmen. Ersucht ein Patient um Behandlung seiner Perversion, dann deshalb, weil gewisse Aspekte der perversen Lösung unbefriedigend sind und die Erfahrung von Erotik im Liebesleben einschränken; solche Patienten empfinden dann intuitiv die Perversion als ein restriktives Gefängnis.

Der Gegenspieler der Perversion ist die Abtötung der Erotik, eine häufig auftretende und nur unzureichend erkannte Pathologie des alltäglichen Lebens. Wie George Bataille (1957) sagte, sind die erotische sowie die durch Kunstwerke und religiöse Erfahrungen stimulierte Ekstase ein fundamentales Gegengewicht zum normalen, von Arbeit und Konventionen geprägten Leben: Das könnte ein wichtiger Beitrag der Psychoanalyse sein, der häufig vernachlässigt wird.

Die Quelle aller Arten von Ekstase ist die Erotik, sagte Freud, und wenn die persönliche Erfahrung des Psychoanalytikers diese erotische Dimension des Lebens bestätigt, dann wäre das eine wichtige Vorbedingung bei der Behandlung aller sexuellen Hemmungen, einschließlich der Perversionen. Ich hätte es nicht für nötig befunden, das auszusprechen, hätte nicht die klinische Erfahrung gezeigt, wie oft die anti-erotischen Aspekte der konventionellen Kultur die Sichtweise der Psychoanalyse beeinflussen. Die Fähigkeit zu einer tiefen Objektbeziehung ist eine fundamentale Vorbedingung der vollen erotischen Möglichkeiten: Das ist ein Beitrag von seiten der Psychoanalyse, der ursprünglich von Freud in einem theoretischen Rahmen präsentiert wurde, inzwischen aber Bestätigung fand durch unser Wissen um den allmählichen Verlust der erotischen Fähigkeiten aufgrund schwerer Störungen der internalisierten Objektbeziehungen bei narzißtischen Persönlichkeitsstrukturen. Die Wiederherstellung normaler Objektbeziehungen und der Fähigkeit zur Synthese von Liebe und Erotik ist das wichtigste Behandlungsziel bei der Arbeit mit Borderline-Patienten, und es ist auch ein realistisches Ziel bei der Behandlung von Perversionen.

[TEIL II] Psychoanalytische Psychotherapie

[KAPITEL 6] Psychoanalyse, psychoanalytische Psychotherapie und stützende Psychotherapie: Eine aktuelle Kontroverse

Die Gemeinschaft der Psychoanalytiker denkt in letzter Zeit intensiv darüber nach, in welchem Verhältnis die Psychoanalyse zur psychoanalytischen Psychotherapie (auch als »analytische« oder »dynamische« Psychotherapie bezeichnet) steht. Dafür gibt es mehrere Gründe: (1) Auf der Grundlage der psychoanalytische Theorie und Behandlungsmethode entstand ein breites Methodenspektrum von psychoanalytischen Psychotherapien, deren Nutzen für viele Patienten, deren Störung es ihnen unmöglich macht, sich einer Standard-Psychoanalyse zu unterziehen, weitgehend anerkannt wird. Dadurch wurde die Möglichkeit geschaffen, eine große Patientenzahl mit Methoden zu behandeln, die weniger häufige Sitzungen benötigen und weniger kostenintensiv sind als die Standard-Psychoanalyse. (2) Die Weiterentwicklung der psychoanalytischen Theorie und Praxis führte zu neuen Konzepten und damit zu neuen Anforderungen; einige Schulen haben die Technik der Psychoanalyse erweitert oder verändert; implizit verwischen sich dadurch die Unterschiede zwischen Psychoanalyse und psychoanalytischen Psychotherapien. (3) Freie Ausbildungsinstitute für psychoanalytische Psychotherapien bilden Therapeuten in Theorien und Techniken aus, die den Ausbildungsinhalten der psychoanalytischen Institute Konkurrenz machen. (4) Es stellte sich die Frage, ob die Methoden der analytischen Psychotherapie in den Lehrplan der psychoanalytischen Ausbildung aufgenommen werden sollten oder ob man diesen Bereich anderen Institutionen überlassen sollte. Es wurde auch darüber nachgedacht, ob die Technik der analytischen Psychotherapie in ein von psychoanalytischen Gesellschaften zu entwickelndes Postgraduiertenprogramm aufgenommen werden sollte. (5) Unter den Psychoanalytikern gibt es zunehmend kontroverse Ansichten zu der Frage, ob die psychoanalytischen Institute die Ausbildung von psychoanalytischen Psychotherapeuten übernehmen sollten, die nicht den kompletten Ausbildungsgang als Psychoanalytiker absolvieren; damit im Zusammenhang steht die Frage, welche Anforderungen an Eigenanalyse, Supervision und welche Anzahl an Seminaren dafür angemessen sein könnten. (6) Nicht zuletzt stellt sich die drängende Frage, welche Haltung die psychoanalytischen Institute und Gesellschaften gegenüber dem Problem der Anerkennung der Diplome einnehmen sollten: landesweite Anerkennung oder auf einzelne Staaten begrenzt? Das betrifft nicht zuletzt das Problem der Anerkennung der psychoanalytischen Behandlung durch die Krankenkassen: Wie kann sich die klassische Psychoanalyse von nicht-psychoanalytischen Methoden und Organisationen abgrenzen? Demzufolge berührt die Beziehung zwischen Psychoanalyse und analytischer Psychotherapie sowohl konzeptuelle und klinische Fragen als auch Probleme der Ausbildung und der Verbandspolitik.

Wenn wir die *Frage nach den Konzepten* stellen, dann brauchen wir ganz offensichtlich eine klare Definition der psychoanalytischen Methode (die wir auch »psychoanalytische Technik« nennen können). Definiert werden muß auch die Grenze zwischen Psychoanalyse und psychoanalytischer Psychotherapie, desgleichen eine Abgrenzung dieser beiden Behandlungsmodalitäten gegenüber den aus der Psychoanalyse abgeleiteten stützenden Psychotherapien. Lassen sich heute, angesichts der Entwicklung alternativer psychoanalytischer Theorien und Techniken, derartige Definitionen überhaupt formulieren? Zum *klinischen Aspekt* gehören die Indikationen und Kontraindikationen für eine Psychoanalyse oder ein verwandtes Behandlungsverfahren, desgleichen die prognostischen und technischen Implikationen der jeweiligen Behandlungsmodalitäten.

Beim Thema *Ausbildung* stellt sich die Frage, welche Funktion die psychoanalytischen Institute und Gesellschaften bei der Ausbildung in psychoanalytischen Psychotherapien haben könnten: Welche Methodik sollte verwendet werden? Kann es verschiedene Ausbildungsgänge geben? Worin bestehen die Vor- bzw. Nachteile einer Ausbildung zum psychoanalytischen Psychotherapeuten außerhalb der eigentlichen psychoanalytischen Institute (beispielsweise durch Praktika in psychiatrischen Einrichtungen, Ausbildungsprogramme oder eine Ausbildung in anderen staatlichen oder privaten Institutionen)? Nicht zuletzt muß man sich fragen, in welcher Beziehung die psychoanalytischen Institutionen zu anderen Institutionen stehen, die ihrerseits psychoanalytische Psychotherapeuten ausbilden.

Zum *politischen Aspekt* zählen die Allianzen bzw. die Konkurrenz zwischen den verschiedenen Institutionen, der gemeinsame oder unterschiedliche Zugang zu den Gesundheitssystemen (private und gesetzliche Krankenkassen), also die Professionalisierung und gesetzliche Regelung der psychoanalytischen und der psychotherapeutischen Arbeit (wie schützt man die Öffentlichkeit vor »Wildwuchs« bei den Therapieformen?) – all das hat gewichtige politische Implikationen. Doch die politischen Strategien und Taktiken der psychoanalytischen Institutionen im Umgang mit dem jeweiligen Gesundheitssystem hängen so stark von den örtlichen Verhältnissen ab und variieren zudem von einem Land zum anderen so sehr, daß es verfrüht wäre, darüber eine generelle Aussage zu machen. Ich werde mich deshalb in diesem Kapitel auf die Konzepte, die klinische Arbeit und die Ausbildung beschränken.

In einer früheren Publikation (Kernberg 1993b) habe ich beschrieben, welche Konvergenzen und Divergenzen ich in der aktuellen psychoanalytischen Technik beobachte, und daraus die Schlußfolgerung gezogen, daß die deutliche Annäherung zwischen den Ansätzen der Ich-Psychologie, der Kleinianer, der British Independents und der französischen Mainstream-Analytiker mittlerweile eine Definition auf der Basis einer gemeinsamen Technik erlaubt. Zu dieser Technik gehört die Konzentration auf die Übertragungsanalyse, während der Analytiker gleichzeitig die »Charakteranalyse« aufmerksam im Auge behält (in der Terminologie der Kleinianer »pathologische Organisationen« genannt [Steiner 1987, 1990]) und die unbewußten Bedeutungen im Hier und Jetzt immer wieder beleuchtet. Wir beobachten eine steigende Tendenz, unbewußte Konflikte in die Terminologie der Objektbeziehungen zu übersetzen, eine immer stärkere Betonung der Analyse der Gegenübertragung sowie der Bedeutung der affektiven Erfahrung des Patienten, die als Zugang zur Exploration unbewußter Bedeutungen gilt. Weitere Bereiche, in denen die unterschiedlichen psychoanalytischen Ansätze konvergieren, sind die wachsende Sorge über die »Indoktrinierung« der Patienten (Kernberg 1996a) sowie die Ansicht, es könne eine Vielzahl von »Königswegen« zum Unbewußten geben (Blum 1985). In Frage gestellt wird auch das Modell einer linearen Entwicklung.

Aus dem hier kurz dargestellten ›Mainstream‹ entwickelt sich mittlerweile eine neue psychoanalytische Strömung (Kernberg 1997b). Diese neue Strömung, die vor allem in den USA aktiv ist, umfaßt einerseits die Entwicklung intersubjektiver und interpersoneller Ansätze einschließlich der Ich-Psychologie, auf der anderen Seite jedoch auch die kulturelle Tradition der Psychoanalyse, wie sie in der heutigen interpersonellen Psychoanalyse zum Ausdruck kommt. In dem Maße, wie die Ich-Psychologie den Schwerpunkt auf die Selbst-Selbstobjekt-Übertragungen legt – als wichtigste Matrix der psychoanalytischen Arbeit –, impliziert sie eine Bewegung weg von der technischen Neutralität und legt den Akzent darauf, daß sich der Analytiker emotional auf den Patienten einstimmt und in dessen subjektives Erleben eintaucht. Diese Vorgehensweise betont auch eine antiautoritäre Haltung seitens des Analytikers und hinterfragt das Privileg seiner Subjektivität. In ähnlicher Weise stellen die heutigen intersubjektiven und interpersonellen Ansätze den »Realitätsaspekt« der Übertragungs-/Gegenübertragungsbindung in den Mittelpunkt und betonen die Rolle des Analytikers bei der Kompensation für das früher über- oder unterstimulierte archaische Selbst des Patienten. Sie vertreten die Ansicht, daß die Persönlichkeit sich innerhalb einer Beziehungsmatrix kontinuierlich entwickelt (und nicht im Kontext des Ausdrucks von Konflikten zwischen den Trieben und der Abwehr gegen diese). Im Rahmen dieses Konzeptes muß die Aufmerksamkeit ständig auf den intersubjektiven Anteil der Beziehung zwischen Patient und Analytiker gerichtet sein, denn es beruht auf der Annahme, daß das emotionale Wachstum des Patienten von der Integration neuer affektiver interpersoneller Erfahrungen abhängt. Diese generelle Verschiebung der psychoanalytischen Perspektiven hat zur Folge, daß die traditionell positivistische Überzeugung von der Objektivität des Analytikers bei der Interpretation der Übertragungsverzerrungen des Patienten und von deren Ursprüngen in Frage gestellt wird. Der intersubjektive und interpersonelle Ansatz arbeitet lieber mit einem konstruktivistischen Modell, bei dem die Exploration neuer affektiver Beziehungen, die durch die psychoanalytische Arbeit ermöglicht werden, zum wichtigsten Interpretationsthema wird und ein entscheidender therapeutischer Faktor darin besteht, daß der Patient diese affektive Erfahrung aufnimmt und integriert.

Die Mehrzahl der nordamerikanischen Analytiker arbeitet weiterhin mit einem ich-psychologischen Ansatz, ständig erweitert durch die Theorie der Objektbeziehungen. Diese Form der Psychoanalyse läßt sich eindeutig von psychoanalytischen Psychotherapien unterscheiden. Schwieriger ist die konzeptuelle Abgrenzung der psychoanalytischen Psychotherapie gegenüber den British Independents, den französischen Mainstream-Analytikern und den amerikanischen Kollegen, die konstruktivistisch arbeiten: Darin zeigen sich ihre größere Flexibilität und ihre erweiterte Technik; gleichzeitig stellt das aber auch die berufliche Identität ihrer Ausbildungskandidaten in Frage. Unter diesem Blickwinkel wird verständlich, weshalb die amerikanischen Psychoanalytiker es leichter akzeptieren, daß in den USA die psychoanalytische Psychotherapie von Analytikern durchgeführt wird, als das bei den französischen Mainstream-Analytikern mit ihrer größeren Methodenvielfalt der Fall ist, die sich nur zögernd darauf einlassen, die Beschränkung auf eine spezifische »analytische Technik« zu akzeptieren (Cahn 1996; Gibeault 1998; Israel 1998; Widlöcher & Braconnier 1996).

Selbst wenn man diese Komplikationen in Betracht zieht, müßte es meines Erachtens möglich sein, Berührungspunkte zwischen der psychoanalytischen Methode und der Methodik der psychoanalytischen Psychotherapie zu finden.

Ein solcher konzeptueller Grenzbereich ließe sich auf alle hier erwähnten psychoanalytischen Schulen anwenden. Doch zunächst muß ein anderes Thema diskutiert werden. In der traditionellen amerikanischen Vorgehensweise bei psychoanalytischen Psychotherapien gibt es eine Tendenz, stützende Interventionen einzubeziehen, und tatsächlich gilt die Einbeziehung stützender Elemente als das, was psychoanalytische Psychotherapie und Psychoanalyse unterscheidet. Wallerstein (1995) und Rockland (1989) haben dieses Thema ausführlich diskutiert, wobei Wallerstein für ein Kontinuum psychoanalytischer Techniken plädiert, und zwar zwischen den Polen »psychoanalytisch/expressiv« und »suggestiv/stützend«. Rockland dagegen trifft eine deutliche Unterscheidung zwischen stützender und expressiver Psychotherapie. Im folgenden halte ich mich an eine ziemlich strikte Differenzierung zwischen Standard-Psychoanalyse, psychoanalytischer Psychotherapie und stützender Therapie auf psychoanalytischer Basis. Um ein semantisches Problem zu klären: Die *psychoanalytische Psychotherapie* wird auch *exploratorische* oder *expressive Psychotherapie* genannt. Die Bezeichnungen *psychoanalytische Psychotherapie* und *stützende Therapie* implizieren, daß beide Behandlungsweisen auf der Theorie der Psychoanalyse basieren (Kernberg 1984). Natürlich gibt es auch nicht-psychoanalytische stützende Psychotherapien, die von der Forschung anerkannt wurden und wirksam sind, doch werden diese hier nicht thematisiert.

Behandlungsmodalitäten der Therapien auf psychoanalytischer Basis

Um zwischen Psychoanalyse, psychoanalytischer Psychotherapie und stützender Psychotherapie unterscheiden zu können, müssen wir zuerst die Theorie der therapeutischen Arbeit von ihren Zielen unterscheiden, desgleichen müssen die angewandten Techniken von dem daraus resultierenden Prozeß getrennt werden.

Die gemeinsame Basis dieser drei Behandlungsweisen ist die Theorie der unbewußten Motivation (einerseits unbewußte Konflikte zwischen Aggression und Libido, andererseits die Abwehr dieser Konflikte, einschließlich der strukturellen Implikationen der Impuls-Abwehr-Konfigurationen und der internalisierten Objektbeziehungen, in die diese unbewußten Konflikte eingebettet sind), doch variieren sie in der Betonung der Triebtheorie, der Objektbeziehungstheorie und der strukturellen Organisation und haben unterschiedliche Vorstellungen darüber, in welcher Beziehung diese Theorien zueinander stehen.

Auch in ihren Zielen unterscheiden sich die drei Therapieweisen. Das Ziel der Psychoanalyse ist eine fundamentale Veränderung der Struktur und die Integration der verdrängten oder abgespaltenen unbewußten Konflikte in das bewußte Ich. Bei der expressiven oder psychoanalytischen Psychotherapie heißt das Therapieziel: teilweise Re-Organisation der psychischen Struktur im Kontext einer signifikanten Veränderung der Symptome. Das Ziel der stützenden Psychotherapie ist eine Verbesserung der Symptomatik, die durch ein besser angepaßtes Gleichgewicht zwischen den Impuls-Abwehr-Konfigurationen erreicht wird, wobei sowohl die adaptive Abwehr als auch adaptive Impulsabkömmlinge verstärkt werden.

Meines Erachtens sind die Therapieziele kein ausreichendes Unterscheidungskriterium. Es ist die Umsetzung dieser Ziele in die spezifische therapeutische Technik, die jede dieser Therapieformen charakterisiert. Dazu kommt, daß wir immer noch große Probleme mit der Methodologie der Erfassung von strukturellen Veränderungen haben. Überraschend war, daß wir fundamentale strukturelle Veränderungen bei Patienten feststellten, die mit einer psychoanalytischen Psychotherapie behandelt wurden, sogar bei Patienten mit schweren Persönlichkeitsstörungen (Kernberg 1984, 1992b).

Es ließe sich einwenden, daß diese Therapieformen sich nicht durch die Technik als solche unterscheiden, sondern durch die Interaktion zwischen Technik und der Reaktion des Patienten, vielleicht sogar durch die Interaktion zwischen der Persönlichkeit des Therapeuten und seiner Technik einerseits und der Persönlichkeit des Patienten und seiner Interaktion mit dem Therapeuten andererseits. Wird der Ansatz jedoch so weit gefaßt, dann könnte das beispielsweise dazu führen, daß eine *psychoanalytische Sackgasse*, bei der der Patient nicht mehr imstande ist, in einer psychoanalytischen Behandlungsmodalität weitere Fortschritte zu machen, verwechselt wird mit einer *therapeutischen Sackgasse* in einer psychoanalytischen Psychotherapie. Es ist richtig, daß die Fähigkeit oder Unfähigkeit eines Patienten zur Teilnahme an einer bestimmten Therapieform den Therapeuten motivieren kann, seine Technik zu wechseln; eine klare Definition der Techniken könnte dann die Diagnose eines solchen Wechsels ermöglichen. Unter konzeptuellen Aspekten glaube ich, daß eine differentielle Definition der drei Therapieformen ausschließlich in Begriffen der angewandten Technik, ohne Berücksichtigung der therapeutischen Interaktion und der Wirksamkeit in jedem einzelnen Fall, eine eindeutige und klinisch relevante Differenzierung erlaubt. Natürlich wird in der klinischen Arbeit jedwede Technik von der Persönlichkeit des Therapeuten und seiner Einstellung beeinflußt, und die Reaktion des

Patienten wird wiederum Einfluß auf die Technik haben. Die klinische Erfahrung und auch die Forschung verweisen indes in überzeugender Weise darauf, daß es möglich ist, eine konsistente Basistechnik zu definieren, die bei jedem Patienten angewandt werden kann. Hilfreich sind dabei folgende Leitlinien:

Ausgehend von Gills (1954) Definition der Psychoanalyse – vor allem die dem Patienten gebotene Möglichkeit, eine regressive Übertragungsneurose zu entwikkeln, die dann nur durch die von einem Psychoanalytiker aus der Position technischer Neutralität gegebene Interpretation aufgelöst wird –, möchte ich folgende drei Punkte als wesentliche Merkmale der psychoanalytischen Methode anführen: *Interpretation, Übertragungsanalyse* und *technische Neutralität* (Kernberg 1984; Kernberg et al. 1989). Obwohl Gill selbst diese Definition später in Frage stellte, bin ich der festen Überzeugung, daß sie die einfachste, klinisch und theoretisch nützlichste Definition der psychoanalytischen Methode ist. Unter der impliziten Annahme, daß eine regressive Übertragungsneurose in der psychoanalytischen Situation die pathogenen unbewußten Impuls-Abwehr-Konfigurationen reproduziert, die das dominante Muster der Psychopathologie eines Patienten bilden, werden auch die meisten englischsprachigen Psychoanalytiker mit einer solchen Definition zufrieden sein. Wird dann gleichzeitig auch noch spezifiziert, daß Impuls-Abwehr-Konfigurationen in teilweise oder vollständig internalisierte Objektbeziehungen eingebettet sind (so daß beide, die impulsive und die abwehrende Seite der pathogenen unbewußten Konflikte, repräsentiert sind), dann kann sich auch ein breites Spektrum von Objektbeziehungstheoretikern aller drei Richtungen der psychoanalytischen Gemeinschaft verstanden fühlen. Wenn schlußendlich auch noch ausgesprochen wird, daß zum Inhalt dieser unbewußten Konflikte aggressive und libidinöse Impulse gehören, bei denen es um infantile Sexualität, archaische und spätere ödipale Konstellationen, primäre Verführung, Kastrationsangst und die Urszene geht, dann werden sich auch die französischen Autoren psychoanalytischer Veröffentlichungen dazugehörig fühlen, wobei offenbleibt, wie eng der Zusammenhang zwischen archaischen ödipalen Problemen und präödipalen Konflikten ist.

Diese Definition der Psychoanalyse in bezug auf die angewandte Technik sollte die konzeptuellen Forderungen des psychoanalytischen »Mainstream« zufriedenstellen. Nicht zufriedengestellt werden die Anforderungen der amerikanischen Vertreter des intersubjektiven, interpersonellen und ich-psychologischen Ansatzes, doch kann diese Definition helfen zu klären, in welchem Maß hier psychotherapeutische (im Gegensatz zu den rein psychoanalytischen) Techniken in die Arbeit einbezogen werden; vielleicht klärt sich dann auch die Frage, an welcher Stelle sie sich von den drei Behandlungsmodalitäten abgrenzen. So mag sich beispielsweise die Betonung der Analyse der Gegenübertragung sowie der vielfach verschlungenen Bindungen der Übertragung-Gegenübertragung durch diese Schulen durchaus mit der vorgeschlagenen Definition der Psychoanalyse vereinbaren lassen, ausgenommen Situationen, in denen Mitteilungen aus der Gegenübertragung oder Ausagieren die technische Neutralität verringern oder ausschalten. Wird eine solche Situation nicht interpretativ bearbeitet, dann würde dadurch der Behandlungsmodus überwechseln in den einer psychoanalytischen Psychotherapie oder sogar in den einer stützenden Therapie.

Zur Technik der *Interpretation* gehören das Aufdecken des bewußten und vorbewußten Erlebens des Patienten, die Konfrontation bzw. das taktvolle Lenken der Aufmerksamkeit auf das verbale und nonverbale Verhalten, durch das der Patient seine Mitteilungen über sein subjektives Erleben ergänzt, die als freie Assoziationen geboten werden, und die eigentliche Interpretation der unbewußten Bedeutung dessen, was verdeutlicht und womit der Patient konfrontiert wurde. Die unbewußte Bedeutung im »Hier und Jetzt« ist normalerweise eine wichtige Brücke zur Interpretation der unbewußten Bedeutung im »Damals und Dort« (Sandler & Sandler 1987).

Die Standard-Psychoanalyse konzentriert sich in erster Linie auf die systematisch durchgeführte *Übertragungsanalyse*; dabei wird eine sich bildende Sequenz von Übertragungsentwicklungen systematisch exploriert, und zwar ohne Verzerrung durch Vorannahmen über die Reihenfolge der Entstehung dieser Übertragungsdispositionen. Das Konzept der Beachtung von synchronen und diachronen Ausdrucksformen der Übertragung – d. h. die Verdichtung von Konflikten aus verschiedenen Entwicklungsphasen, die im Gegensatz steht zu einem sequentiellen Bericht über eine bestimmte Entwicklungsphase – hat die älteren Modelle linearer Entwicklung abgelöst (Kernberg 1993b). Während die Übertragungsanalyse (vor allem aus Kleinianischer Sicht als Analyse der »gesamten Übertragungssituation« [Joseph 1989]) immer auch Entwicklungen außerhalb der Sitzungen einbezieht, liegt der Schwerpunkt doch im wesentlichen auf der Analyse der Beziehung zwischen Patient und Analytiker, wobei die Analyse der Gegenübertragung ein entscheidender Bestandteil der therapeutischen Beziehung ist. Selbst wenn man die markanten Unterschiede im Verständnis der Übertragung in Betracht zieht – beispielsweise die Bedeutung, die die französischen Analytiker der spachlichen Kommunikation und der Struktur der Sprache zuschreiben, die Konzentration auf die Aktivierung ursprünglicher Objektbeziehungen bei den Kleinianern und den British Independents oder auf die Charakterabwehr bei den Ich-Psychologen –, kann man doch die Dominanz der systematischen Übertragungsanalyse als entscheidendes Kennzeichen der psychoanalytischen Methode betrachten.

Der Begriff *technische Neutralität* besagt, daß der Analytiker bei seinen Interpretationen gegenüber dem Über-Ich des Patienten, dem Es, dem handelnden Ich und der äußeren Realität gleiche Distanz hält, d. h. bei seiner Arbeit mit dem Material nimmt er die Position des beobachtenden Teils des Ich des Patienten ein (Kernberg 1997). Technische Neutralität impliziert eine interessierte Objektivität, die eine Betonung der Übertragung erlaubt, zugleich auch den Akzent auf die Analyse dieser Übertragung als einer impliziten Verzerrung der »normalen« therapeutischen Beziehung legt, die bei Behandlungsbeginn durch den Behandlungsrahmen definiert wurde und in der die Aufgabenteilung (freie Assoziation seitens des Patienten, Interpretation seitens des Analytikers) festgelegt ist.

Die Methode der freien Assoziation wird sowohl von der Psychoanalyse als auch von der psychoanalytischen Psychotherapie verwendet; dabei unterscheidet sich die Psychoanalyse von letzterer durch die häufigeren Sitzungen und die Verwendung der Couch. Die meisten Psychoanalytiker würden der Aussage zustimmen, daß mindestens drei oder vier wöchentliche Sitzungen für eine effektive psychoanalytische Arbeit erforderlich sind. Meines Erachtens sind jedoch weder Sitzungsfrequenz noch Couch ein konzeptuell signifikantes Merkmal zur Beschreibung der Psychoanalyse.

Die psychoanalytische Psychotherapie wendet die gleichen Basistechniken an wie die Psychoanalyse, jedoch mit quantitativen Modifikationen, die, zusammengenommen, eine Behandlung mit qualitativen Unterschieden ergeben. Eine einzelne Sitzung in psychoanalytischer Psychotherapie mag sich kaum von einer psychoanalytischen Sitzung unterscheiden, doch über die Zeit hinweg treten die Unterschiede klar zutage. In der psychoanalytischen Psychotherapie wird interpretiert, doch bei der Arbeit mit Patienten mit schwerer Psychopathologie, für die diese Therapieform in vielen Fällen am besten geeignet ist, nehmen Aufdeckung und Konfrontation einen deutlich größeren Raum ein als die Interpretation als solche, und die Interpretation unbewußter Bedeutungen im »Hier und Jetzt« nimmt mehr Raum ein als die Interpretation im »Damals und Dort«. In der praktischen Arbeit sind Aufdeckung, Konfrontation und Interpretation im Hier und Jetzt die wichtigsten Aspekte der in der psychoanalytische Psychotherapie angewandten Interpretationstechnik, wobei Aufdeckung und Konfrontation eindeutig vorherrschen (Kernberg 1984; Kernberg et al. 1989).

Bei der Behandlung von Patienten mit schwerer Charakterpathologie steht die Übertragungsanalyse von Anfang an im Mittelpunkt der Arbeit, doch wird sie modifiziert durch eine aktiv interpretierende, tiefgehende Exploration der Alltagssituation des Patienten: Wegen der prädominanten primitiven Abwehroperationen dieser Patientengruppe ist diese Vorgehensweise unabdingbar. Es ist vor allem der Abwehrmechanismus der Spaltung, der tendenziell die therapeutische Situation vom Leben des Patienten außerhalb der Sitzungen dissoziiert; das kann zu schwerem dissoziiertem Ausagieren innerhalb oder außerhalb der Sitzungen führen. Aus diesem Grund ist das interpretative Verknüpfen der äußeren Realität des Patienten mit den Entwicklungen der Übertragung in den Sitzungen ein zentraler Punkt.

Im Idealfall wird bei der Psychoanalyse die technische Neutralität während der gesamten Behandlungsdauer aufrechterhalten. Bei der psychotherapeutischen Behandlung von Patienten mit schwerer Charakterpathologie ist dies nicht möglich: Um ein Ausagieren zu kontrollieren, das das Leben des Patienten oder die Fortführung der Arbeit gefährdet, müssen Grenzen gesetzt werden; das bedingt immer wieder ein Aufgeben der Neutralität. Ohne Strukturierung oder ohne vorgegebene Grenzen erweist sich das selbst-perpetuierende Ausagieren als resistent gegen eine interpretative Auflösung. In der Praxis bedeutet das etwa, daß ein im Charakter verankertes suizidales Verhalten (im Gegensatz zu Suizid im Kontext einer schweren Depression) es erforderlich macht, Grenzen zu setzen. Ein vor Behandlungsbeginn geschlossener Therapievertrag, in dem der Patient sich verpflichtet, entweder für seine Einweisung in eine Klinik zu sorgen oder sein suizidales Verhalten unter Kontrolle zu bringen, statt es auszuagieren, kann eine Vorbedingung für die Behandlung sein. Jeder Fall von Aufgabe der technischen Neutralität sollte sofort im Hinblick darauf exploriert werden, welche Implikationen für die Übertragung das strukturierende Vorgehen des Therapeuten hat; darauf sollte sofort eine Analyse der Implikationen für die Übertragung erfolgen, die sich aus dem Suizidverhalten selbst ergeben; darauf sollte wiederum die allmähliche Auflösung der Struktur oder der Grenzen auf dem Weg der Interpretation erfolgen: Auf diese Weise könnte die technische Neutralität wiederhergestellt werden. Kurz gesagt: In der psychoanalytischen Psychotherapie ist technische Neutralität ein Idealzustand für die Arbeit, der jedoch aus Gründen der Prävention immer wieder aufgegeben und dann mit Hilfe von Interpretationen wiederhergestellt werden muß (Kernberg 1984, 1992a; Kernberg et al. 1989).

Eine psychoanalytische Psychotherapie erfordert normalerweise zwei bis vier Sitzungen pro Woche, jedoch nicht weniger als zwei, damit die Entwicklungsverläufe in der Übertragung exploriert werden können, gleichzeitig aber auch die sich verändernde Realität im Alltag des Patienten verfolgt werden kann. Bei Patienten mit schwerer Charakterpathologie können diese Aufgaben nicht mit einer einzigen wöchentlichen Sitzung wahrgenommen werden: Die verfügbare Zeit würde dann entweder vollständig dafür benötigt, in bezug auf die Entwicklungen im Leben des Patienten auf dem laufenden zu bleiben, wodurch die Übertragungsanalyse von vornherein ausgeschlossen wäre, oder die systematische Übertragungsanalyse könnte unter solchen Bedingungen die Abspaltung wichtiger Entwicklungsschritte (und das Ausagieren) in der äußeren Lebenssituation des Patienten fördern. In den Sitzungen der psychoanalytischen Psychotherapie sollten sich Patient und Analytiker gegenübersitzen, denn in dieser Position wird das nonverbale Verhalten des Patienten – der dominierende Kommunikationsmodus bei schweren Persönlichkeitsstörungen – deutlich sichtbar. Auch kann der Therapeut in dieser Position seine Aufmerksamkeit gleichzeitig auf die in freier Assoziation vermittelte Kommunikation des subjektiven Erlebens des Patienten, auf das nonverbale Verhalten und auf die Gegenübertragungsanalyse richten. Wie in der Psychoanalyse führt auch in der psychoanalytischen Psychotherapie die Analyse der Information aus diesen drei Quellen zur Definition eines »gewählten Faktums« (Bion 1968, 1970), das den »Hauptschub« der Interpretation anzeigt.

Die psychoanalytische Psychotherapie verwässert also nicht das »Gold« der Psychoanalyse mit dem »Kupfer« der Unterstützung, sondern arbeitet mit einer im wesentlichen psychoanalytischen Technik, die eingesetzt wird, um die in der Übertragung aktivierten unbewußten Konflikte zu analysieren. Dies geschieht in einem modifizierten Rahmen, den der Analytiker vorgibt und dem der Patient im voraus ausdrücklich zustimmt. Die Beobachtung der Entwicklungen im Alltag des Patienten stellt eine Abweichung vom Standardvorgehen in der Psychoanalyse dar und steht im Gegensatz zu der »Ziellosigkeit« einer psychoanalytischen Sitzung im ich-psychologischen Setting oder auch zu der Kleinianischen Haltung von »Keine Erinnerung und kein Begehren« (Bion 1967). Das Interesse am Alltagsleben des Patienten in der psychoanalytischen Psychotherapie erstreckt sich auch darauf, daß der Therapeut aufmerksam beobachtet, wie die Beziehung zwischen den Entwicklungen in der Übertragung und dem Langzeitziel verläuft, d. h. er achtet darauf, wie stark die Behandlung in ihrer Funktion als »schützender Hafen« zu einem Sekundärgewinn führen kann, der von Patienten mit schwerer Psychopathologie als Schutz gegen die äußere Realität eingesetzt wird (Kernberg et al. 1989).

Die auf der psychoanalytischen Theorie beruhende stützende Therapie benutzt die Präliminarien der interpretativen Technik, d. h. es werden Aufdeckung und Konfrontation eingesetzt, nicht aber die Interpretation als solche. Hier kommen eher kognitive und emotional stützende Interventionen zum Tragen, d.h. Aussagen des Therapeuten, die einen adaptiven Kompromiß zwischen Impuls und Abwehr fördern sollen; dies geschieht durch kognitive Informationen (wie Überzeugung und Beratung) und durch emotionale Unterstützung (einschließlich Suggestion, Beruhigung, Ermutigung und Lob). Des weiteren interveniert die stützende Therapie direkt im Umfeld des Patienten, entweder durch den Therapeuten selbst, durch die Familie des Patienten oder durch Mitarbeiter sozialer Dienste, die mit therapeutischen Hilfsfunktionen betraut werden (Rockland 1989).

Die Übertragung wird deshalb in der stützenden Therapie nicht interpretiert, doch wird sie auch nicht ignoriert. Eine wachsame Aufmerksamkeit gegenüber Übertragungsentwicklungen hilft dem Therapeuten, auf taktvolle Weise »unangemessene« Übertragungsentwicklungen zu analysieren und anzusprechen, die der Patient dann reproduziert, wenn er mit wichtigen Bezugspersonen interagiert. Der Therapeut ermutigt den Patienten, dieses pathologische Verhalten während der Sitzungen zu verringern, wobei er darauf verweist, wie verzerrt, unproduktiv, destruktiv oder irreführend ein derartiges Verhalten ist. Er erklärt die bewußten Gründe für dieses Verhalten und führt dem Patienten vor Augen, wie unangemessen er sich verhält. Das so erworbene Wissen wird zu den Bezugspersonen des Patienten außerhalb der Behandlung »transferiert« oder »exportiert«. Kurz gesagt: Zur stützenden Therapie gehören die Aufdeckung und die Reduzierung sowie der »Export« der Übertragung, außerdem direkte kognitive und affektive Unterstützung der adaptiven Impulse und Abwehroperationen und stützende Interventionen direkt in das Umfeld des Patienten.

Die technische Neutralität gehört nicht zur systematischen Arbeit der stützenden Psychotherapie; der Therapeut ergreift abwechselnd die Partei des Ich, des Über-Ich, des Es oder der Realität im Außen, je nachdem, welches Agens zu einem bestimmten Zeitpunkt das größte adaptive Potential für den Patienten bietet. Die hauptsächlichen Gefahren bei der stützenden Therapie sind natürlich einerseits die Infantilisierung des Patienten durch exzessive Unterstützung, andererseits die Gefahr des Ausagierens der Gegenübertragung als Folge der Aufgabe der Position der technischen Neutralität. Deshalb muß sich der Therapeut, der eine stützende Psychotherapie durchführt, dieser Risiken sehr bewußt sein. Wie in den Sitzungen der psychoanalytischen Psychotherapie sitzen auch bei der stützenden Psychotherapie Patient und Therapeut einander gegenüber. Der Vorteil dieser Behandlungsform ist ihre große Flexibilität bei der Frequenz der Sitzungen, die von mehreren wöchentlichen Sitzungen über eine Sitzung pro Woche bis zu ein oder zwei Sitzungen im Monat variieren kann, je nachdem, wie dringlich die aktuellen Probleme des Patienten sind, und auch entsprechend dem Langzeitziel der Behandlung.

Weil stützende und interpretative Techniken häufig kombiniert werden, könnte unter dem Gesichtspunkt der tatsächlichen Praxis die hier vorgeschlagene Unterscheidung von psychoanalytischer Psychotherapie und stützender Therapie Anlaß zu Kritik bieten, denn daraus ergeben sich Behandlungsformen, die von »eklektisch« bis »wild« reichen. Theoretisch gesehen, sollten alle auf der psychoanalytischen Theorie beruhenden Behandlungsformen stützende Elemente enthalten. Ich glaube jedoch, daß die stützende Wirkung einer Intervention unterschieden werden muß von der eigentlichen Technik der Unterstützung und daß die Kombination von interpretativen und stützenden Techniken in der klinischen Praxis mit der Möglichkeit einer gründlichen Übertragungsanalyse interferiert, weil die Position der technischen Neutralität aufgegeben wird. Das Vermischen der Techniken interferiert auch mit der vollen Entfaltung der stützenden Techniken, weil die Abweichung von der technischen Neutralität gering gehalten werden muß, wenn man eine gewisse Möglichkeit zur Übertragungsanalyse bewahren will. Im Blick auf diese Probleme glaube ich, daß eine gründliche psychoanalytische Ausbildung das Erlernen einer streng psychoanalytischen Psychotherapie erleichtert, gleichzeitig aber auch deren Unterscheidung von der stützenden Psychotherapie. Darüber hinaus kann diese Ausbildung auch das gründliche Erlernen der Methodologie der stützenden Psychotherapie fördern, die auf der psychoanalytischen Theorie basiert.

Indikationen und Kontraindikationen

Wenn wir die Charakteristika der drei oben beschriebenen Behandlungsformen zusammenfassen, dann können wir sagen, daß die Technik der Psychoanalyse und die der psychoanalytischen Psychotherapie im wesentlichen identisch sind, jedoch mit quantitativen Modifikationen, durch die in der psychoanalytischen Psychotherapie im Lauf der Zeit eine andere Atmosphäre entsteht. Da sich im Verlauf jeder psychoanalytischen Behandlung das Verhältnis von Aufdeckung und Konfrontation zur Interpretation im engeren Sinn ändern kann, kann die Unterscheidung zwischen Psychoanalyse und psychoanalytischer Psychotherapie nicht anhand einer bestimmten Sitzung vorgenommen werden: Der Unterschied zeigt sich erst nach einer gewissen Zeit bei der Evaluation der Behandlung. Die Differentialdiagnose der Psychoanalyse gegenüber der psychoanalytischen Psychotherapie wird in den meisten Fällen durch die deutliche Prävalenz der Interpretation im engeren Sinn sowie durch das unbeirrte Festhalten an der technischen Neutralität und die systematische Interpretation der Übertragung erleichtert. Primitive Abwehroperationen werden bei beiden Behandlungsformen systematisch interpretiert, sobald sie sich in der Übertragung zeigen; das geschieht im Kontext der Analyse aktivierter primitiver Objektbeziehungen, in denen sich die unbewußten intrapsychischen Konflikte zwischen Trieben und deren Abwehr zeigen. Auch aufgrund der systematischen Bearbeitung der Übertragungsneurose – d. h. der sich ganz natürlich entwickelnden Sequenz von Übertragungsparadigmen – verlagert sich der Schwerpunkt der psychoanalytischen Situation nach und nach weg von der Dominanz der Analyse der intersubjektiven Natur der Übertragung-/Gegenübertragungs-Bildungen und hin zu der allmählichen Dominanz der Exploration der tieferen Schichten des intrapsychischen Erlebens des Patienten (André Green, persönliche Mitteilung). Im Gegensatz dazu ist die konsistente Dominanz der Exploration der intersubjektiven Entwicklungen in der psychoanalytischen Psychotherapie, bei der keine Verlagerung des Schwerpunktes stattfindet, ein Hinweis auf die in diesen Fällen nur begrenzt stattfindende Übertragungsanalyse.

Das gilt auch für die Techniken der stützenden Psychotherapie: Unbewußte Konflikte werden nicht interpretiert, vor allem nicht die in der Übertragung sichtbaren Konflikte; es werden Techniken zur kognitiven und affektiven Unterstützung angewandt, einschließlich direkter Interventionen im Umfeld des Patienten; die Übertragung wird zur »Reedukation« benutzt, und das Prinzip der technischen Neutralität wird vollständig zugunsten der Förderung adaptiver Impuls-/Abwehrkonfigurationen aufgegeben – all das zeigt den eindeutigen Unterschied zwischen stützender Psychotherapie und Psychoanalyse bzw. psychoanalytischer Psychotherapie.

In welcher Weise wird die stützende Psychotherapie durch die Psychoanalyse beeinflußt? Zum einen dadurch, daß in der stützenden Psychotherapie Techniken angewandt werden, die sich aus der Psychoanalyse herleiten (Aufdecken und Konfrontieren). Die Theorie der Psychoanalyse bewirkt, daß der Therapeut aufmerksam die Entwicklungen in der Übertragung beobachtet; sie erleichtert das Erkennen primitiver Abwehroperationen in der Interaktion zwischen Therapeut und Patient; dadurch wird es dem Therapeuten möglich, die aktuelle Funktion dieser Abwehr – Sicherheit und Selbstwertgefühl des Patienten zu schützen – zu verdeutlichen, ohne auf den unbewußten Ursprung einzugehen. Auch die Vorgehensweise des Therapeuten wird in der stützenden Psychotherapie durch die aufmerksame Beobachtung der Gegenübertragung verfeinert.

Die Strategie der Psychoanalyse ist die Auflösung der Übertragungsneurose; zur Strategie der psychoanalytischen Psychotherapie bei Patienten mit schweren Persönlichkeitsstörungen oder einer Borderline-Persönlichkeitsorganisation gehört das Auflösen des Syndroms der Identitätsdiffusion und die Integration einer normalen Ich-Identität. Trotz radikaler Veränderungen in der Persönlichkeit und trotz Auflösung der neurotischen Symptome werden pathologische Charakterkonstellationen, die innerhalb einer normalen Identitätsstruktur wirksam sind, möglicherweise bei der Behandlung dieser Patienten nicht ausreichend herausgearbeitet (Kernberg 1984, 1992a; Kernberg et al. 1989). Bei der stützenden Psychotherapie besteht die Strategie darin, jene vorherrschenden interpersonellen Probleme und neurotischen Symptome des Patienten sorgfältig nach und nach herauszuarbeiten, in denen sich unbewußte Konflikte spiegeln; des weiteren in der psychotherapeutischen Modifikation dieser Probleme, indem der Therapeut die adaptiven Lösungen des Patienten verstärkt. Dabei wird im wesentlichen mit den Techniken der Aufdeckung und Konfrontation, der Reduktion und dem »Export« der Übertragung gearbeitet. Die stützende Psychotherapie zielt weniger auf eine strukturelle intrapsychische Veränderung als darauf, eine bessere Adaptation an innerpsychische und äußere Bedürfnisse zu fördern.

Sowohl in der Psychoanalyse als auch in der psychotherapeutischen Psychotherapie unternimmt der Therapeut in jeder Sitzung den Versuch, mit Hilfe der Taktiken dieser Behandlungsformen (d.h. indem er mit sich dem Material des Patienten vertraut macht), das dominante Übertragungsthema zu erkennen. Dabei arbeitet er mit der gleichzeitigen Exploration der verbalen und nonverbalen Mitteilungen des Patienten und achtet zudem auf die Gegenübertragung. So stellt er fest, wie das »ausgewählte Thema« lautet, und arbeitet dann interpretativ mit dem affektiv dominierenden unbewußten Konflikt, der in diesem ausgewählten Thema sichtbar wird. Mit Hilfe seiner frei flottierenden Aufmerksamkeit kann der Analytiker dieses Material aufnehmen. Bei der stützenden Psychotherapie wird der Augenblick des Beginns der therapeutischen Interventionen durch die dominante Symptomatologie und die Verhaltensstörungen des Patienten bestimmt. Nur wenn Komplikationen in der Übertragung mit dem Versuch interferieren, die Impuls-/Abwehrkonfigurationen durch stützende Interventionen zu verändern, richtet der Therapeut (wie oben beschrieben) seine Aufmerksamkeit auf die Übertragung. Man kann also sagen, daß die Unterschiede zwischen diesen drei auf der psychoanalytischen Theorie beruhenden Behandlungsmodalitäten in der jeweiligen Strategie, Taktik und den angewandten Techniken deutlich erkennbar sind.

Vergleiche

Die Indikationen für diese drei Behandlungsmodalitäten sind immer noch Gegenstand von Diskussionen, und unsere bislang erworbenen klinischen Erfahrungen bedürfen noch der Verstärkung durch empirische Daten (oder der Konfrontation mit diesen). Die *psychoanalytische Psychotherapie* hat sich als hoch effektiv für viele, aber keineswegs für alle Patienten mit schwerem, chronischem, lebensbedrohendem selbstdestruktivem Verhalten erwiesen, beispielsweise für Patienten mit chronisch suizidalem Verhalten, schweren Eßstörungen, Drogenabhängigkeit und Alkoholismus, aber auch für Patienten mit massiv antisozialem Verhalten. Die Differentialdiagnose jener Fälle schweren selbstdestruktiven und antisozialen Verhaltens, die für eine Behandlung mit einer psychoanalytischen Psychotherapie geeignet sind, war eines der wichtigen Nebenergebnisse der psychoanalytischen Exploration dieser Fälle (Kernberg 1992a). Die Indikationen für eine psychoanalytische Psychotherapie bei Patienten mit neurotischer Persönlichkeitsorganisation, für die eine Psychoanalyse eigentlich die Methode der Wahl wäre, sind immer noch umstritten. Hier mag die psychoanalytische Psychotherapie als Alternative indiziert sein, wenn individuelle Kontraindikationen gegen die Psychoanalyse im Spiel sind. Oft fällt die Entscheidung gegen die Psychoanalyse aus finanziellen oder geographischen Gründen oder weil der Zeitrahmen des Patienten begrenzt ist, und genau hier entzünden sich die Kontroversen. Ich glaube, man muß fairerweise sagen, daß im derzeitigen kulturellen Klima und unter den derzeitigen finanziellen Bedingungen, aber auch angesichts der neuesten Ergebnisse der empirischen Forschung über die Effektivität dieser Behandlungsformen, finanzieller und kultureller Druck häufig stärker sind als die klinische Evidenz für eine Psychoanalyse als Methode der Wahl.

Die stützende Psychotherapie, ursprünglich konzipiert als Therapie der Wahl für Patienten mit schweren Persönlichkeitsstörungen, kann nun als alternative Behandlungsmethode für jene Patienten mit schweren Persönlichkeitsstörungen gelten, die nicht imstande sind, an einer psychoanalytischen Psychotherapie teilzunehmen. Das Psychotherapieforschungsprojekt der *Menninger Foundation* ergab, daß Patienten mit sehr schwach ausgeprägten psychoneurotischen Störungen tendenziell sehr positiv auf alle drei Methoden ansprechen, die ihre Wurzeln in der psychoanalytischen Theorie haben; am besten sprechen sie jedoch auf eine klassische Psychoanalyse an.

Für Patienten mit neurotischer Persönlichkeitsorganisation ist die klassische Psychoanalyse die am besten geeignete Behandlungsmethode. Die Psychoanalyse hat ihren Anwendungsbereich erweitert, um auch einige der schwereren Persönlichkeitsstörungen behandeln zu können, insbesondere ein breites Spektrum von Patienten mit narzißtischen Persönlichkeitsstörungen, Patienten mit gemischt hysterischen/histrionischen Merkmalen sowie einige Patienten mit schweren paranoiden, schizoiden und sadomasochistischen Symptomen.

Zwar fehlen uns immer noch systematische Studien zum Zusammenhang zwischen bestimmten Formen der Psychopathologie und dem Ergebnis einer psychotherapeutischen Arbeit mit den aus der Theorie der Psychoanalyse abgeleiteten Methoden, man kann aber dennoch mit Vorsicht die generelle Aussage treffen, daß für die am wenigsten schweren Fälle eine kurze psychoanalytische Psychotherapie, stützende Psychotherapie oder Psychoanalyse die Behandlungsmethode der Wahl ist, wobei die Psychoanalyse – falls sie durch die Schwere des Falls gerechtfertigt wird – die besten Voraussetzungen für ein positives Ergebnis bietet. Für Fälle mit mittlerem Schweregrad, die aber noch zum Spektrum der neurotischen Persönlichkeitsorganisation gehören, ist die Psychoanalyse die bestmögliche Behandlungsform; von einer psychoanalytischen Psychotherapie kann in diesen Fällen eindeutig nicht soviel erwartet werden. Wie bereits weiter oben ausgeführt, ist die psychoanalytische Psychotherapie aufgrund finanzieller Restriktionen in vielen Ländern die am häufigsten angewandte Behandlungsform für Fälle, bei denen eine echte Psychoanalyse die besten Ergebnisse erbringen würde. Wenn es um sehr schwere Fälle geht, dann ist die Psychoanalyse die am besten geeignete Methode für einzelne Fälle, während die psychoanalytische Psychotherapie die beste Methode für eine Vielzahl von Fällen ist; die stützende Psychotherapie ist die zweitbeste Methode, wenn die Kontraindikationen für eine psychoanalytische Psychotherapie zu gewichtig sind.

Für alle Fälle gilt: Individuelle *Kontraindikationen* für die jeweilige Behandlung müssen ernst genommen werden. Bei der Psychoanalyse hängt die Kontraindikation im Einzelfall von der Ich-Stärke, der Motivation, der Introspektion oder Einsicht des Patienten ab, desgleichen vom Sekundärgewinn, der Intelligenz und dem Alter. Im Einzelfall können Sekundärgewinn, die Unmöglichkeit, lebens- oder behandlungsbedrohendes Ausagieren zu kontrollieren, mangelnde Intelligenz, signifikante antisoziale Züge und eine hoffnungslose Lebenslage gleichfalls Kontraindikationen gegen eine psychoanalytische Psychotherapie darstellen; das gilt vor allem dann, wenn diese Faktoren nicht isoliert, sondern gemeinsam auftreten. Wie ich bereits gesagt habe: Wenn eine psychoanalytische Psychotherapie aus individuellen Gründen kontraindiziert ist, dann wird die stützende Psychotherapie zur nächstbesten Behandlungsmethode. Bei der stützenden Psychotherapie lautet die Minimalforderung, daß die Fähigkeit, sich auf ein ständiges Therapiearrangement einzulassen, hinreichend ausgeprägt ist und daß keine schweren antisozialen Symptome vorliegen. Meine Ausführungen sind keine vollständige Liste, sondern lediglich eine Beschreibung der Kriterien, die bei jeder einzelnen Entscheidung über die Wahl der Therapieform und die jeweiligen Kontraindikationen im Vordergrund stehen.

Ich muß hervorheben, daß über die hier von mir skizzierten Definitionen der Behandlungstechnik, die Differenzierung zwischen den drei Behandlungsmodalitäten und die Kriterien für Indikation und Kontraindikation derzeit keineswegs Einigkeit besteht. Im folgenden führe ich an, welche Punkte meines Ansatzes Anlaß zu Kritik innerhalb der psychoanalytischen Gemeinschaft gegeben haben:

1. Die Anwendung hochspezifischer psychiatrischer Diagnosekriterien bei der Entscheidung über die Indikationen für eine bestimmte Therapieform steht im Widerspruch zu dem psychoanalytischen Konzept von der Universalität der unbewußten intrapsychischen Konflikte; das psychische Gleichgewicht sollte eher dadurch erkannt werden, welcher Art diese Konflikte sind, statt durch psychiatrische Diagnosen. Diagnostische Erwägungen sind eher geeignet, den Psychoanalytiker voreingenommen zu machen, so daß er die Exploration des Unbewußten nicht mehr unbefangen durchführt.
2. Die Prognose für die Behandlung erwächst aus der einmaligen und unverwechselbaren Zusammenarbeit von Analytiker und Patient. Die Natur dieser besonderen Beziehung ist bedeutsamer als sämtliche Aspekte einer psychiatrischen Diagnose oder einer psychotherapeutischen Behandlungsform.
3. Die Transformation der psychoanalytischen Methodik in eine eng umschriebene Theorie ihrer Technik steht im Gegensatz zu dem intuitiven Verständnis des Analytikers, seinem psychoanalytischen Werkzeug und seiner Kreativität, ebenso auch zu den vielen Möglichkeiten zur unbewußten Kommunikation zwischen beiden Beteiligten, die das Verständnis für das eigene Selbst und das Selbst des anderen anregt. »Techniken« können den Reichtum des intuitiven Erfassens und Mitteilens der Manifestationen des Unbewußten nur beeinträchtigen.

4. Die Notwendigkeit – die sich aus dem vorgeschlagenen Modell einer Behandlungsindikation ergibt –, den Patienten eingangs sehr detailliert und grundlegend zu untersuchen, um nicht nur eine deskriptive, sondern eine strukturelle Diagnose zu stellen und auf diese Weise die dominante Persönlichkeitsorganisation des Patienten aufzudecken, widerspricht den Prinzipien der offenen Exploration der unbewußten Bedeutung der Darlegungen des Patienten; die aktive und eindringende Intervention des Psychoanalytikers droht die Übertragung zu verzerren. Die spontane Entstehung von Übertragungs-/Gegenübertragungsbindungen bringt dem Psychoanalytiker mehr Information als eine Evaluation anhand psychiatrischer Diagnosekriterien.
5. Bei der Beschreibung der Unterschiede wurde die Variationsbreite zwischen den verschiedenen psychoanalytischen Ansätzen nicht in Betracht gezogen. Vorgeschlagen wird eine Definition auf der Basis von Interpretation, Übertragungsanalyse und technischer Neutralität. Die Selbstpsychologie empfiehlt beispielsweise ein interpretatives Vorgehen des Analytikers aus der Position als Selbst-Objekt des Patienten heraus und steht damit im Widerspruch zu der technischen Neutralität, die als entscheidendes Charakteristikum der psychoanalytischen Technik aufgeführt wurde; das gilt auch für den Ansatz der intersubjektiven Analytiker, die es tolerieren, wenn die Gegenübertragung – als Stimulus für die Aktivierung der Übertragung und die Interpretation – teilweise zum Ausdruck kommt (»Inszenierung«? Ausagieren?). Auch hier ist der vorgeschlagene Begriff der Übertragungsanalyse zu eng gefaßt und gestattet keine Anwendung stützender Techniken im psychoanalytischen Setting. Im französischen Modell der Psychoanalyse mag man mit Hilfe interpretativer Interventionen versuchen, mit dem Unbewußten des Patienten dadurch in Verbindung zu kommen, daß die Aufmerksamkeit auf die sprachlichen Aspekte eines Segments der Aussagen des Patienten gerichtet wird, etwa auf Metaphern oder Metonymie in der freien Assoziation des Patienten. Wird ein solches Segment mit einem interpretativen Kommentar aufgenommen, der schwer faßbar gehalten ist, um zu vermeiden, daß die Bedeutung vorzeitig offengelegt wird, und dadurch einen »enigmatischen« Aspekt der Interpretation aufrechtzuerhalten, der das Unerwartete im Unbewußten des Patienten hervorlocken soll, dann steht dieses Vorgehen auch nicht im Einklang mit der restriktiven Definition der analytischen Technik als Aufdeckung, Konfrontation und Interpretation im Hier und Jetzt und im Damals und Dort.

Als Antwort auf diese Kritikpunkte möchte ich darauf verweisen, daß eine anfängliche gründliche psychiatrische Diagnose eigentlich nur hilfreich sein kann, denn sie liefert dem Analytiker ein reichhaltigeres und tiefergehendes Bild des Patienten und erleichtert dadurch die Exploration potentieller Behandlungsrisiken oder -beschränkungen. Eine derartige diagnostische Evaluation kann auch einen Rahmen bieten, der sich in späteren Phasen der Analyse dadurch als hilfreich erweisen mag, daß hier die unbewußte Gegenwart mit der unbewußten Vergangenheit verbunden wird. Es geht nicht darum, daß der Analytiker die biographischen Angaben seines Patienten während der Sitzungen im Kopf behalten muß – eine Aufgabe, die dem Analytiker weniger Freiraum für eine Reaktion auf das Material läßt, das der Patient ihm bietet –, es geht vielmehr darum, das Wissen um die Lebensgeschichte des Patienten und um seine Diagnose spontan auftauchen zu lassen, wenn dieses Wissen in den Gedanken des Analytikers mit dem jeweiligen »ausgewählten Thema« in Berührung kommt.

Selbstverständlich muß die Evaluation der Psychopathologie des Patienten aus der Position der technischen Neutralität heraus erfolgen. Sollte das Übertragungsgeschehen durch diese Evaluation beeinträchtigt werden, dann können diese Beeinträchtigungen leicht aufgedeckt und analysiert werden, sobald mit der Behandlung begonnen wird. Um es allgemeiner auszudrücken: Klares Denken und präzise Kategorien im Kopf des Analytikers sollten nicht mit seiner frei flottierenden Aufmerksamkeit interferieren, wenn die Behandlung begonnen wird und der Analytiker zu dem Patienten in eine Beziehung tritt. Die klinische Erfahrung hat gezeigt, daß sogar dann, wenn der Text eines Handbuchs der psychoanalytischen Psychotherapie mit Borderline-Patienten (Kernberg et al. 1989) verwendet wird, ein gut definiertes technisches Vorgehen viel Raum für ein individuelles Zugehen auf den Patienten und sehr unterschiedliche Arbeitsstile im Rahmen der gleichen, allgemein gehaltenen Intervention läßt. Eine klare Konzeption und ein geplanter Interventionsmodus müssen nicht zwangsläufig mit intuitiver Offenheit und kreativen Formulierungen in Konflikt geraten.

Die vielleicht gewichtigste Kritik an dem von mir vorgeschlagenen Modell lautet folgendermaßen: Angesichts der Entwicklungen innerhalb der Selbstpsychologie und in den Schulen mit intersubjektivem und interpersonellem Ansatz, mit der Akzentverschiebung bei der Übertragungsanalyse, dem Einsatz der Gegenübertragung, und angesichts der von diesen Richtungen vertretenen Flexibilität im Umgang mit der technischen Neutralität verwischen sich die Unterschiede zwischen Psychoanalyse und psychoanalytischer Psychotherapie fast vollständig; ebenso verwischt sich auch das, was beide Ansätze von der stützenden Therapie unterscheidet; deshalb ließe sich das von mir vorgeschlagene Modell nicht anwenden. Unter diesem Aspekt paßt mein Modell freilich besser zu den Richtungen des psychoanalytischen »Mainstream« (Ich-Psychologie, Kleinscher Analyse, die französische Psychoanalyse und die British Independents). Doch sind die Unterschiede zwischen Psychoanalyse und psychoanalytischer Psychotherapie einerseits und stützender Psychotherapie andererseits so deutlich und eindeutig, daß sie sämtliche Unterschiede zunichte machen, die zwischen den klassischen psychoanalytischen Schulen bestehen. Wenn meine theoretischen und praktischen Annahmen korrekt sind, dann handelt es sich bei der psychoanalytischen Psychotherapie und der stützenden Psychotherapie um Abwandlungen der psychoanalytischen Behandlungsmethode, die sich von dieser unterscheiden, den Bereich der Interventionen auf psychoanalytischer Basis stark erweitern und die jenem großen Bevölkerungsanteil Hilfe zuteil werden lassen könnten, der nicht mit einer klassischen Psychoanalyse behandelt werden sollte.

Nicht erwähnt wurden hier die psychoanalytische Paartherapie (Dicks 1967), die psychoanalytische Gruppentherapie (Bion 1961; Ezriel 1950; Foulkes & Anthony 1957; Scheidlinger 1980) oder das psychoanalytische Psychodrama (Gibeault 1998; Jeammet 1996), Ansätze, die sich gleichfalls von der psychoanalytischen Theorie ableiten. Die Untersuchung der auf den Einzelfall abgestimmten Behandlungsmodalitäten in diesem Kapitel sollte die Definition und Beschreibung verwandter Behandlungsmodalitäten erleichtern, wie wir sie bei der psychoanalytischen Psychotherapie und den stützenden Psychotherapien finden.

Die Ausbildung in psychoanalytischer Psychotherapie

Inwieweit sollten diese Behandlungsformen in die psychoanalytische Ausbildung aufgenommen werden?

Ich habe bereits erwähnt, daß in manchen Kreisen die Besorgnis geäußert wurde, die psychoanalytische Identität der Ausbildungskandidaten könnte durch eine Ausbildung in psychoanalytischer Psychotherapie bedroht sein, weil die psychoanalytische Psychotherapie und die klassische Psychoanalyse nicht eindeutig unterschieden werden können und die Tendenz besteht, die Psychotherapie als eine »Mixtur« psychoanalytischer und stützender Techniken zu sehen. Ich bin der Meinung, daß eine feste Verankerung in der Theorie der psychoanalytischen Technik und deren deutliche Abgrenzung von anderen Modalitäten dem fortgeschrittenen Ausbildungskandidaten die Möglichkeit bieten könnte, zu lernen, wie er mit Patienten arbeiten kann, für die eine echte Psychoanalyse kontraindiziert oder nicht durchführbar ist.

Wenn die psychoanalytische Psychotherapie systematischer Unterrichtsgegenstand ist, der an psychoanalytischen Instituten gelehrt wird, so könnte den Kandidaten mehr Flexibilität bei der Anwendung der Techniken vermitteln werden; dadurch könnten »wilde Psychotherapien« verhindert werden; gleichzeitig könnte der vielerorts zu findende problematische Widerspruch zwischen dem Lehren und dem Erlernen der Technik der Standard-Psychoanalyse einerseits und der Techniken der psychoanalytischen Psychotherapie andererseits aufgelöst werden. Auf lange Sicht könnte dieses Vorgehen sogar die klinische Erfahrung unserer Kandidaten vermehren und ihr Können deutlich verbessern sowie zugleich zu einem gewissen Maß an Qualitätskontrolle für die Ausübung der Psychotherapie führen, denn viele unserer Kandidaten haben, ehe sie die Ausbildung an einem psychoanalytischen Institut beginnen, wenig oder gar keine systematische Übung in der Arbeit mit psychotherapeutischen Behandlungsmodalitäten.

Ein äußerst strittiges Thema ist auch die Frage, ob psychoanalytische Institute die Ausbildung in psychoanalytischer Psychotherapie auch für Nicht-Analytiker öffnen sollten, etwa für Psychiater mit psychoanalytischer Orientierung oder für Psychologen. Können und sollten Psychotherapeuten mit nicht-analytischer Ausbildung die psychoanalytische Psychotherapie in der Weise praktizieren, wie sie in diesem Kapitel definiert wird? Welche Erfordernisse würde das an den Ausbildungsgang stellen? Und inwieweit würde ein solcher Ausbildungsgang das betreffende psychoanalytische Institut berühren?

Meines Erachtens können wir dieser Frage nicht ausweichen. Wie gewichtig sie ist, zeigt sich an den deutlich divergierenden Antworten, die aus der psychoanalytischen Gemeinschaft kommen. Zugleich geht es hier um das am stärksten politisch beeinflußte Problem im Hinblick auf die psychoanalytische Psychotherapie. In den USA bieten mehrere psychoanalytische Institute ein Ausbildungsprogramm für Psychiater und Psychologen an. Dabei machen sie die Erfahrung, daß angesichts der generell indifferenten oder feindseligen Haltung in den Abteilungen für klinische Psychologie und Psychiatrie der Universitäten und medizinischen Fakultäten diese Lehrgänge oder Programme als hilfreiche Aktivitäten und Angebote aufgenommen werden. Auch gelten die Lehrgänge als potentielle Quellen für die Rekrutierung künftiger Psychoanalyse-Ausbildungskandidaten. Dagegen würden solche Programme in manchen europäischen Instituten, beispielsweise in Frankreich und Italien, auf massive Ablehnung stoßen, und zwar aus einer tiefsitzenden Sorge um die Identität der psychoanalytischen Ausbildung. Befürchtet wird, daß die von fragwürdigen Ausbildungsinstitutionen angebotenen Ausbildungsprogramme in psychoanalytischer Psychotherapie von sehr unterschiedlicher Qualität wären. In diesen Ländern ist man hauptsächlich darum besorgt, die psychoanalytische Ausbildung vor der Ansteckung durch »verwässerte« und »wilde« Formen von Psychotherapie zu schützen.

Größere Dringlichkeit hat die Frage, wie man einen Lehrkörper gewinnt, der über die nötigen Erfahrungen verfügt. Viele erfahrene Analytiker, die systematisch mit psychoanalytischer Psychotherapie arbeiten, forschen und lehren lieber im Rahmen einer Universität als an einem psychoanalytischen Institut; die Institute müssen deshalb ohne diese Ausbilder auskommen. Ich möchte anregen, daß die psychoanalytischen Institute konkrete Anstrengungen unternehmen, solche Analytiker als Lehrkräfte zu gewinnen. Durch die Tendenz, die Verantwortung für eine solche Ausbildung der psychoanalytischen Gesellschaft in Form von Postgraduiertenkursen zu übertragen, verleugnet man die Tatsache, daß diese zu wichtig ist, als daß man sie aus dem Institut ausgrenzen dürfte. Dieses Vorgehen entspricht den traditionellen Vorbehalten der psychoanalytischen Institute gegenüber der psychoanalytischen Psychotherapie, die seit jeher als zweitrangig angesehen wurde und als minderwertige, »verwässerte« Form der Psychoanalyse galt. Ich jedoch halte die psychoanalytische Psychotherapie für eine hervorragend ausgearbeitete und spezialisierte Therapiemethode, mit eigenen Indikationen und Kontraindikationen. Die psychoanalytische Psychotherapie ist keine Konkurrenz für die Psychoanalyse, sondern sie erweitert deren Wirkungskreis. Sowohl theoretisch als auch praktisch – und nicht zuletzt unter dem Gesichtspunkt der Verantwortung der psychoanalytischen Profession gegenüber der Gesellschaft – verdient es die psychoanalytische Psychotherapie, daß Forschung und Lehre in die Hände der besten Lehrer, Forscher und Praktiker gelegt werden.

Last not least möchte ich folgendes zu bedenken geben: Die psychoanalytische Psychotherapie fördert die Entwicklung neuer Techniken, die in die Arbeit der Psychoanalyse einfließen könnten, denn die psychoanalytische Psychotherapie zeichnet sich durch eine Flexibilität aus, die durch eine Kombination verschiedener Maßnahmen entsteht, als da sind: Grenzen setzen, die zeitweise Abkehr von der technischen Neutralität interpretativ auflösen, fallspezifische Verträge schließen, um das Überleben des Patienten – und damit gleichzeitig die Weiterführung der Behandlung – sicherzustellen, und vor allem Erfahrungen sammeln mit den schwersten Übertragungsregressionen (z. B. schwere psychopathische, paranoide und depressive Übertragungen [Kernberg 1992a]). Man könnte demnach die psychoanalytische Psychotherapie als ein experimentelles Setting betrachten, in dem – natürlich parallel zu den aus der Psychoanalyse abgeleiteten Behandlungsformen – neue psychoanalytische Techniken für normale Behandlungssituationen erprobt werden können. Dabei denke ich an die Techniken, die unsere Forschungsgruppe als Ergebnis ihrer Arbeit mit Borderline-Patienten in der Westchester-Abteilung des New York Hospital vorstellte (Clarkin et al. 1998). Dazu gehört u. a. der Umgang mit Patienten, die in der Übertragung chronisch unaufrichtig sind, oder mit Patienten, die mikropsychotische Episoden und eine paranoide Übertragungspsychose erleben. Es gibt auch Fälle von schwerem Ausagieren in den Behandlungssitzungen, Perversität in der Übertragung, von chronischen sadomasochistischen Sackgassen in der Übertragung oder von Abwehr in Form von parasitärem Sozialverhalten. Neuere, in der psychoanalytischen Psychotherapie entwickelte Techniken des Umgangs mit diesen Phänomenen könnten den Aktionsbereich der traditionellen Psychoanalyse erweitern, ohne deren Rahmen zu durchbrechen. Zusammenfassend möchte ich sagen, daß das Lehren und Lernen der psychoanalytischen Psychotherapie im Kontext der psychoanalytischen Ausbildung das Wissen und die klinische Erfahrung des zukünftigen Analytikers signifikant erweitern könnten; gleichzeitig erwüchsen daraus Impulse für unsere Forschungen, die einen Beitrag zum therapeutischen Umgang mit neuen sozialen, kulturellen und ökonomischen Bedingungen leisten könnten.

Eine E-Mail-Diskussion dieses Artikels

Durch die Veröffentlichung dieses Materials in *The International Journal of Psychoanalysis* wurde eine intensive und nachdenkliche Diskussion angeregt, die ich sehr zu schätzen weiß. Natürlich kann ich nicht auf alle die originellen, anregenden und kontroversen Beiträge eingehen und werde mich deshalb auf die meines Erachtens wesentlichen Punkte der Kontroverse beschränken.

Ich halte es für ausgemacht, daß es zwischen der Theorie der Psychoanalyse und der Behandlungsmethode oder -technik keinen unmittelbaren Zusammenhang gibt: Aus derselben Theorie entwickelten sich alternative Techniken. Wenn man also als »Psychoanalyse« alles bezeichnet, was auf der Grundlage einer gemeinsamen Theorie ausgeübt wird, dann werden dadurch alle Probleme der Differenzierung abgeleiteter Behandlungsmodalitäten miteinander vermischt. Aus dem gleichen Grund sollte man meiner Meinung nach den Vorschlag ablehnen,

Psychoanalyse als das zu definieren, »was ein Psychoanalytiker tut«. Ich halte es für unvermeidlich, spezifische Theorien und Techniken und deren Umsetzung in konkrete Interventionen zu definieren, selbst wenn wir feststellen, daß es alternative Theorien zur Technik und zu klinischen Interventionen gibt.

Ich finde es auch problematisch, die Bedeutung der Definition von Interventionen des Analytikers in Frage zu stellen mit der Begründung, daß Patienten die Interventionen in höchst unterschiedlicher Weise interpretieren oder wahrnehmen, weshalb nur die spezifische dyadische Interaktion zwischen Analytiker und Patienten evaluiert werden könnte, nicht aber das Gesamtkonzept einer Technik. Wenn wir nicht definieren können, was wir tun, weil es vom Patienten in unterschiedlicher Weise wahrgenommen werden könnte, dann verzichten wir implizit auf ein wissenschaftliches Vorgehen bei der Untersuchung unserer klinischen Arbeit. Ich möchte auch hervorheben, daß aus psychoanalytischer Sicht die Art, wie der Patient unsere Interventionen erlebt, ebenfalls einer psychoanalytischen Exploration unterzogen werden muß, damit signifikante Verzerrungen im Blick auf ihre Bedeutung für die Übertragung (und mögliches Ausagieren in der Gegenübertragung) analysiert werden können.

Meine Schlußfolgerung lautet daher, daß wir nicht umhin können, unsere Exploration alternativer psychoanalytischer oder abgeleiteter psychotherapeutischer Behandlungsmodalitäten zuerst auf eine Theorie der Technik zu gründen. Was wir brauchen, ist eine Definition unserer wichtigsten Interventionen, die auf unserer Techniktheorie basieren und die psychoanalytische Methode oder Arbeitsweise per se definieren; anschließend können wir die Grenzen dieses Ansatzes bestimmen, wodurch es uns möglich wird, auch abgeleitete Psychotherapien zu definieren.

Das führt mich zu dem Punkt meines Vorschlags zur Klassifizierung der psychoanalytischen Psychotherapie und ihrer Modalitäten, der besonders kritisiert wurde. Paolo Migone empfiehlt, Merton Gills Definition der psychoanalytischen Technik von 1954 zu übernehmen. Diese Definition umfaßt alle Behandlungsformen, die sich auf die Analyse der Übertragung konzentrieren, wie Gill sie definiert. Migone versteht meines Erachtens sehr genau, wie relevant die Definition der Techniktheorie ist, wenn man die psychoanalytische Methode von anderen Methoden unterscheiden will. Gleichfalls korrekt ist seine Feststellung, daß eine der Implikationen von Gills Vorschlag darin besteht, daß dann das, was ich »psychoanalytische Psychotherapie« nenne, der klassischen Psychoanalyse zugerechnet werden müßte. Einfacher ausgedrückt: Migone und Gill vertreten den Standpunkt, daß es sich immer dann um Psychoanalyse handelt, wenn der Analytiker den Fokus auf die Übertragungsdeutung richtet, unabhängig davon, ob der Patient ein- oder fünfmal pro Woche zu einer Sitzung kommt, und unabhängig auch davon, ob im Liegen oder im Sitzen gearbeitet wird. Dann wäre meine Unterscheidung zwischen Psychoanalyse und psychoanalytischer Psychotherapie irrelevant. Migone bezieht sich auf die »Übertragungsfokussierte Psychotherapie« (TFP), die ich für die Arbeit mit Borderline-Patienten entwickelt habe, und regt an, diese Form der Psychotherapie als Psychoanalyse im ursprünglichen Sinn zu betrachten.

Dem kann ich nicht zustimmen. Zum einen halte ich zwar die Frequenz der Sitzungen und die Benutzung der Couch nicht per se für die entscheidenden Paradigmen der psychoanalytischen Technik, doch sind sie wesentliche Aspekte des psychoanalytischen Settings – so wesentlich, daß dadurch der psychoanalytische Prozeß grundlegend beeinflußt wird. Wird die Psychoanalyse in Sitzungen mit geringer Frequenz und sitzend durchgeführt, dann wird sie »anämisch«, wie Ernst Ticho es ausdrückte. Zum anderen scheint mir, daß das Konzept der Übertragung durch Gills Definition exzessiv ausgeweitet wird. Für Gill gehört das konkrete Verhalten des Analytikers zu den Übertragungsaspekten und stellt keine Realität dar, die von den Realitätsverzerrungen unterschieden werden muß, in denen die Übertragungsdisposition des Patienten deutlich wird. Gill verschiebt den analytischen Prozeß bis hin zu einer fast ausschließlichen Exploration der intersubjektiven Entwicklungen im Hier und Jetzt; dadurch kann nach und nach die Verbindung zu den tieferen Schichten der Realität des Patienten verlorengehen. Gill konstatiert, daß »eine Implikation darin besteht, daß hier eine Verschiebung stattfindet: Der Blick auf die Realität der analytischen Situation, wie sie vom Analytiker objektiv definiert werden kann, verschiebt sich hin zu einem Blick auf die Realität der analytischen Situation, definiert durch die voranschreitende Erkenntnis des Patienten, durch die er selbst die Situation erfährt.« Tendenziell bewirkt eine solche Verschiebung, daß dem subjektiven Erleben des Patienten Vorrang eingeräumt wird und die Funktion des Analytikers als »ausgeschlossener Dritter« eliminiert wird. Anders gesagt: Gill übersieht die Verantwortlichkeit des Analytikers, die darin besteht, ehrlich zu explorieren, in welcher Weise er zum Erleben des Patienten beiträgt, d. h. seine Gegenübertragung ebenso zu explorieren wie die Übertragung des Patienten. Mit seinen Deutungen erleichtert der Analytiker dem Patienten den Weg zur Wahrnehmung der eigenen unbewußten Vergangenheit, die jenseits der Interaktionen in der gegenwärtigen dyadischen Situation liegt.

Migone verweist mit zustimmenden Worten auf meine langjährige Erfahrung in der Durchführung der psychoanalytischen Psychotherapie bei Borderline-Patienten; diese Erfahrung hat mir gezeigt, daß mein Behandlungsansatz eine Atmosphäre erzeugt, die sich von der Atmosphäre einer Psychoanalyse unterscheidet.

Richtig ist jedoch auch, daß einzelne Psychotherapiesitzungen sich manchmal nicht von psychoanalytischen Sitzungen unterscheiden und daß die von mir beschriebenen Unterschiede zwischen Psychoanalyse und psychoanalytischer Psychotherapie nur quantitativ sind, obgleich sie mit der Zeit tatsächlich zu einer qualitativen Veränderung führen. Ich stimme Maria Ponsis Kritik insofern zu, als ich glaube, daß strukturelle Veränderungen mit beiden Behandlungsweisen erreicht werden können und daß es Überschneidungen bei der interpretativen Intervention gibt, auch wenn in der Psychotherapie die präliminären Aspekte der Interpretation vorherrschen.

Dagegen meine ich auch, daß Gills Definition der Psychoanalyse und ihrer Technik aus dem Jahr 1954 immer noch Gültigkeit hat und durchaus vereinbar ist mit den neueren Entwicklungen, die ich als psychoanalytischen »Mainstream« beschrieben habe, der sich aus den konvergierenden Aspekten der Ich-Psychologie, der modernen Kleinschen Richtung, den British Independents und dem französischen Ansatz (ausgenommen die Lacansche Richtung) zusammensetzt. Die von mir vorgeschlagene Differenzierung zwischen Psychoanalyse und psychoanalytischer Psychotherapie läßt sich meines Erachtens im Rahmen der intersubjektiven, beziehungsorientierten und interpersonalen Psychologie sowie der Selbstpsychologie weniger eindeutig vornehmen. Trotzdem glaube ich, daß die meisten Kliniker auch in der Arbeit mit diesen Ansätzen zwischen einer klassischen Psychoanalyse und einer psychoanalytischen Psychotherapie unterscheiden würden. Es wäre interessant, die Art der Differenzierung innerhalb dieser Ansätze einmal mit der Differenzierung zu vergleichen, die ich in meinem Artikel vorgestellt habe.

In einer umfassenden Diskussion stellt Alain Gibeault ein elegantes und überzeugendes Modell der Beziehung zwischen bestimmten Schlüsselelementen der psychoanalytischen Theorie einerseits und einer abgeleiteten kohärenten Theorie der psychoanalytischen Methode oder Technik andererseits vor; dabei unterscheidet er die klassische Psychoanalyse von der psychoanalytischen Psychotherapie.

Gibeault vertritt ebenso wie ich selbst die Position, daß es Patienten mit solch einer ausgeprägten Psychopathologie gibt, daß die klassischen psychoanalytischen Methoden kontraindiziert sind oder vom Patienten nicht toleriert werden können, daß jedoch eine Alternativbehandlung auf der Basis ebendieser psychoanalytischen Theorie mit dem Ziel, eine strukturelle innerpsychische Veränderung herbeizuführen, durchaus indiziert ist. Ich stimme auch seiner Beobachtung uneingeschränkt zu, daß diese Patienten nicht imstande sind, ihre unbewußten Konflikte »in sich zu halten«, womit ich meine, daß sie nicht fähig sind, Konflikte darzustellen, eine Phantasie entstehen zu lassen oder zu träumen; in diesen Fähigkeiten würde sich abzeichnen, daß unbewußte Konflikte intrapsychisch bearbeitet werden können. Dem gegenüber steht die Intoleranz dieser Patienten gegenüber Urängsten; unbewußte Konflikte werden in Gewalt umgesetzt, es kommt zu Entladungen und Somatisierungen, und die Fähigkeit zur Symbolisierung fehlt fast völlig. Gibeault und ich stimmen auch darin überein, daß in solchen Fällen das Ziel einer psychoanalytischen Psychotherapie darin bestehen muß, dem Patienten zu helfen, unbewußte Konflikte in sich zu halten, gewalttätiges Ausagieren und Somatisieren in eine intrapsychische Erfahrung umzuwandeln, die Fähigkeit zur Darstellung und zur Phantasie zu entwickeln und affektives Erleben auszuhalten, statt es in Form von Handlung zur Entladung kommen zu lassen und auf diese Weise ungeschehen zu machen.

Ein entscheidender Unterschied bei der Beurteilung solcher Patienten hat seinen Ursprung in der Anwendung von Diagnosetechniken. Gibeault arbeitet mit einem metapsychologischen Ansatz, wenn er die Fähigkeit eines Patienten zur topographischen Regression einschätzen will, wobei »topographisch« sich auf vorbewußtes Funktionieren und formale Regression bezieht. Ebenfalls erfaßt wird die Toleranz gegenüber dem Gespräch über den Primärprozeß, in dessen Verlauf Verdichtungen und Verschiebungen analysiert werden können. Die Fähigkeit zur topographischen Regression auf die Ebene des Vorbewußten sowie die Fähigkeit zur formalen Regression auf den Primärprozeß und seine Wirkung ist die Vorbedingung für temporäre Regressionen, aber auch für die Differenzierung zwischen der Gegenwart und der unbewußten Vergangenheit. Ist der Patient nicht imstande, diese topographische und formale Regression auszuhalten, dann wäre das eine Kontraindikation für eine klassische Psychoanalyse. Indiziert wären dann psychotherapeutische Techniken wie etwa der französische Ansatz des Psychodramas. Bei dieser Methode werden unbewußte Konflikte, die nicht symbolisiert werden können, dadurch ins Bild geholt und visualisiert, daß der Patient selbst die Konflikte inszeniert. Das Ergebnis ist eine Sekundärintegration dieser Inszenierungen: Der Konflikt wird ins Wort geholt und in einem Bericht formuliert, der der Toleranzschwelle des Patienten entspricht.

Ich selbst arbeite bei der Diagnose mit strukturellen psychoanalytischen Kriterien, mit deren Hilfe eine Borderline- von einer neurotischen Persönlichkeitsorganisation unterschieden werden kann. Dabei wird die normale Identitätsbildung im Vergleich zur Identitätsdiffusion evaluiert, desgleichen das Vorherrschen von reifen versus primitiven Abwehroperationen. Wichtig ist auch die Frage der Realitätsprüfung: Kann diese aufrechterhalten werden, oder liegt eine strukturell psychotische Persönlichkeitsorganisation vor? Die Durchführung besteht in einer Reihe von diagnostischen Interiews, die – wie bei Gibeault – zu unterschiedlichen Behandlungsindikationen führen.

An dieser Stelle möchte ich ein Mißverständnis klären, das in etlichen Beiträgen zu unserer Diskussion auftauchte. Man ging offenbar davon aus, daß ich mich in bezug auf die Indikation psychoanalytisch orientierter alternativer Behandlungsmodalitäten auf deskriptive psychiatrische Kriterien stütze. Freilich bin ich überzeugt, daß es diagnostisch relevante Beschreibungen von Persönlichkeitsstörungen gibt, die der Psychoanalytiker beim Assessment einsetzen kann und auch sollte. Andererseits bin ich der Meinung, daß eine Diagnose nicht deskriptiv, sondern strukturell sein sollte, und zwar in dem Sinn, daß die dominante Organisation der Persönlichkeit des Patienten erfaßt wird. Diese psychoanalytische Evaluation transzendiert das normale psychiatrische Assessment und ist meines Erachtens ein wichtiger Beitrag der Psychoanalyse für die Psychiatrie.

Interessanterweise vergleicht Gibeault die »taktische« Methode der Übertragungsdeutung, mit der die Kleinianer arbeiten (der Psychoanalytiker konzentriert sich hauptsächlich auf die systematische Exploration des gesamten Übertragungsgeschehens), mit der »strategischen« Interpretation des französischen Ansatzes, der diskontinuierlich verläuft und die Exploration des Unbewußten durch den Patienten als Teil der therapeutischen Regression unterstreicht. Dieses Vorgehen bei der Interpretation der Übertragung unterscheidet sich von meinem und hängt von der gewünschten Sitzungsfrequenz ab. Ich stehe mit meinem Ansatz der Schule der Kleinianer näher. Ich glaube, daß mehrere Diskussionsteilnehmer recht haben, wenn sie mein »metaphorisches« Vorgehen bei der Diagnose primitiver Übertragungen in der psychoanalytischen Psychotherapie mit Borderline-Patienten als interpretative Methode betrachten, die es dem Patienten erleichtern soll, die konkreten Prozesse und die Symbolisierung weiterzuführen.

Gibeault und einige andere Diskussionsteilnehmer, beispielsweise Gertrude Blanck und Maria Ponsi, haben keine Einwände gegen meine Unterscheidung zwischen Psychoanalyse und psychoanalytischer Psychotherapie, doch die meisten sind nicht einverstanden. Diese Meinungsverschiedenheit rührt wohl zum Teil daher, daß diese Diskussionsteilnehmer mit Merton Gills Perspektive übereinstimmen, der einen »beziehungsorientiert-intersubjektiven« Standpunkt einnimmt, der das, was ich als »psychoanalytische (oder bloß: analytische) Psychotherapie« bezeichne, zu einem Bestandteil der klassischen Psychoanalyse macht. Andere sind nicht einverstanden, weil sie den Eindruck haben, daß die Interventionen des Psychoanalytikers in der klinischen Praxis eine komplexe Mischung aus interpretativen und nicht-interpretativen Handlungen sind und daß der Analytiker, wenn der Patient im Rahmen der Analyse Hilfe und Unterstützung benötigt, beides anbieten sollte. Hierher gehört auch Winnicotts Konzept des »Holding« als Basis für die Betonung der nicht-interpretativen Interventionen gegenüber manchen Patienten oder zu bestimmten Zeitpunkten im normalen psychoanalytischen Prozeß.

Noch einmal: Ich glaube, man muß zwischen der unterstützenden Wirkung der Interventionen des Psychoanalytikers und den eigentlichen stützenden Techniken unterscheiden. Ich glaube auch, daß hier ein semantisches Problem vorliegt: Winnicotts Begriff des »Holding« dient zur Rationalisierung von sehr unterschiedlichen Haltungen, die der Psychoanalytiker einnehmen kann. Nach meinem Verständnis bezeichnet »Holding« die emotionale Toleranz des Analytikers gegenüber dem Ansturm einer heftigen Übertragungsregression, seine Fähigkeit, auch angesichts von gewalttätigen Attacken oder erotischen Verführungsangeboten seine interessierte Objektivität zu wahren. Für mich hängt dieser Begriff zusammen mit Bions Konzept des »Containing«, das den kognitiven Aspekt dieser Haltung betont, während Winnicott den Akzent auf die emotionale Haltung des Analytikers legt. In der von mir vorgeschlagenen Klassifizierung ist »Holding« keine stützende Technik, ebensowenig wie Aufdeckung oder Konfrontation, zwei Begriffe, die von manchen Diskussionsteilnehmern als erzieherische Maßnahmen mißverstanden wurden.

Natürlich stimmt es, daß Psychoanalytiker in der Praxis der klinischen Arbeit nicht die »reine«, unverfälschte Technik anwenden: Eine theoretische »Landkarte« stellt nur einen Rahmen dar: Richtlinien, mit deren Hilfe die Art der Behandlung klassifiziert werden kann. Das Durcheinander der Alltagsarbeit sollte jedoch nicht von vornherein ausschließen, daß unser konzeptueller Rahmen deutlich hervortritt, einschließlich der spezifischen Behandlungsmodalität, die wir anzuwenden versuchen; deutlich werden sollten auch die Indikationen und Kontraindikationen sowie die Veränderungen, die wir als Ergebnis unserer Interventionen erwarten. Mit Recht verweist Ponsi auf die vielen nicht-interpretativen Interventionen, die noch darauf warten, benannt und klassifiziert zu werden. Ich möchte lediglich noch einmal darauf hinweisen, daß ich den Versuch unternommen habe, die Aufmerksamkeit auf die wesentlichen Interventionen zu lenken, die für die psychoanalytische Psychotherapie charakteristisch sind: kognitive und affektive stützende Maßnahmen, direkte Intervention auf das Umfeld, eine Reduktion der Übertragungsregression mit dem Ziel der »Umerziehung« und deren »Export« im Hinblick auf das Verhalten des Patienten außerhalb der Behandlungssituation. Bei dieser Definition von stützender Therapie kann man die technische Neutralität aufgeben, die an ihre Grenzen stößt, wenn es darum geht, den Patienten nicht zu infantilisieren oder das Ausagieren der Gegenübertragung zu erleichtern.

Die meisten Diskussionsteilnehmer stimmten meiner Unterscheidung zwischen stützender Therapie und anderen psychoanalytischen Behandlungsformen zu. Die einzige Frage lautet: Kann ein technischer Ansatz dieser Art mit Recht als von der psychoanalytischen Theorie abgeleitet bezeichnet werden? Mein Gedankengang ist folgender: Solange der Analytiker die Psychopathologie des Patienten und die Wirkung der stützenden Interventionen auf die Impuls- und Abwehrkonfigurationen des Patienten im Licht der psychoanalytischen Theorie der unbewußten Konflikte sowie unter dem Aspekt von Übertragung und Gegenübertragung betrachtet, ist es statthaft auszusprechen, daß es sich hierbei um eine stützende Therapie auf der Basis psychoanalytischer Prinzipien handelt.

Zum Abschluß meiner Ausführungen möchte ich sagen, daß ich sehr dankbar bin für diesen kollegialen Gedankenaustausch und für die Gelegenheit, ein Thema zu behandeln, das für die Gemeinschaft der Psychoanalytiker von großer Bedeutung ist und auf allgemeines Interesse stößt. Unsere Diskussion über Psychoanalyse und Psychotherapie findet in einem soziokulturellen Klima der Konkurrenz statt, das für die psychoanalytische Theorie und Praxis eine Herausforderung darstellt. Dazu gehört auch der bedauerliche Mißbrauch des Begriffs »Psychoanalyse« zur Bezeichnung von zweifelhaften und gelegentlich äußerst fragwürdigen Behandlungsmodalitäten, nicht zu vergessen die gesundheitspolitischen Probleme, denen sich unsere Gemeinschaften gegenübersehen und die die Anerkennung durch die Kassen und die Erstattung der Behandlungskosten betreffen, und nicht zuletzt natürlich den Respekt vor der psychoanalytischen Behandlung.

[KAPITEL 7] Psychodynamische Psychotherapie bei Patienten mit Borderline-Persönlichkeitsorganisation: Ein Überblick

Therapeutische Strategie

Therapeutisch gesehen handelt es sich bei der in diesem Kapitel beschriebenen psychodynamischen Psychotherapie um eine analytische Psychotherapie, die das Syndrom der Identitätsdiffusion und die Art exploriert, wie diese in primitiven Übertragungen zum Ausdruck kommen, denn in den Übertragungen spiegeln sich die internalisierten frühen idealisierten und verfolgenden Objektbeziehungen. Das Behandlungsziel besteht darin, diese Paradigmen zu identifizieren und dann die allmähliche Integration zu fördern, damit Spaltung und andere primitive Abwehroperationen durch reifere Formen der Abwehr ersetzt werden können und die Identitätsdiffusion sich möglicherweise auflöst.

Die Strategie umfaßt drei aufeinanderfolgende Schritte: (1) Die dominierende primitive Beziehung wird in der Übertragung identifiziert und in passenden metaphorischen Aussagen beschrieben. Diese Aussagen des Therapeuten benennen eine hypothetische Beziehung zwischen zwei Menschen, deren Beziehung von der Dominanz eines intensiven Affektzustands geprägt ist. (2) Die Selbstrepräsentanz des Patienten innerhalb dieser dominierenden Beziehung wird in bezug auf die Repräsentanz einer wichtigen Bezugsperson (»Objektrepräsentanz«) beschrieben. Der Therapeut verdeutlicht dem Patienten, wie diese Selbstrepräsentanz, die mit der entsprechenden Objektrepräsentanz durch einen spezifischen Affekt verbunden ist, in der Übertragung häufig in Form eines Rollentausches aktiviert wird, bei dem der Patient abwechselnd seine Selbstrepräsentanz und das entsprechende Objekt inszeniert, während er den anderen an der internalisierten Objektbeziehung Beteiligten auf den Therapeuten projiziert. In dieser Phase erfährt der Patient, wie dieselbe Übertragungsdisposition sich in absolut gegensätzlichen Verhaltensweisen manifestieren kann; er lernt aber auch, seine Identifikation mit beiden, der Selbst- und der Objektrepräsentanz, in dieser Interaktion auszuhalten. (3) Die idealisierten internalisierten Objektbeziehungen werden durch die Interpretationen mit ihrem Gegenspieler, den abgespaltenen verfolgenden Objektbeziehungen, integriert, so daß der Patient, der bereits an verschiedenen Punkten seiner Behandlungserfahrung gelernt hat, die eigene Identifikation mit widersprüchlichen internalisierten Repräsentanzen von Selbst und Objekt zu akzeptieren, nun auch lernt, sie zu integrieren. Er begreift, daß er selbst demselben Objekt gegenüber sowohl Liebes- als auch Haßgefühle in sich trägt, daß sein Selbstkonzept sowohl »gut« als auch »böse« ist und daß seine Objekte weder so ausschließlich gut noch so ausschließlich schlecht sind, wie er sie ursprünglich wahrgenommen hat.

Diese graduelle Integration der inneren Welt der Objektbeziehungen bewirkt eine Toleranz gegenüber Ambivalenz, eine Milderung und Reifung aller affektiven Erfahrungen und emotionalen Beziehungen mit wichtigen Bezugspersonen, eine Abnahme des impulsiven Verhaltens und eine wachsende Fähigkeit zur Selbstreflexion und zur Empathie mit wichtigen Bezugspersonen.

In der Praxis bedeutet das die stufenweise Auflösung der Identitätsdiffusion und der primitiven Abwehrmechanismen: In Fällen, in denen die Behandlung erfolgreich ist, kommt es zuerst zu einem signifikanten Nachlassen des impulsiven Verhaltens, später zu einer Dämpfung der widersprüchlichen und explosiven Affekte des Patienten und damit vielleicht zur Integration einer normalen Ich-Identität.

Therapeutische Techniken

Die psychodynamische Psychotherapie bei Patienten mit Borderline-Persönlichkeitsorganisation wurde aus psychoanalytischen Konzepten und Techniken abgeleitet und für diese spezielle Behandlung modifiziert; sie unterscheidet sich deutlich von der Psychoanalyse im eigentlichen Sinn. Entwickelt wurde diese Behandlungsform nämlich nicht zuletzt deshalb, weil die psychoanalytischen Standardmethoden bei Patienten mit schweren Persönlichkeitsstörungen nicht wirkten. Diese Erfahrung wurde insbesondere bei dem Psychotherapieforschungsprojekt der *Menninger Foundation* gemacht (Kernberg et al. 1972). Folgende psychoanalytische Techniken wurden an die Methoden der psychodynamischen Psychotherapie angepaßt: Interpretation, Übertragungsanalyse und technische Neutralität.

Zur Technik der *Interpretation* gehört die Klärung der subjektiven Erfahrung des Patienten, die taktvolle Konfrontation jener Aspekte seines nonverbalen Verhaltens, die von seiner subjektiven Erfahrung dissoziiert oder abgespalten sind. Es wird interpretiert, welche unbewußte Bedeutung im »Hier und Jetzt« das gesamte Verhalten des Patienten mit seinen impliziten Konflikten wohl haben mag, desgleichen wird interpretiert, daß der Ursprung dieser unbewußten Bedeutung vermutlich in der Vergangenheit des Patienten zu suchen ist.

Klärung (Aufdeckung), Konfrontation und Interpretation unbewußter Bedeutungen im Hier und Jetzt stehen in den frühen Phasen der Behandlung im Mittelpunkt; erst in späteren Phasen rückt die Verbindung zu der unbewußten Vergangenheit des Patienten in den Vordergrund. Wenn zu Behandlungsbeginn eine genetische Interpretation vermieden wird, so geschieht dies, um den Patienten davor zu schützen, Gegenwart und Vergangenheit zu verwechseln, ihn aber auch vor einem Intellektualisieren im Dienst der Abwehr zu schützen.

Die Übertragungsanalyse zielt auf die Klärung, Konfrontation und Interpretation unbewußter pathogener internalisierter Objektbeziehungen in der Vergangenheit, die in der Beziehung zum Therapeuten meist schon sehr früh aktiviert werden. Ganz einfach ausgedrückt heißt das folgendes: Die Übertragung spiegelt die Verzerrung der anfänglichen Therapeut-Patient-Beziehung durch das Auftauchen von unbewußten, phantasierten Beziehungen aus der Vergangenheit des Patienten, die dieser ohne sein Wissen und Wollen in der aktuellen Behandlungssituation inszeniert. In der Psychoanalyse ist die systematische Analyse des Verlaufs der Übertragung ein wichtiges Werkzeug; in der psychoanalytischen Psychotherapie wird die Übertragungsanalyse dadurch modifiziert, daß solche Übertragungsaktivierungen innerhalb der Sitzungen ständig zu den pathologischen Inszenierungen des Patienten außerhalb der Sitzungen in Bezug gesetzt werden. Auch werden pathologische Interaktionen außerhalb der Sitzungen direkt auf ihre Implikationen für die Übertragung hin untersucht. Diese abgeänderte Technik der Übertragungsanalyse verhindert, daß die Behandlungszeit vom eigentlichen Leben des Patienten abgekoppelt wird.

Technische Neutralität. Dieser Begriff bedeutet, daß der Therapeut angesichts der unbewußten Konflikte des Patienten unparteiisch bleibt und dadurch dem Patienten hilft, diese Konflikte zu verstehen. Die emotionale Reaktion des Therapeuten – d. h. seine Gegenübertragungsreaktion – kann darin bestehen, daß heftige Gefühle auftreten, verbunden mit der Versuchung, auf die Herausforderung in der Übertragung des Patienten in sehr spezifischer Weise zu reagieren. Setzt der Therapeut dann seine Gegenübertragungsreaktion ein, um die Übertragung besser zu verstehen, nicht aber, um darauf zu reagieren, dann interpretiert er die Bedeutungen der Übertragung aus einer Position betroffener Objektivität heraus: Das ist die wichtigste Form der Anwendung des Prinzips der technischen Neutralität.

Bei Borderline-Patienten kann die Tendenz, sich eher in Handlungen, also durch »Ausagieren«, auszudrücken als durch verbale Kommunikation, das Leben des Patienten oder das anderer Menschen gefährden, gleichzeitig stehen aber auch die Kontinuität der Behandlung oder die Rahmenbedingungen der therapeutischen Sitzungen auf dem Spiel. Der Therapeut mag sich gezwungen sehen, dem Verhalten des Patienten Grenzen zu setzen, und zwar sowohl innerhalb wie außerhalb der Sitzungen. Damit entfernt er sich vom Prinzip der technischen Neutralität, denn es bedeutet, daß der Therapeut Partei für den Schutz und die Sicherheit des Lebens ergreift, wenn der Patient diese gefährdet. Die Interpretation des Übertragungskonflikts, der die Aufgabe der Position der technischen Neutralität mit sich bringt, die Interpretation dessen, wie der Patient die Intervention des Therapeuten interpretiert, und die allmähliche Wiederherstellung der technischen Neutralität als Folge dieser doppelten Interpretation bilden eine wichtige Behandlungssequenz, die in der psychodynamischen Psychotherapie immer wieder auftritt. Darin unterscheidet sich die psychodynamische Psychotherapie von der Psychoanalyse, bei der die technische Neutralität ungebrochen und ohne Unterbrechung aufrechterhalten wird.

Das Herstellen einer realistischen therapeutischen Beziehung zwischen Patient und Therapeut – anhand derer Verzerrungen mit Hilfe der Aktivierungen in der Übertragung diagnostiziert werden können – spiegelt sich in Behandlungssetting und den therapeutischen Rahmenbedingungen. Der Begriff des *Behandlungssettings* bezieht sich auf Zeit, Raum und Regelmäßigkeit der therapeutischen Sitzungen, die *therapeutischen Rahmenbedingungen* auf spezielle Aufgaben, die der Patient und der Therapeut zu übernehmen haben: Der Patient hat die Aufgabe, seine subjektiven Erfahrungen rückhaltlos und vollständig mitzuteilen (»freie Assoziation«), während dem Therapeuten die Aufgabe zufällt, die Aussagen des Patienten sowie die gesamte Behandlungssituation aufmerksam, respektvoll und objektiv zu untersuchen. Dieses Arrangement unterscheidet sich von dem der Psychoanalyse durch die Häufigkeit der Sitzungen (in der Psychotherapie rechnet man mit zwei bis drei wöchentlichen Sitzungen, während es in der klassischen Psychoanalyse drei bis fünf Sitzungen sind) sowie durch die Sitzposition (ein Gespräch von Angesicht zu Angesicht in der Psychotherapie, in der klassischen Psychoanalyse die Couch). Die minimale (und meist ausreichende) Frequenz von zwei Sitzungen pro Woche erlaubt die simultane Analyse dessen, was im eigentlichen Leben des Patienten und in der Übertragung geschieht; eine geringere Frequenz birgt die Gefahr, daß der Patient entweder die äußere Realität oder die Übertragung nicht in ihrer ganzen Bedeutung erfaßt.

Je schwerer die Persönlichkeitsstörung ist, desto mehr drücken sich die pathologischen Verhaltensmuster und die Übertragungsinszenierungen im nonverbalen Verhalten des Patienten aus: Die Position, in der man einander von Angesicht zu Angesicht gegenübersitzt, ermöglicht es, dieses Verhalten uneingeschränkt zu beobachten. Tatsächlich speist sich die »Datenbank« für die Interventionen des Therapeuten aus drei Quellen: aus den verbalen Mitteilungen des Patienten bezüglich seiner subjektiven Erfahrungen, aus seinem nonverbalen Verhalten, wozu auch sein Kommunikationsstil gehört, sowie aus der Gegenübertragung. Während in der normalen psychoanalytischen Behandlung die Information überwiegend aus der ersten dieser drei Quellen stammt (obgleich die beiden anderen auch ihre Bedeutung haben), kommen in der psychoanalytischen Psychotherapie mehr Informationen aus dem nonverbalen Verhalten des Patienten und der emotionalen Reaktion des Therapeuten auf dieses Verhalten; diese kann manchmal Empathie mit der zentralen subjektiven Erfahrung des Patienten (konkordante Identifikation in der Gegenübertragung) widerspiegeln, manchmal auch die Identifikation mit dem, was der Patient in sich selbst nicht ertragen kann und auf den Therapeuten projiziert (komplementäre Identifikation in der Gegenübertragung). Beide Reaktionen sind als wertvolle Informationsquellen zu betrachten, solange der Therapeut imstande ist, sie zu erkennen und zu beobachten.

De facto ist die Analyse der Gegenübertragung ein essentieller Aspekt dieser Psychotherapie. Die Gegenübertragung, definiert als die Gesamtheit der emotionalen Reaktionen auf den Patienten zu jedem beliebigen Zeitpunkt, muß mit Hilfe der Funktion der Selbstreflexion des Therapeuten exploriert werden, sie muß dadurch kontrolliert werden, daß der Therapeut streng in seiner Rolle bleibt, und wird des weiteren als Material benutzt, das in die interpretativen Interventionen des Therapeuten einfließt. Das Einbeziehen der Gegenübertragung als Teil des Gesamtmaterials einer jeden Sitzung ist demnach eher ein Charakteristikum dieses psychotherapeutischen Ansatzes, als es die Mitteilungen an den Patienten sind. Kapitel 10 geht der Verwendung der Gegenübertragungsreaktionen im Detail nach und liefert entsprechende klinische Beispiele dafür.

Zum Therapievertrag gehören nicht nur das Behandlungssetting und die Rahmenbedingungen, sondern auch spezifische, auf den jeweiligen Fall zugeschnittene Bedingungen, die sich aus den lebens- und behandlungsgefährdenden Aspekten der Psychopathologie des Patienten ergeben. Es geht darum, realistische Kontrollen und Grenzen zu begründen, die den Patienten vor suizidalen und anderen destruktiven Verhaltensweisen schützen. Die Erarbeitung des Therapievertrags zu Beginn der Behandlung ist ein wesentlicher Aspekt der psychoanalytischen Psychotherapie mit Borderline-Patienten und kann eine echte Prävention gegen einen vorzeitigen Abbruch der Behandlung darstellen, wie er für Patienten mit Borderline-Persönlichkeitsorganisation typisch ist.

Taktisches Vorgehen während der Sitzungen

Innerhalb einer Sitzung werden die allgemeine Vorgehensweise und die strategische Annäherung an die Übertragungsanalyse durch taktische Aspekte erleichtert, die vor allem darin bestehen, zunächst zusammen mit dem Patienten eine gemeinsame Sicht der Realität zu erarbeiten (wodurch seine Realitätsprüfung gestärkt wird), ehe die unbewußten Bedeutungen seines aktuellen Verhaltens interpretiert werden. Die Art, wie der Patient die Interpretationen des Therapeuten deutet, muß geklärt werden, ebenso, inwieweit sich in seinen augenblicklichen Erfahrungen Phantasien spiegeln oder ob hier Wahnvorstellungen auftreten. In jeder Sitzung werden positive und negative Übertragungsdispositionen analysiert: Primitive Abwehrmechanismen, die als Teil der Übertragungsinszenierung aktiviert werden, werden gedeutet, das Ausagieren wird kontrolliert, und die Fähigkeit des Patienten zur Selbstbeobachtung und -reflexion wird daraufhin getestet, ob es Teil der interpretativen Bemühungen ist.

Generell liegt der Fokus der Interpretation in jeder Sitzung bei dem, was gerade affektiv dominiert. Affektdominanz hat Vorrang vor Übertragungsdominanz, und zwar in dem Sinn, daß die Übertragungsanalyse nicht der alleinige und ausschließliche Fokus der Sitzung ist.

Solche Patienten zeigen häufig sehr schwere Symptome, insbesondere destruktives, selbstdestruktives sowie antisoziales Verhalten, suizidale und parasuizidale Tendenzen, Eßstörungen, Drogen- oder Alkoholmißbrauch. Deshalb wurde eine Reihenfolge der Interventionsprioritäten festgelegt: ein weiterer wesentlicher Aspekt der psychoanalytischen Psychotherapie mit Borderline-Patienten (Kernberg 1992a; Kernberg et al. 1989). Diese Prioritäten schützen den Patienten und die Behandlung vor Komplikationen, wie sie oben benannt wurden. Gleichzeitig wird dadurch die Notwendigkeit unterstrichen, sie innerhalb der Übertragungsanalyse durch Interpretationen zu überwinden. In der Praxis sollte der Therapeut seine Aufmerksamkeit auf folgende Prioritäten richten und ihnen mehr Gewicht beimessen als dem jeweils präsentierten affektiven Material:

Sobald sich in der Sitzung das Gefühl einstellt, das Leben des Patienten oder anderer Menschen oder die körperliche Unversehrtheit des Patienten seien gefährdet, hat dieses Gefühl höchste Priorität und erfordert sofortige therapeutische Intervention. Zweithöchste Priorität hat die Drohung des Behandlungsabbruchs. Die dritte Stufe der Prioritäten ist erreicht, wenn die verbale Kommunikation verzerrt wird, insbesondere durch chronisches Lügen (typisch für Patienten mit antisozialem Verhalten und schweren paranoiden Tendenzen). Schwerwiegendes Ausagieren innerhalb und außerhalb der Sitzungen stellt die vierte Prioritätsstufe dar; darauf folgt die Ausbildung schwerer narzißtischer Widerstände. Die Analyse narzißtischer Widerstände folgt den generellen Prinzipien der von der Psychoanalyse abgeleiteten Techniken und bearbeitet dieses Material in der Übertragung. Narzißtische Abwehr wird zu spezifischem Übertragungswiderstand und richtet sich gegen eine echte Abhängigkeit vom Therapeuten, denn diese würde das pathologische grandiose Selbst des narzißtischen Patienten bedrohen und ihn selbst in die Aktivierung von Konflikten mit unbewußter Aggression führen, ihn insbesondere in schwere Konflikte mit Neidgefühlen stürzen.

Zur Behandlung gehören auch spezielle Techniken für den Umgang mit schwerer paranoider Regression und dem Auftreten von wahnhaften und halluzinatorischen Manifestationen in den Sitzungen. Die Analyse von »inkompatiblen Realitäten« (Kernberg 1992a) ist Teil der Durchleuchtung der Übertragungspsychose; sie erreicht normalerweise die Auflösung schwerer paranoider Regression in der Übertragung und fördert gleichzeitig die Umstellung auf die Entwicklung einer depressiven Übertragung (siehe Kapitel 8).

Übertragungen lassen sich generell folgendermaßen klassifizieren: als überwiegend psychopathisch, paranoid und depressiv, wobei diese Klassifikation gleichzeitig auf drei Ausprägungen der Schwere der Störung hinweist. Psychopathische Übertragungen treten besonders bei Patienten mit signifikant antisozialem Verhalten und entsprechender Über-Ich-Pathologie auf, können jedoch durch systematische Interpretation in paranoide Übertragungen transformiert werden. Durch die Wirkung der Interpretation wird der Weg dann frei für depressive Übertragungen. Diese Entwicklungsstufe ist näher an der Normalität, bei der der Patient Ambivalenz, Schuld und Betroffenheit fühlen und versäumte Gelegenheiten betrauern kann und insgesamt den Wunsch nach Erneuerung und Sublimierung spürt. Treten jedoch die depressiven Übertragungen in exzessiver Form auf, dann sind sie ein eindeutiger Indikator für eine pathologische Unterwerfung unter eine unbewußte Schuld. Das kann in fortgeschrittenen Behandlungsphasen zum Problem werden. Grundsätzlich gilt, daß psychopathische Übertragungen vor den paranoiden Übertragungen aufgelöst werden müssen und die paranoiden vor den depressiven Übertragungen: In diesem Prinzip zeigt sich ein weiterer Aspekt der generellen Strategie der Übertragungsinterpretation (siehe Kapitel 8).

Aus dem bisher Gesagten sollte deutlich geworden sein, daß die Übertragungsanalyse ein zentraler Aspekt der psychoanalytischen Psychotherapie bei Borderline-Bedingungen ist. Das impliziert auch die Umwandlung der pathologischen Art und Weise, wie der Patient seinen unerträglichen unbewußten Konflikt zwischen Liebe und Haß – das Ergebnis pathologischer Erfahrungen in seiner Geschichte – zum Ausdruck bringt, in eine Form, die die bewußte Bearbeitung dieser Konflikte ermöglicht. Die allmähliche Transformation pathologischer Charaktermuster in eine emotionale Erfahrung und Selbstreflexion im Rahmen der Übertragung fordert aktive Bemühungen von seiten des Therapeuten: Während der gesamten Behandlungsdauer muß er in der Übertragung die immer wieder auftretenden pathologischen Verhaltensweisen und das Ausagieren, aber auch die Somatisierungen der Abwehr, die hypochondrischen Reaktionen und die Angriffe des Patienten auf den eigenen Körper in emotionale Entwicklungen übersetzen.

Im Verlauf dieses Prozesses werden wieder frühe traumatische Erfahrungen in Form von traumatischen Übertragungsepisoden aktiviert. Der Patient mag unbewußt versuchen, frühe Traumata zu wiederholen, um sie zu überwinden. Urängste und Phantasien über mörderische und sexuelle Angriffe, primitiver Haß und das Bestreben, jegliche psychische Realität zu leugnen, um keinen seelischem Schmerz zu spüren – all das gehört zum Verlauf einer psychoanalytischen Psychotherapie mit diesen Patienten. Bei den schwer traumatisierten Patienten, die körperlich oder sexuell mißbraucht wurden oder erlebt haben, wie ein anderer Mensch mißbraucht wurde, hat diese Erfahrung einen signifikanten Einfluß auf die Ätiologie ihrer aktuellen Erkrankung, vor allem, wenn es sich dabei um eine schwere Persönlichkeitsstörung mit Borderline-, narzißtischen oder antisozialen Zügen handelt. Diese Patienten zeigen die typische unbewußte Dominanz der haßerfüllten, paralysierten und von Panik getriebenen Selbstrepräsentanz des Opfers, die sich auf eine haßerfüllte, übermächtige und sadistische Objektrepräsentanz bezieht. Wir haben es mit einer Täter-Verfolger-Objektrepräsentanz zu tun, deren Verbindung zur Selbstrepräsentanz der Haß ist und deren Ziel darin besteht, Schmerz zuzufügen, sadistische Kontrolle auszuüben, zu demütigen und zu zerstören.

Diese internalisierte Objektbeziehung hat die Affekte transformiert: Aus der ursprünglichen Wut wurde eine chronische Disposition für Haß, der nun im Charakter verankert ist. In der Übertragung werden diese Affekte aktiviert, wobei die Rollen immer wieder wechseln. Eine Zeitlang identifiziert sich der Patient mit der Opferrolle seines Selbst und projiziert den sadistischen Verfolger auf den Therapeuten. Darauf folgt fast unmittelbar und in Phasen von etwa gleicher Länge die Projektion des zum Opfer gemachten Selbst auf den Therapeuten, während der Patient sich selbst unbewußt mit dem sadistischen Täter identifiziert. Meiner Erfahrung nach kann nur eine systematische Interpretation der unbewußten Identifikation des Patienten mit der Opfer- und der Täterrolle diese pathologische Konstellation auflösen und zu einer graduellen Integration der dissoziierten oder abgespaltenen Selbstrepräsentanz in das normale Selbst des Patienten führen. Die Auswirkungen der traumatischen Vergangenheit des Patienten sind in seinen internalisierten Objektbeziehungen zu suchen, und der Schlüssel zur therapeutischen Auflösung liegt darin, zu einer Einigung über diese doppelte Identifizierung zu kommen.

Damit solche Konflikte bearbeitet und gelöst werden können, muß der Therapeut einen stabilen und gleichbleibenden Behandlungsrahmen aufrechterhalten. Werden seine Gegenübertragungsreaktionen heftig und treten sie immer wieder auf, dann kann er sich um eine ständige Supervision oder Konsultation bemühen. Der ausdrücklich geschützte Raum der therapeutischen Situation fördert beim Patienten den Ausdruck seiner unbewußten konflikthaften Bedürfnisse und seiner Beziehungskonflikte. Wenn alles gut läuft, geht die schwere Regression in den Therapiesitzungen Hand in Hand mit einer dramatischen Verbesserung im Leben des Patienten, etwas, das man häufig schon zu einem sehr frühen Zeitpunkt der Behandlung beobachten kann. Kommt es in den Sitzungen nicht zu heftigen Inszenierungen oder geht die Übertragungsregression mit beharrlichen Manifestationen dieser Verhaltensmuster auch außerhalb der Therapie einher, dann ist das ein Zeichen dafür, daß die Behandlung nicht gut verläuft: ein erstes Warnsignal für den Therapeuten, sein Vorgehen zu hinterfragen und zu korrigieren. Eine ständige Supervision und Konsultation lösen im allgemeinen einen therapeutischen Stillstand auf.

Häufig wird gefragt, was denn erforderlich sei, um diese Art der Behandlung erfolgreich durchzuführen. Ich habe die Erfahrung gemacht, daß klinische Psychiater mit gutem Hintergrundwissen und einer allgemeinen Ausbildung in psychodynamischen Techniken gegen Ende ihrer Ausbildung fähig sind, derartige Behandlungen unter Supervision durchzuführen. Das gilt auch für Universitätsabsolventen nach einer Promotion in Klinischer Psychologie, wenn sie ein umfassendes Hintergrundwissen haben, in psychodynamischer Psychotherapie ausgebildet wurden und unter Supervision arbeiten. Eine gleichzeitige Ausbildung zum Psychoanalytiker hilft dem begabten Psychotherapeuten, seine Arbeitsweise zu verbessern. In leicht abgewandelter Form folgt die Behandlung ziemlich genau den Vorgaben der allgemeinen psychodynamischen Psychotherapie und läßt sich leichter lehren, als ihre Komplexität es vermuten läßt.

Die Behandlung erfordert mindestens zwei Sitzungen pro Woche, und das über viele Monate; sie könnte damit als teure Form der Langzeitpsychotherapie gelten. Tatsache ist jedoch, daß diese Patienten normalerweise häufige Klinikaufenthalte benötigen, daß sie an ihrem Arbeitsplatz ständig ausfallen oder versagen und daß für die spezifischen Komplikationen ihrer Symptome ärztliche Hilfe erforderlich ist. Die kostspielige soziale Unterstützung, die sie über einen langen Zeitraum hinweg brauchen, kann einen Sekundärgewinn bedeuten und zu der Lebensform eines Sozialparasiten führen. Eine Psychotherapie, die sich um die Auflösung der schweren Persönlichkeitsstörungen bemüht, statt den Patienten einfach der ständigen Versorgung durch die Gesellschaft zu überlassen, mag letztlich weniger kostspielig sein, als es zunächst den Anschein hat. Das Ziel dieser Behandlung sind ja auch grundlegende Veränderungen in der Persönlichkeit des Patienten und in der vorherrschender Symptomatik. Damit verfolgt diese Behandlung therapeutische Ziele, die eine andere Behandlungsform, die nur auf die spezifischen Symptome schwerer Persönlichkeitsstörungen ausgerichtet ist, nicht erreicht. Forschungsprojekte zu Effizienz, Ablauf und Resultaten dieser Behandlung werden durchgeführt, und das Handbuch (Clarkin et al. 1999), das derzeit neu herausgegeben wird, sollte Forschern und Klinikern, die in diesem Bereich tätig sind, dabei helfen, sich einer der schwersten Herausforderungen zu stellen, die uns in Form dieser Pathologie in der klinischen Arbeit begegnen.

Eine neuere Studie (Clarkin et al. 2001) untersucht die Effektivität der übertragungsfokussierten Psychotherapie (TFP, transference-focused psychotherapy), ein Therapieansatz für die Behandlung von schwer erkrankten Patienten. Entwickelt wurde dieser Ansatz am *Personality Disorders Institute* des New York Hospital, Westchester Division. 23 Patientinnen mit der DSM-IV-Diagnose einer Borderline-Persönlichkeitsstörung begannen eine Behandlung nach der TFP-Methode mit zwei Sitzungen pro Woche. Beim Erfassen dieser Patientinnen wurden Maße für Suizidalität, selbstverletzendes Verhaltens, soziale Funktionsfähigkeit und interpersonale Beziehungen verwendet; gleichfalls erhoben wurde die Inanspruchnahme von medizinischen und psychiatrischen Diensten. Sie wurden dreimal erneut beurteilt, und zwar 4, 8 und 12 Monate nach dem Beginn ihrer Teilnahme an der Studie. Die Ergebnisse wurden mit dem letzten Jahr vor Behandlungsbeginn verglichen, und es zeigte sich, daß die Anzahl der Patientinnen, die einen Selbstmordversuch unternommen hatten, signifikant abgenommen hatte; damit hatten sich auch das medizinische Risiko und die Schwere des Krankheitsbilds, das normalerweise auf einen Suizidversuch folgt, verringert. Im Behandlungsjahr suchten die Patienten der Studie deutlich seltener die Notaufnahme auf, wurden weniger häufig eingewiesen, und wenn doch, dann war die Verweildauer kürzer. Und noch etwas: Die Maße für die Schwere der Kriterien für bipolare Störungen und Symptome zeigten eine signifikante Abnahme, während die Begründungen, warum man leben wolle, deutlich zunahmen. Die Abbruchquote betrug 19,1 %. Diese nicht kontrollierte Studie zeigt, daß die TFP bei ambulanten Patienten in vielen Bereichen zu einer beträchtlichen Verbesserung der Funktionsfähigkeit führt.

Wir haben den Behandlungsverlauf auch anhand von Faktoren über frühe Therapieabbrüche (Yeomans et al. 1994) und Symptomreaktion (Hull et al. 1993) evaluiert. Daten, die vor der Behandlung erhoben wurden, zeigen, daß die einzelnen Untergruppen der *Cluster B*-Patienten unterschiedlich auf die Behandlung ansprechen, was darauf hinzudeuten scheint, daß diese Untergruppen vielleicht über einen längeren Zeitraum hinweg andere Verläufe aufweisen. Es bestand offensichtlich eine Beziehung zwischen dem Behandlungsverlauf und dem Grad an antisozialem Verhalten vor der Behandlung: Die Kurve der Symptomveränderung fiel bei den deutlicher antisozialen Patienten schlechter aus.

[KAPITEL 8] Implikationen der psychodynamischen und psychotherapeutischen Arbeit mit psychopathischen, narzißtischen und paranoiden Übertragungen

Diagnostische und prognostische Implikationen im Spektrum der narzißtischen Persönlichkeitsstörung

Sind bei einer Behandlung antisoziale Züge zu beobachten, dann müssen folgende Punkte unbedingt abgeklärt werden: (1) Liegt ein pathologischer Narzißmus vor oder nicht? (2) Wie stark dominiert die Über-Ich-Pathologie? Oder anders gesagt: An welchem Punkt des Kontinuums, das von der narzißtischen zur antisozialen Persönlichkeitsstörung reicht, befindet sich der Patient? (3) Wie ausgeprägt ist die ich-syntone Aggression? Richtet sie sich gegen das Selbst in Form von suizidalem, parasuizidalem und/oder selbstverstümmelndem und selbstdestruktivem Verhalten? Oder richtet sie sich gegen andere Menschen – in Form von physischer Gewalt, Mordtendenzen oder einer lebensgefährdenden sadistischen Perversion? (4) Wie gravierend ist die paranoide Tendenz? Und zuletzt noch: (5) Wie stabil ist die Realitätsprüfung des Patienten (Kernberg et al. 1989)? Mit Hilfe dieser Evaluation kann der Therapeut erfassen, inwieweit er sich auf die Aufrichtigkeit der Aussagen des Patienten verlassen kann, wenn er feststellen will, ob der Patient eine Gefahr für sich selbst und für andere darstellt und wie groß die Wahrscheinlichkeit ist, daß er eine therapeutische Beziehung aushält und die Behandlung nicht vorzeitig abbricht. Die sehr weit gefaßte Grundregel, daß die Ausprägung der antisozialen Tendenzen und die Qualität der Objektbeziehungen eine Determinante der Prognose für eine psychotherapeutische Behandlung jedweder Art darstellen, wird dadurch etwas spezifischer und läßt sich bei der Erarbeitung eines Behandlungsplans für diese Patienten unmittelbar einsetzen (Kernberg 1984).

Wie wir in Kapitel 3 gesehen haben, erstreckt sich das Spektrum der narzißtischen Pathologie mit antisozialem Verhalten, geordnet nach Schwere der Symptomatik, von der narzißtischen Persönlichkeit über das Syndrom des malignen Narzißmus bis zur antisozialen Persönlichkeitsstörung im eigentlichen Sinn.

Die echte antisoziale Persönlichkeitsstörung

Das wichtigste Charakteristikum der Struktur einer echten antisozialen Persönlichkeitsstörung, wie sie hier als die schwerste Form des pathologischen Narzißmus definiert ist, ist die eindeutige Verzerrung oder der Zerfall des Über-Ich-Systems bzw. dessen gänzliches Fehlen. Bei diesen Patienten wurde die früheste Schicht der Über-Ich-Vorläufer, insbesondere die primitiven verfolgenden und aversiven Repräsentanzen wichtiger Bezugspersonen (auf die primitive aggressive Impulse projiziert wurden), nicht durch die Internalisierung von idealisierten, ausschließlich guten Repräsentanzen wichtiger Bezugspersonen neutralisiert, die zwar Forderungen stellten, aber auch Belohnungen verteilten. (Diese Internalisierung bildet normalerweise die zweite Schicht der Über-Ich-Vorläufer, d. h. das Ich-Ideal.) Die Folge davon ist, daß Forderungen und Verbote der dritten Stufe der Über-Ich-Vorläufer (das entspricht einem fortgeschrittenen ödipalen Stadium) nicht realistisch erfaßt und internalisiert werden können. Statt dessen werden sie unter dem Impakt der projizierten Aggression in stark verzerrter Form wahrgenommen. Dadurch kann sich die dritte Schicht der Über-Ich-Vorläufer, d. h. die Internalisierung realistischer Forderungen und Verbote aus der ödipalen Phase, nicht entwickeln.

Das Fehlen eines normal integrierten Über-Ich führt dazu, daß das Individuum bei der Regulierung seines Verhaltens gegenüber anderen Menschen vollständig abhängig von direkten äußeren Hinweisreizen ist. Um Sicherheit und Selbstwert zu empfinden, ist es auf die unmittelbare Bewunderung anderer angewiesen, oder es benötigt dazu die Bestätigung, daß es über die äußere Welt triumphiert und sie beherrscht. Es fehlt ein in sozialen Beziehungen bedeutsames Motivationssystem, nämlich die Fähigkeit zur ethischen Selbstregulierung oder zur Empathie mit der moralischen und ethischen Dimension anderer Menschen. Durch projektive Mechanismen wird die egoistische, mißtrauische, kämpferische Haltung eines Selbst, dem die Über-Ich-Regulierung fehlt, allen anderen Menschen zugeschrieben; das schließt die Fähigkeit aus, die Liebe anderer Menschen anzunehmen und dadurch die Erfahrung von Vertrauen, Intimität, Abhängigkeit und Befriedigung zu machen. Folglich ist das Fehlen eines funktionsfähigen integrierten Über-Ich eines der strukturellen Merkmale des Individuums. Damit einher geht die Hypertrophie eines bedrohten, gefährdeten und gewalttätigen Selbst, das darauf ausgerichtet ist, einer im wesentlichen gefährlichen und gewalttätigen Welt gegenüberzustehen. Dieses pathologische grandiose Selbst, das von Aggressionen durchdrungen ist, stellt den Urtypus der »Identifikation mit dem Aggressor« dar.

Übersetzt man dieses pathologische strukturelle System in die Sprache der unbewußten Phantasien, dann spiegelt die Welt der antisozialen Persönlichkeit die Pathologie der internalisierten Objektbeziehungen wider: Die grundsätzliche Erfahrung ist die Erfahrung einer Welt mit ungebremster Aggression von seiten der Elternobjekte, eine Welt der Gewalttätigkeit, in der sich alle menschlichen Interaktionen vor einem gewalttätigen Hintergrund abspielen. Das Fehlen einer guten, verläßlichen Objektbeziehung führt zu dem Gefühl, daß die Guten schwach und unzuverlässig sind, es führt zu Reaktionen von Wut und Haß auf die unvermeidlichen Enttäuschungen, die man von potentiell belohnenden Objekten erfährt, und zu unbewußtem Neid auf all jene, die so leben und handeln, als würden sie nicht von einer gewalttätigen inneren Welt beherrscht. Dieser schmerzhafte Zustand von Neid und Ressentiments fördert die Entwertung und Verachtung, die typisch für das pathologische grandiose Selbst dieser Menschen sind. In der äußeren Welt zählen nur die Mächtigen, doch muß man sie kontrollieren, sich ihnen unterwerfen und sie manipulieren, vor allem aber muß man sie fürchten, denn die Mächtigen sind auch sadistisch und unberechenbar.

Die zentrale affektive Entwicklung dieser Patienten besteht in der Transformation von Schmerz in Wut und von chronischer Wut in Haß. Die Strukturmerkmale des Hasses implizieren eine Beziehung zwischen dem gefährdeten Selbst und einem haßerfüllten und gehaßten Objekt, das es zu kontrollieren gilt, das man aus Rachsucht leiden läßt und letztlich zerstört. Die Projektion des Hasses erzeugt eine grundlegend paranoide Orientierung auf eine Welt, die als haßerfüllt wahrgenommen wird und gegen die man sich durch Lüge, Verrat und Aggression verteidigen muß. Wenn krudes Eigeninteresse der einzige Verhaltensstandard ist, wenn die Grundannahme lautet, daß das gefährliche Verhalten der mächtigen anderen durch Haß und impulsive Wut unberechenbar wird, dann haben die Akzeptanz und Internalisierung eines Wertesystems keinerlei Bedeutung: Das Überleben hängt davon ab, daß man vorsichtig ist, sich unterwirft oder sich entzieht, und davon, daß man den potentiellen Aggressor ständig manipuliert.

Die grundlegend paranoide Ausrichtung des antisozialen Individuums und seine psychopathischen Abwehrmechanismen dagegen (Kernberg 1993d) interferieren demnach mit jeder möglichen Art der Internalisierung eines Wertesystems, und sei es das eines potentiellen Aggressors. Darin unterscheidet sich die echte antisoziale Persönlichkeit vom Syndrom des malignen Narzißmus, bei dem zumindest eine gewisse Idealisierung des Wertesystems der Mächtigen vorhanden ist, ebenso eine Idealisierung des pathologischen grandiosen Selbst im Sinne von selbstgerechter Aggression und eine gewisse Fähigkeit zur Identifikation mit anderen mächtigen idealisierten Gestalten, die Teil einer fest zusammenhaltenden »Gang« sind (Meltzer 1977). Dadurch wird auch die Internalisierung zumindest einer gewissen Loyalität möglich, und damit auch gute Objektbeziehungen. Der Psychopath hingegen verläßt sich ausschließlich auf Macht, und die Lust an sadistischer Kontrolle ist das wichtigste Motivationssystem in einer Welt, die klar aufgeteilt ist zwischen den Allmächtigen und den verachtenswerten Schwächlingen.

Hendersons (Henderson 1939; Henderson & Gillespie 1969) klinische Unterscheidung zwischen Psychopathen, die passiv aggressiv, und solchen, die aktiv aggressiv sind, scheint mir von großem klinischen Wert zu sein. Der passive Typus ist viel weniger gefährlich und bietet deshalb einen gewissen »Raum« für eine therapeutische Intervention, auch wenn die Wirkung fragwürdig sein mag. Dagegen hat angesichts der eminenten Gefährlichkeit des gewalttätigen Psychopathen der Schutz der Familie, der Gesellschaft – und auch der Schutz des Therapeuten – höchste Priorität. Der passive Psychopath hat gelernt, mit den Mächtigen fertig zu werden, und er erreicht das durch scheinbare Unterwerfung und durch »Austricksen«. Das ist eine passiv-parasitäre Ausbeutung, die jedoch zumindest impliziert, daß die Fähigkeit vorhanden ist, schnell aufschießende Wut und Zorn unter Kontrolle zu halten und in eine langsam verlaufende Aggression zu transformieren, gewissermaßen zum Wolf im Schafspelz zu werden. Diese Patienten können ihre eigene Aggression verleugnen, und ihre Aufteilung der Welt in Wölfe und Schafe wird ergänzt durch die adaptive Funktion des verkleideten Wolfs, der sich unter die Schafe mischt.

Unabhängig davon, ob ein Psychopath überwiegend aggressiv oder passiv ist, sucht er Befriedigung in Verbindung mit körperlichen Funktionen wie essen, trinken, Drogen und Alkohol; er sucht sie auch in einer Sexualität, die frei ist von den Implikationen einer Objektbeziehung und damit zugleich auch frei von Liebe und Zärtlichkeit. In den schwersten Fällen aggressiver Psychopathie kann sexueller Sadismus zu einer Aufforderung zum Mord werden, was diese Menschen äußerst gefährlich macht. Es kann aber auch sein, daß ihr emotionales Leben so stark von früher Aggression beherrscht ist, daß selbst der sinnliche Körperkontakt und die Erotik der Haut ausgeblendet werden. Dann ist jegliche Fähigkeit zu sexueller Befriedigung erloschen, und sie wird ersetzt durch gefühllose körperliche Zerstörungswut, Selbstverstümmelung und Mord.

Maligner Narzißmus

Das Syndrom des malignen Narzißmus ist eine etwas weniger schwere Form des pathologischen Narzißmus. Zwar sind deutliche antisoziale Merkmale, paranoide Züge und eine ich-syntone Aggression gegen das Selbst oder gegen andere vorhanden, doch sind die Über-Ich-Funktionen nicht vollständig zerstört (O. Kernberg 1989a). Bei diesem Syndrom wird der Prozeß, bei dem die frühesten aggressiven Über-Ich-Vorläufer entweder projiziert oder in Form eines gewalttätigen, pathologischen grandiosen Selbst internalisiert wurden, durch die Fähigkeit modifiziert, zumindest auch ein paar idealisierte Über-Ich-Vorläufer zu internalisieren. Diese Patienten bewundern mächtige Menschen und können sich auf zwar sadistische und mächtige, dabei aber zuverlässige Elternbilder stützen. Das pathologische grandiose Selbst beim Syndrom des malignen Narzißmus internalisiert sowohl aggressive als auch idealisierte Über-Ich-Vorläufer; das führt zur Idealisierung der aggressiven, sadistischen Züge des pathologischen grandiosen Selbst. Aus einer »berechtigten Empörung« wird die Berechtigung zu gewalttätigem Verhalten gegenüber sich selbst und anderen abgeleitet. Die Idealisierung des mächtigen Selbst geht Hand in Hand mit der Fähigkeit, eine gewisse Loyalität zu entwickeln, desgleichen eine gewisse Toleranz gegenüber realistischen Forderungen und Verboten.

Die narzißtische Persönlichkeit

Bei der narzißtischen Persönlichkeit im eigentlichen Sinn handelt es sich um die am wenigsten schwere Form von pathologischem Narzißmus: Es ist ein bis zu einem bestimmten Punkt entwickeltes Über-Ich vorhanden. Die dritte Stufe der Internalisierung realistischer Forderungen und Verbote wurde ausgebildet, während das pathologische grandiose Selbst idealisiert wurde und dadurch eine massive Abwehr darstellt, die nicht zuläßt, daß der Patient seine eigene unbewußte Aggression wahrnimmt, die vor allem in Form eines primitiven und dominanten Neids auftritt. Tatsächlich dominiert in der Mehrzahl der Fälle die Abwehr gegen unbewußten Neid, besonders Entwertung und Verachtung; diese in der Übertragung herauszuarbeiten, kann für lange Zeit der Schwerpunkt der Behandlung werden. Aus demselben Grund zeigt die Abwehr gegen Neid die Fähigkeit dieser Patienten, gute Aspekte anderer Bezugspersonen zu erkennen, die man beneidet und gern selbst verkörpern würde. Das antisoziale Verhalten dieser Individuen spiegelt die ich-syntone rationalisierte Anspruchshaltung und Gier eines pathologischen grandiosen Selbst wider; im Verlauf einer erfolgreichen Behandlung können sich mögliche Konflikte zwischen Bereichen eines zerfallenden Über-Ichs und Resten internalisierter Wertesysteme entwickeln.

Überlegungen zur Prognose

Hat sich erst einmal eine maligne intrapsychische Struktur entwickelt – d. h. die psychischen Funktionen werden von einem pathologischen, von Aggression durchdrungenen grandiosen Selbst dominiert, allerdings ohne die modifizierende und reifende Kraft eines integrierten Über-Ich –, können dann spätere psychosoziale Einflüsse und insbesondere psychotherapeutische Methoden noch etwas ausrichten? Wie empfänglich auch normale Menschen für soziale Einflüsse sind, die auf antisoziales Verhalten abzielen, wurde uns auf dramatische Weise durch die Experimente von Stanley Milgram (1963) in den USA bewußt gemacht, desgleichen durch Zinowjews (1984) Analyse der sozialisierten Unaufrichtigkeit als wesentliches kulturelles Merkmal des totalitären Systems der früheren Sowjetunion. Edith Jacobson (1971b) hat auf den »paranoiden Drang zum Verrat« hingewiesen, der ganz generell Teil paranoider Strukturen ist, und ich habe diese Analyse auf die psychopathische Regression von Menschen angewandt, die in hoch paranoiagenen Organisationen eine Leitungsfunktion innehaben (Kernberg 1992b).

Gibt es heilende Einflüsse, die entweder in der frühen Kindheit oder vielleicht sogar in späteren Jahren die psychopathische Struktur zu verändern vermögen? Wir haben im klinischen Bereich klar nachgewiesen, daß die Behandlung der narzißtischen Persönlichkeit, die antisoziale Züge aufweist, Wirkung zeigt. Sogar das Syndrom des malignen Narzißmus läßt sich behandeln. Soweit mir bekannt ist, wurde dies bei der echten antisozialen Persönlichkeit noch nicht gezeigt. Die Sache wird dadurch kompliziert, daß viele Studien bei der Auswahl der Versuchspersonen nicht scharf zwischen Menschen mit echter antisozialer Persönlichkeitsstörung und solchen mit weniger schweren Syndromen trennen, bei denen antisoziales Verhalten im Vordergrund steht. Meines Erachtens ist es absolut unabdingbar, wieder zu einer scharfen diagnostischen Differenzierung zurückzukehren, denn nur so läßt sich die Wirksamkeit der einzelnen Behandlungsformen tatsächlich evaluieren.

Die Behandlung von antisozialem Verhalten: Vorbereitende Schritte

Bei jedem Fall mit schwerem aggressivem oder autoaggressivem Verhalten muß als erstes unbedingt festgestellt werden, ob Gefahr für das Leben des Patienten oder anderer Menschen – einschließlich des Therapeuten – besteht. Lautet die Diagnose »antisoziale Persönlichkeitsstörung, aggressiver Typ«, dann muß die Familie des Patienten unbedingt in eventuelle Schutzmaßnahmen einbezogen werden, ebenso müssen die sozialen Dienste bzw. die Justiz informiert werden.

Die Prognose für die psychotherapeutische Behandlung der echten antisozialen Persönlichkeitsstörung liegt praktisch bei Null. Die Hauptaufgabe der Therapie besteht darin, den Patienten selbst, seine Familie, den Therapeuten und die Gesellschaft vor der Destruktivität eines solchen Patienten zu schützen. Ist der Patient im Besitz einer gefährlichen Waffe, dann besteht die selbstverständliche Schutzmaßnahme darin, dem Patienten die Waffe abzunehmen. Ein Patient kam beispielsweise zur Konsultation wegen schwerer hypochondrischer Symptome. Es stellte sich heraus, daß er an der homosexuellen Verführung von Männern beteiligt war, die er in ein Hotel lockte und dann mit vorgehaltenem Gewehr ausraubte. Der Therapeut verlangte, der Patient solle seine Waffe abgeben, vorher könne kein psychotherapeutischer Kontakt stattfinden. Außerdem befragte er einen Rechtsanwalt, wo denn in diesem Fall seine gesetzliche Verantwortung läge.

Entspricht ein Patient den Kriterien einer echten antisozialen Persönlichkeit, zeigt aber weder aggressives noch ausbeutendes Verhalten, was als direkte Bedrohung gewertet werden muß, dann besteht die vordringliche Aufgabe des Therapeuten darin, den genauen Grund für die Konsultation festzustellen: Sucht die Familie Hilfe? Ist die Konsultation nur dazu gedacht, den Patienten vor einem schwebenden Gerichtsverfahren zu schützen? Oder bitten die Justizbehörden um Hilfe bei der Beurteilung der Verantwortungsfähigkeit des Patienten? Wurde er zu dieser Konsultation von der Familie oder dem Sozialdienst gedrängt, die sich bemühen, mit der Bedrohung fertig zu werden, die der Patient für seine Umgebung bedeutet? Oder kommt der Patient in einer Phase echter psychotischer Regression zur Konsultation? Es gibt eine kleine Gruppe von Patienten, die das zeigen, was die traditionelle deutsche Psychiatrie »pseudopsychopathische Schizophrenie« (Guttmacher 1961) nannte. Dabei handelt es sich um Patienten, die hin- und herwechseln zwischen Phasen einer psychotischen Erkrankung, die den Kriterien einer chronischen Schizophrenie entspricht, und Phasen, in denen die Realitätsprüfung wiederhergestellt ist. In dieser Phase erfüllen diese Patienten alle Kriterien einer antisozialen Persönlichkeitsstörung. Prognostisch sind diese Patienten eine rätselhafte Gruppe innerhalb der Kategorie der antisozialen Persönlichkeitsstörungen; im allgemeinen kann man mit ihnen nur zurechtkommen, wenn sie auf Dauer in speziellen psychiatrischen Kliniken oder im psychiatrischen Strafvollzug untergebracht werden.

Auch ohne direkte Bedrohung konfrontieren Patienten mit dem passiven oder aggressiven Typus der antisozialen Persönlichkeitsstörung den Therapeuten mit der Aufgabe, die Familie und das soziale Umfeld auf lange Sicht vor Gefahren zu schützen, die durch das Verhalten des Patienten heraufbeschworen werden. Solche Patienten mögen vielleicht immer wieder Diebstähle innerhalb ihrer Familie begehen und die Familienmitglieder ausbeuten, sie können chronisch gewalttätig auftreten, auch ohne unmittelbare Bedrohung für Leib und Leben. Vor allem aber geraten sie häufig in Konflikt mit dem Gesetz. Die eingeleiteten Schutzmaßnahmen können den Therapeuten in die Rolle des Beraters für die Familie, die Sozialdienste und die Justiz bringen. Selbstverständlich muß man sich dagegen absichern, daß der Patient die psychotherapeutischen Kontakte dazu benutzt, sich gegen juristische Maßnahmen zu schützen. Und der Psychotherapeut muß alles tun, um seine eigene Sicherheit zu gewährleisten; dazu gehört auch, daß er sich juristisch beraten läßt, um zu erfahren, wie weit seine Verantwortung geht. Das ist eine Vorbedingung für alle Interventionen bei der Familie.

Der Psychotherapeut, der sich zu dem Wagnis entschließt, mit einem Patienten mit dieser Diagnose zu arbeiten, muß als minimale Behandlungsbedingung die Zustimmung des Patienten erreichen, auf jede Art antisozialer Aktivität zu verzichten, die eine Bedrohung für ihn selbst oder für andere darstellt. Ein HIV-positiver Patient mit einer pädophilen Perversion müßte sich beispielsweise zu absoluter Abstinenz von jeder pädophilen Aktivität verpflichten. Eine solche Bedingung zu stellen ist natürlich nur dann sinnvoll, wenn der Patient sich in den Berichten über seine Aktivitäten als aufrichtig erwiesen hat.

In einer der ersten Diagnosesitzungen drohte eine Patientin mit selbstverstümmelndem Verhalten und chronischen Suizidtendenzen damit, sich mit der Rasierklinge zu »schnippeln«, die sie in ihrer Handtasche mitgebracht hatte. Sollte der Therapeut versuchen, sie daran zu hindern, würde sie ihn auch verletzen. Der Therapeut ergriff sofort Maßnahmen zu seiner eigenen Sicherheit: Er bat einen Kollegen, bei ihm zu bleiben, bis die notwendigen Vorkehrungen für eine sofortige Einweisung der Patientin getroffen worden waren. Ein Therapeut sollte nicht versuchen, eine diagnostische Untersuchung allein durchzuführen, bei der er sich mit einem potentiell gefährlichen Patienten in einem geschlossenen Raum befindet.

Ein anderer Patient, der mit der Diagnose »antisoziale Persönlichkeitsstörung, passiver Typus« zu uns kam, hatte jahrelang das Geld veruntreut, das für die Steuern für das Geschäft seiner Frau bestimmt war. Als das Finanzamt Nachzahlungen forderte, mußte das Geschäft Konkurs anmelden. Der Patient wollte sich einer psychotherapeutischen Behandlung unterziehen, um seiner Frau zu beweisen, daß er sein Verhalten ändern wolle; er hoffte, damit eine Scheidung zu vermeiden. Im Verlauf der Evaluierung, an der die ganze Familie beteiligt wurde, zeigte es sich, daß die Ehefrau ihm noch einmal eine Chance geben würde, allerdings unter der Bedingung absolut getrennter Finanzen. Das würde das Ende seiner ständigen wirtschaftlichen Abhängigkeit von der Ehefrau bedeuten und ihn zwingen, sich eine einträgliche Arbeit im Rahmen seiner beruflichen Möglichkeiten zu suchen. Die Psychotherapie wurde ihm unter der Bedingung angeboten, daß er die Behandlung mit seinem selbstverdienten Geld bezahlte. Er sollte sich auch damit einverstanden erklären, daß der Therapeut weiterhin in Kontakt mit der Ehefrau und anderen Familienmitgliedern blieb, denn das wäre ein wesentlicher Aspekt einer psychotherapeutischen Langzeitbehandlung. Als der Patient begriff, daß eine Psychotherapie ihm nicht ermöglichen würde, weiterhin auf Kosten seiner Frau und deren Familie zu leben, lehnte er die angebotene Behandlung ab.

Die psychotherapeutische Arbeit mit Patienten mit antisozialer Persönlichkeitsstörung, die nicht gefährlich sind, verlangt eine offene Kommunikation mit dem Patienten und seiner Familie. Es muß über seinen Zustand gesprochen werden, über die schlechte Prognose und über die Notwendigkeit, weiterhin in offener Kommunikation mit dem gesamten Familiensystem zu bleiben, um eine gewisse Kontrolle darüber zu haben, ob der Patient der Forderung nachkommt, alle antisozialen Verhaltensweisen zu unterlassen. Ein derartiges Arrangement erhöht die Erfolgschancen bei der Kontrolle der potentiellen Aggression des Patienten gegen sich selbst oder gegen andere und verhindert Sekundärgewinne, die dem Patienten daraus erwachsen könnten, daß er sich einer Psychotherapie unterzieht. Gleichzeitig erhöht sich auch die Wahrscheinlichkeit, daß der Patient die Psychotherapie ablehnt, wodurch es dem Therapeuten und der Familie erspart bleibt, ihre Ressourcen in der Verfolgung eines unerreichbaren Ziels zu erschöpfen.

Chronisches Lügen als eines der Hauptsymptome der antisozialen Persönlichkeitsstörung schließt nicht von vornherein aus, daß die Vorbedingungen für die Behandlung des Patienten erfüllt werden. So sollten in die Arbeit mit einem Jugendlichen, der bei seinen Eltern und damit potentiell unter deren Kontrolle lebt, Kontakte mit der Familie über Erziehungsfragen einbezogen werden, denn die einzige Quelle, die zuverlässig Auskunft über den Patienten gibt, ist dessen Verhalten. Man muß dem Patienten klarmachen, daß nicht seine Worte, sondern sein Verhalten darüber entscheidet, wie die Familie mit ihm interagiert und welche Rechte und Privilegien ihm in seinem Elternhaus zugestanden werden. Sollte das Verhalten des Jugendlichen das Wohlergehen der Familie bedrohen (wenn er beispielsweise seinen Eltern weiterhin Geld stiehlt, um Drogen zu kaufen), dann kann manchmal die Einweisung in ein Heim oder in eine Pflegefamilie die einzige Alternative sein.

Sind Lügen das einzige antisoziale Verhalten, dann muß die Kontrolle durch die Familie nicht so streng sein. Das chronische Lügen des Patienten kann dann in der Psychotherapie als dominantes oder als einziges Thema der Übertragung aufgenommen werden. Dann kann dieses Symptom entweder aufgelöst werden, oder es erweist sich als unlösbar.

Die Behandlung des malignen Narzißmus

Lautet die Diagnose »maligner Narzißmus«, dann ist die Prognose etwas besser. Aber auch hier sind die Vorbedingungen für eine Behandlung die strikte Kontrolle des antisozialen Verhaltens, uneingeschränkte Kommunikation mit der Familie und dem sozialen Umfeld, Eliminierung jeder Form von Sekundärgewinn aus der Behandlung sowie konkreter (physischer), sozialer und juristischer Schutz des Therapeuten. Unserer Erfahrung nach brauchen fast alle Patienten anfangs eine stationäre Behandlung, damit die notwendigen Arrangements für die Behandlung getroffen werden können. Sobald der Patient bereit ist, die Verantwortung für die Erfüllung der Vorbedingungen zu übernehmen, kann die Behandlung im ambulanten Setting fortgeführt werden. Es gibt jedoch auch Fälle, bei denen von Anfang an der Versuch einer ambulanten Behandlung unternommen werden kann. Ich denke dabei an das Beispiel eines Jugendlichen mit schweren Verhaltensproblemen in der Schule, der betrog, mit Drogen dealte und äußerst gewalttätig gegenüber Mitschülern und Lehrern war; er belog seine Familie, konsumierte Alkohol und Drogen, zeigte ein promiskuitives Sexualverhalten und gehörte zu den Führerpersönlichkeiten einer Straßenbande. Wie man feststellte, hatte er eine typische narzißtische Persönlichkeitsstruktur mit ich-syntoner Aggression, schweren paranoiden Zügen und antisozialem Verhalten. Allerdings bewies er Loyalität seiner Bande und einzelnen Mitgliedern gegenüber und konnte einzelnen Familienmitgliedern gegenüber eine nicht ausbeutende Abhängigkeit zeigen. Des weiteren konnte er echte Schuldgefühle empfinden, etwa wenn er bei einem seiner gewalttätigen Ausbrüche einen anderen Jungen ernsthaft verletzt hatte. Aus diesen Gründen war ich damit einverstanden, versuchsweise mit einer ambulanten Behandlung zu beginnen, erklärte jedoch dem Jungen und seinen Eltern, daß ich keine großen Erwartungen in die Behandlung setzte. Es wurde ein enges Netz sozialer Kontrolle eingerichtet, zu dem auch ein psychiatrisch ausgebildeter Sozialarbeiter gehörte, der als Verbindungsmann zwischen Familie und Schule fungierte. Es wurde streng überwacht, wieviel Geld der Junge hatte und wo und mit wem er verkehrte; daneben gab es ständigen Kontakt mit der örtlichen Polizei, was seine Aktivitäten im Zusammenhang mit der Straßenbande betraf. Das alles, und dazu die Einwilligung des Patienten, mit diesen Restriktionen zu leben, erwies sich als adäquate Struktur für den Versuch einer psychotherapeutischen Beziehung im ambulanten Setting.

Zu Beginn kam der Patient nur zu den Psychotherapiesitzungen, weil die Familie drohte, ihm jegliche finanzielle Unterstützung zu entziehen, wenn er nicht regelmäßig zu den Sitzungen ginge. In den Sitzungen beschimpfte er mich als Agenten seiner Eltern oder füllte zur Abwechslung die Stunden mit Banalitäten, während ich systematisch sein betrügerisches Verhalten in der Beziehung zu mir und dessen Funktion in unserer Interaktion in den Mittelpunkt stellte. Die Analyse dessen, wie der Junge mich als korrupten Agenten seiner Eltern wahrnahm, als blöden Quacksalber und gefährlichen Feind, der versuchte, sein Leben zu kontrollieren, und dabei vorgab, auf seiner Seite zu stehen, war hilfreich bei der Klarstellung, wie er sein eigenes pathologisches grandioses Selbst auf mich projizierte: Seine tiefe Überzeugung, daß in einer Welt voller Feinde nur die Starken und die »Wölfe im Schafspelz« über die »Wichser« triumphieren konnten, machte aus der typisch psychopathischen Übertragung eine paranoide Übertragung.

Allgemeine psychotherapeutische Strategien

Ganz generell kann man folgendes sagen: Falls – und wann immer – es gelingt, einen soliden und unzerstörbaren Behandlungsrahmen für die Analyse der antisozialen Psychopathologie zu schaffen, dann kann die psychopathische Übertragung durch systematische Interpretation in eine überwiegend paranoide Übertragung übergeführt werden. Diese kann dann in der gleichen Weise bearbeitet werden, wie man schwere paranoide Regressionen bei narzißtischen Persönlichkeiten, die nicht zum antisozialen Spektrum gehören, analysiert oder allgemein bei Patienten mit Borderline-Persönlichkeitsorganisation (Kernberg 1992a).

Ehrlich kommunizierende Patienten können Informationen über ihre Verhaltensprobleme außerhalb der Sitzungen liefern. Diese Einstellung, in Verbindung mit der Ausbildung von schwer regressiven Verhaltensweisen innerhalb der Sitzungen, kann es allmählich möglich machen, die pathologischen Verhaltensweisen interpretativ in kognitive und affektive Erfahrungen zu transformieren, die in der Übertragung gemacht werden können. Für Patienten, deren ständige Täuschungsmanöver eine genaue Kenntnis ihrer pathologischen Verhaltensweisen außerhalb der Sitzungen nicht gestatten, benötigt der Therapeut ein verläßliches Netzwerk von Informanten. Alle Patienten mit ausgeprägten Tendenzen zum Ausagieren benötigen die interpretative Umformung ihrer automatischen und repetitiven Verhaltensmuster in Phantasien, die in der Übertragung affektiv besetzt werden können. Die Erforschung dieser Phantasien und ihre Bearbeitung sind die größten Aufgaben, die die Behandlung stellt.

Einige allgemeine psychotherapeutische Prinzipien lassen sich auf die Themen anwenden, die in den Behandlungsstunden im Mittelpunkt stehen. Zunächst sollte der Therapeut, wie bereits oben ausgeführt, immer folgende Prioritäten beachten, die eine sofortige Intervention erforderlich machen (Kernberg et al. 1989): (1) Gefahr für den Therapeuten oder für andere; (2) angedrohter Behandlungsabbruch; (3) Unaufrichtigkeit in der Kommunikation; (4) ausagieren außerhalb und innerhalb der Sitzungen und (5) banale Kommunikation. Des weiteren ist es wichtig, im Gesamtmaterial nach dem affektiv dominanten Aspekt zu suchen; dazu gehören die verbale Kommunikation des Patienten, sein nonverbales Verhalten und die Gegenübertragung. Die verbalen Beschreibungen, die der Patient von seiner subjektiven Erfahrung gibt, sind eine relativ unzulängliche Quelle für Hinweise darauf, was affektiv dominant ist und erforscht werden muß: Solche Hinweise lassen sich durch genaue Beurteilung des Verhaltens des Patienten und in der Gegenübertragung entdecken.

Aspekte der Gegenübertragung

Bei der Arbeit mit Patienten mit schwerem antisozialem Verhalten sollte der Therapeut nach einem potentiell akzeptablen, echten humanen Aspekt bei seinem

Patienten suchen, einem Bereich potentiellen Ich-Wachstums, der zur Grundlage echter Kommunikation werden kann. Die Position der technischen Neutralität impliziert, daß der Therapeut sich dem verpflichtet sieht, was er als noch ansprechbaren Kern einer normalen Humanität bei seinem Patienten zu finden erwartet oder erhofft: der innerste Kern der Besetzung einer Objektbeziehung, die als Garant für die Fähigkeit des Patienten dienen kann, sich als abhängig zu erleben und sich auf eine therapeutische Beziehung einzulassen.

Aus dem Blickwinkel einer impliziten Allianz zwischen dem Therapeuten in seiner speziellen Rolle und irgendeinem Aspekt von Normalität, der in der Persönlichkeit des Patienten unversehrt geblieben ist, konfrontiert der Therapeut konsistent den Patienten und seine Identifikation mit primitiv sadistischen, korrupten, lebensmüden Teilen seines Inneren. Die innere Welt der Objektbeziehungen dieser Patienten ist bevölkert von primitiv sadistischen Repräsentanzen des Selbst und anderer Menschen und von ihren Interaktionen mit masochistischen, wertlosen, bedrohlichen oder korrupten Feinden. Zu Beginn muß der Therapeut vielleicht einfach von der Vermutung ausgehen, daß irgendwo inmitten dieser alptraumhaften Welt eine irgendwie normale Selbstrepräsentanz existiert. Auf der Basis dieser Vermutung kann er das Gefangensein des Patienten in einer destruktiven Welt systematisch konfrontierend ansprechen, und zwar so, daß der Patient diese Interpretationen nicht als Angriff empfindet. Das bedeutet, daß der Therapeut – auch wenn der Patient seine primitiven Über-Ich-Vorläufer auf ihn projiziert und jede kritische Bemerkung des Therapeuten als bösartigen Angriff wahrnimmt, der abgewehrt werden muß – seine moralische Haltung aufrechterhält, ohne dabei zum Moralprediger zu werden; es bedeutet, daß er kritisch bleibt, ohne sich in die Identifikation mit projizierten sadistischen Bildern hineinziehen zu lassen, und daß er auch nicht der Versuchung nachgibt, einen verführerischen Kommunikationsstil zu übernehmen, der der Abwehr dient und mit dessen Hilfe man sich gegenseitig manipuliert, denn dadurch würde die Verleugnung der in der inneren Welt des Patienten wurzelnden Aggression noch weiter verstärkt.

Mit seinem provokativen Verhalten versucht der Patient, den Therapeuten aus seiner Position der technischen Neutralität und der echten menschlichen Sorge herauszulocken und ihn dazu zu verleiten, die Rolle eines sadistischen Verfolgers, eines masochistischen Opfers oder einer manipulativen, dabei jedoch indifferenten Autorität zu übernehmen oder sich emotional ganz und gar von dem Patienten zurückzuziehen. Paradoxerweise führt eine Pseudo-Besetzung von seiten des Therapeuten – d.h. eine oberflächliche Freundlichkeit, die die in der Gegenübertragung auftretende Aggression verleugnet oder die eine grundsätzliche Gleichgültigkeit gegenüber dem Patienten ausdrückt – zu einer scheinbaren »Erwärmung« der therapeutischen Beziehung, doch wird die Unaufrichtigkeit in den Aussagen des Patienten nicht aufgelöst. Noch stärker gefährdet wird dadurch die Möglichkeit, die schweren Verleugnungs- und Spaltungsprozesse aufzulösen, die als Abwehr gegen die aggressiven Implikationen des antisozialen Verhaltens des Patienten dienen.

Eine aufrichtige Besetzung der Beziehung kann der Therapeut nur so lange aufrechterhalten, wie sein objektiver Schutz gesichert ist. Die Garantie für seine körperliche, emotionale, soziale und juristische Unversehrtheit hat Vorrang vor allen anderen Überlegungen. Eine authentische Besetzung seiner psychotherapeutischen Bemühungen verhindert, daß der Therapeut bei dem Versuch, einem unmöglichen Patienten zu helfen, den eigenen Weg verläßt, und erfordert zu jedem Zeitpunkt die Einhaltung realistischer Grenzen seiner Bezogenheit. Über Bord gehen, um einem unmöglichen Fall angesichts dessen provokativen Verhaltens eine »korrigierende emotionalen Erfahrung« zu bieten, birgt die Gefahr, daß der Therapeut die negativen Aspekte der Gegenübertragung verleugnet. So etwas kann zu einer überstürzten Beendigung der Behandlung führen.

Die paranoide Übertragung

In der klinischen Praxis gehören zum Spektrum der narzißtischen Persönlichkeitsstörungen – das von der narzißtischen Persönlichkeit mit antisozialen Zügen über den malignen Narzißmus bis zur echten antisozialen Persönlichkeit reicht – immer auch signifikante paranoide Züge. Da die Verbindung von antisozialem Verhalten mit primitiven Abwehrmechanismen immer auch die Projektion der antisozialen Tendenzen auf andere Menschen impliziert, ist die Angst, entdeckt, mißhandelt, manipuliert oder ausgebeutet zu werden, häufig untrennbar mit antisozialem Verhalten verbunden.

Sobald die psychopathische Übertragung in eine überwiegend paranoide Übertragung übergegangen ist, d. h. sobald das unaufrichtige und pseudofreundliche Verhalten des Patienten aufgegeben wird und Raum schafft für ehrliche Verdächtigungen und Mißtrauen gegenüber dem Therapeuten, mag der Patient in den Sitzungen viel feindseliger und kriegerischer erscheinen, engagiert sich aber gleichzeitig viel ernsthafter in der psychotherapeutischen Beziehung. Nun stellt sich die entscheidende Frage, ob die Behandlungsstruktur einen adäquaten Schutz für Patient, Therapeut und Behandlungssetting bietet, wenn der Patient seine schweren Aggressionen ausagiert. Die Antwort auf diese Frage hängt davon ab, ob das Über-Ich des Patienten hinreichend intakt und unverdorben ist, so daß er vielleicht ein Minimum an Schuld und Betroffenheit für den Therapeuten und die therapeutische Beziehung spüren kann, das ihn daran hindert, den Therapeuten oder die Behandlung zu bedrohen.

Nun besteht die Aufgabe darin, die Natur der Projektionen des Patienten so genau wie möglich zu untersuchen, d. h. das Bild des Therapeuten als sadistischer Verfolger, das da zutage tritt, genau zu betrachten, und vielleicht auch die projektiven Prozesse, mittels derer der Patient dem Therapeuten das zuschreibt, was er bei sich selbst nicht ertragen kann.

Eine Patientin hatte heftige Wutausbrüche, als ihr der Verdacht kam, der Therapeut habe mit Dritten über sie gesprochen. Sie vermutete, er versuche, vertrauliche Informationen über sie zu bekommen, die er später gegen sie verwenden könnte. Allmählich wurde ihr bewußt, daß sie das mißtrauische und empörte Verhalten ihrer Mutter wiederholte, die die Gespräche der Patientin mit Menschen außerhalb der Familie und ganz allgemein ihr Privatleben zu kontrollieren pflegte. Nach und nach wurde der Patientin bewußt, daß sie dem Therapeuten ihre eigene Neigung zum versteckten Ausspionieren anderer zugeschrieben hatte, mit dem sie Kontrolle über diese bekommen wollte, ebenso auch die Art, wie sie andere manipulierte, um Informationen über ihr soziales Leben zu erhalten, wie sie Gespräche belauschte und mit falschen Angaben an Meetings teilnahm, um Informationen zu erlangen, die nur wenigen vorbehalten waren.

Manchmal nimmt die paranoide Regression eines Patienten geradezu psychotische Züge an, und es kommt sogar zu Wahnvorstellungen in der Übertragung. Dann ist es besonders wichtig, in der therapeutischen Situation strikte Grenzen einzuhalten und unmißverständlich klarzumachen, welche Art von Verhalten nicht geduldet werden kann und auch nicht geduldet wird, und zwar weder in den Sitzungen noch außerhalb. Der Therapeut muß sich dann auch vergewissern, ob diese Wahnvorstellungen nur in den Therapiesitzungen auftreten oder auch im normalen Leben des Patienten. Sollte bei einem Patienten mit Borderline-Persönlichkeitsorganisation (d. h. bei einer nicht-psychotischen Störung) der paranoide Wahn auch außerhalb der Behandlung auftreten, dann müssen ihm für die Zeit außerhalb der Behandlungsstunden klare Strukturen vorgegeben werden, die gefährliches aggressives und selbstdestruktives Verhalten verhindern sollen, und zwar schon, bevor die Art dieses Verhaltens in der Übertragung verstanden wird.

Stellt es sich heraus, daß die Überzeugungen des Patienten eindeutig wahnhafter Natur sind, dann kann die Technik der »inkompatiblen Realitäten« angewandt werden, um diese psychotische Regression aufzulösen. Das geschieht auf folgende Weise: Der Therapeut vermittelt dem Patienten, daß er weiß, daß die Überzeugung des Patienten durch nichts zu erschüttern ist, und daß er, der Therapeut, diese Überzeugung respektiert. Gleichzeitig macht er aber auch deutlich, daß seine eigene Überzeugung eine ganz andere ist. Nun ist der Patient mit der Tatsache konfrontiert, daß der Therapeut und er in verschiedenen Realitäten leben. Wichtig dabei ist, daß der Therapeut seine Überzeugung darlegt, aber nicht den leisesten Versuch unternimmt, den Patienten zu seiner Überzeugung zu bekehren. Gleichzeitig macht er aber auch deutlich, daß er selbst auch nicht von den Ansichten des Patienten überzeugt werden will. Hier sollte der Therapeut durch sein Verhalten demonstrieren, daß das, was ihn interessiert, die Implikationen ihrer unterschiedlichen Sichtweisen sind.

Patienten, die noch einen Rest ungelöster psychopathischer Übertragung in sich tragen, werden die Aussagen des Therapeuten über »inkompatible Realitäten« als Beweis dafür werten, daß der Therapeut lügt. An diesem Punkt muß man vielleicht viel Zeit dafür aufwenden, um die Übertragungsimplikationen zu erkennen, die bei der Behandlung durch einen »unehrlichen« Therapeuten aufgetreten sind; erst dann kann man vielleicht Schritt für Schritt bis zu den projektiven Prozessen zurückgehen, die der Patient durchlaufen hat, denn in dieser Entwicklung spiegelt sich eine Regression vom paranoiden Stadium zurück zum früheren Stadium der vorwiegend psychopathischen Übertragung wider. Glaubt der Patient jedoch, daß der Therapeut aufrichtig, wenn auch in seiner Sicht der Realität völlig fehlgeleitet ist, dann kann die Situation der wechselseitig inkompatiblen Realitäten analysiert werden. Auf diese Weise kann ein psychotischer Nukleus in der Übertragung von allen Seiten beschrieben und als spezielles Übertragungsproblem behandelt werden. Dieses Vorgehen reduziert sehr deutlich die paranoide Übertragungsregression bei im Grunde nicht-psychotischen Patienten, ist aber kontraindiziert bei Patienten mit einer Psychose mit paranoiden Anteilen.

Einmal war eine Patientin überzeugt, daß der Therapeut sarkastische Kommentare abgab oder sie auf andere Weise zu provozieren suchte, um sie so wütend zu machen, daß sie die Kontrolle verlöre, denn dann könnte er sie so behandeln, als wäre sie psychotisch. Sie ihrerseits war voller Zorn über das Verhalten des Therapeuten, das sie als sadistisch, zynisch, unsensibel und provokativ erlebte. Ihr heftiger Protest richtete sich gegen die ironische Mimik des Therapeuten, seinen Sprachstil und seinen Akzent. Ihre Empörung eskalierte so sehr, daß sie erwog, bei den Vorgesetzten des Therapeuten eine formale Klage einzureichen. Der Therapeut sagte, er glaube, sie sei überzeugt, daß er sadistisch und provokativ mit ihr umgehe, doch gebe es seiner Meinung nach nichts in seinem Verhalten, das objektiv gesehen eine solche Beschuldigung rechtfertigen könne. Er fügte hinzu, seiner Überzeugung nach seien ihre Anschuldigungen absolut unbegründet, und es müsse überprüft werden, ob er in seinen Aussagen aufrichtig und ehrlich sei. Wenn die Patientin ihn für ehrlich hielt, wie könnte er dann so blind gegenüber seinem eigenen Verhalten sein, daß er Dinge sagte, die so völlig konträr zu ihrer Sicht der Situation seien? An dieser Stelle glaubte die Patientin nicht, daß der Therapeut log, doch sie weigerte sich zu akzeptieren, daß er etwas, das sie als so offensichtlich beschrieb, nicht bemerkt haben sollte. All das führte dazu, daß die Patientin in völlige Verwirrung geriet und sich am Ende selbst beschuldigte, einen guten Therapeuten schlecht zu behandeln. Das wiederum bot dem Therapeuten die Gelegenheit, ihr zu zeigen, wieviel Angst sie davor hatte, auf ihrer Sicht von ihm zu beharren, die zwar vielleicht nicht der Realität entsprach, für sie jedoch eine wichtige Funktion hatte. An dieser Stelle konnte die Patientin in ihrer Meinung über den Therapeuten die beängstigende Erfahrung wiedererkennen, die sie mit ihren »verrückten« Eltern gemacht hatte, die unter Drogeneinfluß brutale Kämpfe miteinander ausfochten. Der Therapeut repräsentierte ein psychotisches Elternpaar, damit beschäftigt, seine Beziehung zu zerstören, während es dabei dessen Kind (die Patientin), ein unschuldiges Opfer dieses rohen Verhaltens, völlig vergaß.

Das Durcharbeiten der paranoiden Übertragung bewirkt letztlich, daß ein Patient die Projektion seiner eigenen aggressiven Bedürfnisse und Wünsche erkennen und die Erkenntnis dieses »verfolgenden« Segments seiner Erfahrung in das abgespaltene »idealisierte« Segment integrieren kann. Dieser Brückenschlag zwischen den gegensätzlichen Selbst- und Objektrepräsentanzen ist der Beginn der »depressiven« Übertragung und damit auch des fortgeschrittenen Stadiums der Behandlung von Patienten mit Borderline-Persönlichkeitsorganisation.

Die narzißtische Übertragung

Bei Patienten mit narzißtischer Persönlichkeit finden wir in der Regel weniger schweres antisoziales Verhalten, so daß das Strukturieren der Eingrenzung destruktiver Handlungen weniger problematisch ist. Die Fähigkeit des Patienten zum Abschließen eines Therapievertrags wird nicht durch schwere Über-Ich-Verzerrungen und Täuschungsmanöver beeinträchtigt, auch nicht dadurch, daß der Patient sich als unfähig erweist, Verantwortung für sich selbst zu übernehmen. Deshalb kann sich die Behandlung weitgehend auf die Analyse der narzißtischen Übertragung konzentrieren.

Das Grundproblem bei der Arbeit mit Patienten mit überwiegend narzißtischer Übertragung ist die Tatsache, daß sie nicht imstande sind anzuerkennen, wie wichtig der Therapeut ist, und sich deshalb nicht auf ihn verlassen. Dadurch entsteht heftiger bewußter und unbewußter Neid, der durch Projektion zur Angst vor neidischen Angriffen von seiten des Therapeuten wird, wogegen dieser sich schützen muß. Die massive Abwertung der Bedeutung des Therapeuten und der therapeutischen Beziehung ist ein wesentlicher Abwehrmechanismus gegen die gefürchtete Abhängigkeit und gegen den damit zusammenhängenden unbewußten Neid. In schweren Fällen zeigt sich diese Abwehr darin, daß eine unrealistische therapeutische Atmosphäre geschaffen wird, innerhalb derer sich der Therapeut (bewußt und manchmal unbewußt) ausgeschlossen fühlt. Während die »Eigenanalyse« des Patienten ihren Fortgang nimmt, beginnt der Therapeut, der nur als Zuhörer behandelt wird, sich in den Sitzungen zu langweilen, wird unruhig oder schläfrig.

Zu anderen Zeiten entsteht eine primitive, zerbrechliche und instabile Idealisierung, bei der der Patient die Interpretationen des Therapeuten scheinbar akzeptiert, sie auf die Dauer aber abwertet oder als magische Kommentare »extrahiert«, damit er sie sich aneignen und für seine eigenen Zwecke verwenden kann. Solche Patienten tun alles, um zu erraten, was der Therapeut sagen wird; sie tun das zum Schutz vor Angriffen von seiner Seite, aber auch, um sich vor unbewußtem Neid, vor allem aber vor ihrer Abhängigkeit von ihm zu schützen.

Zu den Manifestationen omnipotenter Kontrolle gehört bei diesen Fällen auch der Versuch, den Therapeuten dahingehend zu manipulieren, daß er so reagiert, wie der Patient es erwartet. Reagiert der Therapeut anders und demonstriert er damit, daß er über ein Wissen verfügt, das der Patient noch nicht besitzt, dann fühlt sich dieser herabgesetzt, gedemütigt oder angegriffen. Der Patient »neutralisiert« den Therapeuten durch radikale Abwertung, wenn die Interpretationen oder Aussagen anders ausfallen als erwartet; der Therapeut darf nicht besser sein als der Patient, aber auch nicht schlechter: Bis ins kleinste Detail muß er den Erwartungen des Patienten entsprechen.

Patienten mit signifikanter Über-Ich-Pathologie sind auch ohne antisoziales Verhalten von tiefem Mißtrauen beherrscht: Sie glauben nicht daran, daß der

Therapeut ihnen echtes Interesse entgegenbringt. Sie haben den Verdacht, der Therapeut sei nur daran interessiert, den Patienten auszubeuten, und verfüge nicht über wirkliches Wissen, sondern nur über Magie und Quacksalberei, d.h. über »Gimmicks«, »Tricks«, die der Patient sich aneignen möchte, um seine eigenen manipulativen Fähigkeiten zu verbessern. Im Verlauf des Prozesses versucht der Patient abzuleugnen, daß der Therapeut als ein Mensch, der anders ist als er selbst, über eine eigene Realität verfügt und ein eigenes inneres Leben hat. Vor allem neiden diese Patienten dem Therapeuten seine Kreativität im therapeutischen Prozeß und versuchen unbewußt, diese zu zerstören.

Durch all diese Mechanismen kann die therapeutische Position »leer« werden, der Therapeut hat das Gefühl, daß nichts wirklich geschieht und daß es in der Übertragung keine Entwicklung gibt. Dagegen wird das pathologische grandiose Selbst des Patienten in der Übertragungsbeziehung stark aktiviert. Tatsächlich zeigt sich in einer vorübergehenden Idealisierung des Therapeuten die zeitweilige Projektion des grandiosen Selbstbildes des Patienten. In der Aktivierung der Grandiosität, der omnipotenten Kontrolle, der Abwertung und Verleugnung der Abhängigkeit zeigt sich, daß sich die Objektbeziehung vom pathologischen grandiosen Selbst ableitet.

Ist das pathologische grandiose Selbst von ich-syntoner Aggression durchdrungen, dann sind die Manifestationen von omnipotenter Kontrolle und Abwertung sowie die projektive Identifikation unerwünschter Aspekte des Selbst auf den Therapeuten sehr viel deutlicher. Vielleicht stellt der Patient ungewöhnliche Forderungen, ist arrogant und geht zu offener Verhaltenskontrolle über und zeigt das Syndrom, das Bion (1958, 1968) als Kombination von Arroganz und Neugier auf Denken und Leben des Therapeuten beschrieb; hierzu gehört auch, sich dumm zu stellen, d. h. scheinbar unfähig zu sein, normale logische Argumente anzuhören, die nicht zu den eigenen vorgefaßten Ideen passen. Schwerwiegende narzißtische Abwertung kann zu einem vorzeitigen Behandlungsabbruch führen, insbesondere bei der Arbeit mit Patienten mit deutlichen antisozialen Anteilen und schwer pathologischem Über-Ich. Bei solchen Patienten ist die Fähigkeit, eine echte Beziehung einzugehen, ernsthaft gefährdet. Das vorzeitige Ende der Behandlung aufgrund der narzißtischen Abwertung des Therapeuten durch den Patienten unterscheidet sich von dem oft überraschend späten Abbruch, der genau an dem Punkt eintritt, wenn der Patient gespürt hat, daß der Therapeut ihm tatsächlich hilft. Dabei handelt es sich um negative therapeutische Reaktionen, die aus unbewußtem Neid herrühren. Wenn der Therapeut um diese potentiellen Reaktionen weiß, kann er vielleicht in einem Moment, wo der Patient – vielleicht erstmals! – imstande zu sein scheint, die Hilfe des Therapeuten zu akzeptieren, präventive Interpretationen anbieten.

Die behutsame Analyse spezifischer Aspekte der Grandiosität, Arroganz, Anspruchshaltung und abwertenden Einstellung des Patienten kann allmählich die Komponenten des pathologischen grandiosen Selbst zutage fördern, d. h. die verdichtete Identifikation mit den idealisierten Selbst- und Objektrepräsentanzen, die eine selektive Übernahme dieser Aspekte von wichtigen Bezugspersonen repräsentieren, die, in der Vergangenheit des Patienten, den Besitz von Stärke, Weisheit, Macht und Überlegenheit erkennen ließen.

Je schwerer die Pathologie des Über-Ich, desto mehr enthalten diese machtvollen Bilder natürlich auch sadistische und korrupte Anteile, vor allem, wenn es sich um Elternbilder handelt. Patienten mit schweren narzißtischen Persönlichkeitsstörungen, die physisch oder sexuell mißbraucht oder ausgebeutet wurden, tragen in sich einen tiefen, bewußten Groll gegen die Täter, während sie sich unbewußt mit der Doppelrolle des Opfers und des Täters identifizieren. Die Aktivierung des Opfer- und des Täterstatus in der Übertragung muß exploriert werden, und zwar im Zusammenhang mit der unbewußten Aktivierung der idealisierten Aspekte früherer Repräsentanzen des Selbst und anderer Menschen. Eine sorgfältige Analyse all dieser Identifikationskomponenten in der Übertragung ermöglicht eine graduelle Auflösung des pathologischen grandiosen Selbst und seiner Schutzfunktion gegen noch frühere Aggression. Konflikte, die im Zusammenhang mit Haß und Neid auftreten, können die narzißtische Übertragung in Richtung paranoide Übertragung treiben. Zwar scheint oberflächlich gesehen die paranoide Übertragung viel negativer zu sein als die narzißtische, sie zeigt aber im Grunde die Entwicklung einer intensiveren und abhängigeren Objektbeziehung an, die ihrerseits zu einem allmählichen Durcharbeiten entlang den oben beschriebenen Leitlinien für eine paranoide Übertragung führt.

Eine Patientin hatte die Tendenz, alle Kommentare des Therapeuten, die nicht zu ihrer vorgefaßten Meinung paßten, als dumm oder unwichtig beiseite zu schieben. Gleichzeitig war sie unendlich neugierig darauf zu erfahren, was der Therapeut wohl dachte. Währenddessen vermied sie es, offen über ihre eigenen Gedanken zu sprechen, denn sie befürchtete, daß eine ehrliche Kommunikation sie zum Opfer von Ausbeutung und Mißhandlung machen würde. Sie war unendlich neugierig auf die Beziehung des Therapeuten zu seiner Familie und nahm einige Mühe auf sich, um darüber soviel wie möglich herauszufinden. Ihre Reaktion auf das, was sie auf diese Weise erfuhr, schwankte zwischen radikaler Entwertung und grollendem Neid.

Ein anderer Patient lebte in ständiger Angst, der Therapeut könne ihn um die ihm zugemessene Zeit betrügen. Er kontrollierte jede einzelne Minute der Sitzungen und benutzte jeden möglichen Vorwand, um sie zu verlängern. Sein Talent, die Zeit in den Sitzungen zu vergeuden, war bemerkenswert: endlos wiederholte er die immer gleichen Fragen und verlangte wütend nach Antworten. Die »gestohlenen« Augenblicke benutzte er dazu, nach dem Ende der Sitzung die scheinbar wichtige Information preiszugeben, die er während der regulären Sitzung zurückgehalten hatte. Es stellte sich heraus, daß die Zeit und das Interesse, die der Therapeut ihm »freiwillig« widmeten, wertlos waren: Nur was der Patient sich gewaltsam aneignen konnte, konnte seinen neidischen Groll befriedigen.

Eine besonders bösartige Form von narzißtischem Widerstand kann sich darin ausdrücken, daß der Patient sein eigenes Leben allmählich und undramatisch, aber auch auf sehr wirkungsvolle Art zerstört und damit unbewußte Wünsche erfüllt, die Behandlung zum Scheitern zu bringen. So vernachlässigte eine Patientin beispielsweise ihre akademischen Aufgaben, für die sie verantwortlich war, und brachte sich wiederholt in die ernste Gefahr, von ihrem Postgraduiertenprogramm ausgeschlossen zu werden. Sie verbarg die Probleme systematisch vor ihrem Therapeuten, bis die Krise einen Punkt erreicht hatte, an dem es fast unmöglich geworden war, korrigierend einzugreifen. Wieder und wieder fühlte sich der Therapeut aufgerufen, eine Rettung in letzter Minute durchzuführen, die natürlich scheitern würde. Es dauerte eine Weile, bis ihm klar wurde, auf welche Weise die Patientin ihn erfolgreich daran hinderte, ihr selbstdestruktives Verhalten zu einem Zeitpunkt wahrzunehmen, zu dem er noch erfolgreich intervenieren konnte.

Dieses letzte Beispiel bezieht sich auf eine eher generelle gefährliche Entwicklung in der Übertragung, nämlich die »Perversität«, das Einfordern von Liebe im Dienst der Aggression. Bewußt und unbewußt appelliert der Patient an die Hingabe und das Verantwortungsgefühl des Therapeuten und sorgt dann dafür, daß seine Versuche zu helfen entweder scheitern oder die Sache schlimmer machen. Eine Patientin flehte ihren Therapeuten geradezu an, ihr zu erklären, warum ihre Beziehungen zu Männern so problematisch waren. Sie hörte zu und schien über die Interpretationen des Therapeuten nachzudenken und sie auf ihre Probleme anzuwenden. Etliche Wochen Arbeit an diesem Problem endeten damit, daß die Patientin mit allem, was sie von ihrem Therapeuten gelernt hatte, einen alleszerstörenden Angriff auf ihren Freund unternahm, wobei sie die Aussagen des Therapeuten verzerrte, um ihrer sadistischen Attacke noch mehr Wucht zu verleihen. Was sie von ihrem Therapeuten empfangen hatte, mißbrauchte sie massiv und benutzte es, um die Beziehung zu ihrem Freund zu zerstören. Eine dramatische Form von Perversität in der Übertragung ist die offene Forderung nach Liebe, die erotisch gefärbt ist und sich zu einem aggressiven Bemühen entwickelt, den Therapeuten sexuell zu verführen, wobei auch hier das Endziel die Zerstörung der Behandlung und des professionellen Rufs des Therapeuten ist.

Eine besondere Komplikation bei Patienten, deren Syndrom des malignen Narzißmus sich durch die Psychotherapie in eine schwer regressive paranoide Übertragung gewandelt hat, liegt darin, daß der Patient primitive sadistische Objektbeziehungen ausagiert, indem er den Therapeuten mit juristischen Drohungen überzieht. Gelegentlich nimmt diese Entwicklung die Form unermüdlicher und sogar gewalttätiger Provokationen gegenüber dem Therapeuten an, die schließlich zu sadistischen Gegenübertragungsreaktionen führen. Wenn der Therapeut diese Reaktionen ausagiert – auch wenn dies in abgemilderter Form geschieht –, dann benutzt der Patient triumphierend dieses Ausagieren als Basis für juristische Schritte gegen den Therapeuten, oder er beginnt eine neue psychotherapeutische Beziehung mit einem Therapeuten, der vielleicht dazu gebracht wird, die juristischen Schritte gegen den vorherigen Therapeuten zu dulden oder zu unterstützen. Früher oder später verwandelt sich auch dieser zweite Therapeut in einen Verfolger, und der Patient wird nun vielleicht auch gegen ihn Anklage erheben und nach einem dritten Therapeuten Ausschau halten, der in sein chronisches Muster paßt. Die primitiven, gewalttätigen und sadistischen internalisierten Objektbeziehungen eines solchen Patienten versetzen den Therapeuten in ständige Besorgnis: Er fürchtet nicht nur um sein eigenes professionelles Überleben, sondern auch um den Erfolg seiner Bemühungen, den Patienten von seinen destruktiven inneren Peinigern zu befreien.

Die psychodynamische Psychotherapie der narzißtischen Übertragung kann für den Therapeuten sehr frustrierend sein, denn es dauert unendlich lange, das pathologische grandiose Selbst in seine Übertragungskomponenten zu transformieren – d. h. in die daran beteiligten ursprünglichen Objektbeziehungen – und diese dann allmählich durchzuarbeiten. Das fortgeschrittene Stadium der Behandlung erinnert ein wenig an die Behandlung von Patienten mit Borderline-Persönlichkeitsorganisation, und vielleicht ist dem Therapeuten zu diesem Zeitpunkt nicht klar, daß ein massiver Durchbruch erreicht wurde. Mehr noch, wenn die Arbeit erfolgreich weitergeht, wird der Patient vielleicht sogar ein aktives Leben entwickeln und sich außerhalb der Behandlungssituation engagieren, während gleichzeitig die Übertragung in narzißtischer Monotonie zu verharren scheint. Diese Kombination von offensichtlicher Verbesserung des Verhaltens des

Patienten und gleichzeitiger Frustration des Therapeuten in den Sitzungen könnte den Therapeuten verleiten, die Behandlung zu einem verfrühten Ende zu bringen, statt die narzißtischen Widerstände geduldig durchzuarbeiten; diese Arbeit ist jedoch eine wesentliche Vorbedingung für die Konsolidierung all dessen, was der Patient außerhalb der Übertragung erreicht haben mag.

Der kognitive Stil der antisozialen Störungen

David Liberman (1983) hat in seiner bahnbrechenden Arbeit sechs verschiedene Stilarten verbaler Kommunikation beschrieben, die für Patienten mit verschiedenen Formen psychopathischer Übertragung typisch sind. Der »narrative« Stil ist typisch für Patienten mit Zwangsstörung, der »dramatische« Stil kennzeichnet den hysterischen Patienten, der »epische« Stil wird von Patienten mit antisozialer Pathologie bevorzugt, der »lyrische« Stil dagegen von depressiv-masochistischen Patienten, während der »spannungsgeladene dramatische« Stil sich bei phobischen Patienten findet und der »inquisitorische Stil, der keine Spannung aufkommen läßt«, für Patienten kennzeichnend ist, die ihre eigene paranoide Neugier auf den Analytiker projizieren. Dr. Ann Applebaum (persönliche Mitteilung) fand noch eine siebte Variante, den »manischen« Stil, der sehr gut geeignet ist, den Therapeuten dazu veranlassen, daß er seine Interaktion scherzhaft, satirisch oder übermütig gestaltet.

Liberman unterstrich den Abwehrcharakter dieser kognitiven Stile sowie ihren starken Einfluß auf die Übertragungssituation und auf die Denk- und Interpretationsfähigkeit des Analytikers. Er betonte, wie wichtig es ist, daß der Analytiker es vermeidet, auf ein Angebot des Patienten einzugehen, diesen Stil zu übernehmen. Der Analytiker muß seinen eigenen flexiblen und differenzierten Sprachstil entwickeln, um der Sprechweise des Patienten begegnen zu können. Verwendet der Therapeut beispielsweise einen modifizierten narrativen Stil, dann kann er dadurch dem epischen Kommunikationsstil von Patienten mit psychopathischer Übertragung widerstehen.

Liberman beschreibt die Ich-Syntonizität des impulsiven Verhaltens psychopathischer Patienten, das durch ihr »ad hoc« entwickeltes ethisches System rationalisiert wird. Bei den ich-syntonen Episoden des Ausagierens dieser Patienten werden Dritte genau dann schwer verletzt, wenn so etwas wie eine kollaborierende Interaktion stattfinden könnte. Die Patienten schützen sich dann vor dem Nachdenken über ihr Verhalten, indem sie die attackierten und verletzten anderen radikal entwerten. Ihre subtilen Verzerrungen der Wahrheit verbergen die Tendenz zu impulsivem Handeln und locken den Analytiker in Verhaltensweisen, die die Patienten dann als geheimes Einverständnis mit ihren eigenen destruktiven Handlungen interpretieren.

Die verbale Kommunikation eines psychopathischen Patienten mag scheinbar informativ sein, doch durch subtile Manipulation der Fakten entscheidet er, was der Analytiker wissen darf. Der Analytiker darf nicht merken, daß der Patient seine Reaktionen auf diese Informationen vielleicht benutzt, um daraus eine Billigung der eigenen impulsiven Destruktivität abzuleiten. Diese Patienten leben nach der Maxime, daß man lügen und manches verschweigen muß, wenn man überleben will. Sie finden nichts Ungewöhnliches an diesem Gedanken, denn im Grunde sind sie der Meinung, daß der Rest der Welt nach einer ähnlichen Maxime handelt. Um zu verhindern, daß sie vom Analytiker manipuliert werden, legen sie eine Akte über ihn an, so daß sie später beweisen können, wie recht sie hatten, als sie ihn für unaufrichtig und manipulativ hielten. Oberflächlich können diese Patienten den narrativen Stil imitieren, der die Zwangspatienten charakterisiert, doch ihre Erzählungen wechseln von einer Sitzung zur anderen, manchmal sogar von einem auf den anderen Moment. Damit erzeugen sie ein Gefühl der Verwirrung beim Analytiker, der dann vielleicht nicht imstande ist festzustellen, ob das seine Schuld ist oder ob der Patient dafür verantwortlich ist.

Antisoziale Patienten projizieren ihre eigene Unaufrichtigkeit auf den Therapeuten und perpetuieren dadurch ihre Überzeugung, daß das unbewußte Engagement des Therapeuten in Kollusion mit ihnen die einzige Alternative ist, die ihnen bleibt, damit sie nicht vom Therapeuten zum Opfer gemacht werden. Solche Patienten bringen den Therapeuten dazu, eine bestimmte Art von Antworten zu geben, die sie über einen gewissen Zeitraum hinweg sorgfältig sammeln, um schließlich dem Therapeuten – und vielleicht der ganzen Welt – zu beweisen, wie widersprüchlich, manipulativ und unaufrichtig das Verhalten des Therapeuten ist.

Das wesentliche Merkmal dieses »epischen« Kommunikationsstils ist das unbewußte Bedürfnis dieser Patienten, im Therapeuten ein Potential für Aktionen zu wecken; damit verbunden ist ihre Unfähigkeit zu bemerken, daß der Therapeut über ihr Verhalten nachdenkt, um sie dazu zu bringen, selbst darüber nachzudenken. Wenn ein solcher Patient sich vorstellt, der Therapeut denke über ihn nach, dann folgert er daraus, dies geschehe nur, um Mittel und Wege zu finden, den Patienten so zu manipulieren, daß er bestimmte Handlungen ausführt.

Nach Libermans Meinung liegt »die größte Gefahr dieses epischen Stils« bei

Patienten mit antisozialem Verhalten darin, daß der Analytiker nach und nach die Fähigkeit einbüßt, das Gehörte für sich zu behalten, das ihm auf eine Weise mitgeteilt wird, die eher zum Handeln als zum Verstehen auffordert. Manchmal läßt er sich von dem Prozeß faszinieren und ist auch außerhalb der Sitzungen innerlich ständig mit dem Patienten beschäftigt. Die Folge davon ist, daß er in eine unbewußte Kollusion mit dem Patienten gezogen werden kann, die damit endet, daß der Analytiker selbst in die Rolle des durch die ich-syntone Aggression des Patienten geschädigten Dritten gerät. Bei meiner Arbeit als klinischer Psychiater konnte ich reichlich Bestätigung für Libermans Beschreibung finden.

Libermans Empfehlungen an den Analytiker für den Umgang mit diesen dramatischen und potentiell gefährlichen Entwicklungen in der Übertragung zielen vor allem darauf ab, sich vor der Tendenz zur Naivität zu hüten. Der Analytiker darf nicht die Möglichkeit aus dem Auge verlieren, daß er vom Patienten verführt wird, vor allem dann nicht, wenn er merkt, daß er außerhalb der Behandlungssitzungen immer wieder an einen bestimmten Patienten denkt. Liberman spricht sich auch dafür aus, zum Schutz des Behandlungsrahmens deutliche Grenzen zu setzen.

Gleichzeitig betont er, wie wichtig es ist, daß der Analytiker in seinen Gesprächen mit einem antisozialen Patienten einen konsistenten »narrativen« Kommunikationsstil beibehält. Das Ziel der Gespräche besteht darin, die implizite Manipulation, mit welcher der Patient den Analytiker zum Handeln verleiten will, in eine kohärente kognitive Aussage umzuformulieren, die die intendierte Handlung wieder in die Sprache jener unbewußten Phantasie übersetzt, die das Motiv für das Manipulationsbedürfnis des Patienten enthält. Durch seine Interpretationen demonstriert der Analytiker, daß er im Rahmen seiner Interaktion mit dem Patienten mehr auf Reflexion als auf Aktion vertraut.

Für solche Fälle lautet Libermans Vorschlag, der Analytiker möge dem abwehrenden kognitiven Stil des Patienten ganz generell mit einem anders gearteten, nämlich einem interpretativ-kognitiven Stil begegnen, der unmißverständlich in der narrativen Reaktion des Analytikers auf die epische Darstellung des Patienten zum Ausdruck kommt. Dabei muß sich der Analytiker jedoch die Freiheit bewahren, flexibel zu reagieren und seinen Kommunikationsstil rasch zu wechseln, wenn Veränderungen in der Übertragungssituation den Therapeuten berechtigen, den besonders epischen Stil eines Patienten mit psychopathischer Übertragung zu neutralisieren. Er kompensiert diesen Stil durch seinen eigenen narrativen Stil und kann dadurch möglicherweise die schweren paranoiden und psychopathischen Regressionen in der Übertragung auflösen. Hat der Patient bisher reflektierende Schilderungen durch seine ich-syntonen destruktiven Handlungen oder dadurch, daß er andere zu Handlungen verleitet hat, konsistent abgewehrt, dann vermittelt ihm der narrativ-interpretative Stil vielleicht die Möglichkeit, eine wichtige Erfahrung zu machen.

Behandlungseffekte

Meines Erachtens hängt die Prognose für die Arbeit mit Patienten mit schwerem antisozialem Verhalten (die in der Regel als für eine psychoanalytische Behandlung oder auch nur psychoanalytische Psychotherapie ungeeignet gelten) zu einem Teil von den strukturellen Merkmalen der Erkrankung ab, zu einem anderen Teil jedoch von Entwicklungen, die sich erst im Verlauf einer Behandlung abzeichnen (Kernberg 1992a). Wenn sich zu Beginn einer Behandlung mißtrauische Übertragungen manifestieren und es dem Therapeuten gelingt, sie als chronische Lügen und epischen Kommunikationsstil zu diagnostizieren, dann lautet die entscheidende Frage, ob die Analyse dieser Entwicklungen zur Transformation einer psychopathischen Übertragung in eine offen paranoide Übertragung führt. In manchen Fällen läßt sich chronische Unaufrichtigkeit nicht mit analytischen Mitteln auflösen, und der Patient gibt möglicherweise die Behandlung an dem Punkt auf, wo das Scheitern der psychopathischen Abwehr in der Übertragung zu schweren paranoiden Entwicklungen zu führen droht. Auf der anderen Seite kann eine unbewußte Kollusion des Therapeuten mit der psychopathischen Übertragung des Patienten die Behandlung um viele Monate oder Jahre verlängern, ohne daß das Verhalten des Patienten außerhalb der Sitzungen sich auch nur im geringsten ändert. Hier ist das schwere antisoziale Verhalten vollständig von der Behandlungssituation abgekoppelt, und die Behandlung endet erst, wenn sie wegen des sozialen Verhaltens außerhalb der Sitzungen und dessen Konsequenzen nicht weitergeführt werden kann.

Wird die dominante Übertragung vom Therapeuten erfolgreich von einer psychopathischen in eine paranoide Übertragung transformiert, dann stehen die Chancen gut, daß durch die analytische Arbeit mit »inkompatiblen Realitäten« in der Übertragung ein psychotischer Nukleus allmählich aufgelöst werden kann. Das Weiterbestehen eines psychotischen Nukleus kann indessen zu Komplikationen führen, die die Fortsetzung der Behandlung gefährden. In der Übertragung kann sich dann eine primitive, sadistische Objektbeziehung zwischen einem in der Phantasie existierenden überwältigenden, grausamen, sadistischen und unaufrichtigen Objekt und einem ohnmächtigen, gelähmten, gedemütigten und gequälten Selbst herauskristallisieren. Dabei finden rasche Rollenverschiebungen statt, ohne daß das verbleibende gesunde und abhängige Selbst des Patienten imstande wäre, den Kampf aufzunehmen. Das gilt insbesondere für Patienten, die in den ersten Lebensjahren ein schweres Trauma erlitten haben. Typisch dafür ist die bewußte und unbewußte Zuschreibung des körperlichen oder seelischen Leidens an ein sadistisches und überwältigendes Mutterbild oder ein kombiniertes Mutter-Vater-Bild, wobei es kein kompensierendes Elternbild gibt, dessen Idealisierung der Wahrnehmung entgegenwirken könnte, das Universum bestehe ausschließlich aus Grausam-Mächtigen und ihren Opfern.

Starker Schmerz, der in der frühen Kindheit erlebt wird, verwandelt sich in primitive Aggression, die in Aktionen fließt oder durch massive Verleugnung und projektive Identifikation abgewehrt wird. Diese Abwehroperationen gegen die Umformung von Aggression in symbolisches Denken werden in der Übertragung samt und sonders in dramatischer Form re-inszeniert. Die Behandlungssituation wird zum Machtkampf, in dem der Patient aktiv alles abwertet und zerstört, was vom Therapeuten kommt, und die Bemühungen des Therapeuten, diese Situation zu interpretieren, werden vom Patienten als Angriff auf seine Autonomie erlebt. Durch die projektive Identifikation kann eine Behandlungssituation entstehen und perpetuiert werden, in der der Therapeut – meist durch machtvolle Entwicklungen in der Gegenübertragung – gezwungen ist, sich in unbewußter Identifikation mit dem Patienten als Opfer hilflos in die Opferrolle zu fügen, oder er gerät durch die gewaltsame Umkehrung des verzweifelten Strebens des Patienten nach omnipotenter Kontrolle in eine Identifikation mit dem Aggressor.

Je nach Situation habe ich verschiedene Vorgehensweisen als effizient erkannt, wenn es darum geht, eine signifikante Veränderung und Auflösung der Regression in der paranoiden Übertragung zu erreichen. Bei einer psychopathischen Übertragung ist es wichtig, das Potential für eine paranoide Regression wachsam zu verfolgen und auf die chronischen Übertragungsreaktionen zu achten, die sich in der Übertragung im Zeichen primitiver Abwehrmechanismen entwickeln, deren Ursache darin liegt, daß der Patient nicht imstande ist zu reflektieren und dabei die Tendenz hat, sich unerträglicher Konflikte durch massive projektive Identifikation zu entledigen. Durch die ständige Analyse der Gegenübertragung außerhalb der Sitzungen kann häufig die Art der in der Übertragung aktivierten primitiven Objektbeziehung klar erfaßt werden und die Interpretation dieser Beziehung ermöglichen.

Gelingt es dem Therapeuten, den vom Patienten induzierten Handlungsimpuls als zu deutendes Material zu erkennen, das eher aufgefangen als ausagiert werden sollte, dann kann dieser auf das Handeln verzichten. Die Transformation einer potentiellen Handlung in den narrativen Modus kann dann zu einem wichtigen Aspekt des interpretativen Stils des Therapeuten werden, der nur dadurch begrenzt wird, daß die unverzichtbaren Strukturen festgesetzt werden. Als Grundregel galt für mich, im Verlauf einer Sitzung, in der ich den Impuls für eine Veränderung spürte, keine Entscheidungen über Veränderungen in meiner Beziehung zu einem Patienten oder in der Behandlungsstruktur zu treffen. Dadurch konnte ich den Patienten und mich selbst soweit wie möglich vor einem Ausagieren der Gegenübertragung bewahren. Ein gewisses Maß an Ausagieren der Gegenübertragung ist allerdings unvermeidlich und zeigt sich im Wechsel des Kommunikationsstils des Therapeuten, doch sollte dieses Ausagieren in einer späteren Behandlungsphase angesprochen und reflektiert werden.

Wenn akutes Ausagieren stattfindet, ist es meines Erachtens hilfreich, die Übertragungssituation insgesamt zu interpretieren und dabei so tief wie möglich zu gehen, dabei aber bereit zu sein, in jedem Moment an die Oberfläche und damit zur direkten Interaktion zwischen Patient und Therapeut zurückzukehren. Das heißt, wenn nötig, zurückzukehren zum ursprünglichen Behandlungsvertrag, und bedeutet, dem Patienten ins Gedächtnis zu rufen, weshalb er sich zur Behandlung entschloß, welche Aufgabe Therapeut und Patient jeweils haben und wozu jeder von ihnen sich verpflichtet hat. Das kann ein Weg zur erneuten Einrichtung eines rationalen Rahmens (der »normalen Beziehung« im Gegensatz zur Übertragungsbeziehung) sein, ehe man wieder in die Tiefen der Übertragung taucht. Kommt es zu einer Analyse der Übertragung, dann ist eine solche Neu-Errichtung und Konsolidierung des Behandlungsrahmens manchmal unverzichtbar.

Zum Abschluß: Es darf keinesfalls vergessen werden, daß manchen Patienten nicht geholfen werden kann, auch wenn sich der Therapeut in bestimmten Situationen besonders engagiert. Letztlich kann es nicht nur der Therapeut sein, der einem Patienten helfen möchte, dessen größte Befriedigung im Leben darin besteht, die zu zerstören, die den Versuch unternehmen, ihm zu helfen.

[KAPITEL 9] Eine schwere sexuelle Hemmung bei einem Patienten mit narzißtischer Persönlichkeitsstörung

Ödipale Konflikte können in jeder Phase der psychoanalytischen Behandlung einer narzißtischen Persönlichkeit auftreten, doch meistens zeigt sich die enge Verbindung zwischen ödipalen und präödipalen Konflikten erst in späteren Stadien der Auflösung einer narzißtischen Übertragung, wobei die ödipalen Konflikte immer die dominierenden sind (Grunberger 1989; Kernberg 1984; Rosenfeld 1987). Der folgende Fall illustriert, wie die Analyse ödipaler Konflikte nach und nach eine schwere und langanhaltende Hemmung der Libido auslöste, die sich erst im Verlauf der analytischen Behandlung entwickelte. In der Gegenübertragung wurde eine Kastrationsangst ausagiert, die der Patient erfolgreich durch projektive Identifikation abwehrte. Dadurch geriet die Behandlung in eine Sackgasse, die sich erst öffnete, als die Gegenübertragung in Übertragungsdeutungen aufgelöst wurde.

Herr F. war 45 Jahre alt und Anwalt für internationales Recht. Er war Experte für europäische Finanzgeschäfte, und seine Kenntnisse und Erfahrungen im Investment Banking hatten sich für mehrere Firmen als so wertvoll erwiesen, daß er sich mit dem verdienten Geld getrost hätte zur Ruhe setzen können. Von seinen Kollegen wurde er wegen seines aggressiven, ironischen und scharfen Verhandlungsstils geschätzt, aber auch gefürchtet. Zur psychoanalytischen Behandlung kam er nach dem Scheitern von zwei Ehen. Beide Ehen zerbrachen an seiner völligen emotionalen Gleichgültigkeit gegenüber den Frauen, die er geheiratet hatte, sowie daran, daß er jegliches sexuelle Interesse an ihnen verlor. Das trieb beide Frauen so sehr zur Verzweiflung, daß beide die Scheidung beantragten und durchsetzten.

Zwischen den relativ kurzen Zeiten, in denen Herr F. verheiratet war, zeigte sich ein seit langem bestehendes Muster sexueller Promiskuität, das folgendermaßen ablief: Einige Tage oder Wochen lang war Herr F. heftig in eine Frau verliebt, ging mit ihr eine sexuelle Beziehung ein, die längstens einige Monate Bestand hatte, und ließ die Frau dann fallen. Bis zu seiner zweiten Scheidung war Herr F. stolz auf seine sexuellen Eroberungen gewesen, doch dann begann er zu erkennen, daß seine Unfähigkeit, eine Beziehung aufrechtzuerhalten, ein ernstzunehmendes Versagen darstellte. Hier zeigte sich eine für narzißtische Liebesbeziehungen relativ typische Pathologie (Kernberg 1995).

Herrn F.s soziale Beziehungen bestanden aus oberflächlichen Freundschaften mit anderen Männern, mit Wirtschaftsbossen mit dem gleichen Interesse an Reisen und Aktivsportarten. Man arrangierte Zusammenkünfte, um gemeinsam Frauen zu »benutzen«. Herr F. war stolz darauf, zu den führenden Köpfen dieser »goldenen Playboys« zu gehören. Auffallend daran war, daß er seine Männerfreunde nicht differenziert beschreiben konnte, ebensowenig die vielen Frauen, mit denen er sich eingelassen hatte. Im Inneren war er den Frauen gegenüber sehr mißtrauisch und befürchtete, sie seien an seinem Geld interessiert. Deshalb zeigte er sich gern in lässiger Kleidung und trat lieber wie ein alternder Hippie auf und nicht wie ein erfolgreicher Geschäftsmann. Gern verbarg er seine finanzielle Situation vor seiner jeweiligen Partnerin und genoß dann deren Erstaunen, wenn er im Kreis von offensichtlich mächtigen Geschäftsleuten auftrat. Nach außen hin war er einnehmend, humorvoll und von oberflächlicher Freundlichkeit: Wurden seine Forderungen nach totaler Hingabe jedoch nicht erfüllt, dann reagierte er mit schroffem, herabsetzendem und gelegentlich arrogantem Verhalten.

Er hatte noch zwei Brüder, die fünf bzw. acht Jahre älter waren. Es machte ihm offensichtlich Spaß, sie als relativ erfolglose Geschäftsleute zu beschreiben, zu denen er eine sehr distanzierte Beziehung hatte. Er hegte ihnen gegenüber noch immer einen tiefen Groll, weil er sie in der Kindheit als streng und feindselig erlebt hatte. Er war in einer kleinbürgerlichen Familie in einer nordeuropäischen Stadt aufgewachsen, und zu seinen Kindheitserinnerungen gehörte immer noch sein Groll über die privilegierte Stellung seiner Brüder bei der Gewährung von Raum und Privatsphäre im Elternhaus. Sie waren frei zu tun, was sie wollten, und lehnten sich schon früh gegen die Eltern auf, die sie als ständig gereizt, schimpfend und kritisierend, mißtrauisch und kontrollierend erlebten.

Herrn F.s Eltern entstammten einer traditionsbewußten europäischen Familie der oberen Mittelklasse. In seiner Kindheit war seine Mutter die absolut dominierende Person gewesen. Er beschrieb sie als übermächtig, mißtrauisch, manipulativ und hypochondrisch, ständig besorgt wegen echter und eingebildeter Krankheiten, die sie bei sich selbst und bei der übrigen Familie befürchtete. Insgesamt schien sie fast das Bild einer psychotischen Persönlichkeit zu vermitteln. Seinen Vater beschrieb Herr F. als chronisch unzufriedenen Menschen, der im ständigen Kampf mit seiner Frau lag, sich ihren Bemühungen widersetzte, jeden Schritt zu kontrollieren, und Zuflucht in seinen privaten Geschäften suchte. Zu seinen Söhnen hatte er offensichtlich nur eine distanzierte Beziehung. Herr F. sagte, er habe nie erlebt, daß seine Eltern harmonisch miteinander umgingen. Im Lauf der Jahre hatte er den Punkt erreicht, wo er die vergeblichen Versuche seines Vaters verachtete, der mächtigen Mutter standzuhalten.

In den Berichten von Herrn F. über seine Kindheit fielen vor allem die ausgeprägten Erinnerungslücken auf. Anfänglich wußte ich von seinen Kindheitserfahrungen kaum mehr als das, was ich oben ausgeführt habe. Er erinnerte sich, daß seine Sexualentwicklung relativ spät begonnen hatte, daß er erst als Jugendlicher zu masturbieren begann, und auch erst, nachdem er erfahren hatte, daß alle seine Klassenkameraden dies schon seit Jahren taten. Sein relativ kleiner Wuchs und sein schmächtiger Körperbau gaben ihm das Gefühl, weniger männlich zu sein als seine Freunde; dieses Gefühl verschwand erst, als sich in seinen frühen Frauenbeziehungen das oben skizzierte Muster abzeichnete.

Die ersten fünf Jahre der Analyse waren gekennzeichnet durch ein langsames, aber erfolgreiches Durcharbeiten der ausgeprägt narzißtischen Charakterstruktur. Bei Behandlungsbeginn stand Herr F. der Frage, ob er eine Psychoanalyse brauche, sehr ambivalent gegenüber. Er schwankte zwischen der Betroffenheit darüber, daß es für ihn schwierig war, eine Beziehung zu einer Frau länger als über einige Wochen aufrechtzuerhalten, und darüber, daß er bei dem Versuch gescheitert war, eine emotionale oder sexuelle Beziehung zu den beiden Frauen lebendig zu erhalten, die er nach ein paar Wochen Verliebtheit geheiratet hatte. In der Anfangszeit seiner Beziehung zu mir tauchte eine erstaunlich widersprüchliche emotionale Reaktion auf. Wenn er in Opposition war, betrachtete er sein Verhalten Frauen gegenüber als völlig normal und bezeichnete Männer, die Langzeitbeziehungen zu Frauen aufbauten, als »bourgeoise Spießer«, und er befürchtete eine Gehirnwäsche durch die fragwürdige Weisheit eines konventionellen Psychoanalytikers, der sich aller Wahrscheinlichkeit nach mit solchen Wertvorstellungen identifizierte.

Herr F. zeigte so wenig Geduld mit dem langsamen Verlauf der Psychoanalyse, daß er anbot, die ganze Behandlung schon bei Beginn zu bezahlen, wenn ich mich verpflichtete, sie um mindestens ein Drittel der üblichen Zeit zu verkürzen. Anders gesagt, er wollte mich allen Ernstes mit einer Belohnung als Anreiz in Versuchung führen, meine Arbeit schneller zu machen, und er berichtete mir voller Stolz, wie solche Zahlungen als Belohnung es ihm ermöglicht hätten, über Geschäftskonkurrenten zu triumphieren.

Seine anfängliche äußerliche Freundlichkeit verwandelte sich rasch in ironische Überlegenheit, als er verschiedene lächerliche Kleinigkeiten in meinem Verhalten entdeckte. So hatte er beispielsweise entdeckt, daß es in meinem Büro einen »Panikschalter« gab (entsprechend den allgemeinen Richtlinien des Krankenhauses, in dem ich meinen privaten Aufgaben nachging), und spekulierte darüber, wie absurd der Platz dieses Schalters zwischen der Couch und meinem Sessel wäre. Weil er gelegentlich trotz der Doppeltür zwischen den Räumen die Stimme meiner Sekretärin hören konnte, glaubte er, sie müsse seine Stimme auch hören können, und fand, damit sei keine Privatsphäre gegeben. Als ich keinerlei Anstrengungen unternahm, um in Ordnung zu bringen, was er für offensichtliche Mängel in meiner äußeren Umgebung hielt, schwankte er zwischen zwei Überzeugungen hin und her: Entweder war ich dumm, weil ich nicht merkte, unter welch absurden äußeren Bedingungen ich meine Behandlungen durchführte, oder ich war stur, weil ich lieber auf meiner Art und Weise beharrte, als ihm nachzugeben, obwohl ich im stillen zugeben mußte, daß er recht hatte.

Diese anfänglichen, sehr banalen »Schwächen«, die er an mir entdeckte, wurden allmählich zu einer erschreckenden Erfahrung für ihn, als ihm klar wurde, daß er mir die seltsamen, rigiden und kontrollierenden Verhaltensweisen zuschrieb, die er mit seiner Mutter in Zusammenhang brachte. Der schrittweise Übergang seiner Sicht von mir als ein schwacher, irgendwie mitleiderregender, rigider Mann, der ihn an seinen Vater erinnerte, zu einer Sicht, in der ich eine gefahrbringende, manipulative und fast »verrückte« Inkarnation seiner Mutter war, war das Zeichen für die Umwandlung seiner narzißtischen Überlegenheitsgefühle in paranoide Ängstlichkeit, die nun in der Übertragung dominierte.

Gleichzeitig wurde ihm immer stärker bewußt, daß er mich heftig beneidete. Anfangs zog er die Möglichkeit in Betracht, ich könne nicht, wie er, in der Unfähigkeit gefangen sein, eine tiefe Beziehung zu einer Frau aufrechtzuerhalten. Die anfängliche Abwertung meiner Frau, die er zufällig bei ein paar kulturellen Ereignissen getroffen hatte und die er triumphierend mit den strahlend schönen jungen Frauen verglich, die seine »Spezialität« waren, verwandelte sich in schmerzliche Neidgefühle und Groll bei der Vorstellung, wieviel Freude ich wohl an meiner Frau und unserem Leben hätte. Bei genauerer Erforschung der chaotischen Beziehungen zu Frauen, die den Alltag von Herrn F. bestimmten, wurde auch deutlich, daß er wohlweislich darauf verzichtete, sich Frauen zu nähern, die er wegen ihrer Intelligenz und Integrität, ihrer Empfindsamkeit und ihres beruflichen Erfolgs hätte schätzen und bewundern können. Er suchte sich Frauen, die er trotz ihres attraktiven Aussehens nicht als gleichwertig mit sich selbst sehen und deshalb abwerten konnte. Kurz, unbewußter Frauenneid wurde ein Thema, das in der Übertragung und in seinem Ausagieren eine große Rolle spielte.

Das änderte sich ziemlich plötzlich, als Herr F. nach mehreren Jahren Behandlung eine längere Beziehung zu einer Frau einging, die eine chronische schwere Lügnerin war. Was er über sie berichtete, schien auf ein Muster von Ausbeutung und Verantwortungslosigkeit hinzuweisen, das mir ernste Sorgen bereitete. Es erwies sich, daß Herr F., der nach außen hin leugnete, dergleichen wahrgenommen zu haben, seine Ängste und Sorgen auf mich projizierte; im Grunde war er jedoch fasziniert davon, mit einer Frau sexuell zu verkehren, die so sehr seiner Mutter zu gleichen schien.

Er lebte mehrere Monate lang in einer sadomasochistischen Beziehung mit dieser Frau und betonte in diesem Zusammenhang triumphierend, daß er imstande war, eine längere und sexuell hochbefriedigende Beziehung einzugehen, in der sadomasochistische Szenen ausagiert werden konnten. Gleichzeitig betonte er, er stünde dieser Frau emotional völlig gleichgültig gegenüber. Diese Phase fiel mit einer auffälligen Distanzierung in der Übertragung zusammen, hinter der sich, wie sich schließlich herausstellte, eine komplexe Kombination aus starken homosexuellen Impulsen verbarg, die auf mich als besorgten, warmherzigen und fürsorglichen Vater gerichtet waren, und aus der Angst, er könne eine negative ödipale Übertragung entwickeln, während er gerade die als sadistisch erlebte präödipale/ödipale Mutter rachsüchtig zu zerstören versuchte. Er hatte Phantasien von einer »ménage à trois« mit mir und einer Frau, die ich ihm »großzügig« überließ: Darin spiegelte sich eine Verdichtung seines Wunsches wider, sich mir als Preis für den Zugang zu Frauen sexuell zu unterwerfen, wobei er sich auf meine sexuelle Stärke verließ, um eine gefürchtete und gehaßte Frau zu unterjochen und sexuell anzugreifen.

Die sexuelle Beziehung ging zu Ende, als das Verhalten der Frau ihn schließlich davon überzeugte, daß sie es tatsächlich darauf angelegt hatte, ihn finanziell auszunutzen, und als ihre Unaufrichtigkeit und Verschlagenheit in seinem gesellschaftlichen Umfeld bekannt und bewiesen wurden. Zur gleichen Zeit fiel ihm auf, daß eine seiner »temporären« Freundinnen nicht nur beruflich erfolgreich, sondern auch eine sehr attraktive und liebevolle Gefährtin war, die sich trotz seines sprunghaften Verhaltens ihr gegenüber immer noch für ihn interessierte. Herr F. verliebte sich, und es gelang ihm, eine zärtliche sexuelle Beziehung mit dieser jungen Frau aufzubauen, was zu dem Entschluß führte, sie zu heiraten.

Diese dritte Ehe erwies sich als emotional und sexuell sehr befriedigend. Das Paar beschloß, Kinder zu bekommen (etwas, das Herr F. in seinen früheren Ehen strikt abgelehnt hatte), und sie bekamen tatsächlich in den folgenden drei Jahren drei Kinder. Als wir an dieser Stelle die Möglichkeit einer Beendigung seiner Psychoanalyse ins Auge zu fassen begannen, entwickelte Herr F. eine sexuelle Hemmung, die so stark war, daß er jegliche Lust am Geschlechtsverkehr verlor und auf keinerlei sexuelle Reize reagierte. Über einen Zeitraum von fast sechs Monaten hinweg war er sexuell völlig inaktiv und masturbierte auch nicht. Auf diesen Abschnitt seiner Psychoanalyse möchte ich hier näher eingehen.

Als wir begannen, über einen möglichen Zeitpunkt für die Beendigung seiner Analyse nachzudenken, berichtete Herr F., er habe das Interesse am Sex mit seiner Frau verloren, doch die Beziehung, die er als herzlich und freundschaftlich beschrieb, dauerte an. Bisher hatte es viele Dinge gegeben, die ihn sexuell stimuliert hatten; dazu gehörten erotische Bilder ebenso wie seine sozialen Kontakte mit Frauen, doch nun hatte er mit einem Mal jegliches Interesse an Sex verloren und spürte auch keine sexuelle Erregung mehr. Herr F. war zutiefst beunruhigt über diese neue Entwicklung und versuchte sie dadurch zu überwinden, daß er romantische Szenen mit seiner Frau »künstlich« herbeiführte, bei denen er Marihuana rauchte, weil das früher sein sexuelles Verlangen intensiviert hatte. Zunächst hielt ich seine Besorgnis, er könne keine Erektion bei seiner Frau zustande bringen, für ein Aufwallen ödipaler Ängste aus tieferen Schichten, hervorgerufen durch seine erfolgreiche Ehe und Vaterschaft, und es gab auch einiges Material, das die Annahme stützte, er habe Angst davor, durch die geplante Beendigung der Behandlung den Schutz eines wohlwollenden und machtvollen Vaterbildes zu verlieren. Wir gingen auch der Frage nach, ob er wohl so stark regrediere, daß er Symptome als unbewußte Bitte an mich einsetze, damit ich ihn nicht verließe, statt das bevorstehende Ende der Analyse angemessen zu betrauern. In der Übertragung waren die Hinweise auf diese Gedanken jedoch nur schwach ausgeprägt, und das Fehlen neuer Elemente in den Sitzungen beunruhigte mich.

Als die Angstgefühle über diesen noch nie erlebten Verlust seines sexuellen Interesses immer stärker wurden, begann Herr F., Literatur zum Thema Impotenz zu lesen, und fragte sich, ob bei ihm nicht vielleicht organische Ursachen vorliegen könnten. Herrn F.s Fähigkeit, medizinische Fachliteratur zu diesem Problem zu lesen und aufzunehmen, war beeindruckend. Ich fragte mich, inwieweit er wohl mit mir konkurrieren wollte, wenn es darum ging, die Ursache und die Bedeutung seines Problems zu verstehen, oder inwieweit seine sexuelle Hemmung Ausdruck einer abgespaltenen Angst davor war, zu mir in Konkurrenz zu treten.

Doch all das brachte uns nicht weiter, und in den folgenden Monaten berichtete Herr F., er habe nicht nur alle seine sexuellen Phantasien und seine Erregung verloren, er habe auch keine morgendlichen Erektionen mehr und könne sich auch nicht mehr mittels Masturbation erregen. Er dachte darüber nach, ob es ratsam sei, einen Arzt zu konsultieren, und unsere Gespräche drehten sich mehrere Wochen lang darum, daß ich ihm klarmachte, es stünde ihm selbstverständlich frei, diesen Weg zu gehen, während er selbst immer wieder sein Zögern zum Ausdruck brachte, das ohne meine explizite »Erlaubnis« zu tun. Schließlich formulierte ich mein Einverständnis folgendermaßen: Es sei ihm gelungen, mich nach und nach davon zu überzeugen, daß seine Impotenz auf organische Faktoren zurückzuführen sei und daß eine ärztliche Untersuchung indiziert sei. Jenseits dieser »rationalen« Überzeugung entstand in mir ein unangenehmes Gefühl von Hoffnungslosigkeit im Hinblick auf seine Impotenz, vage verbunden mit einem Bild in meinem Kopf, wonach seine Frau absolut unattraktiv war, und einem Gefühl der Impotenz meinerseits, nämlich so, als wäre keine weitere psychoanalytische Erforschung seines Symptoms möglich. Hin und wieder merkte ich, daß ich mir meine eigenen erotischen Reaktionen in hypothetischen Situationen vorstellte, die denen ähnelten, die mein Patient beschrieb, wenn er mit seiner Frau zusammen war. Es war, als wollte ich mich gegen die »Hoffnungslosigkeit« der Lage meines Patienten absichern.

Ich sollte vielleicht kurz erklären, daß ich im allgemeinen einen Patienten an einen Urologen oder einen anderen Spezialisten überweise, wenn Symptome vorliegen, die auf eine organisch bedingte Impotenz hinweisen, oder wenn der Patient Medikamente nimmt, deren Nebenwirkungen auf die Sexualität bekannt sind. Ich möchte auch erwähnen, daß Herr F. als Patient zu mir kam, ehe Viagra auf den Markt kam – und die damit verbundene Selbstmedikation von Männern praktiziert wurde, die sich ihrer sexuellen Funktionsfähigkeit nicht sicher waren.

Ich überwies Herrn F. also an einen Urologen mit spezifischer Erfahrung in der Diagnose und Behandlung von Impotenz. Der Patient unterzog sich einer umfassenden medizinischen und neurologischen Untersuchung, zu der auch eine umfangreiche endokrinologische Prüfung und eine Untersuchung im Schlaflabor gehörten. Es erwies sich, daß er medizinisch gesehen vollkommen funktionsfähig war. Der Urologe empfahl ihm die Fortsetzung seiner psychoanalytischen Behandlung.

Als Herr F. mir all das berichtete, fiel mir sein Gefühl der Erleichterung und der Entspannung als besonders signifikant auf. Er meinte, daß seine Impotenz und seine fehlende Libido nun nicht mehr sein, sondern mein Problem wären, und fragte sich, ob ich dieser Herausforderung wohl gewachsen wäre oder ob er nun akzeptieren müsse, daß er zwar seine Frauenproblematik gelöst hätte, allerdings auf Kosten seines Sexuallebens.

An dieser Stelle wurde mir nun klar – und ich empfand es wie einen Schock! –, daß ich die ganzen letzten sechs Monate über in einer chronischen Gegenübertragungsfixierung gefangen gewesen war, und zwar in dem Sinn, daß ich meine tiefe Unsicherheit und Impotenz im Hinblick auf Herrn F.s Analyse abgewehrt hatte. Nun konnte ich erkennen, wie ich meine wachsende Besorgnis, Herrn F.s sexuelle Hemmung könne auf eine körperliche Erkrankung hinweisen, als Abwehr eingesetzt hatte gegen meine Identifikation mit dem Patienten und seiner Impotenz und Kastrationsangst. Als ich wieder frei genug war, um analytisch zu denken, fiel es mir leichter, mir klarzumachen, daß der Patient gespalten war zwischen dem dringenden und rationalen Wunsch, seinen Libidoverlust aufzulösen, und seiner gleichgültigen Haltung diesem Problem gegenüber: Er hatte ja seine Unsicherheit und seine Ängste auf mich projiziert. Ich merkte auch – und auch das war ein Schock! –, daß es dem Patienten gelungen war, mir ein Bild seiner Frau zu übermitteln, das sie als sexuell absolut uninteressant darstellte: eine freundliche, nette, aber unweibliche und sexuell langweilige Gefährtin – ein deutlicher Kontrast zu dem früheren Bild, das sie als aufregende und hoch erotische Partnerin gezeigt hatte, mit der Herr F. eine äußerst befriedigende sexuelle Beziehung gehabt hatte. Tatsächlich hatte er mir über einen langen Zeitraum hinweg immer wieder vermittelt, was für eine »Sexbombe« seine zukünftige Frau sei, womit er triumphierend zum Ausdruck brachte, daß seine sexuellen Erfahrungen sicher die meinen bei weitem übertrafen.

Ich begann nun mit der Interpretation seiner Indifferenz bezüglich einer Lösung seiner sexuellen Hemmung, von der er wohl hoffte, daß sie sich auf magische Weise lösen würde, wobei die emotionale Beziehung zu seiner Frau nicht tangiert würde. Ich sagte, er versuche wohl, sich gegen eine tiefsitzende Unsicherheit im Hinblick auf seine sexuelle Kraft zu schützen, gegen die Angst vor Versagen und Impotenz; er versuche, mir diese Probleme anzuhängen und sich selbst in der Rolle des interessierten Zuschauers zu positionieren, der meine Bemühungen beobachte und sich frage, ob es mir wohl gelingen werde, ihm seine sexuelle Potenz zurückzugeben, oder ob ich an dieser Aufgabe scheitern werde. Kurz, wir hätten es hier mit einer Re-Aktivierung seiner narzißtischen Abwehr zu tun, die aufgetreten sei, als er seine sexuelle Hemmung und seine Angst auf mich projiziert hätte.

Die Reaktion auf diesen Vorstoß bestand darin, daß Herrn F.s entspannte Haltung in wachsendes Angstgefühl umschlug; gleichzeitig erwachte in der Übertragung erneut eine ambivalent bewundernde, dabei gleichzeitig in hilflosen Zweifeln gefangene Beziehung zu einem verständnisvollen, aber schwachen Vaterbild. Kindheitserinnerungen tauchten auf, in denen er zu Ärzten geschleppt wurde, weil seine hypochondrische Mutter sich Sorgen um seine unterentwickelten Genitalien machte. Es waren schmerzliche Erinnerungen an peinliche Entblößungen vor Ärzten, die samt und sonders seiner Mutter versicherten, sein Penis sei weder verformt noch nach einer Seite gekrümmt, seine Hoden hätten die normale Größe und wären auch bereits an der richtigen Stelle. Er erinnerte sich nun auch daran, daß er kleiner war als die meisten seiner Klassenkameraden, daß sich bei ihm das Schamhaar und andere sekundäre Geschlechtsmerkmale erst relativ spät entwickelten und daß seine Mutter, wie er voll Scham und Groll berichtete, ihn »Knirps« zu nennen pflegte. Allmählich wurde er sich der erschrekkenden Phantasie bewußt, wie undenkbar es war, daß er, ein winziger »Knirps« mit einem »Zwergenpenis«, jemals seine Frau würde penetrieren können, die eine attraktive, erwachsene Frau und die Mutter seiner Kinder war.

Gleichzeitig tauchte in einer Traumserie hinter dem hilfreichen und idealisierten, dabei aber als Konkurrent abgewerteten Bild meiner Person als warmherziger, freundlicher Mensch, der jedoch bei der Lösung seiner Sexualprobleme »impotent« war, ein Bild von mir als ein gefährlicher und bedrohlicher Mensch auf. In diesem Bild verwandelte sich mein Gesicht in ein mysteriöses Antlitz mit Schnurrbart, das Herrn F. aus den Alpträumen seiner Kindheit bekannt war und das er mit den mordlüsternen Feinden von »007« assoziierte, mit dem er sich in der Phantasie identifizierte.

Herr F. merkte, daß seine Frau ihn wieder erregen konnte, doch entwickelte er in diesen Momenten intensive Ängste; er befürchtete, vielleicht keine Erektion zu bekommen oder sie nicht halten zu können, dann würde sie sich über ihn lustig machen oder ihn herabsetzen. Das alles geschah vor dem Hintergrund bedeutsamer Siege über Geschäftskonkurrenten und dem erneuten Bestreben, die Bedeutung seiner sexuellen Probleme dadurch zu leugnen, daß er berufliche und gesellschaftliche Triumphe feierte. Sein Verhalten gegenüber seiner Frau wurde zunehmend dominierend und kontrollierend, und zum ersten Mal traten Konflikte auf, weil sie ihm seine autoritäre Einstellung vorwarf und ihn mit seinen aggressiven Forderungen konfrontierte. Dadurch verstärkte sich Herrn F.s Angst noch mehr, und er entdeckte, daß er sich seiner Frau gegenüber in der gleichen reizbaren und mißgünstigen Weise verhielt, die für das Verhalten seines Vaters gegenüber seiner Mutter kennzeichnend gewesen war. Auch mich empfand er wieder als irrational kontrollierend, als jemanden, der sein Wohlbehagen dadurch beeinträchtigte, daß er ihn immer wieder mit seinen sexuellen Problemen konfrontierte. Das war der Kontext, in dem die folgende Sitzung stattfand, die, wie ich glaube, ein Licht auf die intensive ödipale Rivalität und Kastrationsangst wirft, die die Ursache seines Libidoverlustes waren. Gleichzeitig zeigt sich hier eine Inszenierung der Übertragung/Gegenübertragung, die in Zusammenhang mit dem Besuch beim Urologen steht.

Als Herr F. meinen Behandlungsraum betrat, blickte er auf einen Draht, der an einem Fernsehgerät angeschlossen war, das in der Ecke des Raums stand. Er war daran gewöhnt, diese Dinge gelegentlich zu sehen (sie wurden für Forschungszwecke benutzt), und wußte, daß das Gerät ausgeschaltet war. Diesmal merkte er an, daß dieser Draht gefährlich sei, weil die Leute darüber stolpern könnten: Ich solle ihn doch anders verlegen, etwa an der Wand entlang oder unter dem Teppich. Herr F. wurde recht ärgerlich und meinte, er wisse ja aus Erfahrung, daß es sinnlos sei, mir einen guten Rat zu geben. Ich würde einfach stur das tun, was ich wollte, selbst wenn es offensichtlich war, daß so etwas für die Patienten konkret gefährlich sein könnte. Zu sich selbst sagte er, es sei lächerlich, sich darüber aufzuregen; gleichzeitig wurde er aber immer zorniger auf mich. Ich bemerkte, er habe wohl Angst vor der Intensität seines Ärgers über das, was er als meine willkürliche, sture und provokative Haltung ihm gegenüber wahrnahm.

Es vergingen einige Minuten, in denen er schwieg, dann sagte er: »Jetzt habe ich grade ein Bild von Ihren Eiern vor mir, nur die Eier, kein Penis dabei. Nicht mal ein kleiner.« »Nicht mal ein verschrumpelter«, fügte er noch hinzu. Ich sagte, in diesem Bild verändere ich mich vom gefährlichen und provokativen Menschen zu einem geschlechtslosen Knirps, und der Patient sagte: »Ich wußte, daß Sie das sagen würden.« Er fügte hinzu, er habe, während er schwieg, die Phantasie gehabt, ich hätte diesen Draht absichtlich so hingelegt, um ihn zum Stolpern zu bringen, und er habe sich vorgestellt, er bekäme dann einen elektrischen Schlag.

Darauf folgte die Beschreibung eines erfolgreichen Meetings, bei dem seine Seite die Bemühungen der Gegenseite völlig zunichte gemacht hätte, die Bedingungen eines höchst lukrativen Vertrags zu ändern, den er entworfen hatte. Voll Stolz führte er aus, daß er diese Anwälte auf ihrem ureigenen Gebiet geschlagen habe. Das hatte ihm ein Gefühl des Wohlbefindens und der Macht verschafft. Er ließ sich spöttisch über die Unsicherheit der Geschäftspartner auf der gegnerischen Seite aus. Früher einmal hatte er neidisch und unfreundlich von ihnen gesprochen, weil sie auf einer informellen Party freimütig Sexwitze erzählt und damit bewiesen hatten, daß sie ihrer Sexualität sicher waren, während er selbst mit all diesen Problemen in seinem Leben zu kämpfen hatte.

Dann begann er wieder von dem Draht zu sprechen, der durch meinen Raum lief, und sagte, es gebe wahrhaftig keinen Grund, sich darüber zu ärgern, denn dieser Draht weise ja lediglich darauf hin, wie stümperhaft ich die Dinge in meinem Behandlungszimmer anordnete. Ich sagte, der Triumph über seine Gegner, zusammen mit dem Gedanken, daß mein Umgang mit dem Draht meine Stümperhaftigkeit illustrierte, sei wie eine Versicherung gegen das Gefühl, er könne weder mit seinen Gegnern noch mit mir sexuell konkurrieren. Seine Phantasie, in der ich keinen Penis besaß, in der ich kastriert war, war Teil seiner Bemühung, sich gegen die Phantasie abzusichern, sein eigener Penis sei klein und unzulänglich.

Darauf erwiderte der Patient, er fühle sich mit einem Mal sehr müde, und tatsächlich klang seine Stimme immer eintöniger und schläfriger, als er noch einmal von der erfolgreichen Verhandlung sprach, die er gerade hinter sich gebracht hatte. Dazu muß ich erwähnen, daß er in den vorangegangenen Wochen, als wir seine heftige Angst vor einem sexuellen Kontakt mit seiner Frau besprochen hatten, verschiedentlich eingeschlafen war, und zwar immer dann, wenn heftige Angst in ihm aufgewühlt worden war. Als ich einmal seine Aufmerksamkeit auf die Angst lenkte, die er in der Beziehung zu seiner Frau erlebte, schlief Herr F. tatsächlich während der Sitzung für einige Augenblicke ein.

Ich sagte, es käme mir so vor, als würde er gleich einschlafen, und wenn das der Fall wäre, dann würde ich glauben, daß er gerade über die Beziehung zu seiner Frau nachgedacht habe, verbunden mit dem Bemühen, dieses Thema jetzt nicht anzuschneiden. Herr F. sagte, er habe sich gerade daran erinnert, daß er am Morgen seine Frau von hinten gesehen und sehr attraktiv gefunden habe, und daß das schmerzhaft sei. Er sagte, er wisse nicht, warum es schmerzhaft sei, aber sie habe sehr schön ausgesehen, und er habe versucht, dieses Bild aus seinem Geist zu vertreiben.

Ich fragte, ob es schmerzhaft sei, mir zu erzählen, wie sehr seine Frau ihn anzog, weil das bedeuten würde, daß er gern mit ihr schliefe, dabei aber befürchtete, sexuell nicht funktionsfähig zu sein, und daß er es demütigend fände, diese Befürchtung mit mir zu teilen. Ich fügte hinzu, daß vielleicht sein Protest gegen den Draht in meinem Behandlungsraum und meine Inkompetenz sowie sein aufgeregter Triumph über seine Rivalen insgesamt Versuche darstellten, dieses beschämende und demütigende Gefühl der Furcht vor sexuellem Versagen zu vermeiden, denn dieses Gefühl bestärke ihn ja in der Vorstellung von sich selbst als »Knirps«, und ich würde ihn dann auch für einen Knirps halten. Herr F. schwieg eine Weile, und ich hatte den Eindruck, seine Haltung würde sich verändern, so daß ich ihn nicht mehr in der konkurrierenden bzw. furchtsamen Haltung erlebte, die zu Beginn der Sitzung vorherrschend gewesen war.

Dann sagte Herr F.: »Es stimmt, daß ich mit diesem Bild von mir im Kampf liege. Aber Sie haben es ja noch verfestigt, denn Sie haben mich zu dem Arzt geschickt, genau wie meine Mutter.« Ich war beeindruckt von dem, was mir als Herrn F.s eigenes, echtes Nachdenken über jene schwierige Phase unserer Arbeit erschien, und nach einem Augenblick des Schweigens sagte ich, ich verstünde, daß er gespürt habe, wie ich mich von seiner Unsicherheit über seine sexuelle Funktionsfähigkeit hätte anstecken lassen, und daß ich genauso reagiert hätte wie seine Mutter und ihn damit in seiner Meinung bestätigt hätte, daß ich ihn für sexuell unzulänglich hielte. Dann erwähnte Herr F., daß er in der Nacht vor der Sitzung mit seiner Frau geschlafen habe. Zuerst wollte er mit ihr schlafen, hatte aber keine Erektion, dann streichelte sie ihn, und sie sprachen miteinander, und sie lächelte ihn liebevoll an, und ihm wurde klar, daß sie ihn liebte und daß er sich nicht als großer Geschäftsmann präsentieren müsse, um von ihr akzeptiert zu werden. Und plötzlich konnte er auf ihre Zärtlichkeit reagieren und mit ihr schlafen. Er fügte noch hinzu, er habe keine Angst vor der Intensität ihrer Bewegungen vor Erreichen des Orgasmus gehabt, während er früher in solchen Augenblicken die Furcht verspürt habe, er könne nicht Manns genug sein, um auf dieses Verhalten einer erwachsenen Frau richtig zu reagieren.

An dieser Stelle überfiel mich eine kurze Verwirrung: Hier schien sich gerade eine signifikante Veränderung in der Übertragung zu ereignen. Herr F. vermittelte den Eindruck, er habe sowohl seine eigene Unsicherheit im Umgang mit seiner Frau aushalten als auch ihre Liebe annehmen können, ohne von den Phantasien überwältigt zu werden, sie müsse ihn doch verachten oder er sei in der Beziehung zu ihr kein erwachsener Mann, sondern nur ein kleiner Junge. Ich hätte erwartet, daß es ihm sehr gefallen würde, mir das zu erzählen, hatten doch seine abwertenden Bemerkungen und seine ironischen Scherze zu Beginn der Sitzung den Eindruck eines abwehrenden Konkurrenzverhaltens mir gegenüber gemacht. Ich fragte mich, ob er mir das erzählt hatte, damit ich mich erleichtert fühlen sollte, damit gleichsam meine Besorgnis über seine sexuelle Leistungsfähigkeit bestätigend. Ich fragte mich auch, ob auf einer noch tieferen Ebene Kastrationsängste, in denen ich ein bedrohliches Vaterbild darstellte, etwas damit zu tun haben könnten, daß er seine Befriedigung über eine gute sexuelle Beziehung zu seiner Frau so herunterspielte. Ich beschloß, an diesem Punkt nichts zu sagen.

Herr F. schwieg eine Zeitlang und sagte dann, er denke an seine Frau und daran, daß ihm ihr Körper gefalle, seitdem sie nach der Geburt des dritten Kindes ihre Form zurückgewonnen hatte, daß er es aber aus irgendeinem Grund schwierig fände, darüber zu sprechen. Sie habe jetzt auch vollere Brüste, und das sei sehr attraktiv. Und dann kehrte er zu dem schmerzlichen Gefühl zurück, daß sie an jenem Morgen als so sehr begehrenswert erschien. Als er darüber sprach, wie attraktiv seine Frau sei, wirkte er zunehmend nervös, und ich wies ihn darauf hin. Er sagte, er wisse nicht, warum das so sei, und ich bot als Erklärung an, daß es ihm aus irgendeinem Grund schwerfalle, über seine sexuelle Erregung und über den Geschlechtsverkehr mit seiner Frau zu sprechen. Vielleicht habe er Angst davor, wie ich darauf reagieren würde. Tatsächlich empfand ich Zufriedenheit mit der guten sexuellen Erfahrung, von der mir mein Patient berichtet hatte: eine vorübergehende und leichte, aber eindeutige Identifikation mit seinem erotischen Interesse an seiner Frau.

Herr F. meinte, er habe eigentlich keinen Grund, sich unbehaglich zu fühlen. Er sei selbst erstaunt, denn er habe doch schon so oft über seine sexuellen Gefühle und Erfahrungen gesprochen. Dann lachte er: »Was ich Ihnen hier erzähle, kann Sie doch nicht sexuell erregen, oder?« Ich sagte, das höre sich so an, als versuche er gerade, sich gegen Befürchtungen zu schützen, ich könne in sexuelle Erregung geraten, und gegen Phantasien, was das denn bedeuten könne. Herr F. sagte, dieser Gedanke sei ihm noch nie gekommen, und er betrachte mich als einen so erfahrenen Analytiker, daß die Berichte über das Sexualleben meiner Patienten bei mir keine Reaktionen auslösen könnten.

Ich erinnerte Herrn F. daran, daß er sich zu Beginn der Behandlung als Fachmann für Frauen gefühlt hatte, während ich für ihn ein »anständiger Mensch«, ein »Spießbürger« war. Im späteren Verlauf – genaugenommen erst vor kurzem – hatte er mich als einen Mann erlebt, der im Umgang mit Frauen Sicherheit und Tatkraft ausstrahlt und der ihn verachten würde, weil er selbst sich seiner Frau gegenüber so unsicher fühlte. Dann sagte Herr F.: »Nun ja, vielleicht würden Sie neidisch auf mich werden, wenn mit meiner Frau alles gut läuft. Schließlich wissen Sie ja, daß ich im Geschäftsleben und beim Geldverdienen viel erfolgreicher bin als Sie. Ich verdiene wahrscheinlich in einem Monat mehr als Sie in einem ganzen Jahr.« Wieder schwieg er. Dann dachte er an seinen Vater und an dessen nachlassende Gesundheit und daran, daß sein Vater so abhängig davon war, von der Mutter gepflegt zu werden. Herr F. hielt das für ein schreckliches Schicksal, weil seine Eltern doch ständig miteinander stritten. Und er wurde sehr wütend auf die Ärzte, die seinen Vater behandelten und die sich als nicht zureichend kompetent bei der Behandlung der gesundheitlichen Probleme seines Vaters erwiesen.

Mir kam der Gedanke, daß sich hier die Schuldgefühle widerspiegelten, die er mir gegenüber empfand, weil er über mich, das Vaterbild, triumphiert hatte, und die er nun auf seinen Vater verschob. Doch die Sitzung war fast zu Ende; deshalb beschloß ich, nichts dazu zu sagen. Der Patient sprach weiter, redete davon, wie schwer es sei, gute Ärzte zu finden, und mokierte sich über den Arzt, der seinem Vater widersprüchliche Informationen gab. Ich fragte mich, ob ich es hier wieder mit einer Reaktionsverschiebung zu tun hatte: War das eine auf den Vater verschobene Reaktion auf mich?

Ich habe diese Sitzung ausgewählt, weil sie mir für diese Phase der Behandlung recht typisch zu sein scheint. Wir befanden uns in der entscheidenden Phase, die zur schrittweisen Auflösung der Libidohemmung und der Impotenz meines Patienten führte. Im Kontext einer abwehrenden Re-Aktivierung früherer narzißtischer Widerstände tauchten seine Kastrationsangst, seine tiefen Schuldgefühle seinem Vater gegenüber auf, weil er aus dem Konkurrenzkampf als Sieger hervorgegangen war, gleichzeitig aber auch seine Minderwertigkeitsgefühle gegenüber der ödipalen Mutter. In den Wochen, die auf diese Sitzung folgten, erinnerte sich Herr F. an Kindheitsphantasien über die ungewöhnliche Größe der behaarten Genitalien seiner Mutter, gleichzeitig spürte er Erregung und Furcht beim Gedanken an die Genitalien seiner Frau. Träume, in denen er unter Wasser von Raubtieren angegriffen wurde, verdeutlichten, wie groß seine Furcht davor war, beim Geschlechtsverkehr vielleicht verletzt zu werden.

Abschließend möchte ich folgendes sagen: Was hier dargestellt wurde, ist ein Stillstand in der Behandlung, der mehrere Monate andauerte. Dazu kam es infolge eines Ausagierens der Gegenübertragung, was wiederum dadurch verursacht wurde, daß ich die projektive Identifikation des Patienten abwehrte und zurückwies, der seine sexuellen Ängste und Befürchtungen auf mich projiziert hatte (Kernberg 1993a). Das führte zur Wiederholung einer Kindheitserfahrung: Die Mutter des Patienten hatte diesen zu einem Arzt gebracht, weil sie vermutete, sein Genital könne unterentwickelt sein. An diesem Fall wird Joseph Sandlers Konzept von der Bereitschaft des Analytikers zur Rollenübernahme deutlich, insbesondere das Ausagieren seiner Reaktionen in tatsächlichem Verhalten, während er die eigenen inneren Reaktionen als Quelle der Gegenübertragung nutzen sollte, um die projektive Identifikation seitens des Patienten zu integrieren (Sandler & Sandler 1998b). An der hier beschriebenen Behandlung wird auch deutlich, wie eng verflochten präödipale und ödipale Konflikte im fortgeschrittenen Stadium der Arbeit mit einer narzißtischen Persönlichkeit sind; gleichzeitig zeigt sich hier auch, wie notwendig es ist, die sexuelle Funktionsfähigkeit des Patienten sehr sorgfältig zu erheben, ehe die Entscheidung zur Beendigung der Psychoanalyse getroffen wird. Wie André Green (1997) betonte, hat man sich neuerdings auf die präödipale Pathologie konzentriert, doch wurde dabei häufig übersehen, daß die normale wie auch die pathologische Entwicklung des Menschen vom Beginn des Lebens an durch die fundamentalen Konflikte im Zusammenhang mit der Sexualität geprägt wird. Ich glaube, daß durch die drohende Trennung vom Analytiker die Drohung re-aktiviert wird, man könne der »ausgeschlossene Dritte« werden, eine Gefahr, die verbunden ist mit der Trennung von der (symbiotischen?) Mutter der ersten Lebenswochen und -monate. Diese frühe bzw. archaische ödipale Situation blieb latent verborgen unter der Dominanz der schweren pathologisch narzißtischen Konflikte des Herrn F. und wurde erst im Konflikt der drohenden Trennung manifest.

Nicht zuletzt wird an diesem Fall auch deutlich, wie ein Symptom, das im fortgeschrittenen oder gar im Endstadium der Behandlung auftritt, vielleicht ein früheres Symptom wiederaufleben läßt, das nicht in seiner gesamten unbewußten Bedeutung durchgearbeitet wurde. Dieses Symptom kann aber gleichzeitig im Verlauf der Behandlung in die Übertragung einfließen und kann dadurch systematisch analysiert werden, wodurch es leichter wird, die frühere analytische Arbeit an diesem Symptom zu einem Abschluß zu bringen und gleichzeitig die neuen Entwicklungen in der Übertragung zu bearbeiten, die sich im Zusammenhang mit der Beendigung der Analyse zeigen.

[KAPITEL 10] Akute und chronische Gegenübertragungsreaktionen

In den frühen Konzepten wurde Gegenübertragung definiert als die unbewußte Reaktion des Analytikers auf den Patienten oder auf die Übertragung, die sich aus dem Übertragungspotential des Analytikers ableitete; der Analytiker sollte diese Gegenübertragung durch Selbstanalyse überwinden und dann zu seiner Position technischer Neutralität zurückkehren (Little 1951; Reich 1951). Seit jener Zeit hat sich dieses Konzept grundlegend geändert, ebenso wie unser Verständnis von der Bedeutung der Gegenübertragung in der psychoanalytischen Situation. In den 50er Jahren entwickelte sich unter dem Einfluß der Beiträge zur Psychoanalyse von Paula Heimann (1950) und Heinrich Racker (1957) ein neues, weiter gefaßtes Verständnis der Gegenübertragung, das sich weitgehend durchgesetzt hat. Gegenübertragung wurde nun umfassender definiert als die Gesamtheit aller emotionalen Reaktionen des Analytikers auf seinen Patienten. Nun galt es, die einzelnen Komponenten zu analysieren, die in der Gegenübertragung des Analytikers sichtbar werden; dazu gehören (1) seine eigenen ungelösten oder re-aktivierten unbewußten Konflikte, (2) die äußere Realität des Analytikers und seine Reaktionen gegenüber Dritten, (3) die Inhalte, die die Übertragung des Patienten hineinbringt, und (4) die Lebenswirklichkeit des Patienten (Kernberg 1965). Dank Rackers Konzept der konkordanten und komplementären Identifikation in der Gegenübertragung (bei dem der Anteil der Übertragung besonderes Gewicht erhielt) konnte der Analytiker durch Bearbeitung der Gegenübertragung die aktivierten internalisierten Objektbeziehungen seines Patienten deutlicher diagnostizieren. Dadurch wurde die Analyse der Gegenübertragung zu einem unverzichtbaren Instrument bei der Analyse der Übertragung.

Einige Jahrzehnte später wurde in vielen Beiträgen zur Technik deutlich (Alexandris & Vaslamatzis, 1993; Carpy 1989; Grinberg 1993; Hamilton 1990; O. Kernberg et al. 1989; Loewald 1986; McDougall 1993; Ogden 1993; Pick 1985; Segal 1981; Spillius 1988; Volkan 1993), daß die Analyse der Gegenübertragung zu einem entscheidenden Aspekt psychoanalytischer Arbeitsweise geworden war und grundlegende Informationen über die Natur der dominierenden Übertragung zu jedem beliebigen Zeitpunkt lieferte. Mittlerweile vertreten manche Kollegen (beispielsweise Mitchell 1988) die Ansicht, daß die Entwicklungen in der Übertragung deutlich von dem beeinflußt werden, was der Analytiker unbewußt zu der Interaktion von Patient und Analytiker beiträgt; damit ist das Pendel gewissermaßen in die Gegenrichtung geschwungen, verglichen mit der früher fast phobischen Haltung gegenüber der Gegenübertragung.

Ich habe bereits erwähnt, daß meiner Meinung nach die Gegenübertragung eine der drei wichtigen Informationsquellen über die analytische Situation darstellt; sie ergänzt das subjektive Erleben des Patienten, das sich in der freien Assoziation ausdrückt, und die Informationen aus den nonverbalen Manifestationen des Patienten während der Sitzungen. Alle diese Informationsquellen sind in jedem Augenblick unweigerlich davon beeinflußt, inwieweit der Analytiker sich die innere Freiheit bewahrt, seine Reaktionen auf den Patienten zu erforschen. Natürlich sind auch sein theoretischer Ansatz und seine klinische Erfahrung aktive Wirkfaktoren.

Die Bedeutung der Gegenübertragung als Informationsquelle variiert mit dem Grad der Erkrankung des Patienten. Je stärker ausgeprägt die Charakterpathologie des Patienten ist – und demzufolge je heftiger, regressiver und primitiver die Übertragung –, desto mehr gewinnen die Reaktionen der Gegenübertragung an Bedeutung. Vor allem bei Fällen mit schwerer Charakterpathologie können starke negative Gegenübertragungsreaktionen die Beobachtungen des Analytikers zumindest zeitweise beherrschen. Die projektive Identifikation als wichtigste primitive Abwehroperation und Kommunikationsmittel der in diesen Fällen vorherrschenden Übertragung erklärt die Aktivierung dieser heftigen Gegenübertragungen. Generell könnte man sagen: Je weniger der Patient fähig ist, eine primitive Erfahrung in seiner eigenen subjektiven Wahrnehmung zu verwahren, desto stärker kommt diese Erfahrung in seinem Verhalten – und damit auch in der Gegenübertragung des Analytikers – zum Ausdruck.

Auf dem Weg der projektiven Identifikation werden also die bedrohlichen und unerträglichen Selbst- und Objektrepräsentanzen mit ihrer Ladung von primitiven aggressiven Affekten auf den Therapeuten projiziert, während der Patient unbewußt versucht, den Analytiker dazu zu bringen, die entsprechende Rolle zu übernehmen (Sandler 1976), und ihn gleichzeitig unter dem massiven Einfluß dieser projizierten Selbst- oder Objektrepräsentanz und ihres bedrohlichen Affekts zu kontrollieren sucht. In der Gegenübertragung kommt es dann zu einer typischen Komplementär-Identifikation; in solchen Momenten besteht die Gefahr, daß das psychische Erleben des Analytikers überflutet wird.

Die nicht nachlassenden unbewußten Bemühungen des Patienten, immer wieder dieselbe primitive Übertragungsreaktion aufrechtzuerhalten oder zu reproduzieren, können darüber hinaus die Gegenübertragung dadurch verstärken, daß ständige Gegenübertragungsreaktionen aktiviert werden, d. h. die emotionale Disposition des Analytikers gegenüber dem Patienten unterliegt immer wieder einer gewissen Verzerrung, oder sie stagniert: ein Zustand, von dem die Arbeit mit dem Patienten stärker betroffen ist als von kurzfristigen und vorübergehenden Entwicklungen in der Übertragung (wie einen Termin vergessen, eine gelegentliche Irritation dem Patienten gegenüber oder ein *lapsus linguae* bei einer deutenden Aussage). Was ich hier ausgeführt habe, gilt übrigens auch für gewisse narzißtische Patienten mit besserer Funktionsfähigkeit, die einen enormen Widerstand dagegen entwickeln, sich in der Übertragung auf eine Abhängigkeitsbeziehung einzulassen.

Durch meine Arbeit mit Patienten mit schwerer Charakterpathologie im Rahmen einer Psychoanalyse oder einer psychoanalytischen Psychotherapie wurde ich auf die technischen Implikationen aufmerksam, die durch die Aktivierung heftiger Gegenübertragungsreaktionen beim Therapeuten ausgelöst werden, wenn er in der Übertragung mit einer starken Regression konfrontiert ist, und natürlich auch auf die besonderen Verzerrungen und technischen Schwierigkeiten, die von chronischen Gegenübertragungsreaktionen herrühren.

Eine akute Gegenübertragungsreaktion

Herr A. litt an einer zwanghaften Persönlichkeitsstörung. Seine zwanghafte Zweifelsucht machte auch nicht vor dem erfolgreichen Geschäft halt, dessen Leiter er war, und wirkte lähmend auf seine Entscheidungsfähigkeit. Zudem verspürte er eine wachsende Irritabilität gegenüber den jüngeren Männern in seiner Firma, die er selbst in die Firma gebracht und protegiert hatte. Streitereien mit ihnen sowie seine zwanghaften Zweifel führten zu signifikanter Sekundärangst und zur Depression; deshalb entschloß er sich, sich einer Psychoanalyse zu unterziehen.

Im Verlauf von drei Jahren Analyse war deutlich geworden, daß sich hinter seinen zwanghaften Zweifeln eine internalisierte Unterwerfung unter einen mächtigen Vater verbarg, gleichzeitig aber auch die Rebellion gegen diesen Vater. Der Vater war auf dem gleichen Gebiet erfolgreich gewesen, auf dem nun der Sohn Erfolg hatte. Herr A. hatte unbewußte Schuldgefühle, weil er im Konkurrenzkampf mit seinem Vater erfolgreich war; diese Schuldgefühle sowie die zwanghaften Zweifel wurden in der Übertragung aktiviert. Zeiten, in denen er verzweifelt herauszufinden versuchte, was ich ihm wohl raten würde zu tun (wobei er versuchte, Entscheidungen auf der Basis dessen zu treffen, von dem er glaubte, ich würde es ihm anraten), wechselten mit Zeiten, in denen er sich über das ärgerte, was er als meinen Versuch erlebte, ihn unter meine Kontrolle zu bringen und ihn meinen strikten Verhaltensregeln zu unterwerfen.

Als Kind war Herr A. von seiner Mutter so behandelt worden, als wäre er ihr Lieblingssohn; gleichzeitig aber »verriet« sie ihn an den Vater, indem sie widerspruchslos das autoritäre Verhalten des Vaters dem Sohn gegenüber hinnahm. Die Folge davon war, daß die Wünsche des Patienten nach Abhängigkeit von einer »guten Mutter« von der Mutter auf den Vater verschoben wurden. Unterdrückte homosexuelle Impulse in bezug auf den Vater wurden von einer romantischen Bindung an Frauen abgespalten, die mütterliche Aspekte repräsentierten. Der Patient war verheiratet, und seine Angst davor, sich seiner Frau sexuell zu nähern, reflektierte seine unbewußten Schuldgefühle, sein tiefsitzendes Mißtrauen und seinen Groll gegenüber Frauen, aber auch sein Problem, seine Abhängigkeitsbedürfnisse Frauen gegenüber zum Ausdruck zu bringen.

Die folgende Situation zeigt beispielhaft eine typische akute Gegenübertragungsreaktion und den Umgang damit. Die letzte Sitzung vor einer Trennung von einer Woche, während der der Patient die Stadt wegen einer Verpflichtung verlassen mußte – auch ich war während dieser Zeit abwesend –, begann damit, daß Herr A. obsessiv darüber stritt, ob er die Preisvorstellungen einer Werbeagentur akzeptieren sollte, deren Dienste er in Anspruch nehmen wollte, oder ob er auf seinem Gegenangebot beharren sollte. Sein Zorn auf den Chef der Agentur wurde immer heftiger. Er beklagte sich bitter über die Undankbarkeit dieses jungen Mannes, dem er selbst früher unter die Arme gegriffen hatte, und er brachte seine Empörung darüber zum Ausdruck, daß dieser ihn so herausforderte und so rücksichtslos mit ihm umging. Ich stellte die Frage, ob in dieser Enttäuschung auch eine Enttäuschung über mich stecke, weil ich ihm nicht dabei behilflich war, zu einer Entscheidung zu kommen. Herr A. erwiderte gereizt, da läge ich völlig falsch, er erwarte nichts von mir, und diese Analyse erweise sich ohnehin als völlig nutzlos.

Ich fragte auch, ob seine Enttäuschung vielleicht etwas mit der bevorstehenden Trennungswoche zu tun habe, und erinnerte ihn daran, daß ich mich gefragt hatte, ob er für die Dauer meiner Abwesenheit eine Geschäftsreise geplant hätte, um das Gefühl des Zurück- und Alleingelassenwerdens zu vermeiden. Er entgegnete, ganz im Gegenteil, wegen eines Problems mit dem Flugplan müsse er sogar noch eine weitere Stunde absagen.

In diesem Augenblick fiel mir ein, daß ich ein ähnliches Problem mit dem Flugplan hatte und sagte, ich hätte vorgehabt, ihm vorzuschlagen, die Sitzung am Tag unserer Rückkehr auf eine spätere Zeit zu verschieben.

Da wurde Herr A. wirklich zornig auf mich. Warum ich denn mitten in einer Sitzung über eine Terminänderung spräche, während es doch meine gängige Praxis war, Informationen, ganz gleich welcher Art, zu Beginn der Sitzung zu geben? Ich unterbräche gerade den Fluß seiner freien Assoziation, fuhr er fort, und das zeige doch, wie zerstreut ich sei, wenn ich hier über Themen spräche, die nur mich beträfen, und wie völlig ich dabei über seine Bedürfnisse hinwegginge. Das hätte er in der letzten Sitzung vor dieser einwöchigen Trennung nun am allerwenigsten erwartet.

Die Wut des Patienten wurde immer größer. In den folgenden paar Minuten erlebte ich einen raschen Wechsel meiner Gefühle. Zuerst fühlte ich mich schuldig, weil ich nicht daran gedacht hatte, meinen Vorschlag zu Beginn der Sitzung zu machen. Ich fühlte, daß ich tatsächlich nachlässig gewesen war, und fragte mich, was mich wohl dazu bewogen hatte. Ich erinnerte mich, daß ich vor der Sitzung ein flüchtiges Schuldgefühl empfunden hatte, weil ich Herrn A.s Terminplan in letzter Minute ändern mußte, und ich fragte mich, ob ich mich nicht genau wie Herrn A.s Mutter verhielt (d. h. Interesse und Besorgnis nur heuchelte). Als dann seine Angriffe immer heftiger wurden, fühlte ich mich gereizt, weil er meines Erachtens aus einer Mücke einen Elefanten machte. Ich fand, ich hätte meinen Fehler fair anerkannt. Schließlich – und während der Patient weiterhin seinem Ärger über meine Unzuverlässigkeit Ausdruck gab – dachte ich, daß unsere Beziehung ähnlich war, wie er es früher erlebt hatte, wenn er mit seinem Vater konfrontiert war, der mit seiner Leistung nicht zufrieden war. Herr A. hatte nun die Rolle des Vaters übernommen und projizierte sein »unzuverlässiges Selbst« auf mich, wobei er gleichzeitig auch noch sein Problem in der Beziehung zu dem jungen Direktor der Werbeagentur replizierte.

Ich kommentierte seine Enttäuschung und deren Transformation in Wut auf mich und erwähnte sein Gefühl, ich sei unzuverlässig, weil ich ihm nicht bei seinem Problem mit dem Direktor der Agentur zu Hilfe kam und weil ich übersehen hatte, wie stark sein Bedürfnis war, verstanden und getröstet zu werden, wenn eine Trennung das Gefühl des Verlassenwerdens hervorrief. Meine Deutung lautete, ich sei wie eine unzuverlässige Mutter, die nur so tat, als kümmere sie sich um ihn – eine schmerzhafte Erfahrung, gegen die er sich dadurch abschirmen konnte, daß er sie veränderte, indem er mich zu dem unzuverlässigen Sohn machte und seinerseits in der Beziehung zu mir die Forderungen seines Vaters übernahm. Es war besser, ein zorniger Vater zu sein, der einen unzuverlässigen Sohn ausschilt, als sich wie ein von einer unzuverlässigen Mutter verlassener Sohn zu fühlen.

Herr A. sagte, seinem Gefühl nach verhalte sich der Direktor wie ein unzuverlässiger, liebloser Sohn, und es sei richtig, daß er sowohl den Direktor als auch mich in einer Weise behandelt hatte, die ihn an das erinnerte, was er an seinem Vater haßte. Und dann fügte er hinzu, er fühle sich angesichts einiger bevorstehender Meetings nicht mehr so ängstlich wie früher, er fühle sich mehr als Kollege unter Gleichen. Dann schwieg er. Nach einer Weile sagte ich, ich spüre eine Veränderung in seiner emotionalen Haltung. Er sagte, er sei nicht mehr zornig und fühle sich tatsächlich traurig beim Gedanken an unsere einwöchige Trennung. Ich sagte, so wie es für ihn weniger beängstigend sei, sich trotz dessen unangenehmer Charakterzüge mit seinem Vater zu identifizieren, so habe er auch weniger Angst, zu seinem Wunsch zu stehen, ich möge mich um ihn kümmern, ohne diesen Wunsch als sexuell bedrohlich zu empfinden. Daraufhin erinnerte sich der Patient daran, daß er in der vorangegangen Nacht weniger gehemmt gewesen sei, als er mit seiner Frau schlief. Kurz danach ging die Sitzung zu Ende.

Dieses Fallbeispiel für eine akute Gegenübertragungsreaktion, bei unmittelbarer innerer Exploration durch den Analytiker und Einbeziehung dieser Reaktion als Teil des Materials, das in die Interpretation der Übertragung einfließt, steht in Kontrast zu dem folgenden Beispiel.

Eine chronische Gegenübertragungsreaktion

Herr F., der Patient, den ich in Kapitel 9 ausführlich vorgestellt habe, litt an einer schweren narzißtischen Persönlichkeitsstörung, hatte zwei Ehen hinter sich, die mit Scheidung geendet hatten, lebte sexuell promiskuitiv und war nicht fähig, sich emotional auf die Frau einzulassen, mit der er jeweils eine sexuelle Beziehung hatte.

Während des ersten Teils der Behandlung war viele Monate lang auffallend, wie heftig Herr F. sich dagegen wehrte, die Übertragungsbeziehung zu vertiefen. Erst nach und nach stellte es sich heraus, daß er dadurch den unbewußten Neid auf den Analytiker abwehrte, in dem er einen verheirateten Mann sah, dessen Beziehung zu seiner Frau emotional und sexuell befriedigend war. Zunächst berichtete er triumphierend von seinen sexuellen Eroberungen, fiel aber gleich darauf in die Verzweiflung über seine Unfähigkeit zurück, eine sexuelle Beziehung mit einer Frau aufrechtzuerhalten, die ihm emotional etwas bedeutete. Allmählich wurde ihm bewußt, daß die Vorstellung, ich könnte eine gute eheliche Beziehung haben, in ihm ein Gefühl der Minderwertigkeit und der Demütigung weckte. Danach begann er, diese bewußten Neidgefühle mir gegenüber zu tolerieren.

Herrn F.s Kindheit war nicht heiter gewesen. Er hatte mir einen ewig klagenden, unzufriedenen und mißtrauischen Vater beschrieben, der seine dominierende und angriffslustige Frau zu Hause und in der Öffentlichkeit wegen ihrer Versäumnisse angriff. Auf der Grundlage dieser Kindheitserfahrungen war Herr F. überzeugt, daß jeglicher Ausdruck von Interesse und Anteilnahme einem anderen Menschen gegenüber reine Heuchelei wäre.

Seine Mutter erlebte er als chronisch völlig unvernünftig. Sie steckte voller seltsamer Ideen über Menschen, Krankheiten oder die Natur, denen man nicht widersprechen konnte. Sein älterer Bruder und er hatten in ihrer frühen Kindheit diese Vorstellungen akzeptiert, mußten dann aber in ihrer Schulzeit feststellen, daß die Wirklichkeit anders aussah, was sie mit tiefem Groll gegen die Mutter erfüllte. Zwar war seine Mutter nie in psychiatrischer Behandlung gewesen, doch Herr F. vermittelte mir den Eindruck, sie müsse fast psychotisch gewesen sein. Der Kampf – und die darauffolgende Versöhnung – zwischen den Eltern und dem nunmehr erfolgreichen Sohn dauerte bis in die Gegenwart an. Im folgenden berichte ich über Entwicklungen aus dem mittleren Teil der Behandlung.

Im dritten Analysejahr eroberte Herr F. eine neue Geliebte, Frau C., eine aggressive und dominierende Frau, völlig anders als die unterwürfigen Frauen, die er bis dato erwählt hatte. Herr F. betonte, wie außerordentlich befriedigend ihre sexuelle Beziehung sei. Er behauptete, er liebe sie nicht, fühle sich aber auf eine seltsame Weise angezogen, und zwar genau deshalb, weil sie ihm nicht nachgab, wie es die früheren Frauen getan hatten. Über eine gewisse Zeit hinweg vertiefte sich die Beziehung zu dieser Frau und zeigte gelegentliche Anzeichen für sadomasochistische Interaktionen, die bei mir häufig die Frage auslösten, ob Frau C. diesen wohlhabenden Mann finanziell ausnutzte oder ob sie selbst masochistische Züge hätte, wenn sie es ertrug, daß er immer wieder sagte, er liebe sie nicht.

Ganz eindeutig hatte er hier zum ersten Mal in seinem Leben die masochistische Beziehung zu seiner Mutter wiederholt. Gleichzeitig kam es zu einer subtilen Veränderung in der Übertragung mit der Tendenz, daß sie inhaltsleer wurde: Ich spürte, daß der Patient von der Realität seines Alltags mit Frau C. so absorbiert war, daß dadurch seine Phantasiewelt völlig ersetzt wurde. Ich spürte auch, daß er in seinem Verhalten mir gegenüber immer »unrealer« wurde. Der Patient wurde mehr und mehr zu einem »Schatten«, was mich an eine »Als-ob«-Persönlichkeit denken ließ. Dies geschah zu dem Zeitpunkt, als seine Konflikte mit Frau C. sich deutlicher abzeichneten.

Über eine Reihe von Monaten hinweg wurde der Inhalt der Sitzungen mehr und mehr durchdrungen von Berichten über die Kämpfe mit seiner Freundin, über komplizierte Zusammenhänge mit den Mitgliedern ihrer jeweiligen Familie, die in ihren Streitigkeiten eine Rolle spielten, und mit wachsendem Chaos in seiner Lebenssituation. Gleichzeitig entwickelte sich in den Stunden etwas, das auf mich den Eindruck eines roboterähnlichen Verhaltens machte. So konnte der Patient beispielsweise als Reaktion auf eine Interpretation eine Bewegung auf der Couch machen, die ihn in eine halb sitzende Position brachte, wobei er das Kinn in die Hand stützte, als ob er über das nachdächte, was ich gerade gesagt hatte. Er brachte getippte Seiten mit Träumen mit, die er mir vorlesen wollte, und wenn ich fragte, warum er es für nötig halte, diese Transkriptionen mitzubringen, statt in der Sitzung frei zu sprechen, antwortete er grimmig, sein einziges Interesse bestehe darin, die analytische Arbeit zu beschleunigen. Mit einer resignierten Handbewegung erzählte er dann die Träume aus der Erinnerung.

Die Deutung seines Verhaltens wurde dadurch erschwert, daß alle diese Entwicklungen so subtil erfolgten, die hier in der Beschreibung vielleicht deutlicher werden, als sie in den Sitzungen tatsächlich waren. Über eine Reihe von Monaten hinweg hatte ich das Gefühl, eine »Als-ob«-Analyse durchzuführen, und zwar in dem Sinn, daß meine Deutungen so klug in das assoziative Material des Patienten integriert wurden, daß ich ihre Wirkung nicht mehr feststellen konnte. Wenn ich ihm sagte, ich erlebte unsere Beziehung gerade als äußerst distanziert, bekannte er freimütig, daß er sich nicht mehr von mir abhängig fühle, was doch wohl bedeuten müsse, daß er jetzt viel gesünder sei als vorher.

Seine fortdauernde Freundlichkeit, seine offensichtliche Aufmerksamkeit gegenüber allem, was ich sagte, sowie ein scheinbar ungehindertes Fließen der freien Assoziationen verstärkten bei mir nur das Gefühl, daß unsere Beziehung verlogen und unecht sei. Ich spürte ein seltsames Zögern bei dem Gedanken, den Patienten mit meinem Gefühl zu konfrontieren, so als sei es von vornherein hoffnungslos, es auch nur zu versuchen. Ich spürte, er würde entweder nicht verstehen, wovon ich sprach, und mich für paranoid halten, oder er würde hilflos reagieren, als ob ich etwas Unmögliches von ihm forderte, während er doch ein so offensichtlich »guter« Patient war, der Fortschritte im Verständnis und in seinem Leben machte.

In manchen Sitzungen vermittelte er mir das Gefühl, das einzige, was er brauche, damit es wieder besser mit ihm würde, wäre, daß ich ihm die Fähigkeit, Frau

C. in zärtlicher Liebe zu begegnen, gleichsam einimpfen würde. Kurz, ich fühlte mich gelähmt und gefangen in einem emotionalen Erleben von »Falschheit« und »Verlogenheit«. In mir wuchs das Gefühl einer riesigen emotionalen Distanz in unserer Beziehung. Und die Alternativen? Ich konnte ihn natürlich weiterhin mit den Roboter-Aspekten seines Verhaltens konfrontieren, auf die Gefahr hin, daß er mich für »verrückt« hielt, oder ich konnte ihn mit Forderungen nach Authentizität überschütten, die er nicht einmal imstande wäre zu verstehen.

Erst allmählich ging mir auf, daß mein Gefühl der Ohnmacht daher rührte, daß ich mit dem Patienten in seiner Beziehung zu seiner »verrückten« Mutter identifiziert war: Ich unterwarf mich dem Patienten (der Mutter) wie ein gehorsamer Sohn, der eine Pseudo-Analyse durchführte, wie die Mutter sie vorschrieb. Ich nahm an, der Patient identifiziere sich unbewußt mit der Mutter, tue so, als wäre er liebevoll besorgt, und behandle mich wie einen Sohn, den man in den Gehorsam manipulieren muß. In meinem Bemühen, aus dieser Situation auszubrechen, war ich in Versuchung, so zu handeln wie eine ungeduldige, kontrollierende Mutter, die gerne behauptet, sie wisse genau, was in ihrem Kind vorgehe, sie müsse das Kind nicht anhören. Sie unterwarf ihn ihrer Macht und zwang ihn entweder zu wütendem Protest oder zu gefälliger Unterwerfung.

So sah der Kontext aus, in dem dem Patienten allmählich bewußt wurde, daß er nicht fähig war, Frauen zu verstehen. Ihm wurde auch bewußt, welche Erleichterung er bei seiner Freundin erfuhr, weil sie sich so offen aggressiv verhielt (unbewußt projizierte er seine eigene Identifikation mit der Mutter auf die Freundin). Er spürte, daß er im Rahmen normaler gesellschaftlicher Freundlichkeit nicht erkennen konnte, welche Art von Persönlichkeit die Frauen hatten, mit denen er sich einließ. Er hatte auch, während all seiner heftigen Interaktionen mit seinen Eltern, entdeckt, daß diese immer noch ein aktives Sexualleben hatten – anscheinend die einzige Interaktion, die über all die Jahre hin problemlos funktioniert hatte. Es traf ihn wie ein Schock, als er erkannte, daß seine Beziehung zu Frau C. der Beziehung seiner Eltern noch mehr ähnelte, als er gedacht hatte. Und ich verstand mit einem Mal, was in den vergangenen Monaten gefehlt hatte: irgendein substantieller Bezug zu seinem Vater als Kontrast zu der totalen Invasion der Übertragung durch die Beziehung zur Mutter.

Mir wurde auch plötzlich klar, daß ich mich davon hatte absorbieren lassen, wie der Patient seine Probleme mit Frauen beschrieb. Und mit einer gewissen Häufigkeit stellte ich fest, daß ich selbst in den Stunden mit diesem Patienten zerstreut war und an andere Aspekte meiner Arbeit dachte. Und es kam mir so vor, als sei ich ihm ausgewichen wie ein furchtsamer kleiner Junge, der es nicht wagt, auf Kollisionskurs zu einer übermächtigen Mutter zu gehen. Mir fiel eine Kindheitserinnerung ein, wie mein eigener Vater einem häuslichen Konflikt mit meiner Mutter dadurch aus dem Wege ging, daß er sich in seine Arbeit flüchtete. Und gleich darauf erinnerte ich mich, wie ich in der High School zum Anführer einer Rebellion gegen einen tyrannischen Lehrer geworden war und wieviel Angst ich vor seinen Vergeltungsmaßnahmen gehabt hatte.

Als ich ein paar Wochen lang reflektiert und mit diesen Phantasien gearbeitet hatte, dachte ich, ich identifizierte mich mit dem Patienten als ohnmächtiges Kind, wobei ich meine eigene Identität als autonomer Mensch und gleichzeitig betroffenes Vaterbild verleugnet hatte. Implizit war ich in Kollusion mit der Phantasie des Patienten, daß selbstkastrierende Unterwerfung die einzige Möglichkeit war, mit einer »verrückten« Mutter fertig zu werden, ganz wie sein gewalttätiger Vater es gemacht hatte. Dieses Bild des gewalttätigen Vaters wiederum repräsentierte eine Projektion des Patienten: Er projizierte seinen eigenen ödipalen Protest auf den »vernünftigen« Vater, der vielleicht Ordnung schaffen und die Mutter aus ihren primitiven Verwirrungen retten könnte. Überbleibsel meiner eigenen ödipalen Disposition waren in diesem Prozeß aktiviert worden und trugen dazu bei, daß ich mich in der Arbeit mit Herrn F. so gelähmt fühlte. – Einige Wochen später fand die folgende Sitzung statt:

Herr F. begann damit, daß er berichtete, er habe ein Erlebnis gehabt, das ihm unheimlich sei. Er hatte einer Firma mit Kontakten zum Ausland ein größeres Geschäft vorgeschlagen, und dann hatte er plötzlich Angst bekommen, daß dieses Geschäft den Zorn eines Konkurrenten erregt haben könnte, der ein ähnliches Geschäft mit einem anderen Land abzuschließen versuchte. Mit einemmal bekam der Patient Angst, die Agenten, die für seinen Konkurrenten und für dieses andere Land arbeiteten, könnten versuchen, Informationen über die spezielle Technologie zu stehlen, um die es in dem Geschäft ging. Er sagte zwar, er wisse, daß das eine paranoide Reaktion sei, doch als er den Behandlungsraum verließ, hatte er immer noch Angst vor den Vertretern der ausländischen Firma; er glaubte, zwei Männer verfolgten ihn an jenem Nachmittag und bis zum Abend. Er berichtete, er sei sehr ängstlich geworden und schwanke zwischen dem Gefühl, daß das übertrieben sei, und dem Gefühl, es könne doch wahr sein und er müsse wachsam sein. Als er mir all das berichtete, war er tatsächlich verängstigt.

Gleichzeitig hatte es sich in den vorangegangenen Monaten eingebürgert, daß der Patient sich hin und wieder zu mir wandte und lächelte, als wollte er sagen: »Ich weiß, das ist verrückt, und ich weiß auch, daß Sie verstehen, daß ich das verstehe.« Ich sagte, mir wäre deutlich, daß er zwischen Furcht und dem Gefühl schwankte, daß diese Furcht absurd sei, und daß er zu mir hinschaue, als ob er mir die Gewißheit geben wolle, daß er sich dessen durchaus bewußt war, aber vielleicht auch, um sich selbst zu vergewissern, daß ich immer noch auf seiner Seite stand und nicht etwa im stillen die Schlußfolgerung zog, er sei verrückt. Darauf sagte der Patient sofort, er glaube nicht, daß ich ihn für verrückt hielte, und er lächelte mich an, als wollte er mich beruhigen.

Ich sagte zu ihm, ich hätte das Gefühl, daß er mir ein beruhigendes Lächeln zeigte, so als ob es in dieser Situation gälte, eine Gefahr zu vermeiden. Daraufhin bemerkte de Patient scherzhaft, die einzige Gefahr könne darin bestehen, daß ich mich vielleicht mit dem anderen Land verbündet hätte, mit dem sein Konkurrent zusammenarbeitete. Ich merkte nun, daß der Patient mir gar nicht gesagt hatte, um welches Land es eigentlich ging, und ich erwähnte diese Tatsache als ein weiteres Indiz dafür, daß er Angst vor mir habe. Ich hatte die Phantasie, daß der ausländische Konkurrent mein eigenes Herkunftsland wäre, doch das sagte ich dem Patienten nicht. Daraufhin fühlte er sich deutlich unbehaglich und gab zögernd zu, daß ihm der Gedanke gekommen sei, mein Behandlungsraum könne »verwanzt« sein, und es wäre doch so leicht für mich, vertrauliche Informationen von ihm zu bekommen, die ich für meine eigenen Zwecke verwenden könnte. Er fuhr fort, Assoziationen über Einbrüche in psychiatrische Behandlungsräume zu entwickeln, und stellte eine Verbindung zu Watergate und auch zu etlichen Filmen her, in denen Psychiater in dunkle und gefährliche Affären verwickelt waren. Ich wies ihn darauf hin, daß er sich gerade gegen eine Vision von mir als gefährlicher Spion wehrte, indem er seine Feinde als ausländische Agenten betrachtete, damit er nicht mich für einen ausländischen Agenten halten müsse, der gegen ihn arbeitete.

Herr F., wieder lächelnd und leicht ironisch, glaubte, ich könnte wohl eher mehr Schutz für mich selbst gebrauchen, als daß ich selbst gefährlich sei, und er erinnerte an einen Vorfall, bei dem eine Frau, die er (zu Recht) für psychotisch hielt, in meinem Wartezimmer aufgetaucht war und versucht hatte, vor ihm in den Behandlungsraum einzutreten. Bei dieser Gelegenheit hatte er heftige Furcht verspürt, sie könne später mit einem Gewehr in der Sitzung auftauchen und würde bei dem Versuch, mich zu erschießen, ihn treffen. Er sagte halb im Scherz: »Diese Frau kann jederzeit wieder auftauchen und Ihnen ein Messer in den Rükken stoßen.« Ich sagte, daß ich mich frage, ob er jetzt gerade versuche, einen Scherz aus einer Phantasie zu machen, die sonst sehr furchterregend wäre: vor allem die Phantasie, ich könnte ihm ein Messer in den Rücken stoßen, indem ich seine technische Innovation an einen Konkurrenten verriete.

Als ich das aussprach, hatte ich zwei widersprüchliche Gefühle: daß ich auf dem richtigen Weg war, als ich seine offensichtliche Freundlichkeit als Abwehr gegen eine darunter verborgene paranoide Beziehung in der Übertragung interpretierte, und daß ich mich selbst gleichzeitig so erlebte, als wäre ich dabei, gewaltsam in den Patienten einzudringen – mit Interpretationen, die seine Fähigkeit überforderten, sie ins Bewußtsein aufzunehmen –, so daß ich ihn also gewissermaßen einer Gehirnwäsche unterzog und damit die Rolle seiner paranoiden Mutter übernahm. Ein paar flüchtige Augenblicke lang fühlte ich mich tatsächlich paranoid, als ich bei einem lächelnden, entspannten Patienten eine primitive Verfolgungsphantasie interpretierte. Doch dann spürte ich, daß sich in meiner Phantasie meine Angst spiegelte, als ein Vater aufzutreten, der diese Spinnerei transzendieren und das, was eine gewalttätige Deutung zu sein schien, in eine sinnvolle Deutung umformen könnte.

Herr F. kam mir auf einmal sehr angespannt vor. Er berichtete, er habe gerade das Bild vor sich, wie er selbst auf seine Mutter einsteche. Dann schwieg er, doch er sah äußerst angespannt aus. Er fügte dann hinzu, er sei sehr durcheinander, er würde doch so etwas niemals tun. Ich sagte, meiner Meinung nach versuche er gerade, sich und mich damit zu beruhigen, daß er niemals auf seine Mutter einstechen würde und daß er Angst habe, sein Wunsch, sie zu erstechen, könne gleichbedeutend damit sein, es tatsächlich zu tun. Ich stellte auch die Frage in den Raum, ob seine Befürchtung und sein Wunsch, die Mutter zu erstechen, in Zusammenhang stehen könnte mit seiner Angst, ich könne ihm ein Messer in den Rücken stoßen: Ich interpretierte, daß er seine eigene Wut auf mich projizierte. Ich spürte, daß eine solche mörderische Wut auch die Disqualifizierung des vernünftigen Vaters beinhaltete. Und ich hatte die Phantasie, daß ich die Rolle einer vernünftigen dritten Person spielte, doch dann dachte ich, daß das doch zu weit über das momentane Erleben des Patienten hinausging. Ich sagte, es würde mich nicht überraschen, wenn seine unmittelbare Reaktion in dem Versuch bestünde, dem allem eine humorvolle Note zu geben, um dadurch die »scharfen Kanten« der beängstigenden Gefühle, an denen wir arbeiteten, ein wenig abzumildern.

Darauf erwiderte der Patient, meine Bemerkungen hätten ihn nicht überrascht, erstaunt hätte ihn vielmehr, wieviel Wut seine Mutter bei ihrem letzten ausgedehnten Anruf in ihm ausgelöst hatte. Er fuhr dann fort, sich sehr emotional über einen Aspekt in ihren Darlegungen auszulassen, der ihm völlig verrückt vorkam und den er nicht zu entschärfen vermochte. Ich sagte, für mich laute die Frage, ob er sein Gefühl der Ohnmacht beim Umgang mit einer verrückten Mutter auf mich verlagert hätte, während er selbst in dieser Sitzung die Rolle der verrückten Mutter übernahm und mich mit seinem verrückten Verhalten konfrontierte. Er habe mir doch vermittelt, daß er wisse, daß es verrückt sei, habe es aber trotzdem inszeniert und mich dabei beobachtet, als er sich so aufmerksam zu mir umdrehte, während ich bei meinem Versuch, ihm die ernsten Aspekte dessen aufzuzeigen, was hinter seinem freundlichen Lächeln und seinen Bemerkungen lag, durch diese Nettigkeiten mühelos zum Scheitern gebracht werden konnte. Oder vielleicht schien ich verrückt zu sein, als ich auf die Verrücktheit hinwies, die hier im Raum in der Phantasie ablief, vor allem die Gefahr, ich könne ihm ein Messer in den Rücken stechen, so wie es ein machtloser, zur Weißglut getriebener Junge mit seiner verrückten, dominanten Mutter machen könnte. Darauf folgte ein längeres Stillschweigen. Dann sagte der Patient, es sei richtig, daß er versucht habe, die Dinge zwischen ihm und mir nicht ins Trudeln geraten zu lassen. Das sei tatsächlich sein normales Verhalten gegenüber allen Frauen gewesen, aber jetzt, bei Frau C., merke er, wieviel Wut auf alle Frauen in ihm stecke. Damit endete die Sitzung.

Was ich nicht ansprach, war die Identifikation des Patienten mit der Mutter bei fehlendem ödipalem Vater. Meine Gegenübertragungsreaktion – wie ich die Identifikation mit einem schwachen Vater inszeniert hatte und wie mir ein dissoziiertes Bild von einem gewalttätigen Vater zum Bewußtsein kam – war noch zu stark, als daß ich diese neue Sichtweise hätte einführen können. Doch mein Denken war freier geworden, und in der Übertragung fühlte ich mich nicht länger »eingewickelt« in eine pseudo-freundliche, roboterähnliche Beziehung.

Nun tauchte in der Analyse ein neues Thema auf: Jetzt füllten sich die Stunden mit der Verdichtung seiner Furcht vor aggressiven, frustrierenden, dominierenden und manipulativen Frauen einerseits und andererseits der Angst davor, es nicht besser zu machen als sein Vater, der ein Pantoffelheld war, dabei aber distanziert und reserviert blieb (und in Zusammenhang damit die Verzweiflung, ob er wohl imstande wäre, mit mir als einer idealisierten Version eines unerreichbaren Vatervorbilds in Konkurrenz zu treten).

Die Gegenübertragung diagnostizieren und sinnvoll einsetzen

Ein Vergleich der Fallgeschichten von Herrn A. und Herrn F. macht deutlich, wie die Rolle der Gegenübertragungsanalyse sich in dem Maß verändert, wie wir von einer geringen zu einer schwereren Psychopathologie übergehen. Zwar habe ich Herrn A. meine Gegenübertragungsdisposition nicht mitgeteilt (nämlich, was wohl das Motiv dafür war, daß ich vergaß, den Patienten über die Terminänderung nach der Trennung zu informieren), doch wird an diesem Beispiel deutlich, daß ein Aspekt meiner Disposition dem Patienten gegenüber meine Nachlässigkeit beeinflußte, desgleichen die heftige Gegenübertragungsreaktion in dem Moment, als der Patient mich beschimpfte, weil ich seinen Gedankengang unterbrochen hatte.

In bezug auf Herrn F. glaube ich, daß sein Beitrag zu der ständigen Gegenübertragungsdisposition ihm gegenüber, die ich über einige Monate hinweg erlebte, außerordentlich stark war. In meiner Gegenübertragung reagierte ich weniger auf einen spezifischen Aspekt meiner eigenen Biographie, sondern mehr unter dem massiven Einfluß einer generellen Betroffenheit über die »Als ob«-Qualität unserer Beziehung. Was ich erlebte, war, so glaube ich, die Kombination einer typischen und relativ normalen narzißtischen Reaktion auf das ständige Scheitern mit einem vom Über-Ich determinierten Schuldgefühl, weil ich dem Patienten nicht helfen konnte. All das führte zu dem Gefühl der Frustration, der Ohnmacht und der Verwirrung, das der Patient aus seiner Beziehung zur Mutter kannte und nun auf mich projizierte.

In der oben beschriebenen Sitzung mit Herrn A. dominierten seine Aussagen, die er mir in Form von freien Assoziationen übermittelte; sein nonverbales Verhalten und meine Gegenübertragungsdisposition zählten weniger bei der Integration des Gefühls, von mir verstanden zu werden, und auch weniger als meine Deutung der Gegenübertragung, als es bei Herrn F. der Fall war. Dagegen zeigten Herrn F.s nonverbales Verhalten während der Sitzungen sowie meine Gegenübertragung, daß es nötig war, das, was der Patient über sein subjektives Erleben berichtete, und das, was ich in seinem Verhalten in der therapeutischen Interaktion beobachtete – und nicht zuletzt die Gegenübertragung –, in einer einzigen Formulierung zusammenzufassen. Für mich ist meine Gegenübertragung bei Herrn F. in erster Linie ein Beispiel dafür, daß bei Patienten mit schwerer Charakterpathologie die Gegenübertragungsreaktion chronisch wird. Die roboterhafte Art seiner Reaktionen während der Sitzungen, mein Gefühl der Unwirklichkeit und der Ohnmacht und die dem Ganzen zugrundeliegende projektive Identifikation in der Übertragung – die Inszenierung der Beziehung zwischen einer verrückten Mutter und einem pseudo-gehorsamen Sohn – bildeten den Beitrag des Patienten zu meiner Gegenübertragung. Mein Beitrag bestand in meiner eigenen Identifikation mit meinem Vater, wobei allerdings hineinspielte, daß der Patient nicht in der Lage war, sich mit einem starken und großzügigen Vater zu identifizieren. Die verbalen Mitteilungen des Patienten drehten sich um sein Verhältnis zu

Frauen in der aktuellen Realität: In seinen nonverbalen Mitteilungen und meiner emotionalen Reaktion darauf ging es um die Mutter-Übertragung. Meine Ohnmacht, mein Gefühl, zwischen falscher Freundlichkeit und Gewalttätigkeit gefangen zu sein, ging über die Wirkung seiner projektiven Identifikation hinaus. Hier zeigt sich die Bedeutung von Leon Grinbergs (1993) Konzept der projektiven Gegenübertragung; hier zeigt sich auch die Komplementarität der tieferen Schicht der ödipalen Problematik des Patienten mit dem, was durch die ständige Herausforderung in der Übertragung in meinem eigenen Gegenübertragungspotential geweckt wurde.

Bei der Arbeit mit Patienten mit schwerer Psychopathologie besteht das Problem der andauernden Gegenübertragungsreaktionen darin, daß sie sich nur sehr allmählich entwickeln, diffus sind und daß sie aufgrund ihrer »invasiven« Natur nach und nach den gesamten psychoanalytischen Prozeß durchdringen können, und zwar so stark, daß die direkte Analyse dadurch beeinträchtigt wird. Eine ständige Gegenübertragungsreaktion erfordert vermutlich eine konsistente Bearbeitung außerhalb der analytischen Situation, aber auch während der Sitzungen, damit die Reaktion verstanden und in eine Interpretation transformiert werden kann.

Lucia Tower (1956) verwies darauf, daß manche chronischen Gegenübertragungsreaktionen erst nachträglich verstanden werden können, nämlich erst, wenn der Analytiker sich in einer anderen emotionalen Position befindet. Unter diesem Gesichtspunkt muß die ältere Annahme, daß die gedankliche Beschäftigung mit einem Patienten außerhalb der Sitzungen als Indikator für ein Problem gewertet werden muß, modifiziert werden. Manchmal rührt diese innere Beschäftigung davon her, daß man etwas nicht verstanden hat, weil man noch nicht genügend Erfahrung hat, manchmal auch daher, daß der Fall außergewöhnlich schwierig ist; doch bei Fällen mit schwerer Psychopathologie liegt es meistens daran, daß sich chronische Übertragungsreaktionen ausgebildet haben.

Ich selber habe festgestellt, daß chronische Übertragungsreaktionen besonders häufig bei der Behandlung von narzißtischen Persönlichkeiten auftreten, ebenso bei Patienten mit regressiver sadomasochistischer Übertragung. Diese Patienten unterdrücken eine sehr frühe Form von Haß und versuchen unbewußt, die Kommunikation mit dem Analytiker zu zerstören (das Syndrom, zu dem nach Bions [1958] Beschreibung ein Sich-dumm-Stellen, Neugier und Arroganz gehören). Zu chronischen Übertragungsreaktionen kommt es auch bei der Arbeit mit Patienten, die die Charakteristika einer »Als-ob«-Persönlichkeit zeigen und bei denen psychopathische Übertragungen dominieren. Auch Patienten mit schweren paranoiden Regressionen und Übertragungspsychose können chronische Übertragungsreaktionen hervorrufen, ebenso Patienten, deren Ausagieren objektiv gefährliche Formen annimmt, etwa die Gefahr von Selbstmord, Mord oder aktiver Angriffe auf den Analytiker (beispielsweise Drohungen mit Gerichtsverfahren). In all diesen Fällen werden sehr frühe internalisierte Objektbeziehungen – und manchmal auch echte psychotische Kerne – in der Übertragung dominant; das stellt den Analytiker, der bemüht ist, diese Regressionen durch Interpretationen aufzulösen, vor massive Probleme.

An dieser Stelle möchte ich auf einige spezielle Aspekte des Umgangs mit der Gegenübertragung eingehen, die sich bei Fällen von Gegenübertragungsreaktionen als hilfreich erwiesen haben. Zum einen fand ich es nützlich, mir vorzustellen, wie ein »normaler« Patient auf einen »normalen« Analytiker in dem speziellen Fall reagieren würde, wenn eine Interpretation gegeben wird, die der Patient nicht akzeptieren oder verstehen kann oder die er sofort in ein psychotisches System einbaut und derartig verzerrt, daß die weitere Arbeit davon betroffen ist. Oder ich stelle mir vor, wie eine normale Interaktion mit einem Patienten aussehen könnte, der es wagt, sich auf den Psychoanalytiker einzulassen, den er als vertrauenswürdig erlebt und der versucht, dem Patienten zu helfen, dabei aber weder allwissend noch allmächtig ist. Durch die innere Gegenüberstellung einer imaginierten normalen Interaktion mit einem Patienten und der momentanen Übertragungs-/Gegenübertragungsbindung läßt sich leichter klären, welche abnormalen oder seltsamen Aspekte das subjektive Erleben des Patienten, sein Verhalten oder die Gegenübertragung selbst prägen. Dann fällt es leichter, diese drei Elemente zueinander in Beziehung zu setzen und zu verstehen.

Rein kognitiv gesehen mögen meine Ausführungen banal erscheinen: Diese Dinge sind doch nicht zu übersehen. In der Praxis jedoch, und unter der Wirkung einer ständigen Gegenübertragungsreaktion, ist es viel schwieriger, diesen theoretischen Rahmen einer Normalität wiederherzustellen, und es mag sogar einem Außenstehenden leichter fallen als dem in der Situation gefangenen Analytiker. Deshalb sind Gespräche mit Kollegen hilfreich und nützlich, solange man als Psychoanalytiker tätig ist.

Bestimmte emotionale Einstellungen des Psychoanalytikers können bei der Arbeit mit Patienten mit schwerer Psychopathologie eine wichtige Rolle spielen und vielleicht ein deutliches Gegengewicht gegen die Gefahr von chronischen Gegenübertragungsreaktionen darstellen. Natürlich muß der Analytiker das bewußte Erleben einer starken Gegenübertragungsreaktion aushalten können, er muß diese Reaktion bei sich behalten können und zur Selbst-Exploration verwenden, aber auch zur Diagnose der gesamten Übertragungssituation (Winnicott 1949). Er muß den Mut aufbringen, die Situation zu deuten, wenn die Behandlung in eine Sackgasse geraten ist, die bei ihm ein Gefühl der Sinnlosigkeit und Hoffnungslosigkeit hervorruft: eine Passivität, die sich leicht rationalisieren läßt als geduldiges Warten darauf, daß die Situation sich von selbst auflöst. Natürlich will ich damit nicht sagen, daß der Analytiker den Patienten mit Deutungen bombardieren soll, vielmehr soll durch seine innere Haltung eine »Dringlichkeit« zum Ausdruck kommen, sobald er eine Situation deutlich erkennt, aber trotzdem nicht wagt, dem Patienten seine Gedanken mitzuteilen. Ebenfalls zu dieser Haltung gehören kognitive Klarheit, ein zurückhaltendes emotionales Engagement und Mut.

In der Übertragung des Patienten dominiert in solchen Momenten eine noch nicht restlos diagnostizierte Omnipotenz oder omnipotente Kontrolle. Das Sondieren der Bedeutungen der unbewußten Übertragung im Hier und Jetzt kann eine gewisse Furchtlosigkeit erforderlich machen, weil die Möglichkeit besteht, daß der Patient die Interpretationen als ein gewaltsames »Eindringen« empfindet, wie Piera Aulagnier (1981) es von psychotischen Patienten berichtet. Die Ursache dafür ist möglicherweise der Mechanismus der projektiven Identifikation der Omnipotenz des Patienten, und die Folge ist ein Gefühl der Lähmung, das den Analytiker befällt, wenn der Patient alle seine Interventionen als Angriff empfindet.

In dieser Situation können die Interventionen des Analytikers von versuchsweisen Vorschlägen und zögernden Fragen bis hin zu direkten Aussagen und im Extremfall bis zum Ausdruck einer tiefen Überzeugung reichen. Zusammen mit den oben erwähnten Vorsichtsmaßnahmen kann sich dadurch in jeder Sitzung die »Ungeduld« des Analytikers ausdrücken, aber auch die Bereitschaft und Disposition für die Arbeit, verbunden mit soviel Geduld, wie für einen gewissen Zeitraum erforderlich ist. Die Kombination von kurzzeitiger »Ungeduld« und langfristiger »Geduld« seitens des Analytikers ist das genaue Gegenteil einer unbewußten Vermeidungshaltung gegenüber einer besonders schwierigen oder schmerzhaften Übertragungs-/Gegenübertragungsbindung durch Rückzug aus der Übertragungssituation und durch das Angebot einer freundlich-entspannten Sitzung, um die Konfrontation mit der Aggression in den frühen Übertragungen und dem Ausagieren omnipotenter Kontrolle zu vermeiden. In bestimmten Situationen kann Freundlichkeit sich in Gleichgültigkeit verwandeln, und eine von »Dringlichkeit« geprägte Aussage kann Interesse und Engagement ausdrücken. Die Fähigkeit des Analytikers, zwischen diesen beiden Haltungen hin- und herzuwechseln, ist ein Indikator für seine innere Deutungsfreiheit. Die tiefe Überzeugung eines Analytikers ist sowohl mit der Haltung technischer Neutralität als auch mit einer objektiven, engagierten Beziehung zu seinem Patienten vereinbar.

Wichtig ist, daß der Analytiker bei der Arbeit mit Patienten mit regressiven Übertragungen die Entwicklung von »Szenarios« toleriert, in denen eine Gegenübertragung dadurch gründlich exploriert wird, daß man zuläßt, daß sie sich in eine Geschichte auflöst, d.h. in eine zeitliche Abfolge von Ereignissen, die das »Szenario« einer ausagierten Objektbeziehung in eine Erzählung überführen, die Licht auf die Bedeutung des Szenarios werfen kann. Beispielsweise können sich die sexuellen Phantasien des Analytikers in bezug auf den Patienten zu einer Gegenübertragungserzählung über eine sexuelle Beziehung mit dem Patienten entwickeln und über deren phantasierten Beginn und schlußendliche Zerstörung im Lichte dessen, was der Analytiker über den Patienten und über sich selbst weiß. Die Toleranz gegenüber derartigen Erzählungen bzw. Szenarios, die sich ganz natürlich aus der Gegenübertragungsdisposition ergeben, kann manchmal die Analyse subtiler Aspekte der Übertragung erleichtern, die mit solchen Entwicklungen der Gegenübertragung verknüpft sind, und bestimmte Aspekte der Übertragung können dadurch deutlicher werden, die der Analytiker zuvor nicht zu sehen imstande war. Eine solche Toleranz kann auch den Weg freimachen für die eigenanalytische Funktion des Analytikers, der dadurch unbewußte Aspekte seiner Gegenübertragungsprädisposition zurückgewinnt.

Denis Carpy (1989) hat festgestellt, wie nützlich der Prozeß ist, in dem der Analytiker versucht, die Gegenübertragung zu tolerieren, während er gleichzeitig durch sein Verhalten deutlich macht, daß dieser Prozeß nicht beendet ist und ein weiteres Durcharbeiten erforderlich macht. Carpy verweist auf das, was er das »unvermeidliche teilweise Ausagieren der Gegenübertragung« nennt, »wodurch der Patient erlebt, daß der Analytiker nicht unberührt bleibt von dem, was auf ihn projiziert wird, daß er darum kämpfen muß, es zu tolerieren, und daß er, wenn die Analyse gelingen soll, damit so umgehen muß, daß er seine Haltung aufrechterhalten kann, ohne grob auszuagieren.« Meines Erachtens ist dies eine wertvolle Beobachtung in bezug auf eine der Funktionen der Gegenübertragung bei der Behandlung stark regredierter Patienten, und ich glaube, es ist kein Zufall, daß das klinische Beispiel, das Carpy anführt, aus der psychoanalytischen Psychotherapie stammt. Pick (1985) hat eine ähnliche Bemerkung bei der Diskussion über den Prozeß des Durcharbeitens der Gegenübertragung gemacht.

Gregory Hamilton (1990) verwies darauf, daß der Analytiker, der dem Patienten dessen eigene projektive Identifikation transformiert zurückgibt – und zwar so, daß sie erträglich wird –, gleichzeitig auch seine eigene zähmende Funktion auf den Patienten projiziert. Anders ausgedrückt: Der Analytiker projiziert einen Aspekt seiner Selbstrepräsentanz als Teil der interpretativen Auflösung der projektiven Identifikation des Patienten. Ich möchte diesen Gedankengang erweitern: Eine Interpretation, bei der Elemente der Gegenübertragung verwendet werden, impliziert ein Bemühen um Kontakt mit dem normalen Aspekt des Selbst des Patienten. Dies geschieht im Vertrauen darauf, daß dieser Aspekt, sobald er nicht mehr unter dem Druck der in der Übertragung dominanten pathologischen Objektbeziehung steht, sich mit der Selbstrepräsentanz des Analytikers identifizieren könnte. Es könnte auch eine Identifikation des Patienten mit der Erfahrung stattfinden, die der Analytiker mit dem Zurückhalten und der Bearbeitung des Konflikts gemacht hat, der in Zusammenhang mit der auf ihn projizierten dominanten Objektbeziehung in der Übertragung steht. Oder anders gesagt: Das Gespräch über die Arbeit an der Gegenübertragung im Kontext ihrer Integration in die Interpretation der Übertragung verweist nicht nur die projektive Identifikation des Patienten in milderer Form an diesen zurück, sondern fügt ihr eine neue Komponente hinzu: den Kampf des Analytikers darum, den entsprechenden Konflikt zu verstehen und durchzuarbeiten.

Ist der Toleranz Erfolg beschieden, dann können Verständnis und interpretative Integration der Gegenübertragung eine befreiende Wirkung auf den Analytiker und auf den Patienten haben. Wenn aber diese befreiende Wirkung nur vom Analytiker erlebt wird, nicht aber dem Erleben des Patienten entspricht, dann kann das ein deutlicher Hinweis darauf sein, daß noch weitere Aspekte der Übertragung zwischen der Interpretation des Analytikers und der Fähigkeit des Patienten stehen, sie aufzunehmen und zu verarbeiten, und daß diese noch erforscht werden müssen.

Es wird oft gesagt, daß bei stärker gestörten Patienten einzig die »echte« Beziehung zählt, nicht aber die Interpretation. Die psychoanalytische Arbeit mit Borderline-Patienten bestärkt mich in der Überzeugung, daß es zwar viele Wege gibt, die Ich-Funktionen des Patienten zu unterstützen, daß aber die spezifischen Effekte der Übertragungsdeutung – insbesondere unter Einbeziehung der Gegenübertragung – die Entwicklung einer »echten« Beziehung erleichtern. Das geschieht dadurch, daß diese Beziehung die Fähigkeit des Patienten zur Selbstbeobachtung mit Hilfe der integrativen Funktion des Analytikers herausarbeitet. Das ist der beste Garant dafür, daß der Patient die Fähigkeit entwickelt, eine – zunächst temporäre – normale Beziehung aufzubauen. Diese Fähigkeit ist das Ergebnis der systematischen Analyse der Übertragung.

[KAPITEL 11] Omnipotenz in Übertragung und Gegenübertragung

Freud (1913, 1921) war der erste, der Omnipotenz beschrieb. Er sah darin ein Charakteristikum kindlichen Denkens und des magischen Denkens primitiver Kulturen. Er setzte das Gefühl der Omnipotenz in Bezug zum Primärnarzißmus und zur halluzinierten Befriedigung des Begehrens in frustrierenden Situationen. In der Psychopathologie mag dann diese frühkindliche Denkweise in Form von Omnipotenz wieder auftreten, vor allem im obsessiven Denken. Später wurde Omnipotenz sowohl von den Ich-Psychologen als auch von den Anhängern der Objekttheorie als Abwehroperation in Psychosen beschrieben, also als ein Aspekt des magischen Denkens bei Verlust der Realitätsprüfung.

So beschrieb Edith Jacobson (1967, 1971a) beispielsweise die omnipotenten Implikationen der psychotischen Identifikation, wenn die erneute Verschmelzung von Selbst- und Objektrepräsentanz in idealisierten oder ekstatischen Zuständen eine Omnipotenz des Denkens bewirkt, die zusammen mit der Verleugnung der Realität eine wichtige Abwehrfunktion erfüllt und auf diese Weise einen idealisierten Zustand als Abwehr gegen Depression und sogar gegen schizophrene Fragmentierung aufrechterhält.

In Melanie Kleins (1946) Beschreibung primitiver Abwehrmechanismen und Objektbeziehungen in Verbindung mit den frühen Kämpfen zwischen den Lebens- und den Todestrieben gehört omnipotentes Denken zu den frühen Abwehroperationen. Ihrer Meinung nach war diese Form der Abwehr verbunden mit der Abwehr von Neid mit Hilfe einer omnipotenten Phantasie der Verschmelzung von Selbst und Objekt, in welcher Trennung und Abhängigkeit verleugnet wurden und die projektive Identifikation eine omnipotente Kontrolle über das Objekt ermöglichte. Herbert Rosenfeld (1964, 1971) entwickelte Kleins Gedankengang weiter und betonte dabei die Verhaltensaspekte der omnipotenten Kontrolle als unverzichtbare Abwehroperation bei narzißtischen Persönlichkeiten. Damit verschob er den Akzent vom omnipotenten Denken auf die omnipotente Kontrolle, die ein entscheidendes klinisches Merkmal narzißtischer Pathologie darstellt.

Winnicott (1960a, b) beschreibt die ursprünglich undifferenzierte Struktur der Beziehung zwischen Mutter und Baby; er richtet sein Augenmerk dabei vor allem auf das Gefühl der Omnipotenz, das ein Baby empfindet, dessen sämtliche Bedürfnisse befriedigt werden, und stellt diesen Zustand in einen Gegensatz zu dem Gefühl der Verletzung, wenn die Frustrierung seiner Wünsche ihm die Grenzen seiner Kontrolle der Realität aufzeigt. Auf dem Weg von der primitiven Omnipotenz zur Akzeptanz von Frustration und Abhängigkeit wird deshalb ein Übergangsobjekt gewählt.

Als die psychoanalytische Erforschung der schweren Charakterpathologie, der Borderline-Störungen und der Psychosen dank der Arbeit vieler psychoanalytischer Wissenschaftler und Praktiker mit unterschiedlicher theoretischer Ausrichtung (Jacobson 1967; Mahler & Furer, 1968; Searles 1965; Rosenfeld 1987) weiter fortschritt, wurden die Abwehrfunktionen der wahnhaften Grandiosität und Omnipotenz bei schizophrenen, manisch-depressiven und paranoiden Psychosen erkannt, ebenso später auch die Bedeutung der omnipotenten Kontrolle in der psychoanalytischen Arbeit mit Borderline-Patienten und Patienten mit pathologischem Narzißmus (Kernberg 1975).

Man kann demnach sagen, daß Omnipotenz zum einen eine sehr frühe Phantasie ist, zum anderen einen Abwehrmechanismus und zum dritten eine pathologische psychische Struktur darstellt. In vielen klinischen Situationen begegnen wir allen drei Arten.

Meines Erachtens stellt Omnipotenz als frühe Phantasie einen Aspekt der verschmolzenen und undifferenzierten »Nur-gut«-Selbst-Objektbeziehung dar und hängt mit dem zusammen, was Freud (1930) ursprünglich als »ozeanisches Gefühl« beschrieb, das potentiell als frühe Abwehroperation erneut aktiviert wird, wann immer ein regressiver Idealzustand der Verschmelzung eintritt, der drohende Frustration, Traumata, Schmerz und Aggression abwehren soll. In der Phantasie der Wiedervereinigung von »gutem Selbst« und »idealem Objekt«, welche die Basis für die Abhängigkeit von einem guten Objekt bildet und gleichzeitig auch für eine befriedigende Beziehung des Ich zu seinem frühen Ich-Ideal sorgt, wiederholt sich in der Separations-Individuationsphase (Mahler et al. 1975) die ursprüngliche Funktion der Omnipotenz als eine Phantasie im Dienst der Abwehr. In der pathologischen Transformation dieser Entwicklung in manischen und hypomanischen Zuständen spiegelt sich die für diese Idealbeziehungen typische erneute regressive Verschmelzung wider. Die pathologische Konstruktion, die zu einem pathologischen grandiosen Selbst gehört (Kernberg 1984), impliziert zugleich den Abwehraspekt der Omnipotenz. Dies geschieht in der Verleugnung der »nur-negativen« abgespaltenen und projizierten

Aspekte des Selbst, in der Verleugnung der Abhängigkeit von anderen Objekten und in einer phantasierten, durch nichts beeinträchtigten Selbstbelohnung.

Diese Beschreibung bezieht sich darauf, daß frühe Omnipotenzphantasien aus libidinösen internalisierten Objektbeziehungen als Abwehr fungieren. Es ließe sich auch ein parallel verlaufender Prozeß über die Entwicklung aggressiver Objektbeziehungen beschreiben. In diesem Fall entwickelt sich das Omnipotenzgefühl aus starker Frustration, aus Traumata und Schmerz, die den aggressiven Affekt aktivieren. Zu den frühen Abwehroperationen, mit denen diese negativen Gefühle abgewehrt werden sollen, könnten auch Omnipotenz und omnipotente Kontrolle gehören (Kernberg 1992a). Im Gegensatz zu der Funktion der Omnipotenz im libidinösen Sektor, wo sie die Illusion von Lust und Grandiosität aufrechterhält, wird im aggressiven Bereich die Kontrolle der Objekte zum zentralen Ziel, und die Omnipotenzphantasien werden hier in den Abwehrmechanismus der omnipotenten Kontrolle umgewandelt.

Unter pathologischen Bedingungen übernimmt der Aggressionstrieb die Herrschaft über die frühe Entwicklung des psychischen Apparats. Diese Dominanz ist so machtvoll, daß sie zur Ausbildung der psychopathologischen Struktur führt, die wir bei der Psychose, der Borderline-Persönlichkeitsorganisation, den schweren Formen von Perversion und bei gewissen psychosomatischen Störungen beobachten können. Diese Übermacht der Aggression hat ihre Wurzeln in der exzessiven Aktivierung aggressiver Affekte.

Wenn wir beobachten, wie sich die Manifestationen der Psychopathologie der Aggression immer weiter ausbilden, dann wird deutlich, daß die Entwicklung dieses Ablaufs durch eine entscheidende Transformation des dominanten aggressiven Affekts bewirkt wird. Auf der frühesten Erfahrungsebene ist Wut das Zentrum der aggressiven Reaktion; in der klinischen Situation führt Aggression auf jeder beliebigen Entwicklungsstufe letztlich zu wütenden Affektzuständen in der Übertragung. Wenn sich ein äußeres »böses Objekt« herauskristallisiert, d.h. wenn die Trennung von Selbst- und Objektrepräsentanz stattgefunden hat, dann wandelt sich im Bereich der Aggression Wut in Haß (und in den damit untrennbar verbundenen Affekt des Neides). Und hier tritt dann die Omnipotenz in Gestalt des Strebens nach omnipotenter Kontrolle über das »böse Objekt« zutage.

In einer früheren Arbeit (Kernberg 1984) habe ich ausgeführt, daß die projektive Identifikation möglicherweise auf einer frühen Entwicklungsstufe eine wichtige Funktion erfüllt, denn durch sie wird eine Trennung im Segment der primitiven verfolgenden »nur-schlechten« Zustände möglich. Darin wiederum zeigt sich das Bemühen, die Aggression einer äußeren Quelle zuzuschreiben, dadurch eine reine, idealisierte Selbst- und Objektrepräsentanz als innere Selbsterfahrung aufrechtzuerhalten und das ideale Segment des Selbst vor den gefürchteten Angriffen des »bösen Objekts« zu schützen. Klinisch bedeutet die projektive Identifikation, daß ein Impuls, den man nicht aushält, auf das Objekt attribuiert wird und daß die Empathie mit diesem gefährlichen Impuls, der projiziert wurde, gewahrt bleiben kann; ferner eine unbewußte Tendenz, den entsprechenden Impuls in das Objekt hineinzulegen, sowie das Bedürfnis, das Objekt zu kontrollieren, das nun unter dem Effekt des projizierten Impulses steht. Dies alles wird begleitet von dem Streben nach omnipotenter Kontrolle. Wir könnten auch sagen, daß bei der omnipotenten Kontrolle die Phantasie der Omnipotenz mit dem inhärenten Kontrollaspekt der projektiven Identifikation kombiniert wird. Kurz gesagt, entsteht omnipotente Kontrolle in Verbindung mit psychopathologischem Haß.

In noch späteren Entwicklungsphasen wird der ursprüngliche Haß durch die sadistische Lust an der Macht ersetzt. In dieser Phase soll das Objekt nicht mehr zerstört werden, sondern das Ziel besteht darin, es leiden zu lassen oder auf subtilere Weise unter Kontrolle zu halten. Hier wird nun die omnipotente Kontrolle als massive Abwehr eingesetzt, wobei sadistische Macht zum Ausdruck kommt und die Aufrechterhaltung der Macht ein entscheidender Faktor für die psychische Sicherheit des Individuums ist. Im weiteren Verlauf der Entwicklung werden die sadistischen oder als sadistisch wahrgenommenen Objekte in der ödipalen Phase als Teil der Über-Ich-Strukturen internalisiert. Dadurch wird gleichzeitig der Konflikt in Form von sadistischem Druck seitens des Über-Ichs internalisiert; es kommt zu den sekundären charakterologischen Identifikationen mit dem sadistischen Über-Ich, die charakteristisch für die zwanghafte Persönlichkeit sind. Dabei wird der Abwehrmechanismus der omnipotenten Kontrolle in unbewußte omnipotente Phantasien von Situationen transformiert, in denen Zwang vorherrscht.

Als ich die typische Konstellation der primitiven Abwehrmechanismen beschrieb, in deren Mittelpunkt der für die Borderline-Persönlichkeitsorganisation typische Mechanismus der Spaltung steht (Kernberg 1975), führte ich neben der projektiven Identifikation, der primitiven Idealisierung, der Abwertung, Verleugnung und Abspaltung auch Omnipotenz und omnipotente Kontrolle als typische Abwehroperationen an. Das bisher Gesagte hat vielleicht die Wechselbeziehung zwischen Omnipotenz und omnipotenter Kontrolle einerseits und all den anderen Abwehroperationen andererseits etwas deutlicher gemacht. Sowohl die Omnipotenzphantasien als Abwehr im Bereich der Libido als auch die omnipotente

Kontrolle im Bereich der Aggression dienen dazu, die Aufspaltung des psychischen Erlebens in idealisierte und verfolgende Segmente zu schützen. Mit Hilfe von Omnipotenz und omnipotenter Kontrolle schützt sich der Patient mit narzißtischer Persönlichkeit vor der angstbesetzten Trennung, vor Abhängigkeit und Neid und kann so das idealisierte Konzept des pathologischen grandiosen Selbst bewahren.

Ich habe bereits erwähnt, welche unauflösliche Verbindung zwischen projektiver Identifikation und omnipotenter Kontrolle besteht. In Situationen, die von heftigem primitivem Haß geprägt sind, verstärken sie einander. Das gilt beispielsweise für Patienten, die physisch oder sexuell schwer mißbraucht wurden. Unter manischen und hypomanischen Konditionen geht Omnipotenz mit dem Abwehrmechanismus der Verleugnung einher und findet bei schizoiden, narzißtischen und hypomanischen Störungen ihre Entsprechung in der Abwertung wichtiger Bezugspersonen. Eine enge Beziehung besteht auch zwischen Omnipotenz und primitiver Idealisierung des Selbst. Demnach sind Omnipotenz und omnipotente Kontrolle in erster Linie primitive Abwehroperationen und gehören typischerweise zu schwerer Charakterpathologie und Psychose.

Klinisches Beispiel

Die nachfolgende Fallgeschichte aus der klinischen Arbeit ist ein Beispiel für Omnipotenz und omnipotente Kontrolle. Es handelt sich dabei um eine Sitzung im Rahmen der Psychotherapie einer Patientin mit Borderline-Persönlichkeitsorganisation und narzißtischer Persönlichkeit, deren Funktionsfähigkeit einem offenen Borderline-Niveau entsprach. Die hier geschilderte Sitzung fand in einer längeren Phase mit sadomasochistischem Ausagieren in der Übertragung statt.

Die Patientin ist Anfang zwanzig und Studentin an einem College. Ich hatte bereits erfahren, daß sie ihre Mutter als eine Frau erlebt hatte, die all ihren Kindern Liebe und Interesse vorenthielt, um Rivalitäten unter ihnen zu schüren. In der Sitzung fragte die Patientin als erstes, warum es mir nicht möglich sei, sie an diesem Tag zu einem späteren Zeitpunkt zu empfangen, da der aktuelle Zeitpunkt ihr sehr schlecht paßte. Ich antwortete, ich hätte von ihrer Bitte durch meine Sekretärin erfahren und hätte eine Nachricht für sie hinterlassen, daß ich sie wegen anderweitiger Verpflichtungen nicht später empfangen könnte. Die Patientin unterbrach mich zornig: Sie hätte doch schon vor einiger Zeit mitgeteilt, daß sie am heutigen Tag nach Möglichkeit gern später kommen würde; offensichtlich hätte ich andere Patienten vorgezogen. Ich erwiderte, mir sei klar, daß sie zornig sei, weil sie das Gefühl hätte, ich bevorzugte andere Patienten und überginge sie. Sie ignorierte meine Aussage und wiederholte ihre Forderung nach einer anderen Tageszeit für die Sitzung. Als ich sagte, sie sei ja jetzt, während wir miteinander sprächen, in ihrer Sitzung, ignorierte sie meinen Versuch, uns auf das Hier und Jetzt zu konzentrieren, und wiederholte, was sie bereits gesagt hatte. Mein Kommentar dazu: Ihr Wunsch nach mehr Zeit – wobei ich bestätigte, daß diese Stunde auf jeden Fall verlorenging – sei für mich ein Hinweis darauf, daß sie mich bestrafen wolle, weil ich nicht tat, was sie wollte; damit würde sie auch ihre eigene Möglichkeit zerstören, mich als einen Menschen zu erfahren, der ihr zur Verfügung stand und ihr helfen würde, zu verstehen, was hier gerade geschah. Doch die Patientin beharrte auf ihrer Forderung, ich solle ihrer Bitte folgen. Ich versuchte nochmals, sie ins Hier und Jetzt zu holen, und sagte, was mir am wichtigsten schiene, sei die Tatsache, daß sie mich als uninteressiert und nachlässig wahrnähme und gerade versuchte, mich notfalls mit Gewalt in einen guten Therapeuten zu verwandeln, der ihr eine Extra-Sitzung gewähre.

Meine Interventionen hatten keinen sichtbaren Effekt, die Wut der Patientin wurde immer stärker, und wann immer ich etwas sagen wollte, unterbrach sie mich. Schließlich verfiel ich in Schweigen. Als sie wutentbrannt ihre verschiedenen Beschuldigungen wiederholte, intervenierte ich mit der Bemerkung, sie wiederhole sich: Welche Funktion könnte das haben? Nun war sie es, die in Schweigen verfiel. Ich ließ einige Minuten verstreichen und fragte dann, ob der gehässige Ausdruck ihres Gesichts und ihr Schweigen dem gleichen Zweck dienten wie ihre Anschuldigungen, nämlich dem, eine Atmosphäre intensiver Feindseligkeit aufrechtzuerhalten, die es unmöglich machte, genauer hinzuschauen, was denn ihre Wut so anheizte.

Die Patientin sagte voller Verachtung, wenn es mir Spaß mache, könne ich jeden Unsinn aussprechen, der mir einfalle. Ich sagte, ihre Beschuldigungen erinnerten mich an die Beschreibung, wie ihre Mutter sie in der Kindheit angegriffen hatte; dabei überließ ich es der Patientin, sich als hilfloses Opfer dieses Angriffs zu erleben. Ich bot als Deutung an, daß die Übernahme der Rolle der Mutter in ihrer Beziehung zu mir ihr ein Gefühl der Stärke und Macht vermittele, und das schiene mir wichtiger als der Kampf um eine weitere Sitzung später an diesem Tag. (Diese Interpretation war nicht neu: Wir hatten bereits ihre Tendenz exploriert, Beziehungen so zu inszenieren, daß die Mutter der Quälgeist war und sie das Opfer, wobei es während der gesamten Behandlungsdauer zu häufigen Rollenwechseln in der Übertragung kam.)

Einige Augenblicke lang herrschte Schweigen, dann sagte die Patientin, ihr sei das alles bewußt, doch ich hätte diese Situation provoziert. Darauf erwiderte ich, daß ich – wenn sie tatsächlich zu diesem Zeitpunkt nicht hätte kommen können – geprüft hätte, ob wir einen besseren Termin für die Sitzung finden könnten, doch habe sie die Situation so gesteuert, daß diese Lösung nicht mehr möglich war. Ich erinnerte sie auch daran, wie oft wir darauf gestoßen waren, daß sie Expertin darin war, Situationen herzustellen, in denen sie sich von mir schlecht behandelt fühlen konnte. Darauf erwiderte die Patientin, daß sie sich in jedem Fall anhören könne, was ich zu sagen hätte, auch wenn sie verärgert sei. Ich stellte die Frage in den Raum, ob sie damit sagen wolle, sie hätte meine Aussagen tatsächlich als Gedankengänge erlebt, die ihre Sicht von sich selbst veränderten, oder ob sie mich jetzt gerade als übermächtige Mutter wahrnähme und sich selbst als ungezogenes kleines Mädchen, das nun Wiedergutmachung zu leisten hätte. Darauf sagte sie, sie habe nicht das Gefühl, hier Wiedergutmachung leisten zu müssen. Kurz danach endete die Sitzung.

Diskussion

Wird Omnipotenz als Abwehroperation in der Übertragung aktiviert, dann geschieht das für gewöhnlich in Form omnipotenter Kontrolle. Das technische Vorgehen beim Aufdecken unbewußter Omnipotenz als Teil einer zwanghaften Persönlichkeitsstruktur, bei schizoiden Persönlichkeiten oder anderen »höher strukturierten« Persönlichkeitsstörungen ist weit weniger schwierig als der Umgang mit den Inszenierungen omnipotenter Kontrolle bei Borderline- und narzißtischen Persönlichkeiten, die normalerweise gleichzeitig mit einigen anderen primitiven Abwehroperationen aktiviert werden. Werden bei zwanghaften Persönlichkeiten »höhere« Abwehroperationen gleichzeitig mit omnipotenter Kontrolle aktiviert, dann erweist sich das als weniger problematisch als die Dominanz primitiver Abwehroperationen, weil bei einer neurotischen Persönlichkeitsorganisation Intellektualisierung, Rationalisierung und Reaktionsbildung normalerweise in Verbindung mit omnipotenter Kontrolle auftreten. Diese Abwehrmechanismen werden in der Übertragung weniger stark ausagiert. Am schwierigsten ist die psychoanalytische Behandlung omnipotenter Phantasien im Zustand der Psychose.

In der Praxis ist die Arbeit mit omnipotenter Kontrolle bei schweren Persönlichkeitsstörungen das »tägliche Brot« der klinischen Psychiater. Das Hauptproblem dabei ist die Aufrechterhaltung einer Position technischer Neutralität: Man darf sich nicht in eine rigide Haltung manipulieren lassen, die ihrerseits dazu führt, daß eine projektive Identifikation inszeniert wird, d. h. eine Gegenübertragungs-Identifikation mit der gleichen Tendenz zu omnipotenter Kontrolle, die der Patient bei sich selbst zu erkennen vermeidet. Die masochistische Nachgiebigkeit des Therapeuten gegenüber dem Druck und den Forderungen, die vom Patienten ausgehen, mag die therapeutische Beziehung zeitweilig zu verbessern scheinen und offen ausgedrückte Aggression in der Übertragung vermindern. Doch der Preis dafür ist, daß der relevante Konflikt von der Bildfläche verschwindet oder daß es dazu führt, daß die negative Übertragung von der Idealisierung des Therapeuten abgespalten wird, die diesen schützt, was wiederum im Zusammenhang steht mit dem Ausagieren omnipotenter Kontrolle in der Übertragung. Um bei dem vorangegangenen Fallbeispiel zu bleiben: Wäre ich auf die Forderung der Patientin nach einer weiteren Sitzung am späten Abend desselben Tages eingegangen, dann hätte sie sich wahrscheinlich sofort entspannt und mir von den neueren Entwicklungen ihres Alltags berichtet, doch die Identifizierung mit ihrer sadistischen Mutter wäre dann für die analytische Arbeit emotional nicht mehr nachzuholen gewesen.

Aus meiner Arbeit mit schweren Persönlichkeitsstörungen weiß ich: Es ist praktisch unumgänglich, daß der Therapeut gezwungen ist, die Grenzen der psychoanalytischen Beziehung neu zu definieren und zu festigen, und zwar als Reaktion auf die omnipotente Kontrolle, die sich in der Übertragung ausdrückt. Anders gesagt: Der Therapeut muß nochmals ausdrücklich auf dem umfassenden Behandlungsrahmen bestehen. Und wenn das Ausagieren in der Übertragung potentiell gefährlich wird, muß er Grenzen setzen, um den Patienten zu schützen; auch den Raum, in dem gearbeitet wird, muß er vor destruktiver Aggression schützen. Mit diesen Grenzen schützt sich der Therapeut gleichzeitig vor einem Ausagieren der Gegenübertragung und schafft Raum für die Analyse der Gegenübertragung, die ein erster Schritt auf dem Weg zu einer kontinuierlichen Interpretation der Übertragung ist.

In meiner Fallgeschichte habe ich auf die Darstellung der Entwicklung der Gegenübertragung verzichtet, weil ich bereits viele Sitzungen erlebt hatte, in denen die Forderungen der Patientin zurückgewiesen wurden, und ich deshalb wußte, daß dem Ausagieren in den Sitzungen Grenzen gesetzt werden konnten.

Am schwierigsten fand ich die Arbeit mit omnipotenter Kontrolle bei schwer traumatisierten Borderline-Patienten, die in der therapeutischen Interaktion eine Opfer-Täter-Dyade inszenieren, und zwar mit einer Intensität und einem

Tempo des Rollenwechsels, die ein maximales Risiko für intensive Gegenübertragungsentwicklungen und ein Ausagieren der Gegenübertragung mit sich bringen, was in einen Teufelskreis des Ausagierens in der Übertragung führen kann.

Die Kombination von intensivem Haß, omnipotenter Kontrolle und projektiver Identifikation in der Übertragung sowie die Notwendigkeit, feste Grenzen für die Behandlungssituation zu setzen und aufrechtzuerhalten und damit die Fortsetzung der analytischen Arbeit zu gewährleisten, kann für einen kurzen Moment dazu führen, daß sich die Standfestigkeit des Therapeuten, seine technische Neutralität und seine Art des Haltens und Aufnehmens nicht mehr klar unterscheiden lassen von dem Ausagieren omnipotenter Kontrolle in der projektiven Identifikation, d. h. in der Gegenübertragung. Eine solche Situation ist schwer zu klären, und vielleicht wird dadurch das masochistische Potential des Therapeuten genährt, was dann wiederum zu der gefährlichen Situation führt, daß der Therapeut sich voller Schuldgefühle dem Ausagieren des Patienten unterwirft und dann schließlich den Patienten innerlich oder konkret ablehnt. Kann der Therapeut jedoch die Ambiguität aushalten und einfach weitermachen mit der Analyse von Übertragung und Gegenübertragung innerhalb und außerhalb der Sitzungen, dann kann die Übertragung des Patienten normalerweise geklärt werden. Gleichzeitig wird es für den Analytiker leichter, die Aggression des Patienten aufzufangen, ohne – als Reaktion seinerseits – selbst aggressiv zu werden, den Patienten aufzugeben oder die eigene masochistische Unterwerfung zu demonstrieren. Diese Beständigkeit und Festigkeit des Analytikers wiederum erlaubt es dem Patienten, nach und nach zu erkennen, daß seine Aggression nicht so gefährlich und so unerträglich ist, wie er befürchtete. Durch Identifikation mit der Beobachtungsfunktion des Therapeuten kann der Patient nun das Potential entwikkeln, mit dem er seine Aggression akzeptiert und bearbeitet. Im Endergebnis führt das dazu, daß die Spaltung zwischen idealisierten und verfolgenden Objektbeziehungen sich verringert. Die Selbst- und Objektrepräsentanzen können integriert werden, Ambivalenz kann ausgehalten werden, und die internalisierten wie auch die aktuell konkreten Objektbeziehungen können reifer und tiefer werden.

[KAPITEL 12] Suizidgefahr bei Patienten mit schweren Persönlichkeitsstörungen: Differentialdiagnose und Behandlung

Bei jedem Patienten mit der Diagnose »schwere Persönlichkeitsstörung« wird routinemäßig nach Anzeichen für suizidale Gedanken und Absichten – sowohl in der aktuellen Situation als auch in der Vergangenheit – und nach der Art und Ernsthaftigkeit von Suizidversuchen gefragt. Bei Patienten, die zum Zeitpunkt der Untersuchung nicht depressiv sind und keine Anzeichen von suizidalen Phantasien, Absichten oder Verhaltensweisen erkennen lassen, wird die Geschichte früherer Suizidgedanken oder suizidaler Handlungen in der Krankenakte vermerkt; eine direkte Intervention ist aber nicht erforderlich. Höchste Priorität für eine therapeutische Intervention ist indessen gegeben, wenn der Patient erst vor kurzer Zeit Suizidabsichten oder suizidale Wünsche geäußert und ein entsprechendes Verhalten gezeigt hat: Dann besteht die akute Gefahr, daß ein weiterer Versuch unternommen wird. Die Art der therapeutischen Interventionen hängt von der Differenzierung zwischen echtem suizidalem und parasuizidalem Verhalten ab, das gekennzeichnet ist von selbst zugefügten Verletzungen wie Schneiden, Brennen oder Ritzen der Haut oder auch dem Ausreißen von Haaren oder Nägeln. Heimliches Schneiden kann manchmal sehr weit gehen, wobei jedoch sorgsam darauf geachtet wird, keine Blutgefäße zu beschädigen. Schwer suizidales Verhalten liegt vor bei ernsthafter Selbstverletzung mit Gefahr von arterieller Blutung oder der Verletzung großer Venen.

Chronisch parasuizidales Verhalten ohne akute Suizidphantasien oder -absichten und ohne suizidales Verhalten ist typisch für eine schwere Persönlichkeitsstörung, die eine therapeutische Langzeitintervention erfordert. Ob dabei Psychopharmaka eingesetzt werden, hängt davon ab, ob es sich bei der Intervention um eine stützende Therapie oder um eine psychoanalytische Psychotherapie handelt. Es muß auch darauf geachtet werden, ob das parasuizidale Verhalten Teil eines umfassenderen Musters selbstschädigenden Verhaltens ist: In einem solchen Fall muß ein besonders sorgfältig ausgearbeiteter therapeutischer Vertrag abgeschlossen und das therapeutische Setting entsprechend geschickt strukturiert werden (Yeomans et al. 1992).

Affektive Störungen treten gemeinhin in Verbindung mit Persönlichkeitsstörungen auf. Wenn der Patient tatsächlich echt suizidgefährdet ist und der Kliniker ein Suizidrisiko in nächster Zukunft befürchten muß, dann stellt sich die drängende Frage, ob die Suizidabsicht des Patienten als Teil einer Flucht vor den unerträglichen Gefühlen und Gedanken zu betrachten ist, die für eine Depression charakteristisch sind, oder ob es sich dabei um das Symptom einer depressiven Störung handelt, die eine eigene, spezielle Behandlung erforderlich macht. Bei suizidalen Patienten, die nicht an einer depressiven Störung leiden, finden wir häufig Fälle, in denen der Suizid als »Lebensform« betrachtet wird. In dieser Haltung spiegeln sich die destruktiven und selbstdestruktiven Muster der schweren Persönlichkeitsstörungen, insbesondere der Borderline-Persönlichkeitsstörung, der infantilen oder histrionischen Persönlichkeitsstörung, aber auch des Syndroms des malignen Narzißmus und der eigentlichen antisozialen Persönlichkeitsstörung. Auch wenn die oben erwähnten Fälle von »Selbstmord als Lebensform« nicht in das Schema der Kriterien für eine klinische Depression passen, so mag doch ein Suizidrisiko auf der Basis des Charakters gegeben sein und ein ganz besonderes therapeutisches Vorgehen erfordern.

Müssen die suizidalen Intentionen und/oder Verhaltensweisen des Patienten als unmittelbare Gefahr betrachtet werden, und handelt es sich um Symptome einer depressiven Erkrankung, dann stellt sich folgende Frage: Entspricht die Suizidabsicht der Schwere der Depression? Oder ist sie eindeutig nicht durch den Grad der depressiven Reaktion des Patienten belegt, wie etwa im Fall von schweren Persönlichkeitsstörungen, bei denen charakterlich bedingtes suizidales Verhalten mit multiplen neurotischen Symptomen koinzidiert? Eine signifikante Suizidgefahr kann auch bei Patienten mit weniger schweren Persönlichkeitsstörungen vorliegen, insbesondere bei Patienten mit einer depressiv-masochistischen Persönlichkeitsstörung. Bei diesen entspricht das suizidale Verhalten meistens einer Charakterdepression, die wir bei Patienten mit guter Ich-Identität, einer grundsätzlich gut entwickelten Abwehr (häufig durch Verdrängung) und hervorragender Realitätsprüfung finden – im Gegensatz zu der typischen Identitätsdiffusion und den weitgehend primitiven Abwehrmechanismen von Patienten mit einer Borderline-Persönlichkeitsorganisation.

Tritt ein Suizidrisiko in Zusammenhang mit einer echten Depression auf, die also nicht Symptom einer affektiven Störung ist, dann ist das sicherste therapeutische Vorgehen eine Kombination von Psychopharmaka gegen die Depression und einer therapeutischen Behandlung der charakterlichen Probleme des Patienten (Koenigsberg et al. 2000). Solche Patienten benötigen im allgemeinen mindestens zwei Therapiesitzungen pro Woche in einem nicht stationären bzw. ambulanten Setting und gleichzeitig eine psychopharmakologische Behandlung. Diese beginnt meist mit einer hochdosierten SSRI-Gabe (Selective Serotonin-Reuptake-Inhibitor, selektive Serotoninwiederaufnahme-Hemmer) und muß so lange durchgeführt werden, bis die Wirkung des Medikaments von dem Placebo-Effekt unterschieden werden kann, der sich als Teil der Übertragung im Rahmen der psychoanalytischen Beziehung entwickeln kann.

Zeigt eine erste SSRI-Medikation keine Wirkung, kann man es mit einer zweiten SSRI-Gabe versuchen. Sollte die Depression weiterhin bestehenbleiben, gibt man ein trizyklisches Antidepressivum. Alternativ dazu kann auch ein MAO-Hemmer das Medikament der Wahl sein; Voraussetzung dafür ist die verläßliche »compliance« des Patienten, der die Verantwortung für die Einhaltung der Einschränkungen bei der Ernährung und die Wechselwirkungen mit der begleitenden Medikation übernimmt. Der Patient muß fähig sein, die Empfehlungen des Therapeuten zuverlässig zu befolgen, während der Therapeut überzeugt sein muß, daß die Medikamente (speziell die Nicht-SSRI-Antidepressiva) nicht für suizidale Zwecke verwendet werden. Diese beiden Faktoren – verläßliche »compliance« seitens des Patienten und realistische Überzeugung seitens des Therapeuten – entscheiden darüber, ob eine Behandlung mit Psychopharmaka sinnvoll und klug ist.

Wenn bei Patienten, die früher einmal Medikamente gehortet haben, um damit Selbstmord zu begehen, starke suizidale Tendenzen vorliegen und die Depression signifikant ist, ist es gefährlich, sie mit dieser Kombination von Psychopharmaka und Psychotherapie ambulant zu behandeln. Besondere Vorsicht ist bei der Medikation von Patienten geboten, die bereits einmal antisoziales Verhalten gezeigt haben oder sich bei früheren Behandlungsversuchen verantwortungslos verhalten haben. Das gilt auch für Patienten mit deutlicher schizoider Reserviertheit, paranoid gefärbtem Distanzverhalten, allgemeiner Impulsivität, fehlender Eigenverantwortung, in deren Vergangenheit es Episoden mit Drogen- und/oder Alkoholmißbrauch oder Abhängigkeit davon gab; diese Vorsichtsmaßnahmen gelten auch für Patienten, deren Situation gekennzeichnet ist von Einsamkeit und Isolation, gescheiterten sozialen Beziehungen oder einem schweren persönlichen Verlust. Auch Patienten mit chronisch selbstschädigendem Verhalten, Selbstverstümmelungstendenzen oder parasuizidalem Verhalten sollten die Kombinationsbehandlung nur nach reiflicher Prüfung erhalten. Treffen mehrere dieser Faktoren zusammen, dann läßt sich daran ablesen, welches Problem es für einen solchen Patienten bedeuten mag, eine aufrichtige und abhängige Beziehung zu einem Therapeuten aufzubauen, den sie als hilfreich erleben. Patienten mit schwerer narzißtischer Pathologie und Erfahrungen mit negativen therapeutischen Reaktionen, für die suizidales Verhalten zur Lebensform geworden ist und die unter einer Charakterdepression leiden, sind möglicherweise hochgradig gefährdet und reagieren mit suizidalem Verhalten auf die besorgte und Hilfe anbietende Haltung des Therapeuten.

Im Zweifelsfall sollten solche Patienten lieber in die Klinik eingewiesen werden, statt sie ambulant zu behandeln. Ebenfalls indiziert ist eine Einweisung, wenn die akute Suizidgefahr das Symptom einer schweren affektiven Erkrankung ist, bei Vorliegen einer echten Depression oder auch einer Depression im Rahmen einer psychotischen Erkrankung. In all diesen Fällen muß das Suizidrisiko als sehr hoch eingeschätzt werden. Zu dieser Gruppe gehören auch Patienten mit massiver Depression, Patienten mit schizoaffektiver Erkrankung sowie manche chronisch schizophrenen Patienten, die früher bereits aus wahnhaftem Denken heraus bizarre Selbstmordversuche unternommen haben und die häufig nicht auf Anhieb diagnostiziert werden können. Alle diese Patienten müssen eingewiesen werden, selbst wenn ihre Suizidtendenzen nicht akut oder extrem zu sein scheinen: Bei Suizidphantasien oder -absichten, die im Kontext einer Psychose auftreten, besteht hohe Suizidgefahr und damit eine Indikation für eine stationäre Behandlung.

Aus den Kriterien für ein differentielles therapeutisches Vorgehen beim Umgang mit akut suizidalen Patienten ergibt sich zwingend, daß zur diagnostischen Evaluation von Patienten mit potentiellem Suizidrisiko folgende präzise Fragen gestellt werden müssen:

1. Ist der Patient depressiv?
2. Wenn ja: Handelt es sich um eine massive Depression oder um eine Charakterdepression?
3. Leidet der Patient an einer massiven affektiven Störung, vor allem an massiver Depression, einer schizoaffektiven Störung, einer schizophrenen Erkrankung oder einer derzeit noch nicht eindeutig diagnostizierbaren psychotischen Erkrankung?
4. Ist der Patient willens und bereit, ehrlich Auskunft über sich selbst und seine explizite Einstellung gegenüber dem Therapeuten zu geben? Können seine Informationen als verläßlich gelten?
5. Zeigt der Patient Anzeichen von Intoxikation? Ist er drogenabhängig? Oder sind Charakterzüge erkennbar, die bei der vorherigen Frage zu einer negativen Antwort führen?

Die Beantwortung dieser Fragen erfordert eine sorgfältige Untersuchung des psychischen Zustands des Patienten; ebenso ist eine genaue Kenntnis der unterschiedlichen Diagnose von massiver Depression und Charakterdepression erforderlich. Dazu müssen die psychischen sowie die eventuellen neurovegetativen Symptome der Depression gründlich evaluiert werden, desgleichen die Beziehung zwischen der depressiven Reaktion und objektiven Auslösern im aktuellen Umfeld des Patienten. Ebenfalls erhoben werden müssen die dominante Persönlichkeitsstruktur des Patienten, die Funktionsfähigkeit des Über-Ich (Aufrichtigkeit und Verantwortungsbewußtsein) und das Potential an Aggressivität und Auto-Aggressivität.

Im derzeitigen soziokulturellen Klima in den Vereinigten Staaten mit ihrem Gesundheitssystem ist es nicht ungewöhnlich, daß schwere affektive Störungen übertrieben häufig diagnostiziert werden. Das ist zum Teil auf den Einfluß der Patienten zurückzuführen, die das Vokabular der Diagnose und der DSM-IV-Kriterien gelernt haben und ein Interesse daran haben, in eine Klinik eingewiesen zu werden, oder sich einen Sekundärgewinn aus den therapeutischen Kontakten erhoffen. Daneben gibt es aber auch Patienten mit einer »Doppel-Depression«, d. h. es liegt eine echte schwere affektive Störung vor, verbunden mit einer chronischen Charakterdepression. Bei diesen Patienten kann die Differentialdiagnose der depressiven Erkrankung in der unmittelbaren Situation große Probleme bereiten. In solchen Fällen ist es günstiger, zunächst eine schwere affektive Erkrankung zu diagnostizieren und zu behandeln, und zwar so lange, bis sich etwas anderes zeigt.

Ein weiteres verbreitetes Problem ist die Tendenz, die Schwere der akuten Depression und/oder die Suizidgefahr zu unterschätzen. Das liegt dann daran, daß der Patient auch histrionische Züge aufweist. Histrionische Merkmale können bei jeder schweren Persönlichkeitsstörung auftreten und können die schwere Depression und das Suizidrisiko maskieren. Noch einmal: In Zweifelsfällen sollte der Patient lieber stationär behandelt werden, damit der Arzt mit Hilfe der sorgfältigen Beobachtung des Pflegepersonals und weiterer Untersuchungen des psychischen Zustands des Patienten schließlich zu einer endgültigen Diagnose gelangt.

»Selbstmord als Lebensform«

Patienten mit schweren Persönlichkeitsstörungen, die sich mit akutem oder chronischem suizidalem (oder parasuizidalem) Verhalten vorstellen, ohne daß bei ihnen eine echte Depression vorliegt, nennen wir Patienten mit »Selbstmord als Lebensform«. Suizidales oder parasuizidales Verhalten drückt sich sehr oft in Form von Wutanfällen oder Zornausbrüchen aus, entstanden aus dem Gefühl der Frustration des Patienten in einer von heftigen Gefühlsstürmen geprägten Beziehung. Hier drückt das suizidale Verhalten wahrscheinlich impulsive und undifferenzierte Wut auf andere und auf das eigene Selbst aus.

Am häufigsten finden wir dieses Muster bei Frauen mit einer Borderline- oder einer histrionischen Persönlichkeitsstörung. Bei Männern koinzidiert ein solches mit Wut verbundenes Suizidverhalten mit schweren narzißtischen und/oder antisozialen Zügen, und nur eine Differentialdiagnose erlaubt die Unterscheidung zwischen diesen Merkmalen und einer histrionischen Persönlichkeitsstörung, einer narzißtischen Persönlichkeitsstörung mit antisozialen Tendenzen, dem Syndrom des malignen Narzißmus und der eigentlichen antisozialen Persönlichkeitsstörung. Auch Frauen zeigen diese Merkmale, doch häufiger als bei Männern kommen bei ihnen noch schwere masochistische Züge hinzu; dazu gehört selbstschädigendes Verhalten in Verbindung mit parasuizidalem oder suizidalem Verhalten.

Diese Fälle müssen indessen unterschieden werden von einem zweiten Typus von Verhalten: dem nicht depressiven, chronischen suizidalen oder parasuizidalen Verhalten, bei dem Selbstmord als Ausdruck des Triumphes über die Umgebung eingesetzt wird, ein kaltblütig vorbereiteter Racheakt und ein Schlag gegen denjenigen, dem die Fürsorge für den Patienten obliegt und zu dem der Patient in einer chronisch konfliktgeprägten Beziehung steht. Dabei kann es sich um eine der Manifestationen einer heftigen negativen Reaktion auf die Therapie handeln (Kernberg 1993d) – eine Verschärfung der Symptome oder eine sich verstärkende negative Selbsterfahrung, die dann auftritt, wenn der Patient spürt, daß die vom Therapeuten angebotene Hilfe besonders wirksam war. Patienten mit narzißtischer Persönlichkeitsstörung oder Menschen, die am Syndrom des malignen Narzißmus leiden, sind anfällig für solche negativen Reaktionen auf die Therapie. Diese Anfälligkeit kann sich in einem Suizidplan äußern, der tage- oder wochenlang sorgsam vorbereitet wird, meistens schwere Folgen hat und gelegentlich tödlich endet. Diese Form von suizidalem Verhalten gehört wahrscheinlich zu den schwierigsten Fällen, die ein Therapeut aushalten und behandeln muß.

All diese Patienten versuchen, Antidepressiva in die Hand zu bekommen, obwohl sie nicht depressiv sind. Diese werden dann häufig gehortet, um damit Selbstmord begehen zu können. Zwar wird die Gefahr der Selbstschädigung mit Gaben von SSRI reduziert, dennoch bin ich der Meinung, daß diese Patienten nicht mit Psychopharmaka oder Stimmungsstabilisatoren behandelt werden sollten.

Übertragungsfokussierte Psychotherapie (TFP)

Im Lauf der letzten fünfzehn Jahre wurde am *Personality Disorders Institute* des *Department of Psychiatry* des *Medical College* an der *Cornell University* in Kooperation mit der *Westchester Division* des *New York Hospital* eine Behandlungsmethode für Patienten mit chronischem charakterbasiertem Suizidverhalten bei fehlender Depression entwickelt, die wir »übertragungsfokussierte Psychotherapie«* genannt haben. In zahlreichen Fällen erwies sich diese Methode als wirksam, bei einer signifikanten Zahl von Fällen sogar als geradezu dramatisch erfolgreich. Derzeit werden die klinischen Ergebnisse einer empirischen Kontrolle unterzogen, sie wurden bereits als Buch veröffentlicht (Clarkin, Yeomans & Kernberg 1999). In Kapitel 7 wurden die entscheidenden Aspekte dieses Ansatzes genauer beschrieben; hier noch einmal eine kurze Zusammenfassung:

Entscheidend ist eine gründliche diagnostische Evaluation des Patienten vor Beginn der Behandlung. Mit Ausnahme der antisozialen Persönlichkeitsstörungen im engeren Sinn, die normalerweise auf therapeutische Bemühungen nicht ansprechen, können alle schweren Persönlichkeitsstörungen mit TFP behandelt werden. Die Prognose variiert je nach Typ der Persönlichkeitsstörung: Für die Borderline-, die histrionische, schizoide und paranoide Persönlichkeitsstörung ist die Prognose im allgemeinen ausgezeichnet, etwas verhaltener für die narzißtische Persönlichkeitsstörung (speziell in Verbindung mit antisozialem Verhal-

* A. d. Ü.: Analog zu dem Begriff »klientenzentrierte Psychotherapie« könnte die Übersetzung des Begriffs *Transference-Focused Psychotherapy* »übertragungszentrierte Psychotherapie« lauten; im deutschen Sprachraum hat sich jedoch der Begriff »übertragungsfokussierte Psychotherapie« eingebürgert.

ten), für das Syndrom des malignen Narzißmus und die schizotypische Persönlichkeitsstörung.

Bei sämtlichen Persönlichkeitsstörungen gilt vor allem die Qualität der Objektbeziehungen des Patienten als genereller prognostischer Indikator für eine Behandlung mit TFP: Die Prognose ist um so schlechter, je stärker der Patient dauerhaft isoliert lebt. Und: Je ausgeprägter die antisozialen Züge des Patienten sind, desto schlechter fällt die Prognose aus. Weitere prognostische Merkmale sind unter anderem die Intelligenz des Patienten (Patienten mit einem Intelligenzniveau unterhalb des Borderline-Niveaus sprechen nicht gut auf TFP an) und ein sekundärer Krankheitsgewinn (die Prognose ist schlechter, wenn der Patient Krankheitsgewinn aus passiv-dependenten oder gar parasitären Wünschen gezogen hat, indem er seine vermeintliche Arbeitsunfähigkeit dazu mißbraucht hat, soziale Einrichtungen für Behinderte massiv in Anspruch zu nehmen).

Für die Arbeit mit TFP werden zwei wöchentliche Sitzungen à 45 oder 50 Minuten benötigt. In seltenen Fällen mögen für einen gewissen Zeitraum drei Sitzungen indiziert sein. Eine Frequenz von mehr als drei Sitzungen führt zu verstärkter Regression, weil dadurch die Tendenz vieler schwer persönlichkeitsgestörter Patienten verstärkt wird, aus der Therapie einen Ersatz für das wirkliche Leben zu machen.

Ganz allgemein gesagt, besteht die TFP-Strategie darin, daß in der Übertragung die Aktivierung von abgespaltenen primitiven und pathogenen internalisierten Objektbeziehungen gefördert wird, die für Patienten mit Borderline-Persönlichkeitsorganisation so charakteristisch sind. Das zeigt sich darin, daß in der Übertragung extrem verfolgende oder aggressionsgeladene Beziehungen entstehen, die mit extrem idealisierten Beziehungen alternieren. Das Ziel besteht darin, in der Übertragung beim Patienten Toleranz und Verständnis für die Implikationen dieser abgespaltenen internalisierten Objektbeziehungen zu wecken, die damit zusammenhängende Identitätsdiffusion aufzulösen und es dadurch dem Patienten zu erleichtern, seine Identität zu integrieren. Konkret bedeutet das, daß jede einzelne dieser primitiven Objektbeziehungen – eine Beziehung zwischen einer Selbstrepräsentanz und einer Objektrepräsentanz unter dem massiven Einfluß einer primitiven affektiven Disposition – in der Übertragung nachgespielt wird, und zwar mit wechselnden Rollen. Dabei besteht die wichtigste therapeutische Technik darin, diese in der Übertragung aktivierten Objektbeziehungen nach und nach zu klären, zu interpretieren und den Patienten damit zu konfrontieren. Im Verlauf dieses Prozesses wächst allmählich die Toleranz des Patienten gegenüber diesen abgespaltenen Repräsentanzen des eigenen Selbst und wichtiger Bezugspersonen. Dann kann er vielleicht beginnen, die Gründe für die scharfe Trennung zwischen idealisierten und verfolgenden Beziehungen zu verstehen und zu sehen, daß er dadurch die idealisierten Beziehungen vor Vergiftung und Ansteckung schützt. Ich-psychologisch ausgedrückt, bedeutet das, daß man dem Patienten Hilfestellung bei der Erreichung der Objektkonstanz leistet; in Kleinscher Terminologie würde man sagen, daß die therapeutische Arbeit darin besteht, dem Patienten bei der Durcharbeitung der paranoid-schizoiden Position behilflich zu sein, damit er die depressive Position erreichen kann.

Zu dieser Vorgehensweise gehören drei Schritte: (1) die diagnostische Beschreibung einer bestimmten internalisierten Objektbeziehung in der Übertragung; (2) die diagnostische Erarbeitung der entsprechenden Selbst- und Objektrepräsentanz in der Übertragung und der jeweiligen Projektion bzw. des Ausagierens in der Übertragung (und in der Gegenübertragung); sowie (3) die interpretative Integration der jeweils abgespaltenen Selbstrepräsentanzen und der abgespaltenen Objektrepräsentanzen. Das führt zur Integration des Selbstempfindens und des Empfindens für wichtige Bezugspersonen, wodurch sich die für schwere Persönlichkeitsstörungen charakteristische Identitätsdiffusion auflöst. Die bei dieser Strategie angewandten Techniken – zu denen vor allem die Klärung, Konfrontation und Interpretation im Hier und Jetzt gehören, die alle im Kontext der systematischen Analyse der Übertragung sowie im Rahmen eines technisch neutralen, dabei jedoch objektiv interessierten Vorgehens zur Anwendung kommen – sind das A und O der TFP.

Diese Strategien und Techniken haben wir noch durch einige besondere Taktiken für die Arbeit mit Patienten mit charakterbasierten Suizidtendenzen ergänzt. Dazu gehört zunächst die Erarbeitung eines vorläufigen Therapievertrags mit Klauseln, die für alle Patienten gelten: Sitzungstermine, Zahlungsmodus, Urlaubskalender, Absprachen über abgesagte Stunden und die potentielle Einbeziehung Dritter etc., dazu die Anweisung an den Patienten, in der Therapie seine Gedanken, Gefühle und Wahrnehmungen frei und offen mitzuteilen, sowie die Verantwortung des Therapeuten, dem Patienten alle Informationen zu geben, die ihm bei der Suche nach seinem Selbst helfen können. Mit suizidgefährdeten Patienten müssen weitere Arrangements getroffen werden, die das Überleben des Patienten garantieren. Daneben müssen Patient und Therapeut zu einem Einverständnis über die Maßnahmen kommen, die getroffen werden sollen, wenn sich suizidales Verhalten in irgendeiner Form manifestiert (Yeomans et al. 1992).

Der Therapievertrag begrenzt demnach die Kontakte mit dem Therapeuten auf die Therapiestunden; dies wiederum erlaubt dem Therapeuten, die interpretierende und neutrale Haltung beizubehalten, die den Patienten davon abhält, aus seinem Symptom einen sekundären Krankheitsgewinn zu ziehen. Der Patient wird ganz konkret aufgefordert, sämtliche Suizidphantasien, -wünsche oder -absichten während der Therapiesitzungen auszusprechen und sich zu verpflichten, sich in der Zeit zwischen den Sitzungen jeglicher Aktion zur Befriedigung dieser Wünsche zu enthalten. Das ist so zu verstehen, daß der Patient, wenn er sich je außerstande fühlt, sein suizidales Verhalten unter Kontrolle zu halten, den Notfalldienst eines psychiatrischen Krankenhauses aufsuchen soll, um dort untersucht und gegebenenfalls aufgenommen zu werden, und zwar so lange, bis die dortigen Ärzte es für sicher halten, ihn zu entlassen.

Anders gesagt: Die Verantwortung des Patienten besteht darin, sein suizidales Verhalten unter Kontrolle zu halten und das Gespräch darüber auf die Therapiesitzungen zu beschränken. Sollte er dazu nicht in der Lage sein, übernimmt er selbst die Verantwortung dafür, daß er von einem psychiatrischen Notdienst untersucht wird. Das soll den Patienten davon abhalten, Kontakt zum Therapeuten außerhalb der Sitzungen zu suchen, damit er keinen Sekundärgewinn aus seinen Symptomen ziehen kann und damit das therapeutische Gespräch nur im Kontext der Sitzungen stattfindet.

Oft führen Selbstmorddrohungen gegenüber Familienmitgliedern oder anderen Personen zu starkem Sekundärgewinn, welcher der Nährboden für die Suizidsymptomatologie des Patienten ist. Der Therapeut muß möglicherweise ein Treffen mit der gesamten Familie anberaumen, um das Arrangement der Behandlung offen darzulegen und die Familie ausdrücklich aus der Verantwortung für das Überleben des Patienten zu entlassen. Es muß auch noch einmal betont werden: Falls der Therapeut daran zweifelt, ob der Patient zwischen den Therapiesitzungen zuverlässig für sein eigenes Überleben Sorge tragen kann, dann soll er diesen notfalls lieber einweisen, bis eine endgültige Diagnose erstellt werden kann und die Fähigkeit des Patienten zur verantwortlichen Beteiligung an der Behandlung eindeutig festgestellt wurde. In der Praxis gibt es keine Vorhersagemöglichkeit für das Suizidverhalten solcher Patienten, und dieses Verhalten kann auch nicht durch Maßnahmen von außen unter Kontrolle gehalten werden, nicht einmal durch Hospitalisierung. Nur die Kooperation des Patienten und die Eliminierung von Sekundärgewinn kann den Suizid eines Patienten verhindern, dessen suizidale Tendenzen in seiner Charakterstruktur verankert sind.

Um die Behandlung effektiv durchführen zu können, muß der Therapeut dafür sorgen, daß er (selbst) physisch, gesetzlich und psychisch geschützt ist, indem er der Familie die Gründe dafür erklärt, warum der Patient für seine eigene Sicherheit verantwortlich ist. Er muß dem Patienten und dessen Verwandten gegenüber ganz klar aussprechen, warum unter den vorliegenden Umständen eine längerfristige Einweisung nicht indiziert zu sein scheint und weshalb er trotz des weiterhin bestehenden unkontrollierbaren suizidalen Verhaltens eine ambulante Behandlung empfiehlt. Zu seinem eigenen Schutz gegen eine eventuelle Strafverfolgung muß der Therapeut dieses Arrangement auch in der Patientenakte deutlich zum Ausdruck bringen. Es ist von entscheidender Bedeutung, daß der Therapeut die therapeutischen Rahmenbedingungen für die Behandlung schafft, dank derer er auch angesichts von expliziten oder impliziten Selbstmorddrohungen des Patienten oder von Druck seitens der Familie des Patienten seine Ruhe bewahren kann.

Ein wesentlicher Aspekt dieser Behandlungsmethode besteht darin, daß der Therapeut von Anfang an interpretiert, welche Implikationen für die Übertragung aus den Behandlungsbedingungen erwachsen, die den Selbstmord verhindern sollen. Er tut dies mit Hilfe seines Wissens um die derzeitige Persönlichkeitsstruktur des Patienten und seine Vergangenheit und um die potentielle Bedeutung, die der Patient vermutlich der therapeutischen Intervention zuschreibt – er wird sie vielleicht als einen Akt invasiver Kontrolle, als feindselige Dominanz oder willkürliche Restriktion betrachten. Daraufhin unternimmt der Therapeut den Versuch, diese Deutung mit den eher allgemein gehaltenen Interpretationen der Übertragung zu verbinden, die zu diesem Zeitpunkt angebracht sind. Kurz gesagt, besteht eine wichtige Taktik dieser Behandlungsmethode in der Kombination verschiedener Maßnahmen: Die Behandlung wird strukturiert, dem suizidalen Verhalten des Patienten werden Grenzen gesetzt, und die Implikationen, die diese Grenzen für die Übertragung haben, werden sofort gedeutet. Später können diese Implikationen für die Übertragung gründlich erforscht und aufgelöst werden.

Diesem Ansatz liegt die theoretische Annahme zugrunde, daß – unabhängig von dem jeweiligen Fall und dessen spezieller Psychodynamik – chronisches suizidales oder parasuizidales Verhalten immer einen gemeinsamen Nenner hat: die implizite Aktivierung einer sadistischen, mörderischen Objektrepräsentanz im Geist des Patienten sowie die komplementäre Aktivierung einer besiegten, mißhandelten und bedrohten Selbstrepräsentanz. Die Beziehung zwischen den Repräsentanzen von Selbst und Objekt ist durch intensiven Haß gekennzeichnet und wird in der Beziehung des Patienten zu seinem Körper nachgespielt. Anders gesagt: In chronisch suizidalem und parasuizidalem Verhalten spiegelt sich die Somatisierung eines intrapsychischen Konflikts wider. Das Setzen von Grenzen als Bestandteil der Behandlung und die Deutung der entsprechenden Implikationen für die therapeutische Beziehung verwandeln diese somatisierte internalisierte Objektbeziehung in eine durch die Übertragung aktivierte internalisierte Objektbeziehung, mit deren Hilfe der suizidale Konflikt direkt angesprochen werden kann.

Die Versuchung, die suizidales Verhalten für den Patienten darstellt, wird auf diese Weise umgewandelt in eine potentielle Haßbeziehung zwischen einem Aspekt des Selbst des Patienten und einem Aspekt seiner projizierten Objektrepräsentanz, die dem Therapeuten zugeschrieben wird. Diese Umwandlung kann möglicherweise ein bereits seit langem bestehendes Suizidverhalten dramatisch reduzieren. Während die Übertragung rasch eine vorwiegend negative Form annimmt, können das Gehaltenwerden, die interpretierende Bearbeitung und die allmähliche Auflösung dieser ursprünglichen Übertragung das Suizidverhalten auflösen.

Zusätzliche Behandlungsmethoden und Alternativen

Zur weiteren Vorgehensweise gehören die Praktiken, die für alle Patienten mit schweren Persönlichkeitsstörungen indiziert sind. In jeder Sitzung geht es vor allem um Material, das der Patient als affektiv dominierend erlebt; es geht um Aufmerksamkeit für eine spezifische Gruppe von Themen mit hoher Priorität, die aufgenommen werden müssen, ganz gleich, wie sich die Übertragung entwickelt, und es geht um die Behandlung so typischer Komplikationen wie Täuschung, paranoide Regressionen und bedrohliches Ausagieren. Die Art, wie bei der TFP ein Therapievertrag gestaltet wird, mag dazu führen, daß der Patient es ablehnt, die vom Therapeuten dargelegten Bedingungen zu akzeptieren. Wenn dieser Fall eintritt, sollte genau diese Weigerung als Manifestation der selbstdestruktiven Tendenzen des Patienten diskutiert und als Teil des diagnostischen Prozesses gemeinsam mit dem Patienten erforscht werden. Dieser Vorgang mag zu der Schlußfolgerung führen, daß die vorgeschlagene Behandlungsmethode nicht angewandt werden kann und daß eine alternative Behandlung indiziert ist.

Im allgemeinen führt die Weigerung des Patienten, die Bedingungen der übertragungsfokussierten Psychotherapie zu akzeptieren, zu einem Wechsel des Therapieziels hin zu einem stützenden Umgang mit dem Patienten. Im Rahmen einer stützenden Psychotherapie kann Sekundärgewinn bis zu einem bestimmten Punkt toleriert werden, und die Familie wäre dann nur verpflichtet, eine gewisse Kontrolle über den Patienten auszuüben, wobei die Verpflichtung nicht dahingehend ausgeweitet werden sollte, daß sie sich um die Krankheit des Patienten kümmern muß. Bei diesem Vorgehen wird möglicherweise eine langfristige therapeutische Behandlung mit kurzen stationären Phasen festgelegt werden, die mit mehr oder weniger ausgedehnten Perioden außerhalb des stationären Settings alternieren. In diesem Kontext kann man versuchen, einen besser passenden Kompromiß zwischen impulsiven und abwehrenden Konfigurationen zu finden, ohne dabei die der Pathologie des Patienten zugrundeliegende Psychodynamik einzubeziehen (Rockland 1992).

Als weitere Alternative für Patienten, die die Bedingungen der TFP nicht akzeptieren wollen, kann ein kognitiv-behavioraler Ansatz in Frage kommen, insbesondere die dialektische Verhaltenstherapie (dialectic behavior therapy, DBT). Dieser Behandlungsmodus ist speziell darauf ausgerichtet, suizidales und parasuizidales Verhalten bei Borderline-Patienten durch eine Kombination von Validierung und einem Training in sozialer Kompetenz zu reduzieren (Linehan 1993). Die DBT basiert jedoch gleichfalls auf einem Therapievertrag, den ein Patient möglicherweise genauso ablehnt.

Unserer Erfahrung nach erbringt die Behandlung mit Psychopharmaka bei Patienten mit stark impulsivem Suizidverhalten ohne signifikante Depressionssymptome keine zufriedenstellenden Ergebnisse. Doch bei Patienten, die jegliche Verantwortung ablehnen, die einem adäquaten Therapievertrag entspricht, mag eine Behandlung mit Psychopharmaka hilfreich sein, besonders in einer Kombination von Anxiolytika, Antidepressiva und Stimmungsstabilisatoren. Allerdings ist hierbei die Versicherung des Patienten unabdingbar, er werde sich strikt an die verschriebene Anwendung der Medikation halten. Tritt die erwartete positive Wirkung nicht ein, darf der Patient jedoch keinesfalls über einen längeren Zeitraum hinweg mit mehreren Medikamenten behandelt werden. Es wird dann zunehmend schwieriger, die Nebenwirkungen der Medikamente und einen möglichen Placebo-Effekt voneinander zu unterscheiden; außerdem bleibt das Risiko der mißbräuchlichen Verwendung der Medikamente für Suizidversuche bestehen, ebenso die Gefahr eines sekundären Suchtverhaltens.

Bei der Arbeit mit Patienten mit schwerer Persönlichkeitsstörung und einer ausgeprägten charakterbedingten Depression, welche die suizidalen Tendenzen verstärkt und von diesen wiederum verstärkt wird, birgt die Verbindung von psychotherapeutischem und psychopharmakologischem Ansatz einige andere Probleme. Wenn der Therapeut gleichzeitig die Übertragung und die Wirkung der

Psychopharmaka evaluiert, ist zu Beginn der Behandlung eine eher unterstützende Haltung indiziert, die auch eine gewisse – wenn auch begrenzte – Verfügbarkeit des Therapeuten außerhalb der Sitzungen einschließt, damit die Depression des Patienten beobachtet werden kann; das erlaubt auch eine gewisse Kontrolle darüber, ob der Patient imstande ist, auf suizidales Verhalten zu verzichten. In dieser Behandlungsphase stehen die Objektbeziehungen des Patienten, die nichts mit dem Therapeuten zu tun haben, wahrscheinlich im Vordergrund, und die Hinwendung zu den Implikationen des Suizidverhaltens für die Übertragung muß vermutlich warten, bis die Depression etwas leichter geworden ist oder bis es sich zeigt, daß eine negative Reaktion auf die Therapie die Depression aufrechterhält. Ist dieser Punkt erreicht, kann die Behandlung – wie es bei einem Patienten ohne Depression auch der Fall wäre – zur konsistenten Analyse der Übertragung übergehen, während weiterhin Psychopharmaka gegeben werden. Bei diesen Fällen kann man im allgemeinen durch sorgfältige Evaluation der Veränderung in der Symptomatik im Kontext der Übertragungsanalyse eine Diagnose darüber erstellen, inwieweit die antidepressive Medikation tatsächlich wirkt. Es wird auch erkennbar, wie sich der Einfluß der sich entwickelnden Übertragung auswirkt: Bleibt der depressive Affekt gleich stark, oder wird er stärker bzw. schwächer? Zeigt es sich, daß die streng durchgeführte Behandlung mit Antidepressiva wirkungslos bleibt, dann sollte die Medikation insgesamt abgesetzt und die Behandlung auf rein psychotherapeutischer Basis entsprechend den Vorgaben der TFP fortgesetzt werden.

Wenn die Sitzungen von Themen beherrscht werden, die den Therapeuten veranlassen könnten, eine Klinikeinweisung in Betracht zu ziehen – d.h. wenn die Kommunikation unaufrichtig ist, der Patient sich nicht um sich selbst kümmert oder wenn unkontrollierbarer sekundärer Krankheitsgewinn ins Spiel kommt –, dann kann man den Patienten fragen, ob er willens und bereit ist, sich an der TFP zu beteiligen, oder ob eine Klinikeinweisung oder ein Wechsel zu einer stützenden Therapiemethode angezeigt ist.

Das vorliegende klinische Material besagt, daß manchen Patienten bei einer stützenden Langzeitpsychotherapie, ergänzt durch MAO-Hemmer, durch die Kombination dieser beiden Methoden geholfen werden kann. Bei Patienten mit schweren Persönlichkeitsstörungen erweisen sich unserer Erfahrung nach sowohl eine stützende Langzeitpsychotherapie als auch eine Langzeit-DBT, die daran arbeitet, das suizidale und parasuizidale Verhalten aufzulösen, in vielen Fällen als durchaus wirksam, sie können jedoch die grundlegende Persönlichkeitsstruktur dieser Patienten nicht auflösen.

Eine wichtige Implikation des Abschlusses eines Therapievertrags bei der TFP ist die Notwendigkeit, den Sekundärgewinn aus der charakterbedingten Erkrankung (und nicht nur das eigentliche suizidale Verhalten) zu kontrollieren: sei es dadurch, daß in dem anfänglichen Vertrag Grenzen vereinbart werden, oder dadurch, daß neue Aspekte als Teil der sich entwickelnden therapeutischen Beziehung in den Therapievertrag aufgenommen werden. Das gilt beispielsweise für Patienten mit chronischem suizidalem oder parasuizidalem Verhalten, das zu signifikanten Beeinträchtigungen bei ihrer Arbeit oder dem Studium führt und auch keine normalen sozialen Beziehungen erlaubt. Wichtig ist, daß die entsprechenden Fähigkeiten des Patienten immer wieder evaluiert werden; der Therapeut wird auch darauf bestehen, daß der Patient seine Arbeitssituation und sein gesellschaftliches Leben normalisiert. Ein aktiver Kontakt mit anderen Menschen kann die charakterbedingten Probleme des Patienten beleuchten und die Analyse der Beziehung zwischen dem Entwicklungsverlauf der Übertragung und den Problemen des Alltags erleichtern.

Die Analyse der Implikationen, die für die Übertragung daraus erwachsen, daß der Therapeut das Suizidverhalten des Patienten kontrolliert, wird durch die individualisierte Dynamik dieser Patienten meist rasch reicher und komplizierter. Ein wesentlicher Aspekt dieser interpretativen Arbeit besteht darin, daß der Therapeut sehr genau darauf achtet, wie sich solche spezifischen Bedeutungen des suizidalen Verhaltens herausbilden. So mögen manche Patienten auf die Grenzen, die ihrem Suizidverhalten gesetzt werden, mit ständigem beleidigtem Schmollen und abwertendem Verhalten reagieren oder auch mit provokativem Schweigen während der Sitzungen, wodurch sie unter anderem zeigen, daß sie ihre Behandlungszeit torpedieren und dadurch die Verfügbarkeit des Therapeuten als helfende Person unterminieren. All dies kann wiederum interpretiert werden als die unbewußte Unterwerfung des Patienten unter ein sadistisches internalisiertes Objekt, das ihm nicht gestattet, irgend etwas Positives vom Therapeuten anzunehmen.

In dem andauernden abwertenden und feindseligen Verhalten eines Patienten während der Sitzungen bei gleichzeitigen verbalen Attacken auf den Therapeuten außerhalb der Sitzungen mag sich die Identifikation mit einem sadistischen Elternobjekt spiegeln, wobei der Patient die attackierte und mißhandelte Selbstrepräsentanz auf den Therapeuten projiziert. Gelegentlich kommt es zu einer geradezu dramatischen Aufspaltung der Übertragung, bei der sich hinter einem scheinbar freundlichen Verhalten während der Sitzungen schwer selbstdestruktive Verhaltensweisen zwischen den Sitzungen verbergen, die die abgespaltene

Äquivalenz der negativen Übertragung repräsentieren, deren Ausdruck jedoch in Gegenwart des Therapeuten unterdrückt wird.

Die Gegenübertragung des Therapeuten kann zu einem wichtigen Indikator für das werden, was der Patient auf ihn projiziert, und in solchen Fällen wird die Analyse der Gegenübertragung zu einem wesentlichen Aspekt der Übertragungsanalyse. Zu der »haltenden« Funktion des Therapeuten gehört auch, daß er die Zielscheibe für die Aggression des Patienten ist und sich trotzdem nicht zurückzieht, sich nicht entmutigen oder deprimieren läßt und nicht daraufhin den Patienten aus Rachsucht innerlich im Stich läßt oder während der Sitzungen in irgendeiner Weise zum Gegenangriff übergeht. Die Aggressionstoleranz des Therapeuten, die kein Zeichen masochistischer Unterwerfung unter den aggressiven Aspekt des Patienten ist, kann für den Patienten zu einer wichtigen Erfahrung werden, denn er gewinnt allmählich die Gewißheit, daß der Therapeut weiterlebt, obwohl er doch sein geschlagenes Selbst auf diesen Therapeuten projiziert. Damit wächst auch die Gewißheit, daß er selbst, seiner erschreckenden Aggression zum Trotz, als gutes Objekt weiterleben kann.

Den festen Rahmen der Therapiesitzungen aufrechtzuerhalten, der den Therapeuten, den Patienten und ihre Umgebung vor jeglichem körperlichen Schaden oder vor Aggression bewahrt, ist eine Vorbedingung dafür, daß der Therapeut sich sicher fühlt, und dieses Gefühl der Sicherheit ist wiederum entscheidend für das Ausführen der komplexen Funktionen der Übertragungsanalyse. Besonders bei der Arbeit mit Patienten, die körperlich oder sexuell schwer mißbraucht wurden oder die immer wieder Zeugen eines solchen Mißbrauchs waren, kann die Replikation dieser Mißbrauchserfahrungen und -erinnerungen in der Übertragung zu Inszenierungen führen, bei denen der Patient sich so verhält, daß er Opfer der vermuteten Aggression des Therapeuten wird, und in der Re-Inszenierung des Mißbrauchs, in der die Rollen vertauscht sind, mag der Therapeut das Opfer werden.

Die Kunst des Therapeuten, den Teil seiner selbst, der emotional auf die Übertragung reagiert, von dem Teil seines Geistes zu trennen, in dem er den gesamten Komplex von Übertragung und Gegenübertragung analysiert (und in dem er in seiner Rolle als »Dritter im Bunde« bleibt), ist ein wesentliches Element dieser Therapiemethode, wobei die generellen Fähigkeiten des Therapeuten und sein Wissen über die Arbeit mit der Übertragungsanalyse als selbstverständlich vorausgesetzt werden.

[KAPITEL 13] Behandlungsstrategien für Eßstörungen bei Patienten mit einer Borderline-Persönlichkeitsorganisation

Die meisten Patienten mit schweren Eßstörungen leiden unter einer deutlichen Charakterpathologie. Auch wenn der Fokus unseres Forschungsprojekts zum Thema Borderline-Psychotherapie an der Westchester-Abteilung des New York Hospital, Cornell Medical Center, nicht auf Eßstörungen *per se* liegt, sind wir der Überzeugung, daß die Erfahrung, die wir in der psychodynamischen Behandlung von Borderline-Patienten gewonnen haben, auch für die Behandlung von Patienten mit Eßstörungen von Bedeutung ist. Außerdem bot uns die Verfügbarkeit eines kognitiv-verhaltenstherapeutischen stationären, auf Eßstörungen spezialisierten Behandlungsangebots die Möglichkeit, die Erfahrungen dieser Patienten zu vergleichen und zueinander in Beziehung zu setzen. Nicht zuletzt ist es meine klinische Erfahrung in der psychoanalytischen und psychotherapeutischen Behandlung dieser Patienten, die es mir ermöglicht hat, einige der vorherrschenden dynamischen Muster dieser Pathologie, wie sie in der Forschungsliteratur beschrieben werden, zu untersuchen.

Diagnostik

Die beiden wichtigsten Eßstörungen, die Anorexia nervosa und die Bulimia nervosa, sind hauptsächlich bei Frauen zu beobachten. Charakteristisch für die Anorexia nervosa ist, daß das tatsächliche Körpergewicht mindestens 15 % unter dem Normalgewicht liegt und daß die Patientinnen sich aktiv weigern, ein normales Körpergewicht zu erreichen; diese Patientinnen haben Angst davor, zuzunehmen oder zu dick zu werden; ihr Körperschema ist gestört, und sie leiden unter einer primären oder sekundären Amenorrhoe. Die Bulimia nervosa ist gekennzeichnet durch Eßattacken (binge) und das ständige Bestreben, das Körpergewicht durch Erbrechen, die Einnahme von Laxanzien, durch Diäten und/oder Sport zu kontrollieren. Typischerweise sorgen sich diese Patientinnen übertrieben um ihr Körpergewicht und ihre Figur. Da in 90 bis 95 % der Fälle Frauen von diesen Störungen betroffen sind, gibt es eine Tendenz, die Möglichkeit außer acht zu lassen, daß diese Diagnose auch auf einige männliche Patienten mit schweren Persönlichkeitsstörungen zutreffen könnte.

Unsere Erfahrung zeigt, daß Art und Schwere der Persönlichkeitsstörung die beiden wichtigsten Determinanten sind, die die Gesamtprognose der breit angelegten Behandlungsstrategien bestimmen, die bei Patientinnen mit schweren Eßstörungen eingesetzt werden. Da Depressionen ein häufiges Symptom bei diesen Patientinnen sind, ist es wichtig, schwere affektive Störungen von einer charakterlich verankerten Depression zu unterscheiden, desgleichen muß der Schweregrad der Depression von der affektiven Persönlichkeitsstörung differenziert werden. In eine Rangordnung von »weniger« bis »äußerst schwerwiegend« gebracht, umfassen die wichtigsten affektiven Persönlichkeitsstörungen die depressiv-masochistischen, die zyklothymen, die sadomasochistischen, die primitiven Selbstbeschädigungssyndrome sowie die hypomanischen.

Die zweite Dimension stellt die hysterisch-histrionische Borderline-Persönlichkeitsstörung dar. Die hysterische Persönlichkeitsstörung repräsentiert den gesündesten (den neurotischen) Pol des Kontinuums, die Borderline-Persönlichkeitsorganisation den Pol schwerster Störungsausprägung; die histrionische oder infantile Persönlichkeit liegt dem Schweregrad nach zwischen diesen beiden Polen.

Die dritte Dimension ist die der narzißtischen Persönlichkeitsstörungen, die, wie wir bereits in Kapitel 3 gesehen haben, von der narzißtischen Persönlichkeit im engeren Sinne über die narzißtische Persönlichkeit mit offenkundigen Borderline-Zügen und über das Syndrom des malignen Narzißmus bis hin zur antisozialen Persönlichkeitsstörung reicht. Die stärker ausgeprägten Typen von Pathologie, die auf diesem Kontinuum zu finden sind – insbesondere die letzten beiden –, haben im Hinblick auf den Erfolg einer psychotherapeutischen Behandlung eine zurückhaltende Prognose.

Die letzte Dimension ist die zwanghafte Persönlichkeitsstörung; wenn ihre Störung stark ausgeprägt ist, bewegen sich diese Patientinnen in Richtung hypochondrische, schizoide und paranoide Persönlichkeitsstörungen, im Extremfall in Richtung der relativ selten vorkommenden chronischen Anorexia nervosa mit zugrundeliegender psychotischer Struktur und schizophrenen Episoden. Grundsätzlich ist es wichtig, differentialdiagnostisch zwischen einer Eßstörung im engeren Sinne und den gravierenden anorektischen Symptomen schwer depressiver und einiger schizophrener Patientinnen mit akuten Wahnvorstellungen zu unterscheiden. Die häufigsten Persönlichkeitsstörungen, die man bei eßgestörten Patientinnen findet, sind die hysterische, die histrionische oder infantile, die Borderline- sowie die narzißtische Persönlichkeitsstörung und die charakterlich verankerte Depression.

Im allgemeinen läßt sich sagen, daß Patientinnen mit Persönlichkeitsstörungen auf höherem Funktionsniveau oder mit einer neurotischen Persönlichkeitsorganisation (die hysterische, die depressiv-masochistische und die zwanghafte Persönlichkeit) eine sehr viel bessere Prognose haben und daß in der Behandlung weniger Komplikationen auftreten als bei Patientinnen mit Borderline-Persönlichkeitsorganisation. Ich sollte an dieser Stelle anmerken, daß ich mich auf Persönlichkeitsstörungen beziehe, die weder im DSM-III-R noch im DSM-IV aufgeführt sind, die jedoch dem Analytiker als klinische Syndrome wohlvertraut sind und nur noch nicht ihren Weg in unser offizielles Klassifikationssystem gefunden haben.

Bei jeder Patientin mit einer Eßstörung müssen – neben der diagnostischen Einschätzung der vorherrschenden Charakterpathologie – das Vorhandensein oder Fehlen einer integrierten Identität, die dominierenden Abwehrstrukturen, die Qualität der Objektbeziehungen und insbesondere das Vorhandensein oder Fehlen antisozialer Züge erfaßt werden. Die Qualität der Objektbeziehungen sowie das Vorliegen antisozialer Tendenzen sind von fundamentaler Bedeutung für die Prognose des gesamten Spektrums der Persönlichkeitsstörungen.

Die erste Frage, die sich in der Behandlung eßgestörter Patientinnen stellt, ist die, ob die Behandlung ambulant durchgeführt werden kann oder ob sinnvollerweise eine stationäre Phase vorausgehen sollte, um die Patientin zu stabilisieren oder um die Motivation soweit zu steigern, daß die Behandlung ambulant weitergeführt werden kann. Bei einem Gewichtsverlust von 30 % oder mehr, was für eine Anorexia nervosa nicht ungewöhnlich ist, ist eine anfänglich stationäre Behandlung zur Gewichtssteigerung indiziert. Bei bulimischen Patientinnen werden nur solche mit schwerwiegenden Elektrolytentgleisungen, schweren Depressionen oder Substanzabhängigkeit stationär aufgenommen.

Ein weiterer strittiger Punkt ist die Frage, ob eine psychoanalytische Psychotherapie oder eine Psychoanalyse im Gegensatz zu einer stützenden Therapie indiziert ist. Bei Patientinnen mit neurotischer Persönlichkeitsorganisation scheint eine Psychoanalyse indiziert, während für die meisten Patientinnen mit Borderline-Persönlichkeitsorganisation die psychoanalytische Psychotherapie die Behandlungsmethode der Wahl ist (Kernberg 1984). Außerdem hängt die Prognose für eine psychoanalytische Psychotherapie von der Fähigkeit der Patientin ab, die Art von Behandlungsverträgen zu akzeptieren, die Voraussetzung für eine solche

Therapie sind. Patientinnen, bei denen multiple, chronische und gefährliche Muster des Ausagierens festzustellen sind oder bei denen antisoziales Verhalten, ein Mangel an Therapiemotivation, eine sehr gering ausgeprägte Fähigkeit zur Introspektion, ein signifikanter sekundärer Krankheitsgewinn sowie eine gut dokumentierte Geschichte negativer therapeutischer Reaktionen bei erfahrenen Psychotherapeuten vorliegt, benötigen entweder eine vorbereitende Phase stationärer Langzeitbehandlung oder eine stützende Psychotherapie, vielleicht auch in Kombination mit kognitiv-verhaltenstherapeutischen Behandlungsansätzen. Wissenschaftlich kontrollierte Studien haben gezeigt, daß die kognitiv-verhaltenstherapeutische Behandlung bei bulimischen Patientinnen mit leichteren neurotischen Persönlichkeitsstörungen erfolgreich sein kann (Hoffman & Halmi 1993).

Manche Patientinnen, die sich für eine ambulante Therapie vorstellen (oder von ihrer Familie gebracht werden), brauchen eine stationäre Behandlung. Dazu gehören anorektische Patientinnen mit massivem Gewichtsverlust und solche, bei denen Hypotonie, Bradykardie, Amenorrhoe, Hypothermie, Anämie, ein Wachstumsstop, Lanugo oder Osteoporose diagnostiziert werden. Manchmal leugnet nicht nur die Patientin, sondern die gesamte Familie den offensichtlichen Ernst der Lage, trotz Diabetes mellitus, massiver Depression oder einer Geschichte von »doppelter Depression« auf seiten der Patientin. Schließlich erscheint in einigen Fällen eine stationäre Aufnahme angezeigt, weil man der Möglichkeit nachgehen muß, daß eine schizophrene Grunderkrankung vorliegen könnte. In manchen Fällen hilft eine stationäre Aufnahme, die Familie der Patientin damit zu konfrontieren, daß sie den Schweregrad der Erkrankung leugnet. Ebenso rechtfertigt ein gut dokumentiertes Scheitern ambulanter Behandlungsversuche über einen längeren Zeitraum hinweg eine stationäre Diagnostikphase.

Strategien in der Anfangsphase der Behandlung

In der psychoanalytischen Psychotherapie von eßgestörten Patientinnen mit Borderline-Persönlichkeitsorganisation macht deren Tendenz zu heftigem Ausagieren die Formulierung eines anfänglichen Behandlungsvertrags unabdingbar (Kernberg et al. 1989). Weniger schwere Persönlichkeitsstörungen, die mit einer relativ intakten Ich-Stärke, Angsttoleranz und Impulskontrolle einhergehen sowie mit der Fähigkeit, den Alltag verantwortungsvoll zu gestalten, erfordern keine derartigen besonderen Behandlungsarrangements.

Bei der Patientin mit Borderline-Persönlichkeitsorganisation versuchen wir nach Abschluß der Diagnostikphase, wenn eine Indikation für eine psychoanalytische Psychotherapie gestellt wurde, einzuschätzen, welche Aspekte der Eßstörung kurzfristig das Überleben der Patientin und den Fortgang der Behandlung gefährden. Das gilt für alle anorektischen Patientinnen, denen es nachweislich nicht gelingt, ihr Gewicht nicht mehr als 15 % unter Normalgewicht absinken zu lassen, und auch für bulimische Patientinnen, die sich so häufig erbrechen (normalerweise zwischen 10- und 15mal pro Tag), daß eine Elektrolytentgleisung droht.

Für anorektische Patientinnen bestimmen wir das optimale Gewicht, das die Patientin aufrechterhalten muß, damit die ambulante Behandlung durchgeführt werden kann. Zusätzlich wird die Vereinbarung getroffen, daß die Patientin, falls sie dieses Gewicht nicht halten kann, so lange stationär aufgenommen wird, bis sie das Zielgewicht erreicht hat und die ambulante Behandlung weitergeführt werden kann. Wird die Patientin in derselben Einrichtung stationär aufgenommen, in der ihr Psychotherapeut arbeitet, kann die Therapie auf stationärer Basis fortgeführt werden; andernfalls wird die Psychotherapie so lange unterbrochen, bis das normale Gewicht wiederhergestellt ist. Es ist ratsam, eine regelmäßige Gewichtskontrolle zu vereinbaren, die vorsieht, daß die Patientin einmal pro Woche ins Krankenhaus kommt, wo sie von einer bestimmten Krankenschwester gewogen wird. Als Leitgedanke gilt dabei, daß die Patientin nicht in Versuchung geraten darf, ihr aktuelles Gewicht zu manipulieren. Der Patientin wird mitgeteilt, daß das Unterschreiten des vereinbarten Gewichts unverzüglich zu einer stationären Aufnahme führt, um zu gewährleisten, daß die Psychotherapie weitergeführt werden kann. Es versteht sich von selbst, daß die stationäre Aufnahme der erste Behandlungsschritt ist, wenn bei einer Patientin eine gravierende Gewichtsabnahme festzustellen ist und es die vordringlichste Aufgabe ist, das Normalgewicht wieder zu erreichen.

Unserer Erfahrung nach bedarf es mehrerer Monate stationärer kognitiv-verhaltenstherapeutischer Therapie, um das Gewicht der Patientinnen zu normalisieren und mit Hilfe psychoedukativer Maßnahmen ein gesünderes Eßverhalten aufzubauen, das die Patientinnen auch nach ihrer Entlassung aus dem Krankenhaus beibehalten. Beginnt die psychoanalytische Psychotherapie parallel zu der stationären Aufnahme, dann finden in diesem Setting keine Diskussionen über Essen oder Gewichtskontrollen statt. Der Therapeut stellt von vorneherein klar, daß er nicht in das Verhaltensmanagement-Programm des Krankenhauses involviert ist, sondern von der unhinterfragbaren Notwendigkeit ausgeht, daß die

Patientin ihr Normalgewicht hält. Manchmal wird die kognitiv-verhaltenstherapeutische Psychoedukation auf ambulanter Basis durchgeführt, während gleichzeitig die psychodynamische Psychotherapie beginnt; in diesen Fällen ist es sinnvoll, daß sich die beteiligten Therapeuten untereinander offen austauschen, so daß die psychologischen Themen, die in der kognitiv-verhaltenstherapeutischen Behandlung auftauchen, in den psychotherapeutischen Sitzungen exploriert werden können.

Es ist wichtig, der Patientin gegenüber umfassend zu begründen, warum es für die Durchführung der ambulanten Behandlung unerläßlich ist, daß sie das optimale Gewicht hält. Dasselbe Prinzip gilt in der Behandlung von Patientinnen mit schweren, charakterlich verankerten chronischen Suizidtendenzen; gleich zu Beginn wird ein Therapievertrag formuliert, in dem die Patientinnen sich verpflichten, die eigenen suizidalen Tendenzen zu kontrollieren oder, falls dies nicht mehr in Eigenregie gelingt, sich stationär aufnehmen zu lassen. Die Patientin übernimmt damit selbst die Verantwortung für ihr Überleben und auch dafür, daß sie ihren Körper nicht weiter schädigt und so der Therapie eine Chance gibt, sich zu entwickeln. Solche Instruktionen haben sich wiederholt als sehr effektiv erwiesen, *wenn gleichzeitig eine Diskussion über die zugrundeliegende Dynamik erfolgt; das geschieht in dem Maße, wie diese in der Übertragungssituation in Erscheinung tritt.* Schwer anorektischen Patientinnen erklärt der Therapeut als erstes, warum es so wichtig ist, daß sie diese von ihm aufgestellten Behandlungsbedingungen akzeptieren (weil sie als unabdingbar für das Überleben der Patientinnen angesehen werden). Auf diese Grenzsetzung folgt sofort eine Übertragungsanalyse der intensiven Wut und der Ressentiments, mit denen die Patientin üblicherweise auf diese Interferenz mit der als ich-synton erlebten und rationalisierten Eßstörung reagiert.

Eine anorektische Patientin, die das Aufsetzen eines solchen Behandlungsvertrags genauestens verfolgte, beschuldigte die Therapeutin sofort, sie verhalte sich genauso eindringend, kontrollierend und sadistisch, wie sie es von ihrer Mutter gewohnt war. Die Therapeutin konnte – während sie die im Behandlungsvertrag vereinbarte Struktur beibehielt – schrittweise die Sicht der Patientin von ihr als Kopie der Mutter erkunden. Sie betonte, es sei natürlich, daß die Patientin einen Haß auf eine so furchtbare Mutter habe, die nun auch noch in der Therapeutin ihre Entsprechung finde, und der Versuch der Patientin, ihren eigenen Körper durch Hungern zu zerstören, sei eine Manifestation dieser Wut – diesen Körper, den sie viel mehr als Eigentum der Mutter und der Therapeutin wahrnehme denn als ihren eigenen. Anders gesagt: Sobald der Vertrag geschlossen war, interpretierte die Therapeutin die Bedeutung der Anorexie in der Übertragung; das Ergebnis war, daß die Wut der Patientin sich nach und nach auf die Therapeutin konzentrierte, während die Notwendigkeit einer stationären Aufnahme wegen Gewichtsverlustes zunehmend in den Hintergrund trat.

Eine Patientin mit Borderline-Persönlichkeitsorganisation, einer doppelten Depression sowie einer schweren Bulimie erbrach sich 10- bis 12mal am Tag und litt unter einer ausgeprägten Ohrspeicheldrüsen-Entzündung (Parotitis) sowie einer erheblichen Schädigung ihrer Zähne. Als Vorbedingung für eine Behandlung verlangte ich von ihr, daß sie sich in die kontinuierliche Kontrolle eines auf Eßstörungen spezialisierten Gastroenterologen begab, der mich informieren würde, wenn sie seiner Auffassung nach zusätzliche medizinische Betreuung brauche oder eine stationäre Aufnahme notwendig sei. Die Patientin erlebte diese Forderung als demütigend und nahm mich so wahr, als genösse ich es, sie vor den Medizinern als ekelerregende Person, die sich nicht unter Kontrolle habe, zur Schau zu stellen. Dies führte uns direkt zu ähnlichen Erfahrungen, die sie mit der öffentlichen Bestrafung durch beide Elternteile gemacht hatte.

Kurz gesagt, stellt die Vereinbarung eines Vertrags, der jegliches lebensbedrohende – und damit auch die Therapie bedrohende – Verhalten regelt, kombiniert mit der sofortigen Fokussierung darauf, wie sich das kontrollierte Verhalten in der Übertragung ausdrückt, den ersten Schritt in der psychoanalytischen Psychotherapie dieser Patientinnen dar. Wenn keine akute Gefahr gegeben ist – z. B. bei weniger schweren Eßstörungen, bei denen die Patientin ein relativ normales Gewicht halten kann oder nur leicht übergewichtig ist und die Eßstörung nicht mit einer Elektrolytentgleisung einhergeht –, gibt es keine Notwendigkeit für einen solchen Vertrag.

Einen Sonderfall stellen solche Patientinnen dar, die unter einer schweren exogenen Adipositas leiden und sich deshalb in Behandlung begeben. Auch hier gilt: Bewegt sich die Persönlichkeitsstörung auf neurotischem Niveau, dann kann eine Psychoanalyse indiziert sein; für die meisten Patientinnen mit Borderline-Persönlichkeitsorganisation ist jedoch eine psychoanalytische Psychotherapie besser geeignet. Bei diesen Patientinnen setze ich keinen Therapievertrag auf, da die Eßstörung nicht unmittelbar lebensbedrohlich ist. Trotzdem komme ich nicht umhin, die magische Überzeugung zu deuten, daß die Behandlung das Symptom auflösen werde, ohne daß eine langfristige, leidvolle, aber unerläßliche Diät eingehalten wird. Dies ist ein Beispiel für die Unterscheidung von Behandlungs- und Lebenszielen: Die Behandlung kann der Patientin dabei helfen, ihre Energien zu mobilisieren und ihre Eßgewohnheiten radikal zu verändern, kann aber nicht garantieren, daß eine solche Veränderung tatsächlich stattfinden wird.

Ein weiteres wichtiges Therapieprinzip, das wir aus unserer Erfahrung mit Borderline-Patientinnen abgeleitet haben, gilt insbesondere für Patientinnen mit einer multiplen Symptomatik, wie z.B. der Kombination einer Eßstörung mit suizidalem oder parasuizidalem Verhalten, antisozialen Zügen (insbesondere Kleptomanie, die bei bulimischen Patientinnen oftmals Hand in Hand geht mit den Versuchen, Essen zu horten), Mißbrauch von Alkohol und Drogen und einem allgemein turbulenten Lebensstil. Solche chaotischen Bedingungen können mit der konsistenten Konzentration des Therapeuten auf die vorrangigen Übertragungsphänomene interferieren und können ihn dazu verführen, seine deutende Vorgehensweise mit stützenden Interventionen oder sozialen Maßnahmen zu kombinieren. Diese Gefahr kann vermieden werden, wenn bei den Interventionen bestimmte automatische Prioritäten gesetzt werden, die dazu dienen, den psychotherapeutischen Rahmen zu bewahren.

Wie bereits zuvor gesagt, besteht unsere erste Antwort auf eine Lebensgefahr für die Patientin oder auf eine von der Patientin ausgehenden Bedrohung für Dritte (inklusive des Therapeuten) darin, die Rahmenbedingungen der Behandlung deutlich auszusprechen: Grenzen setzen und deuten, wie das Verhalten, das durch die Grenzsetzung kontrolliert wird, die Übertragung beeinflußt.

Die zweite Priorität liegt vor, wenn akut ein Abbruch der Behandlung droht (dieser *drop-out,* der in der Psychotherapie von Patienten mit schweren Persönlichkeitsstörungen so häufig auftritt). Hier ist es indiziert, so schnell und so tiefgehend wie möglich das Risiko eines möglichen Behandlungsabbruchs und aller damit verbundenen Bedeutungen zu interpretieren. Manchmal taucht die Gefahr eines Behandlungsabbruchs nur in der Phantasie des Therapeuten auf, ohne daß es in der Kommunikation mit dem Patienten einen konkreten Hinweis darauf gibt.

Es ist wichtig, daß der Therapeut, wenn er seiner Sorge über die Möglichkeit einer vorzeitigen Beendigung der Therapie Ausdruck verleiht, eine Position der technischen Neutralität beibehält – das heißt, daß er sowohl auf die Gefahr hinweist, die Patientin könne möglicherweise einen solchen Schritt unternehmen, als auch auf die möglichen Gründe dafür; dabei darf er jedoch nicht den Eindruck erwecken, er sei übermäßig bemüht und begierig, die Patientin in der Therapie zu halten. Zu jedem Zeitpunkt sollte es so sein, daß die Patientin den Therapeuten dringender braucht als umgekehrt. Ist dieses grundlegende Gleichgewicht gefährdet, dann sollte der Therapeut sich dies eingestehen und die eigenen Anteile an der Gegenübertragungsreaktion durcharbeiten, ehe er der Patientin die Gefahr eines Behandlungsabbruchs deutet.

Die dritte Priorität stellt das fortwährende Empfinden des Therapeuten dar, daß die Kommunikation der Patientin von Täuschungsmanövern geprägt ist. Da die psychoanalytische Psychotherapie von der Voraussetzung einer aufrichtigen Kommunikation zwischen Patient(in) und Therapeut ausgeht, ist die Deutung des fortwährenden Gefühls, getäuscht zu werden, von großer Bedeutung und führt in der Regel zu der Aufdeckung einer psychopathischen Übertragung. Charakteristisch für die psychopathische Übertragung ist die grundlegende Überzeugung der Patientin, die Behandlung beruhe auf gegenseitiger Manipulation und Ausbeutung der beiden Beteiligten, die zueinander in Beziehung stehen. Die Übertragungsimplikationen eines derartigen Ausagierens in der Phantasie sollten vollständig erarbeitet werden. Der Effekt eines solchen Durcharbeitens sollte die Umwandlung der psychopathischen in paranoide Übertragungen sein, die dann gemächlicher angegangen werden können.

Die vierte Priorität betrifft schweres Ausagieren sowohl in wie außerhalb der Sitzungen, beispielsweise Eßattacken, Erbrechen oder Gewichtsabnahme. Wir deuten diese Verhaltensweisen im Licht der jeweils gegenwärtigen Übertragungsbedeutungen.

Die fünfte Priorität sind chronisch narzißtische Widerstände bei Patientinnen mit narzißtischer Persönlichkeitsstörung. Ein Problem hierbei ist die Zeit, die nötig ist, um diese Widerstände durchzuarbeiten; oftmals kann sich der Therapeut einer gewissen Verzweiflung nicht erwehren, da sich keinerlei Veränderung in den Stunden abzuzeichnen scheint. Wenn sich im Leben der Patientin außerhalb der Sitzungen jedoch eine beständige Besserung zeigt (was die Patientin sich selbst zuschreibt), dann kann der Therapeut in Ruhe damit fortfahren, die narzißtischen Übertragungen zu erkunden.

Es wäre ein leichtes, all diese Prioritäten fälschlich als eine künstliche Einengung des psychoanalytischen Ansatzes zu interpretieren. In der Praxis helfen sie dem Therapeuten im Umgang mit zunächst chaotisch erscheinenden Situationen, die in den Anfangsphasen der Therapie von Patientinnen mit multipler Symptomatik auftauchen. Außerdem schützen diese Vorgaben den Behandlungsrahmen und ermöglichen so die Übertragungsanalyse in einer Atmosphäre der Sicherheit.

Dominante Dynamiken bei Patientinnen mit schweren Eßstörungen

Das vorrangige Muster bei allen Eßstörungen ist eine unbarmherzige, sadistische Attacke gegen den eigenen Körper, eine Attacke, die vier Hauptthemen symbolisch repräsentiert:

Als erstes geht es um einen generellen Angriff auf das Erleben von Vergnügen und Genuß. Der Genuß am Essen – d. h. sich etwas Gutes einzuverleiben und es in ein sowohl symbolisch wie auch körperlich gutes Objekt umzuwandeln, das dem Überleben und dem Wohlgefühl des Körpers und des Selbst dient – wird grundlegend attackiert. Diese Dynamik steht in enger Beziehung zu einer frühen Hemmung der Fähigkeit zu sinnlichem Genuß und sexuellem Wohlgefühl, das sich bei einigen schwer gestörten Borderline-Patientinnen findet, eine Hemmung, die mit einer schwerwiegenden aggressiven Infiltration jeglicher physischer und psychischer Interaktionen zwischen Mutter und Säugling zusammenhängt.

Mit diesem Angriff auf die Lebensfreude und Genußfähigkeit ist zweitens auch ein Angriff auf die Mutter verbunden. Die Dynamik aller anorektischen Borderline-Patientinnen ist entweder von heftigen Separations-Individuations-Konflikten oder sogar von früheren Konflikten geprägt, die sich auf eine pathologische Verstrickung in einen Kampf gegen eine bedrohliche, aggressiv getönte Symbiose mit einer verschlingenden Mutter beziehen. Eine dominante sadomasochistische Beziehung zur Mutter kann sich auf verschiedene Arten in Szene setzen. Wie Hilde Bruch (1973; 1985) aufzeigte, gibt es bei vielen Patientinnen eine lange Geschichte von oberflächlicher Unterwerfung unter die Mutter, während sie gleichzeitig ein tiefes und wachsendes Ressentiment gegenüber der eindringenden oder narzißtisch ausbeutenden Mutter hegen. Unter Umständen ist das Hungern der anorektischen Patientinnen als eine masochistische Form der Rebellion gegen die Mutter und als Behauptung der eigenen Autonomie unter dem Deckmantel der Selbstzerstörung zu verstehen. Normalerweise stellt sich die Situation komplexer dar; trotzdem hat Chasseguet-Smirgel (persönliche Mitteilung) auf überzeugende Weise den Haß der anorektischen Patientin auf ihren eigenen Körper als vom Haß auf die Mutter abgeleitet gedeutet und darauf hingewiesen, daß diese Patientinnen versuchen, den eigenen Körper zu zerstören, so als ob es sich dabei um den Körper der Mutter handelte oder als ob er diese repräsentiere.

Andererseits scheint die Patientin hinter der Selbstdestruktivität ihres anorektischen Verhaltens gespalten zu sein. Die Übertragung verrät ihre Identifikation mit einer primitiven, sadistischen mütterlichen Figur, die die Qualitäten einer grandiosen und destruktiven Omnipotenz verkörpert, die in Verbindung zu einer Pathologie des malignen Narzißmus stehen. Gleichzeitig wird ein anderer, im Körper lokalisierter Selbstanteil der Patientin zum hilflosen Opfer dieser sadistischen, destruktiven Bilder der Mutter auserkoren. Tatsächlich begegnet man in der psychoanalytische Psychotherapie von Patientinnen mit schwerer Anorexia nervosa häufig einer wechselnden Identifikation: Zeitweise identifiziert sich die Patientin in der Übertragung mit dem grandiosen, quasi-psychotischen Introjekt, während sie den Therapeuten als Äquivalent für den eigenen Körper attackiert; zu anderen Zeiten erlebt sich die Patientin als Opfer eines unbarmherzigen, invasiven Angriffs von seiten des Therapeuten, der in der Rolle der sadistischen Mutter wahrgenommen wird.

Die dritte wesentliche Dynamik besteht im Angriff auf die Weiblichkeit der Patientin, der sich aus verschiedenen Entwicklungsstadien herleitet: Zuerst ist da ein Angriff auf die Mutter aus einem sehr frühen, präödipalen Stadium heraus, ein Angriff, der erst gegen die Mutter der symbiotischen Phase und dann gegen die Mutter der Separations-Individuations-Phase gerichtet ist. Dieses dynamische Muster unterscheidet sich von der Unterwerfung unter die Mutter und der Rebellion gegen sie in der fortgeschrittenen ödipalen Entwicklungsphase (im Gegensatz zu der archaischen ödipalen Situation) und von der regressiven, destruktiven Analität, die sich in dem Wunsch ausdrückt, alle differenzierten Beziehungen zu zerstören, wie Chasseguet-Smirgel (1984) betont. Boris (1984a, 1984b) hat darauf hingewiesen, daß die Patientin ihre eigenen oralen Bedürfnisse auf die Mutter und auf den Therapeuten projiziert, in dem Sinne, daß die anderen, die wollen, daß die Patientin ißt, lediglich ihre eigenen unbefriedigten Bedürfnisse signalisieren, nicht aber die der Patientin. Die Patientin schützt sich folglich vor dem Neid und dem Ressentiment der Mutter, die sie braucht, um Nahrung und Liebe zu bekommen, die sie jedoch um deren gute Eigenschaften beneidet, weil diese, um den Säugling zu verspotten, ihm das vorenthält, was er von ihr braucht.

Der fortwährende Kampf, den die anorektische Patientin gegen die Mutter führt, spiegelt oft nicht nur die intrapsychische Verzerrung früher Erfahrungen wider, sondern auch tatsächliche, schwerwiegende traumatische Erfahrungen, insbesondere die Kombination aus der tatsächlich invasiven Art der Mutter und ihrer narzißtischen Gefühllosigkeit, die den Säugling und das Kind nur als »Verlängerung« ihrer selbst betrachtet.

Eine unserer schwerstgestörten anorektischen Patientinnen, eine aufstrebende Musikerin, wurde gegen ärztlichen Rat von ihrer Mutter aus dem Krankenhaus geholt, um zu einem Zeitpunkt einen Konzertauftritt zu absolvieren, zu dem sie fast kachektisch war. Die bulimische Patientin mit der doppelten Depression, von der ich bereits früher berichtet habe, mußte wegen einer schweren depressiven Episode mit stark suizidalen Tendenzen stationär aufgenommen werden. Es gelang ihr, die Mutter so zu manipulieren, daß diese sie gegen ärztlichen Rat zu einem Zeitpunkt aus der Klinik holte, zu dem meine Mitarbeiter und ich der Meinung waren, daß die Patientin akut suizidgefährdet war. Diese Patientin hatte Phantasien von nahezu wahnhaftem Charakter, daß die Mutter sie vergiften wolle; sie demonstrierte ihre Identifikation mit der Mutter, indem sie mit Hilfe von Manipulationen die Klinik verließ, als akute Gefahr für ihr Leben bestand.

Bei bulimischen Patientinnen findet man häufig eine sekundäre Konfliktabwehr: Abgewehrt werden Konflikte, die mit dem Thema Separation-Individuation zusammenhängen, und zwar in Form von Eßgelagen, die der Leugnung der Abhängigkeit von wichtigen anderen Personen dienen oder die die Wut über eine phantasierte oder reale Abhängigkeit ausdrücken sollen. Das gierige Sich-Einverleiben von Nahrung, die – so das Empfinden – der Mutter gewaltsam entrissen werden muß, führt direkt zum Verderben der aufgenommenen Nahrung, die zu Gift wird, dessen man sich entledigen muß. Nach Chasseguet-Smirgel (1984) symbolisiert die gleichzeitige Umwandlung dieser Nahrung in Exkremente die aggressive Verringerung der internalisierten Objektbeziehungen.

Aber die Angriffe auf die Weiblichkeit entspringen ebenfalls der ödipalen Stufe, und bei den – relativ gesehen – weniger schwer gestörten Patientinnen dominiert die reifere ödipale Dynamik. Sowohl die Eßattacken, das Erbrechen und die Entwertung der weiblichen Erscheinung als auch die radikalen Versuche der schwer anorektischen Patientinnen, die weibliche Entwicklung zu verhindern, spiegeln hier die Angst und Ablehnung gegenüber der Identifikation mit der Mutter als geschlechtlichem Wesen und dem ödipalen Paar wider. Paulina Kernberg hat (persönliche Mitteilung) auf das »Peter Pan«-Syndrom bei anorektischen Jugendlichen hingewiesen, die unbewußt versuchen, in der Latenzphase zu verweilen und eine spezifische geschlechtliche Identifikation zu vermeiden. Der Angriff auf die Weiblichkeit weitet sich zu einem Angriff auf die Heterosexualität aus und führt uns zum letzten und vierten Punkt: Der Neid und der Haß auf die Mutter werden auf den Vater verschoben, was einen intensivierten Penisneid und ein Ressentiment gegenüber Männern zur Folge hat, die als aggressiv und ausbeuterisch wahrgenommen werden. Während bei schwer anorektischen Patientinnen im allgemeinen eine umfassende sexuelle Hemmung zu finden ist, welche die unbewußten Konflikte in ihren Beziehungen zu Männern verdeckt, sind bei bulimischen Patientinnen sadomasochistische sexuelle Beziehungen zu Männern relativ häufig; gleichermaßen häufig ist ein Wechsel zwischen Phasen von Eßattacken und Erbrechen und Phasen von sadomasochistischen Interaktionen mit Männern, wenn es zu einem zeitweiligen Rückgang der Eßstörung kommt. Tiefreichende Verbote kindlicher Sexualität werden in der frühen Adoleszenz reaktiviert und provozieren die Regression sowohl auf eine präödipale Beziehung zur Mutter als auch auf eine anorektische Abwehr der sexuellen Reifung.

In der letzten Zeit wurde die Bedeutung weiterer dynamischer Muster diskutiert, etwa die Dynamiken, die durch kulturelle Faktoren, durch Traumata sowie durch den Charakter der frühesten Beziehung des Säuglings zum Körper der Mutter ausgelöst werden. Mehrere Autoren haben versucht, eine Beziehung zwischen der zunehmenden Häufigkeit von Eßstörungen in den westlichen Industrieländern und den Auswirkungen kultureller Erwartungen herzustellen, wie beispielsweise des unrealistisch großen Nachdrucks auf der Autonomie von Frauen im Gegensatz zu ihrem Bedürfnis nach Bestätigung in zwischenmenschlichen Beziehungen. Die Autoren verweisen auf unbewußte Konflikte zwischen der Identifikation mit Schwangerschaft, Mutterrolle und Abhängigkeit einerseits und der Ablehnung der traditionellen Frauenrolle in einer paternalistischen Kultur andererseits (Morris et al. 1989; Boskind-Lodahl 1976). Eßstörungen wurden zusammen mit Borderline-Persönlichkeitsstörungen, affektiven Störungen, dissoziativen Störungen, posttraumatischen Belastungsstörungen, antisozialen Störungen, Suizidalität und Somatisierungsstörungen in das breite Spektrum der mit früher Traumatisierung, sexueller und körperlicher Mißhandlung einhergehenden Psychopathologie aufgenommen (Marziali 1992; Paris 1994a). Meltzer (Meltzer & Williams 1988) weist auf die Spaltung zwischen früher Idealisierung der Oberfläche des mütterlichen Körpers und der Projektion der Aggression in sein Inneres hin. Er gibt zu bedenken, daß die exzessive Aggression des Säuglings in der frühen Mutter-Kind-Beziehung zu der unbewußten Phantasie eines zerstörten mütterlichen Körpers führen könnte, was eine normale Identifikation mit der Mutter ausschließt, und – über die projektive Phantasie mütterlicher Vergeltungsmaßnahmen – zu den introjizierten Ängsten des Kleinkindes in bezug auf das zerstörte Innere des eigenen Körpers sowie zu Angst vor dem eigenen Körper und Haß auf ihn beitragen könnte.

Eine Fallgeschichte

Ich habe den vereinten Angriff auf den Genuß, auf die Mutter, die Weiblichkeit und die Heterosexualität als fundamentale Dynamik der Eßstörungen beschrieben. Im Rahmen dieser dynamischen Grundbedingungen gibt es immer einen Täter und ein Opfer, denn in dem, was als die Beziehung der Patientin zu sich selbst erscheint, spiegelt sich auf einer tieferen Ebene die Beziehung zwischen den internalisierten Repräsentanzen wichtiger Bezugspersonen und dem Selbst. Die schrittweise Transformation dieser intrapsychischen Beziehungen, die von den Symptomen der Eßstörung verdeckt werden und in Form wesentlicher Übertragungsparadigmen zum Ausdruck kommen, ist über weite Strecken die zentrale Aufgabe in der psychoanalytischen Behandlung dieser Patientinnen.

Bei einer Wissenschaftlerin, Anfang 30, in klassischer psychoanalytischer Behandlung mit vier Sitzungen pro Woche, lag eine Borderline-Persönlichkeitsorganisation vor, bei einer kindlichen Persönlichkeit mit hysterischen Zügen, charakterlicher Depression, Bulimie und mäßigem Übergewicht. Sie konsumierte Drogen und hatte phobische Ängste vor dem Fahren auf Autobahnen und über Brücken. Ihre Beziehungen zu Männern waren insofern masochistischer Natur, als sie sich ausschließlich für Männer interessierte, die nicht verfügbar waren, und sich so unbewußt die Chancen verbaute, die sie bei potentiell verfügbaren Männern hatte. In der Übertragung präsentierte sie über weite Strecken ödipales Material; es gab Ängste und Wünsche, daß ich sie verführen würde, die sich langsam dahingehend entwickelten, daß sie mich als Vaterfigur verführen wollte, während gleichzeitig das damit verbundene, unbewußte Schuldgefühl wegen dieser verführerischen Seite an ihr aufgedeckt werden konnte. Dieses unbewußte Schuldgefühl äußerte sich in den selbstzerstörerischen Beziehungsmustern zu anderen Männern in ihrem Leben. In der Tat drückten sich ihre ödipalen Konflikte nicht in einem dynamischen Gleichgewicht von einem unbewußten, unterdrückten positiven ödipalen Verlangen und damit verbundenen Schuldgefühlen aus, sondern in wechselseitig dissoziiertem oder abgespaltenem Ausagieren der unbewußten Schuld aufgrund der guten Beziehungen zu Männern außerhalb des analytischen Settings, während sie gleichzeitig direkt ihre sexuellen Wünsche gegenüber dem Analytiker sowie ihre Angst, von ihm zurückgewiesen zu werden, äußerte.

Im dritten Jahr ihrer Analyse tauchte langsam ein neues Thema auf und prägte das Übertragungsgeschehen über einen längeren Zeitraum hinweg. Zum ersten Mal in ihrem Leben fühlte sich die Patientin von einer Kollegin, die in demselben Labor arbeitete wie sie, homoerotisch angezogen. Sie empfand diese Frau als extrem attraktiv und zur gleichen Zeit als eine ernsthafte berufliche Konkurrentin. Ihre sexuellen Gefühle für die Frau nahmen in dem Maße zu, wie sich ihre Angst steigerte, diese Kollegin könnte versuchen, ihre Ideen zu stehlen, um die eigene Karriere voranzutreiben. Die Patientin schien immer paranoider in bezug auf diese Kollegin zu werden und schrieb ihr außergewöhnliche Kräfte zu (jene wolle die Patientin zerstören, indem sie deren Karriere dadurch ruinierte, daß sie auf vielfältige Art Schaden im Büro anrichtete). An einem bestimmten Punkt wußte ich nicht mehr, was von alledem Realität und was Phantasie war. Meine Patientin schöpfte deswegen den Verdacht, daß ich Partei für ihre Kollegin ergriffe und damit zum potentiellen Feind würde. Es entwickelte sich eine schwere Übertragungsregression; die Patientin erlebte mich als Feind, der versuchte, ihr Vertrauen in sich selbst zu zerstören. Dies geschah in einem solchen Ausmaß, daß die andere Frau und ich in ihrer Wahrnehmung identisch wurden.

In dieser Behandlungsphase verstärkten sich ihre bulimischen Symptome, die bis dahin relativ schwach ausgeprägt und kein wichtiges Thema in der Übertragung gewesen waren. Ich erwog, die Konsultation eines Internisten zu empfehlen, es widerstrebte mir jedoch, dies der Patientin mitten in dieser chaotischen Übertragungssituation vorzuschlagen. Genau zu diesem Zeitpunkt fielen mir wieder ganz frühe Erinnerungen der Patientin ein, in denen sie die Mutter als überprotektiv und invasiv erlebt hatte – indem sie die Patientin kontrollierte und deren Gedanken »las«. Es wurde offensichtlich, daß die Patientin schon immer das Gefühl gehabt hatte, weder ihrem Körper noch ihren Bewegungen, noch ihrer Sprache oder ihren Intentionen trauen zu können, weil ihr unklar war, ob sich hierin nicht in Wirklichkeit die Intentionen der Mutter ausdrückten. Die Patientin hatte in der Überzeugung gelebt, die Mutter könne die Unabhängigkeit und Autonomie ihres Kindes nicht ertragen. Die Angst der Patientin, auf Autobahnen oder über Brücken zu fahren, konnte nun als Angst vor der Machtübernahme der Mutter verstanden werden, die sie für den Versuch, über Autobahnen und Brükken aus dem mütterlichen Einflußbereich zu flüchten, mit dem Tode bestrafen würde.

Wir konnten nun erkunden, wie sie die Beziehung zu ihrer Mutter in der Beziehung zu mir wiederholte. Sie erlebte mich wie eine invasive Mutter, die sie sowohl in den Stunden wie auch an ihrem Arbeitsplatz angriff. Zu anderen Zeiten identifizierte sie sich, ohne es zu bemerken, mit der invasiven Mutter und versuchte mich davon abzuhalten, etwas zu ihrer Erkenntnis und Klarsicht beizutragen. Ich wies darauf hin, daß die schreckliche Konfusion in der Frage, ob ihre Rivalin tatsächlich eine explosive Situation am Arbeitsplatz herbeiführte oder ob dies nur in der Phantasie der Patientin der Fall war, Teil eines Musters war, das auch in den Stunden zu beobachten war. Während sie sich durch mich kontrolliert und gehemmt fühlte, fühlte ich mich gehemmt und kontrolliert durch die Kombination aus ständiger Verzerrung dessen, was ich sagte (die Patientin interpretierte alles als Angriff auf sich), konfusen Berichte über das, was im Labor vor sich ging, und ihrer Art, meine Klärungsversuche als eindringende, sadistische Versuche zu erleben, die das Ziel verfolgten, ihr Denken zu steuern.

Die Patientin fing nun auch an zu verstehen, daß sie Eßattacken hatte, um ihre mittlerweile als gefährlich empfundene Abhängigkeit von mir zu ersetzen, während ihr das Erbrechen nicht nur die Möglichkeit gab, sich des vergifteten mütterlichen Essens zu entledigen, sondern auch die, die Erkenntnis zu vermeiden, daß sie in ihrer Übergewichtigkeit der Mutter ähnelte. Die Suche nach einer abhängigen Beziehung zur Mutter verlagerte sich auf das gierige Einverleiben von Essen; auf das Erbrechen als ein Versuch, das mütterliche Gift ebenso wie die Identifikation mit ihr loszuwerden; auf die Projektion der Mutter auf mich, wobei sie das invasive Verhalten der Mutter in der verwirrenden Demontage meiner Deutungen ausagierte – all das schienen komplementäre Facetten derselben konflikthaften Beziehung zu einer primitiven, invasiven und sadistischen Mutter zu sein.

Nach und nach gelang es der Patientin, mehr Klarheit darüber zu gewinnen, was tatsächlich an ihrem Arbeitsplatz ablief, und auch ihre Kommunikation in den Sitzungen wurde klarer. Diese Entwicklungen ermöglichten uns die Entdekkung, daß ihre Rivalin tatsächlich aktiv versuchte, die Arbeit der Patientin zu unterminieren – was auch von anderen Mitarbeitern bestätigt wurde –, und daß die starke Anziehung, die die Patientin gegenüber dieser Frau verspürt hatte, ihre masochistische Unterwerfung unter die eigene Mutter widerspiegelte. Die Eßattacken und das Erbrechen verschwanden in dem Maße, wie ihre innere Unterwerfung unter die Mutter sowie die konfliktreiche Identifikation mit ihr in der Übertragung durchgearbeitet wurden.

In späteren Etappen ihrer Analyse wurde deutlich, daß die innere, unbewußte Unterwerfung unter die Mutter, von der sie sich – so ihr Empfinden – nicht unterscheiden durfte, auch das Ausagieren einer ödipalen Schuld darstellte, das abgespaltene Pendant zu ihren ödipalen Phantasien und Wünschen in der Übertragung. Die Patientin fühlte sich nun im Ausdruck ihrer sexuellen Phantasien mir gegenüber gehemmter und wurde auch bewußt furchtsamer in ihren sexuellen

Begegnungen mit Männern. An die Stelle ihres unbewußten, selbstdestruktiven Verhaltens im Kontakt zu Männern trat eine sexuelle Hemmung, die ihre ödipale Schuld direkter zum Ausdruck brachte und an diesem Punkt durchgearbeitet werden konnte. In den fortgeschrittenen Phasen ihrer Behandlung gelang es ihr, eine befriedigende Beziehung zu einem Mann aufzubauen, den sie schließlich heiratete und zu dem die Beziehung über die Jahre hinweg befriedigend blieb.

In diesem Fall entwickelten sich die Eßattacken spontan zu einem Hauptaspekt in der Übertragungsbeziehung und erleichterten so die Auflösung dieses Symptoms. In vielen Fällen jedoch kann das vorherrschende Symptom hartnäkkig von der spontanen Kommunikation in der Übertragung abgespalten bleiben, und die obsessive Beschäftigung mit der Frage nach »richtiger« oder »falscher« Ernährung kann einen Großteil der in den Sitzungen zur Verfügung stehenden Zeit kosten, trotz der Versuche, die unbewußte Dynamik zu analysieren, die dieser obsessiven Sorge zugrunde liegt. Unter diesen Umständen kann es gerade das Beharren auf dieser Thematik sein, das es erleichtert, das Leugnen der Übertragungskonflikte durch Fokussierung auf das Symptom zu analysieren.

Betrachtet man die unbewußten Konflikte von Patientinnen mit Eßstörungen, dann kann man sagen, daß all diese Patientinnen sich selbst schlecht behandeln und daß die der Abwehr dienende Spaltung zwischen ihrem Körperbild und ihrem Selbst-Konzept die Kollusion des Selbst mit der destruktiven internalisierten Objektrepräsentanz verdeckt. Die Analyse der Kollusion des gesunden Selbstanteils mit einem solchen internalen Feind, einem feindseligen Introjekt, das die Patientin verführt, ihren Körper so zu behandeln, als ob dieser nicht zu ihr gehörte, ist das »Pendant« zu den Angriffen der Patientin auf den Therapeuten, wenn dieser diese Kollusion bedroht. Hier konvergieren Objektbeziehungstheorie und Ich-Psychologie in der simultanen Analyse eines Konflikts zwischen Impuls und Abwehr, an dem eine konflikthaft internalisierte Objektbeziehung beteiligt ist, während die Patientin zur gleichen Zeit in einer unbewußten Kollusion mit dem inneren Feind ihre Verantwortung für sich selbst und letztlich für die Attacken gegen sich selbst leugnet, die sie im Namen des sadistischen internalisierten Objekts ausführt.

An derartig entscheidenden Punkten in der Behandlung, wenn die Patientin fähig ist, die volle Verantwortung für sich selbst zu übernehmen, während sie sich ihrer an der vorausgegangenen Kollusion beteiligten Identifikation bewußt ist, ist es für den Analytiker an der Zeit, mit der Patientin den Charakter des frühen Behandlungsvertrags zu beleuchten; ebenso die Gründe, die ihn dazu bewogen haben, solche Bedingungen zu stellen: die Patientin am Leben zu erhalten und so die Zeit für die Analyse ihrer unbewußten Konflikte zu gewinnen. In diesem Moment löst sich eine implizite Spaltung in der Beziehung des Therapeuten zu der Patientin auf: nämlich die zwischen den Bemühungen des Therapeuten, den Behandlungsrahmen durch Maßnahmen zu schützen, die die Patientin gewöhnlich als eine Form invasiver Kontrolle erlebt, und der Tatsache, daß diese Maßnahmen hauptsächlich die Sorge des Therapeuten um das Überleben der Patientin und um den Therapieerfolg ausdrücken. Diese analytische Auflösung der technischen Parameter kann zur Konsolidierung der völligen Autonomie der Patientin beitragen und ihr zugleich die umfassende Erkenntnis ermöglichen, daß Autonomie und reife Abhängigkeit sich nicht gegenseitig ausschließen.

[KAPITEL 14] Der Umgang mit Affektstürmen in der psychoanalytischen Psychotherapie von Borderline-Patienten

Klinische Manifestation

Die folgende Diskussion basiert auf den Erfahrungen, die wir in der psychoanalytischen Behandlung von Borderline-Patienten gewonnen haben, mit einer Behandlungsmethode, die wir als *übertragungsfokussierte Therapie* oder TFP bezeichnen und am *Personality Disorders Institute* des *Medical College* der *Cornell University* entwickelt haben (Clarkin et al. 1999).

Der therapeutische Umgang mit Affektstürmen und schwerer Übertragungsregression in den Sitzungen mit Borderline-Patienten konfrontiert uns mit zwei scheinbar entgegengesetzten und doch komplementären Situationen. Die erste Situation ist die, daß im Rahmen des psychoanalytischen Settings ein offen beobachtbarer Affektsturm ausbricht. Dies geschieht normalerweise in einer ausgeprägt aggressiv-fordernden Art und Weise, geht manchmal aber auch einher mit etwas, das oberflächlich betrachtet als ein sexualisierter Angriff auf den Therapeuten erscheint, mit einer Übergriffigkeit, die die Verschmelzung sexueller und aggressiver Elemente enthüllt. Unter dem Einfluß eines solch intensiven affektiven Erlebens wird der Patient zur Handlung getrieben, und seine Fähigkeit, zu reflektieren, kognitiv zu verstehen und innere Zustände zu kommunizieren, ist in der Regel so gut wie ausgeschaltet. Folglich muß sich der Therapeut hauptsächlich auf die Beobachtung der nonverbalen Kommunikation sowie auf seine Gegenübertragung verlassen, um den Charakter der Objektbeziehung einzuschätzen und zu diagnostizieren, deren Aktivierung zur Auslösung des Affektsturms beigetragen hat.

Das »explosive« Verhalten einiger schwerkranker Patienten nimmt die Form eines wiederholten, konsistenten Ausagierens von Affektausbrüchen an. In diesen Fällen wird die verbale Kommunikation des Patienten Sitzung für Sitzung von intensiven Affekten unterbrochen, die für einen Moment das Bild dominieren und dann augenblicklich in unterschiedliche affektive Ausbrüche übergehen. Unter diesen Umständen wird eine chronisch chaotische Situation ausagiert, was den Eindruck entstehen lassen mag, der Patient erlebe jegliche Äußerung des Therapeuten als traumatisch; die Bereitschaft des Patienten, sich traumatisiert zu fühlen, wird beständig und monoton, Sitzung für Sitzung, ausagiert.

Die zweite Situation erscheint fast als das Gegenteil solch krasser Affektausbrüche; gemeint sind die langen Perioden, in denen das rigide, repetitive Verhalten des Patienten, welches mit einer Verarmung des affektiven Ausdrucks einhergeht – einer wahrhaft tödlichen Monotonie –, die Sitzungen bestimmt. Die Auswirkung solcher Phasen auf die Interaktion zwischen Patient und Therapeut kann genauso machtvoll und bedrohlich sein wie die offener »Stürme«. Der Therapeut kann sich so sehr gelangweilt fühlen, daß Verzweiflung, Wut oder Gleichgültigkeit bei ihm entstehen, oder er hat zumindest das Empfinden, in einer Sackgasse gelandet zu sein. Indem er begreift, daß die wesentliche Information in diesen Gegenübertragungsreaktionen und der nonverbalen Kommunikation des Patienten enthalten ist, kann der Therapeut versuchen, den Charakter des Szenarios, das der Patient über sein Verhalten ausagiert, zu analysieren und zu deuten. Dies führt in der Regel zum Auftauchen jenes gewaltvollen, mächtigen Affekts, der von der rigiden Monotonie maskiert wurde, zu einem heftigen Affekt, der oftmals zuerst in der Gegenübertragung gefühlt wird und sich dann sehr rasch in der therapeutischen Interaktion zeigt, wenn erst einmal das Gegenübertragungsmaterial als Grundlage für die Deutung des Übertragungsgeschehens genommen wird.

Affektstürme sowie deren extreme Abwehr sind weit davon entfernt, in der Behandlung von Borderline-Patienten allgegenwärtig zu sein. In der Psychotherapie der meisten Borderline-Patienten können wir uns, ebenso wie in der psychoanalytischen Behandlung neurotischer Patienten, im allgemeinen auf ihre verbale Beschreibung subjektiver Zustände verlassen, wobei sich ihre freien Assoziationen als der wichtigste Kommunikationskanal erweisen. Wenn wir den ständig wechselnden Charakter der Kommunikation dieser Patienten sorgfältig verfolgen, entdecken wir mit der Zeit die affektiv dominierenden Themen – die Derivate unbewußter Konflikte im Zusammenspiel von Abwehrstrategien, Impulsderivaten und Kompromißbildungen – und können so in der Regel das schrittweise Auftauchen sowie die Konsolidierung der dominanten kindlichen Objektbeziehungen in der Übertragung diagnostizieren.

Natürlich sind die nonverbale Kommunikation und die Gegenübertragung in allen Fällen wichtige Kommunikationskanäle, aber sie vermitteln bei Patienten, die eine schwere Übertragungsregression entwickeln, außerordentlich mehr an Bedeutung als der Inhalt der verbalen Kommunikation (Kernberg 1984, 1992a).

Was sich als typisch für Borderline-Patienten erwiesen hat, ist die Tatsache, daß die alleinige Evaluation des Verlaufs, den die freie Assoziation nimmt, kein klares Bild des zentralen, unbewußten Übertragungskonflikts liefert. Die Kommunikation dieser Patienten ist fragmentiert, und die Dissoziation bzw. Abspaltung, die mit der Fragmentierung ihrer inneren Welt einhergeht, präsentiert sich in Form schneller Sequenzen verbalisierter Phantasien und Handlungsweisen, die sich von Moment zu Moment verändern und darüber bestimmen, wie die Patienten sich auf den Therapeuten beziehen. Dieses Kaleidoskop von Verhaltensweisen basiert auf der Aktivierung wechselnder, unbewußter Objektbeziehungen in der Übertragung, die mit raschen Wechseln zwischen dem Ausagieren von Selbst- und Objektrepräsentanzen einhergeht, während die reziproken Objekt- oder Selbstrepräsentanzen auf den Therapeuten projiziert werden. Oder aber es kommt dazu, daß die primitive Dissoziation bzw. Abspaltung sich als Dissoziation zwischen verbaler und nonverbaler Kommunikation und der Gegenübertragung manifestiert; dies führt für den Therapeuten zu einer verwirrenden Erfahrung, auch wenn es anscheinend eine gewisse Kontinuität in dem verbalen Material der freien Assoziation gibt. Daher ist es möglich, daß die primitive Dissoziation die Form einer dissoziierten oder fragmentierten verbalen Kommunikation annimmt und/oder die einer Dissoziation der verschiedenen Kommunikationskanäle.

Wir haben die Erfahrung gemacht, daß die beste Art, das Material, das der Patient darbietet, zu analysieren, in dem Versuch besteht, die Übertragungsentwicklungen von Moment zu Moment zu diagnostizieren (Clarkin et al. 1999). Der Therapeut übernimmt bei dieser Art schneller diagnostischer und therapeutischer Interventionen eine sehr aktive Rolle: Er muß allen drei Kommunikationskanälen (dem verbalen, dem nonverbalen und der Gegenübertragung) gleichzeitig ein hohes Maß an Aufmerksamkeit schenken und (für sich selbst) nach einer metaphorischen Beschreibung der in der Übertragung aktivierten zentralen Objektbeziehung suchen. Dies erlaubt dem Therapeuten, sukzessiv einzuschätzen, welches Paar gegensätzlicher, internalisierter Objektbeziehungen der Abwehrfunktion dient und die korrespondierende Impulskonfiguration in der Übertragung zu einem jeweils gegebenen Zeitpunkt repräsentiert. Die Analyse der rasch auftauchenden und schnell wechselnden Übertragungsdispositionen enthüllt nach und nach ein typischerweise ziemlich begrenztes Repertoire von Objektbeziehungen, die in der Übertragung dominieren. Diese können allmählich eingeteilt werden in Objektbeziehungsdyaden, die der Abwehr dienen, und in solche Dyaden, die impulsive Funktionen übernehmen. Diese Funktionen können rasch ausgetauscht werden, während jedoch die Dominanz desselben Sets von Objektbeziehungsdyaden erhaltenbleibt.

So kann z.B. die Patientin in rascher Folge den Therapeuten attackieren, sich bitterlich darüber beklagen, wie sie behandelt wird, wütend das Verhalten des Therapeuten kritisieren und still weinen, so als ob sie aufgrund einer Zurückweisung, die sie erfuhr, einer unberechtigten Anklage oder Mißhandlung bitter enttäuscht und deprimiert wäre. Was zunächst als chaotische Wechsel innerhalb der Beziehung erscheint, entpuppt sich als eine systematische Wiederholung der Beziehung zwischen einem verfolgenden, schimpfenden und geringschätzenden Objekt und einem zurückgewiesenen, unterdrückten und impotenten Selbst, wobei es zu schnell wechselnden Rollenzuweisungen für Patient und Therapeut kommt. Die Rollenumkehrungen wiederholen die eine Beziehung immer und immer wieder. Inzwischen kann es dazu kommen, daß eine weitere Objektbeziehung, die einen anderen Übertragungsaspekt repräsentiert, nach demselben Muster der Rollenumkehr sowie in völliger Abspaltung von der ersten Objektbeziehung ausagiert wird. Zum Beispiel kann eine sexualisierte Form der Übertragung auftauchen, und der Therapeut wird der Lüsternheit beschuldigt, während die Patientin im nächsten Moment unmißverständlich verführerische Signale aussendet. Hier beherrschen zwei Sets voneinander abgespaltener Objektbeziehungsdyaden die Übertragung und können in bezug zu einander sowohl eine defensive wie eine impulsive Funktion übernehmen. Die Beziehung dieser Dyaden zueinander muß allmählich durchgearbeitet werden.

Das deutende Herausarbeiten der unbewußten Bedeutung, die jede dieser internalen, in der Übertragung aktivierten Objektbeziehungen im Hier und Jetzt hat, begleitet von dem allmählichen Aussortieren der Selbst- von den Objektrepräsentanzen sowie dem dominanten Affekt, der diese beiden miteinander verbindet, ermöglicht dem Therapeuten, das strategische Ziel zu erreichen, das darin besteht, schließlich die wechselseitig abgespaltenen, idealisierten und verfolgenden Objektbeziehungen zu integrieren. Dies kann nicht in einer Phase schwerer Affektstürme geschehen.

Einige theoretische Überlegungen

Verschiedene Autoren haben sich mit den theoretischen Implikationen dieser klinischen Phänomene beschäftigt. Der theoretische Ansatz, der an unserem Institut für Persönlichkeitsstörungen entwickelt wurde und der bereits implizit in dem bisher Gesagten zum Ausdruck kam, geht von der Annahme aus, daß in der Übertragung primitive dissoziierte internalisierte Objektbeziehungen aktiviert wurden, die sich entlang der Trennlinie von idealisierten und verfolgenden Beziehungen aufspalten, welche im Hinblick auf ihre Selbstrepräsentanzen, Objektrepräsentanzen und affektive Dominanz erhellt, konfrontiert und interpretiert werden müssen. Dieser Ansatz besteht darin, zunächst die in der Übertragung dominierende Objektbeziehung zu identifizieren, dann im nächsten Schritt die Selbst- und Objektrepräsentanzen und deren reziprokes Ausagieren oder deren Projektion in das idealisierte und verfolgende Segment mit Hilfe der Übertragung zu diagnostizieren, und schließlich in der Integration dieser voneinander dissoziierten Übertragungen durch Deutung. Gelingen diese drei grundlegenden strategischen Schritte, so kommt es mit der Zeit zu einer Integration des Selbst des Patienten und seiner internalen Welt der Objektrepräsentanzen, zu einer nachfolgenden Auflösung des Syndroms der Identitätsdiffusion und der Etablierung einer normalen Ich-Identität. Diese Entwicklung führt auch zu einer Abschwächung und Reifung der Affekte des Patienten und ist mit einer Zunahme kognitiver Kontrolle, an Fähigkeit zur Selbstreflexion, Impulskontrolle, Angsttoleranz und der Entwicklung eines sublimatorischen Potentials verbunden.

Das beständige, aufmerksame Verfolgen der Übertragungs- und Gegenübertragungsentwicklung, die implizite Spaltung des Therapeuten in einen Teil, der vom Übertragungs-Gegenübertragungsgeschehen eingeschlossen ist, und einen anderen Teil, der als der »ausgeschlossene andere« zurückbleibt und die analytische Arbeit übernimmt sowie auf der symbolischen Ebene die trianguläre ödipale Beziehung mit der Zeit verstärkt und das regressive dyadische Ausagieren auflöst, vervollständigen diese Behandlungstechnik. Diese Vorgehensweise ist grundlegend analytisch, da den Übertragungsphänomenen ausschließlich mit Hilfe von Deutungen begegnet wird, die notwendige technische Neutralität aufrechterhalten bzw. analytisch wiederhergestellt wird und der maximale Fokus eher auf der Übertragungsanalyse als auf einer supportiven Handhabung der Übertragung liegt.

Dieser Zugang steht nach meiner Auffassung im Einklang mit den wichtigsten aktuellen Objektbeziehungstheorien und stellt eine Integration wesentlicher Aspekte der Ansätze von Kleinianern, British Independents und Ich-Psychologen dar (Kernberg 2001). Nachfolgend möchte ich mehrere, potentiell alternative, aus meiner Sicht jedoch komplementäre theoretische Überlegungen vorstellen, die, wie mir scheint, im Einklang mit dem zuvor skizzierten allgemeinen Ansatz stehen.

Ignacio Matte-Blancos Theorie des bi-logischen Funktionierens

Matte-Blanco (1975, 1988) trifft folgende Feststellung: »Das System des Unbewußten behandelt die Umkehrung jeglicher Beziehung als mit der Beziehung identisch. Mit anderen Worten, es behandelt asymmetrische Beziehungen so, als ob sie symmetrisch wären.« Es behandelt z.B. in der Beziehung »John ist der Vater von Paul« die umgekehrte Beziehung »Paul ist der Sohn von John« so wie »Paul ist der Vater von John«, d.h. symmetrisch. Dieses Prinzip der Symmetrie wird durch das Prinzip der Generalisierung ergänzt. Vereinfacht gesagt, geht Matte-Blanco davon aus, daß das dynamische Unbewußte einen Teil oder ein Segment bzw. ein Element einer größeren Menge als äquivalent zu dieser größeren Menge behandelt und diese wiederum als äquivalent zu der sie einschließenden, noch größeren Menge. In der Konsequenz können einzelne Teilmengen der Gesamtmenge, die grundverschieden voneinander sind, als äquivalent behandelt werden, weil die Äquivalenz dem Prinzip der Generalisierung folgt.

Betrachten wir folgendes Beispiel: Wenn ein dunkler Raum die Abwesenheit der ersehnten Mutter repräsentiert, dann transformiert die kindliche primitive Phantasie die Dunkelheit in eine schlechte Mutter, einem allgemeinen Prinzip folgend, nach dem etwa ein schwarzes Objekt, die schwarzen Pupillen der Augen eines Fremden und ein schwarzer Hund – die jeweils grundverschiedene Teilmengen darstellen – als äquivalent betrachtet werden und Erschrecken dadurch auslösen, daß sie die Bedeutung einer bösen, frustrierenden Mutter erlangen.

Die Verschmelzungserfahrung, die sowohl die primitive Wut wie auch die sexuelle Erregung begleitet, das Erleben der äußeren Welt als eine feindliche, invasive, zerstörerische Kraft, die unter der Vorherrschaft eines primitiven Hasses steht, oder das Erleben von Transzendenz oder Einssein mit einer Welt liebevoller Individuen, all dies illustriert diese symmetrische Wendung, von der wir annehmen, daß sie unter bestimmten Umständen das sekundärprozeßhafte Denken unterbricht. Normalerweise respektiert das sekundärprozeßhafte Denken die Asymmetrie und lehnt die Generalisierung von Teilmengen ab.

Nach Matte-Blancos Verständnis funktioniert der psychische Apparat als ein »bi-logisches« System, das zwischen symmetrischem und asymmetrischem Denken alterniert. Die frühesten affektiven Erfahrungen in der Mutter-Kind-Dyade, insbesondere Affektzustände höchster Intensität, die durch primitive Wut und Euphorie hervorgerufen werden, folgen den Prinzipien der Symmetrie und Generalisierung; sie können als Ursprungspunkt der psychischen Manifestation der Triebe gesehen werden. Von Geburt an wechseln sich hoch affektiv geladene Erfahrungen mit interaktionellen Erfahrungen auf einem niedrigen affektiven Niveau ab. Letztere kennzeichnet ein erstaunlich hohes Ausmaß an angeborener Differenzierungsfähigkeit, d.h. an Fähigkeit zu asymmetrischem Denken. Von diesem Standpunkt aus könnte man annehmen, daß von Geburt an das symmetrische und das asymmetrische Denken alternativ zum Einsatz kommen – daher die verschiedenen Kombinationen von symmetrischem und asymmetrischem Denken in Abhängigkeit von variierenden Entwicklungsniveaus, Affektaktivierung und Regression.

Die Implikation dieser Theorie ist die, daß das, was oberflächlich betrachtet als einfacher Verlust der Fähigkeit, symbolisch zu denken, und als Verlust von kognitiver Kontrolle aufgrund von Affektstürmen erscheint, im Grunde ein Ausdruck der Aktivierung von symmetrischem Denken ist, das die tiefsten, unbewußten Schichten der Psyche widerspiegelt. So gesehen kann es hilfreich sein, sich auf die Art der Logik zu konzentrieren, die das Denken des Patienten während eines Affektsturms prägt, um auf diese Weise sowohl den Charakter der in dieser Situation aktivierten primitiven Objektbeziehung als auch die auftauchenden unbewußten Phantasien zu analysieren, die offensichtlich durch die hohe Intensität der affektiven Situation unscharf verschwimmen. Das Verstehen und deutende Erklären der Erfahrung, die der Patient macht, kann durch die Toleranz des Therapeuten deutlich erleichtert werden sowie dadurch, daß er die partielle Symmetrisierung seiner eigenen affektiven Erfahrung in der Gegenübertragung und beim Kommunizieren seiner Deutungen nutzt.

Beiträge von Kleinianern und andere britische Ansätze

Eine weitere theoretische Alternative, die m.E. im Einklang mit unserem Ansatz steht, ist die Kleinianische Analyse der Dominanz primitiver Abwehrmechanismen, insbesondere der projektiven Identifikation, während der Übertragungsregression. Das Ziel der projektiven Identifikation besteht darin, beim Therapeuten die affektive Erfahrung hervorzurufen, daß der Patient nicht sein eigenes psychisches Funktionieren aufrechterhalten kann (containment), während er sich im Griff machtvoller Affekte befindet (Klein 1946, 1957). Die Funktion des Therapeuten, die vom Patienten projizierten »Beta-Elemente« in »Alpha-Elemente« zu transformieren, wird wahrgenommen, indem er dem Patienten mit Hilfe von Deutungen einen »apparatus for thinking« zur Verfügung stellt (Bion 1967, 1970). Auf diese Weise erleichtert der Therapeut dem Patienten die Reintrojektion der zunächst nicht tolerierten und projizierten psychischen Erfahrung.

Der aktuelle Kleinianische Fokus auf der »totalen Übertragungssituation« (Spillius 1988) ist mit unserer Schwerpunktsetzung auf der ganzheitlichen Interpretation von verbalen Inhalten, nonverbalem Verhalten sowie der Gegenübertragung vergleichbar, die geleitet wird von der Analyse der dominanten, primitiven internalisierten Objektbeziehungen des Patienten, welche in der Übertragung aktiviert werden (Clarkin et al. 1999). Unser Fokus auf dem Unbewußten im »Hier und Jetzt«, vor jeglichem Versuch einer Rekonstruktion der Genese, steht im Einklang sowohl mit dem aktuellen Kleinianischen Ansatz als auch mit Joseph und Anne-Marie Sandlers (Sandler & Sandler 1989a) Betonung der Analyse des »gegenwärtigen Unbewußten« als Voraussetzung für das analytische Durcharbeiten der unbewußten »Matrix«, die das »vergangene Unbewußte« widerspiegelt.

Ein weiterer theoretischer Ansatz – ebenfalls mit unserem Behandlungsansatz zur Behandlung von Affektstürmen bei Borderline-Patienten kompatibel –, der sowohl von Kleinianern als auch von den *British Independents* vertreten wird, widmet sich dem, was von mehreren Autoren als die Gefangennahme eines traumatisierten Selbst durch ein sadistisches Objekt beschrieben wird (Kohon 1986; Rosenfeld 1987; Spillius 1988). Diese Formulierung geht von der gleichermaßen bedrohlichen, in der unbewußten Phantasie des Patienten vorherrschenden Alternative aus, daß das Selbst sich in völliger Isolation befindet, unerreichbar für jeglichen Kontakt zum Objekt. Unter beiden Bedingungen fehlt dem Patienten eine sogenannte schützende »Haut«, die das Selbst vom Nicht-Selbst trennt und zugleich den Kontakt zur menschlichen Umwelt ermöglicht.

Der Ansatz von André Green

Die Bedrohung durch eine totale, katastrophale Isolation oder aber durch eine grenzenverwischende Invasion entspricht zumindest teilweise André Greens Konzept von der Identifikation des Patienten mit einer »toten Mutter« (Green 1993b). Dies ist eine Identifikation, in der der Kontakt zu einem ambivalent geliebten und gehaßten – und verlorenen – Objekt nur dadurch aufrechterhalten werden kann, daß das psychische Funktionieren des Selbst durch eine paralysierende Leere eliminiert wird. Nach André Green geht es hier um die Fähigkeit zu affektiver Repräsentation, die im Laufe dieses Prozesses zerstört und durch heftiges Ausagieren oder Somatisieren ersetzt wird. Auf einer metapsychologischen Ebene betrachtet, repräsentiert dies die überwältigende Dominanz des Todestriebes im Sinne einer totalen, destruktiven »Desobjektalisierung« (Green 1993b).

Ein verwandter Zugang zu Affektstürmen, den Green (2000) in jüngster Zeit entwickelt hat, bezieht sich auf die »zentrale phobische Position« von Borderline-Patienten. Er geht davon aus, daß sich die Hauptangst dieser Patienten auf die Aktivierung einer traumatischen Situation bezieht, die sie zwingt, sich entweder auf regressive Art von einem bestimmten mentalen Inhalt zurückzuziehen oder dessen Konsequenzen defensiv zu antizipieren, so daß sich der Patient in einer permanenten Fluchthaltung gegenüber einer traumatischen Wiederholung seiner psychischen Erfahrungen befindet. Unter diesen Umständen werden alle Versuche des Therapeuten, den Patienten dabei zu unterstützen, sich seiner psychischen Erfahrungen bewußt zu werden, zu traumatischen Ereignissen. In diesem Fall spiegelt der Kampf gegen die psychische Repräsentation nicht nur den Versuch wider, eine bestimmte Objektbeziehung zu vermeiden, sondern den generellen Versuch, die Repräsentation eines psychischen Konflikts zu eliminieren. Deshalb können die aktiven Bestrebungen des Patienten, den repräsentativen Ausdruck des Konflikts zu zerstören, sowohl Ausdruck einer allgemeinen Abwehr gegen die Aktivierung der traumatischen Situation als auch Ausdruck einer spezifischen unbewußten Identifikation mit einem toten oder destruktiven Objekt sein.

Ich bin der Überzeugung, daß diese Ausführungen unseren Bemühungen entsprechen, die darauf abzielen, den Charakter der stärksten regressiven Übertragungen jener Patienten zu erhellen, deren psychisches Erleben von Haß dominiert wird, d. h. von den aggressiv geprägten Objektbeziehungen, die so typisch für das Syndrom des malignen Narzißmus sind, bei dem nur die gegenseitige Destruktivität Sinn und Nähe zu ermöglichen scheint und nur noch ein stark reduzierter Rest einer libidinösen Besetzung vorhanden ist (Kernberg 1992a).

Ein ich-psychologischer Ansatz

Eine andere Auffassung von der Natur schwerer Übertragungsregressionen bei Borderline-Patienten hat, aus einer ich-psychologischen Perspektive, Peter Fonagy (Fonagy 2000; Fonagy & Target 2000) mit seiner Hypothese von der »Mentalisierung« und »Selbstreflexion« vertreten. Seine Kernaussage ist, daß in der Mutter-Kind-Beziehung die normale Funktion der Bemutterung sowohl die empathische Internalisierung der Erfahrungen des Kindes umfaßt als auch die Fähigkeit, ihm diese Erfahrung in Worte zu fassen, wobei sie trotzdem ihre differenzierte Beziehung zu seiner Erfahrung beibehält. Auf diese Weise enthält die Kommunikation der Mutter die Klärung dessen, was in der Psyche des Kindes vor sich geht, ihre Empathie damit und ihre differenzierte Reaktion auf die Erfahrung ihres Kindes.

Die Mutter des zukünftigen Borderline-Patienten wird als unfähig gesehen, empathisch auf die Kommunikation des Kindes zu reagieren und diese zu modifizieren. So läßt sie das Kind mit einer psychischen Erfahrung allein, die für es einen unerträglichen, überwältigenden Charakter bekommt und nicht adäquat mentalisiert werden kann. Oder aber die Mutter identifiziert sich selbst mit ihrem Kind, ohne in der Lage zu sein, eine innere Distanz zum Erleben ihres Kindes aufzubauen. Wird dem Kind von seiten der Mutter eine derart umfassende Identifikation mit seinem unerträglichen Affektzustand gespiegelt, so führt dies dazu, daß sich die Unerträglichkeit dieses Affektzustandes noch steigert, bei vorübergehendem Verlust der Ich-Grenzen.

Gelingt es der Mutter jedoch, die Erfahrung des Kindes angemessen zu spiegeln und zu kommunizieren, dann ermöglicht sie dem Kind nicht nur ein Verstehen seiner eigenen Erfahrung, sondern auch, die Art, wie die Mutter darüber reflektiert, zu internalisieren. Dies fördert beim Kleinkind das normale Verstehen mentaler Zustände des eigenen Selbst und des anderen sowie das Interesse daran (»Mentalisierung«). Diese Prozesse fördern die Entwicklung einer selbstreflexiven integrativen Ich-Funktion, die die Fähigkeit zur Symbolisierung und zur Bewältigung emotionaler Erfahrungen (containment) stärkt.

Diese theoretischen Ausführungen, die sehr stark die kognitiven Aspekte der Strukturierung primitiver internalisierter Objektbeziehungen betonen, erscheinen mir äußerst kompatibel mit der Objektbeziehungsperspektive, die unserem Ansatz zugrunde liegt.

Der übertragungsfokussierte Umgang mit Affektstürmen

Im Erstgespräch zeigen Borderline-Patienten in der Regel eine weitaus bessere Affektkontrolle als im weiteren Verlauf einer wirksamen Behandlung. Die Wahrscheinlichkeit, daß der Patient phasenweise unmäßig heftige Affekte erlebt und diese auf der Handlungs- oder Gegenübertragungsebene zum Ausdruck bringt, macht es notwendig, daß Patient und Therapeut im voraus Behandlungsbedingungen vereinbaren, die einen konstruktiven Umgang mit solchen Episoden ermöglichen. Diese Bedingungen müssen klare und stabile Grenzen des therapeutischen Settings beinhalten. Diese Grenzen betreffen nicht nur den zeitlichen und räumlichen Rahmen, in dem die therapeutische Beziehung stattfindet, sondern auch das Ausmaß, bis zu dem der Patient schreien darf, die Notwendigkeit, jegliche destruktive Handlungen zu vermeiden, die sich gegen den Therapeuten, seinen Besitz, seinen Arbeitsplatz sowie den Behandlungsraum richten, sowie die notwendigen Maßnahmen, um den Patienten vor gefährlichen, selbstdestruktiven Handlungen zu schützen. Der Patient muß verstehen, daß das Verbot von körperlichem Kontakt zwischen ihm und dem Therapeuten zu den Behandlungsbedingungen gehört.

Sind diese Grenzen festgelegt, dann wird es möglich, mit der Diagnose und Deutung der dominanten Objektbeziehung und der korrespondierenden primitiven Abwehrmechanismen (insbesondere der projektiven Identifikation) zu beginnen, sobald diese in den Sitzungen aktiviert werden. Treten Affektstürme auf, so kann es dazu kommen, daß es dem Patienten nicht möglich ist, irgendeine Deutung, insbesondere die Deutung der projektiven Identifikation, zu akzeptieren, da er sie als traumatisierenden Angriff erlebt. In dieser Situation empfiehlt John Steiner (1993), die »objektzentrierten« Projektionen zu deuten, wobei sehr detailliert die Wahrnehmung des Patienten vom Therapeuten herausgearbeitet wird, ohne diese jedoch zu bestätigen oder zurückzuweisen. Dieses Vorgehen ermöglicht dem Patienten, schrittweise seine Projektionen zu tolerieren und sich mit den Inhalten und den Gründen der Projektion auseinanderzusetzen. Erst dann sollte die Projektion als etwas gedeutet werden, das eigentlich vom Patienten »zurück- und wieder in sich aufgenommen werden muß«.

Affektstürme stellen besondere Anforderungen an die Toleranz des Therapeuten für Gegenübertragungen; es ist sowohl notwendig, Geist und Seele zu öffnen, um die Implikationen der starken Gefühle, die durch das Verhalten des Patienten hervorgerufen werden, zu explorieren, als auch sich selbst davor zu bewahren, diese auszuagieren. Der Therapeut muß versuchen, seine professionelle Rolle beizubehalten, selbst wenn er mit einer vergleichbaren Intensität auf die Intensität der Affekte des Patienten reagiert.

Wir haben in unseren Forschungsprojekten zur Borderline-Psychotherapie die Beobachtung gemacht, daß Therapeuten, deren Deutungen einen zutreffenden, klaren und ausreichend tiefgründigen Eindruck machen und auch in angemessenem Tempo in einem Moment-für-Moment-Kontakt zum Patienten formuliert werden, trotzdem in ihrer Behandlung auf Schwierigkeiten stoßen, weil es eine ausgesprochene Diskrepanz zwischen der intensiven Affektaktivierung beim Patienten und der äußeren Gelassenheit des Therapeuten gibt. Nichts kann das Feuer eines Affektsturmes besser entfachen als ein hölzerner, nicht-responsiver oder sanft sprechender Therapeut, dessen Verhalten entweder nahelegt, daß er nichts »kapiert« hat, daß er den Kontrollverlust des Patienten verachtet oder daß er zutiefst erschrocken und paralysiert auf die Intensität der Gefühle des Patienten reagiert. Der Therapeut muß gewillt und fähig sein, dem Patienten auf einem angemessenen Niveau affektiver Intensität zu begegnen, das den Affekt des Patienten anerkennt und doch aushält (containment).

Die Situation, in der Patient und Therapeut sich auf demselben affektiven Niveau ausdrücken, ist in der Therapie schwer gestörter Patienten nicht so selten. Darin mag sich Matte-Blancos Konzept von einem primitiven Niveau symmetrisch-logischen Funktionierens widerspiegeln, bei dem die sehr intensiven Affekte des Selbst zu einer Kombination von Generalisierung und symmetrischem Denken führen, mit dem Ergebnis, daß nur eine verwandte, zumindest teilweise korrespondierende Affektintensität auf seiten des Objekts es ermöglichen kann, die Kommunikation aufrechtzuerhalten.

Fast scheint es überflüssig zu betonen, daß die affektive Reaktion des Therapeuten von einer Feinfühligkeit für die Affekte des Patienten geprägt sein sollte, insbesondere wenn die dominanten Affekte extrem aggressiv oder invasiv sind. Es bleibt die Tatsache bestehen, daß die technische Neutralität – verstanden als der bewußte Verzicht des Therapeuten auf Parteinahme bei der Betrachtung jener Aspekte, die beim Patienten im Konflikt miteinander liegen – an bestimmten Punkten vollkommen einer Intensität des Affektausdrucks entsprechen kann, die die Erreichbarkeit, Aufgeschlossenheit und das Überleben des Therapeuten signalisiert, ohne vom Haß des Patienten kontaminiert zu sein. Das Ausagieren im Übertragungs- und Gegenübertragungsgeschehen, welches durch ausgeprägte Formen projektiver Identifikation provoziert wird, kann insofern als funktional betrachtet werden, als es die Diagnose der gerade ausagierten, primitiven Objektbeziehung erlaubt.

Der wirksame Umgang mit Affektstürmen macht es vielleicht möglich, das vorherrschende Set von Objektbeziehungen von der Oberfläche bis in die Tiefe, d. h. von der defensiven bis zur impulsiven Seite, zu interpretieren, beginnend bei der bewußten, ich-syntonen Erfahrung des Patienten, fortschreitend in Richtung der unbewußten, dissoziierten, unterdrückten oder projizierten Aspekte dieser Erfahrung und der Abwehrmotivationen. Dieser Prozeß erlaubt die Transformation des Affektsturms, seiner Handlungskomponenten und Körperreaktionen, in eine Repräsentanz-Erfahrung; es kommt zur Verknüpfung von Affekt und Kognition, dank einer Klärung der Beziehung zwischen Selbst- und Objektrepräsentanz unter dem Einfluß eines dominanten Affekts (Clarkin et al. 1999).

Der Psychoanalytiker, dessen Patienten die psychoanalytische Standardtechnik tolerieren, wird vielleicht auf die gelegentlichen Affektstürme niemals in der zuvor beschriebenen Weise reagieren müssen. Sie kann jedoch in jenen Fällen zu einem wesentlichen Bestandteil psychoanalytischer Behandlungstechnik werden, in denen die überwiegende Zahl der Psychoanalytiker die klassische Psychoanalyse für kontraindiziert hält und eine übertragungsfokussierte psychoanalytische Psychotherapie die Behandlung der Wahl ist (Kernberg 1999).

Die abstumpfende Ruhe, mit der einige Patienten Affekte abwehren, ist ein chronisches Ausagieren auf der Verhaltensebene, das von der Kommunikation völlig abgespalten ist. Obwohl scheinbar das Gegenteil eines Affektsturms, ruft sie doch eine intensive Gegenübertragungsreaktion hervor, die zwar in bezug auf das nonverbale Verhalten verstanden, jedoch nur schwerlich in Beziehung zu den verbalen Äußerungen des Patienten gesetzt werden kann, weil sich beim Therapeuten die Tendenz entwickelt, vom monotonen Verhalten des Patienten eingelullt zu werden und es nicht mehr zu hinterfragen. Das Problem des Therapeuten besteht nicht so sehr darin, daß er eine unerträglich intensive Gegenübertragungsreaktion aushalten müßte, sondern eher im Aushalten des Empfindens, innerlich paralysiert zu sein, oder aber im Ertragen der Schuldgefühle, die er wegen des zunehmenden Verlusts an Interesse an einem Patienten hat, der oberflächlich betrachtet als so »unkommunikativ« erscheint.

Als Beispiel sei eine unserer Patientinnen erwähnt, die in einem aggressiven, abfälligen Ton sprach und kaum Blickkontakt zum Therapeuten aufnahm, während sie über diverse Themen sprach, die auf den ersten Blick in keinerlei Beziehung zu ihrem chronisch aggressiven Auftreten standen. Eine andere Patientin pflegte sich auf einer Couch zu lümmeln, an einer Wasserflasche zu nippen und fast den Eindruck eines schläfrigen Babys zu erwecken, das gestillt und in den Schlaf gewiegt werden möchte, während sie die Stunden mit trivialen Inhalten füllte. Die zuerst geschilderte Patientin berichtete wiederholt von der Erfahrung, daß ihre Umwelt feindlich auf sie reagiere, was sie jedoch auf ihre ethnische Herkunft bezog. Die zweite Patientin machte das Pflegepersonal durch ihre sehr erfolgreiche Art, sich Versorgung und Unterstützung für ihren total passiven, trägen und parasitären Lebensstil zu organisieren, wütend. Die Aufgabe, die auf der Hand lag, bestand in beiden Fällen darin, jene Aspekte der therapeutischen Interaktion bewußtzumachen, die vollständig von der verbalen Kommunikation abgespalten und doch von so zentraler Bedeutung für die therapeutische Interaktion und das Leben der Patientin außerhalb der Sitzungen waren.

Hier ist eine klare, nicht-kritische Fokussierung auf das Geschehen in der Sitzung indiziert, wobei das Interesse der Patienten auf ihr eigenes nonverbales Verhalten gelenkt und so schrittweise die Klärung der Funktion erleichtert wird, die dieses Verhalten in der Übertragung hat. Solch ein Vorgehen führt beim Patienten leicht zu einer starken Verleugnung, oder aber er ignoriert schlichtweg die Kommentare des Therapeuten, lächelt nachsichtig und behält besagtes Verhalten bei. Der Patient kann sogar daran gewöhnt sein, in ähnlicher Weise, wenn auch weniger freundlich, von seiner Umwelt konfrontiert zu werden und diese Konfrontation ins Leere laufen zu lassen. Es könnte hilfreich sein, zu analysieren, wie der Patient die Motivation der anderen, ihn zu konfrontieren, einschätzt: diese Information wirft ein Licht darauf, wie der Patient die Konfrontation durch den Therapeuten erleben wird. Die Beharrlichkeit, mit der der Therapeut das, was in den Sitzungen abläuft, analysiert, kann zur Transformation des monotonen Verhaltens in einen Affektsturm führen: Dies ist der Moment der Wahrheit, in dem die heftige Reaktion zum Spiegelbild jener Objektbeziehung wird, die durch das monotone Verhalten abgewehrt werden sollte. An solchen Punkten kann der Therapeut die zugrundeliegende Objektbeziehung in der von John Steiner (1993) so genannten »objektzentrierten« oder »analytikerzentrierten« Art deuten. »Objektzentrierte« Interventionen erleichtern die unmittelbare Analyse der gesamten Objektbeziehung, wie es z. B. in folgendem Kommentar geschieht: »Weil Sie mein Verhalten Ihnen gegenüber als so feindlich und abfällig erleben, ist es nur natürlich, daß Sie an diesem Punkt auf mich wie ein aufgebrachtes Kind reagieren, das von einem kalten und grausamen Vater ausgeschimpft wird.«

In solchen Situationen liefern Winnicotts (1958) Konzept des »Haltens« und Bions (1970) Konzept des »containing« nützliche Hinweise dafür, wie es dem Therapeuten gelingen kann, in seinen Deutungen das Verstehen des Verhaltens, das der Patient an den Tag legt, mit der eigenen Gegenübertragung zu kombinieren, ohne die Gegenübertragung auszuagieren. Dieser Aussage sollte jedoch hinzugefügt werden, daß das partielle Inszenieren von Gegenübertragungsreaktionen unter den nervenaufreibenden Umständen, die durch wiederholte Affektstürme oder durch abstumpfende, gegen die Affektstürme gerichtete Abwehrmuster geschaffen werden, nahezu unvermeidlich ist. Solch partielles Inszenieren oder sogar Ausagieren der Gegenübertragung stellt aus meiner Sicht keine gravierende Gefahr für den Behandlungsverlauf bzw. keine wesentliche Verzerrung der technischen Neutralität dar.

Im Gegenteil, wenn der Therapeut seinen allgemeinen Umgang mit dem Patienten als wohltuend empfindet und ehrlich zugeben kann – ohne exzessive Schuldgefühle zu haben oder sich selbst massiv verteidigen zu müssen –, daß er an einem bestimmten Punkt die Kontrolle über seinen affektiven Ausdruck verloren hat, so kann das dem Patienten vermitteln, daß Affektstürme nicht so sehr gefährlich sind, daß ein leichter Kontrollverlust nur menschlich ist und eine Rückkehr zu einer objektiven und fürsorglichen therapeutischen Beziehung nicht ausschließt. Wenn der Therapeut seine Empörung darüber ausdrückt, daß der Patient etwas Empörendes ganz ruhig und unbewegt schildert, so kann dies manchmal der angemessene Weg sein, den Kontakt aufrechtzuerhalten. Solche Patienten benötigen möglicherweise – als Teil der Analyse der zugrundeliegenden Dynamiken – ein intensives affektives Engagement seitens des Therapeuten, das darin besteht, daß dieser immer wieder auf die verborgene Gewalt hinter der abstumpfenden Monotonie hinweist. Von außen betrachtet wirkt es so, als wäre ein völlig phlegmatischer und kontrollierter Patient bei einem hysterischen oder sogar gewalttätigen Therapeuten in Behandlung. Der Therapeut selber mag sich in einer Rolle unwohl fühlen, die er als »unterstützend« erlebt (wegen der intensiven Aktivität, die sie ihm abverlangt) oder sogar als kontrollierend oder manipulierend. Wie dem auch sei, der Therapeut hat gute Gründe, sich zu vergewissern, daß seine Intensität nicht im Dienste der Kontrolle über den Patienten steht und auch nicht dazu dient, den Patienten in die eine oder andere Richtung zu dirigieren, sondern zur Klärung des Geschehens beiträgt, indem er die emotionale Exploration einer Entwicklung in der Sitzung in diesem Moment in den Vordergrund stellt. Die Arbeit des Therapeuten besteht, in der Terminologie Bions ausgedrückt, darin, »ohne Erinnerung und Verlangen« in der Tiefe die in der gegenwärtigen Interaktion verborgene Gewalt zu erforschen (was in dem Verstehen des Patientenverhaltens und der Gegenübertragung seinen Niederschlag findet). Das offenkundige affektive Engagement des Therapeuten kann ein wichtiges Mittel sein, um zu verdeutlichen, daß er – im Gegensatz zu tödlicher Desobjektalisierung – auf der Seite des Lebens und sich lohnender Objektbeziehungen steht. So lange wie der Therapeut in seiner Reaktion auf den Patienten weder »drängt« noch »ermutigt« noch »fordert«, jedoch seine Wahrnehmung der gerade stattfindenden Interaktion in Worte faßt, handelt es sich um eine »explorierende« und nicht um eine »stützende« Herangehensweise.

Beim Auftreten intensiver Affektstürme – ob spontan oder als Folge der Konfrontation mit abstumpfenden dissoziativen Verhaltensmustern in den Stunden – kann es sein, daß der Patient überhaupt nicht fähig ist, dem Therapeuten zuzuhören. Es ist, als ob die Abneigung des Patienten, einen die eigenen Affekte repräsentierenden Ausdruck zu entwickeln, nun auch Versuche mit einschließt, den Ausdruck zu zerstören, den der Therapeut für die affektive Erfahrung des

Patienten entwickelt hat. Mit anderen Worten, die destruktiven Impulse des Patienten können sich dahingehend entwickeln, daß es zu Versuchen kommt, die kognitive Funktionsfähigkeit des Therapeuten zu zerstören.

Der Therapeut muß zwischen der Unfähigkeit, auf der Höhe eines Affektsturms seinen Worten Aufmerksamkeit zu schenken, und einer chronischen Zurückweisung all dessen, was der Therapeut sagt, unterscheiden. Letzteres ist ein Ausdruck des »Syndroms der Arroganz«, wie es Bion (1957, 1970) beschrieben hat. Teil dieses Syndroms ist eine Kombination aus Pseudo-Dummheit, Neugier (auf alles, was den Therapeuten betrifft) und Arroganz, in der sich in der Übertragung die Vorherrschaft eines primitiven Hasses widerspiegelt, zudem die Unfähigkeit des Patienten, das Bewußtwerden des eigenen Hasses zu ertragen. Hier ersetzt das Ausagieren vollkommen die normale, subjektive und bewußte Wahrnehmung affektiver Erfahrungen. Daneben gibt es auch jene Patienten, deren chronische Zurückweisung all dessen, was der Therapeut anbietet, als Teil narzißtischer Widerstände in der Übertragung zu verstehen ist, Widerstände, die mit Hilfe des üblichen deutenden Vorgehens aufgelöst werden müssen, damit es dem Patienten möglich wird, sich in eine abhängige Beziehung zum Therapeuten zu begeben (Kernberg 1984).

Um zum Problem der Affektstürme zurückzukehren: Es gibt Zeiten, in denen der Therapeut warten muß, bis sich der Affektsturm gelegt hat, ehe er einen deutenden Kommentar äußern kann; in anderen Situationen kann es sinnvoll sein, den Patienten einfach zu fragen, ob er glaubt, einen Kommentar des Therapeuten an dieser Stelle ertragen zu können. Ich finde es manchmal hilfreich, dem Patienten zu sagen, daß mir Gedanken durch den Kopf gingen, ich jedoch zögern würde, ihm diese mitzuteilen, da ich nicht wisse, ob er nicht vielleicht mit einem solchen Ärger auf diese Mitteilung reagieren werde, daß es ihm schwerfalle, überhaupt zu verstehen, was ich ihm mitteilen wolle. Wenn mir der Patient dann zornig sagt, daß er nichts von mir hören möchte, dann werde ich dies für den Moment akzeptieren und zu einem späteren Zeitpunkt die Gründe deuten, die es dem Patienten unmöglich gemacht haben könnten, einen Kommentar meinerseits zu tolerieren.

Unter diesen Umständen ist es hilfreich, wenn sich der Therapeut zunächst vergewissert, ob seine Intervention bereits die ausgearbeitete Gegenübertragungsdisposition enthält, die Teil des Materials ist, das zu seiner geplanten Interventionsstrategie gehört. Wenn der Therapeut sich als von der Gegenübertragung gesteuert erlebt, dann ist dies eine Indikation für Abwarten und innerliches Verarbeiten, bevor er eine Intervention setzt. Es ist äußerst wichtig, daß der

Therapeut sich in seinen Interventionen sicher fühlt, denn vor dem Patienten Angst zu haben bedeutet, ihm eine machtvolle Botschaft zu übermitteln, die unweigerlich die Angst beim Patienten steigert; in solchen Momenten ist die Wut des Patienten eine Abwehr seiner Angst vor der eigenen Aggression. Körperliche, psychologische, professionelle und rechtliche Sicherheit sind unverzichtbare Voraussetzungen für die Arbeit mit schwer regredierten Patienten, und der Therapeut muß alle notwendigen Maßnahmen ergreifen, um diese zu gewährleisten: Dies ist die Voraussetzung für eine effektive Sorge für das Wohl des Patienten.

Eine wesentliche Komplikation, die in der psychodynamischen Psychotherapie von Borderline-Patienten auftreten kann, ist die Gefahr, daß die schweren Affektstürme auf den Alltag der Patienten außerhalb der Sitzungen »übergreifen«. So entwickelte z. B. eine Patientin eine intensive erotische Bindung an den Therapeuten und hatte das Gefühl, daß ihr Leben nicht länger lebenswert sei, wenn der Therapeut nicht seine Ehefrau verlasse und alle anderen emotionalen Bindungen aufgebe, um sich ausschließlich ihr zu widmen. Diese intensive erotische Übertragung enthielt offenkundig bedeutsame präödipale Elemente, die verzweifelte Forderung des Babys nach der ausschließlichen Aufmerksamkeit der Mutter. An der Oberfläche jedoch nahm sie die Form einer »Verliebtheit« an, die für die Patientin so belastend wurde, daß sie ihrem Ehemann ihre Verzweiflung darüber gestand, daß der Therapeut ihre Liebe nicht erwiderte. Dies gefährdete natürlich sowohl ihre Ehe als auch die Behandlung.

Unter solchen Bedingungen kann es wichtig sein, dem Verhalten des Patienten außerhalb der Sitzungen Grenzen zu setzen oder sogar direkt im Alltag des Patienten oder der Patientin zu intervenieren, in dem klaren Bewußtsein, daß dies eine deutliche Entfernung von der Haltung technischer Neutralität bedeutet und deren Wiederherstellung zu einem späteren Zeitpunkt mit Hilfe von Deutungen erforderlich ist (Clarkin et al. 1999). Derartige Komplikationen sind glücklicherweise selten, wenn man sorgfältig darauf achtet, klare Behandlungsgrenzen aufrechtzuerhalten. Ignoriert der Therapeut jedoch das Ausagieren der Übertragung oder verzichtet er darauf, dieses systematisch zu deuten, dann steigt die Wahrscheinlichkeit, daß Übertragungen auf den Alltag des Patienten »übergreifen«.

Hier sei das Beispiel eines Patienten erwähnt, der sich über einen Zeitraum von mehreren Sitzungen im Anschluß an die jeweilige Sitzung noch weiterhin im Wartezimmer des Therapeuten aufhielt. Da dieses Ausagieren der Übertragung in den Sitzungen nicht angesprochen wurde, führte dies letztlich dazu, daß der

Patient fast den ganzen Tag über im Wartezimmer schlief, was zu ernsthaften Problemen sowohl für den Patienten als auch für die Berufsausübung des Therapeuten führte.

Einige spezielle Probleme im Zusammenhang mit Affektstürmen

Manche Patienten lernen, Affektstürme so einzusetzen, daß sie Familienmitgliedern und dem Therapeuten Angst einjagen und zuletzt den Therapeuten dahingehend kontrollieren, daß er es ängstlich vermeidet, bestimmte Themen anzusprechen. Therapeuten, die noch nicht über viel Erfahrung verfügen, verfallen in eine gewisse Lähmung aus Angst, sowohl den Patienten als auch die positive Einschätzung des Supervisors zu verlieren, wenn sie ihren Patienten mit diesem einschüchternden Verhalten konfrontieren. Therapeuten, die mit schwierigen Borderline-Patienten arbeiten, brauchen die Unterstützung ihrer Supervisoren und Kollegen und sollten nicht negativ beurteilt werden, wenn der Patient die Behandlung abbricht; sie benötigen Hilfe, um einer solchen Situation standzuhalten. Die Hilfe besteht darin, all die paranoiden Phantasien zu evaluieren, die der Patient in der Psyche des Therapeuten auslöst.

Patienten, die durch den lebenslangen Erfolg ihrer Einschüchterungsversuche »verwöhnt« sind, können manchmal damit drohen, den Therapeuten anzugreifen oder sich an Gegenständen in seinem Büro zu vergreifen; sie verkünden mit großer Heftigkeit ihre Absicht, die Behandlung zu beenden, weil sie soviel Wut auf den Therapeuten haben, oder sie drohen gar mit rechtlichen Schritten. In solchen Fällen muß der Therapeut die Grenzen des Behandlungsrahmens wahren und die Situation so strukturieren, daß er die Selbstbeherrschung nicht verliert und sich nicht etwa zu einer »Gegenprovokation« verleiten läßt, indem er dem Patienten bestimmte Aktionen androht, wenn dieser sich nicht »benimmt«. Die beste Art des Umgangs mit der Situation ist eine ruhige Feststellung, die die Bedingungen verdeutlicht, unter denen die Behandlung fortgeführt werden kann; vielleicht auch noch ein Kommentar mit der Aussage, der Therapeut würde es bedauern, wenn die Behandlung abgebrochen werden müßte, weil der Patient nicht willens oder nicht fähig war, diese Bedingungen zu erfüllen; darauf sollte eine Interpretation der unbewußten Funktionen des Verhaltens des Patienten folgen.

Ein Therapeut mag schockiert sein, wenn ihm klar wird, wie stark bestimmte unverschämte Verhaltensmuster dem Patienten zur zweiten Natur geworden sind. Spürt der Therapeut, daß die therapeutische Beziehung noch nicht so weit entwickelt ist, daß dieses Verhalten wirksam exploriert werden kann, und schiebt er es zu lange auf, dieses Verhalten anzusprechen, dann erwartet er von seinem Patienten womöglich gar kein anderes Verhalten mehr. Chronisch selbstschädigende Verhaltensmuster, in denen eine schwere Regression zum Ausdruck kommt, sind das Fehlen am Arbeitsplatz, das Vermeiden von Interaktionen mit wichtigen Bezugspersonen oder die Rationalisierung eines isolierten, dahinvegetierenden oder parasitären Lebensstils. Diese Verhaltensmuster können einen so starken ich-syntonen Charakter haben, daß der Patient mit heftiger Empörung reagiert, wenn der Therapeut dann schließlich doch einmal danach fragt. Die implizite Androhung von Gewalt oder von Behandlungsabbruch, die erfolgen mag, sobald der Lebensstil des Patienten hinterfragt wird, oder auch eine konsistent abweisende Reaktion gegenüber den Bemühungen des Therapeuten, dieses Thema anzusprechen, kann bewirken, daß der Therapeut innerlich passiv wird und aufgibt.

Vermutlich gibt es Tausende von Borderline-Patienten, die es geschafft haben, ein inhaltsloses Leben zu führen, um als aus medizinischen Gründen berufsunfähig Unterstützung zu beziehen. Sie sind dann von besser gestellten Familienmitgliedern abhängig oder erhalten ständige Sozialleistungen; zuletzt führen sie ein Leben, dessen einziger Genuß in Essen, Drogen oder Alkohol besteht oder im Wechsel zwischen Schlafen und Fernsehen. Oft erweisen sich diese Patienten als hochintelligente, gebildete Menschen, deren frühe traumatische Erfahrungen und massiv pathologische Objektbeziehungen in der Adoleszenz zu einem allmählichen Erlöschen jeglicher Investition in intime Begegnungen, Sexualleben, Arbeit oder Interessengebiete geführt haben. Wenn für einen solchen Patienten das Essen fast das einzige Vergnügen ist, dann ist er in den mittleren Lebensjahren krankhaft übergewichtig und wird zum verwahrlosten Sozialhilfeempfänger. Zu Beginn der analytischen Psychotherapie solcher Patienten stellt sich die typische »tödliche« Übertragung ein, in der sie die Zerstörung der Objektbeziehungen ihres normalen Lebens wiederholen. Der Therapeut ist mit der Dissoziation von verbalen Inhalten und nonverbalen Manifestationen während der Sitzungen konfrontiert, dazu kommt die entsprechende Aktivierung der Gegenübertragung, die ich oben bereits erwähnt habe. Psychodynamisch gesehen wird nun in Angriffen auf den Therapeuten und die Behandlung die unbewußte Identifikation mit einem sadistischen Objekt manifest, dessen Liebe nur durch selbstzerstörerische Unterwerfung erworben werden kann; dabei projiziert der Patient ein unrealistisches, forderndes Selbst auf den Therapeuten. Die Identifikation mit einer »toten Mutter«, die André Green (1993b) beschrieben hat, ist wahrscheinlich ein ganz spezielles Beispiel für eine solche Entwicklung.

Bei diesen Patienten kann die Aktivierung von primitiven Affektstürmen in den Sitzungen unter Umständen das erste psychische Lebenszeichen seit vielen Jahren sein. Das sind außerordentlich schwierige Fälle, und zu den prognostischen Indikationen für eine Veränderung gehört – neben einer zumindest durchschnittlichen Intelligenz – zum einen, daß kein antisoziales Verhalten vorliegt, zum anderen, daß ein sekundärer Krankheitsgewinn durch eine aktive Arbeitssituation reduziert werden kann, die letztlich mehr Genugtuung verschafft als die Befriedigung durch ein Parasitendasein auf Kosten des Sozialsystems. War der Patient imstande, zumindest eine Art von Objektbeziehung aufrechtzuerhalten, und hat er eine feste Arbeitsstelle oder berufliche Verpflichtungen, denen er nachkommt, dann ist die Prognose deutlich besser.

Manche Patienten testen die Grenzen der Toleranz des Therapeuten aus: Sie tun das auf eine Weise, die für den Therapeuten schwer zu kontrollieren ist, ohne daß er sich dabei unangemessen strafend fühlt. Zu den Beispielen für solche Fälle gehören Patienten, die die Körperpflege vernachlässigen, schlecht riechen und den Wartebereich und das Behandlungszimmer des Therapeuten für andere zu einem unangenehmen Aufenthaltsort machen. Dazu gehören auch Patienten, deren erotische Verführungskünste sich auf primitive Weise äußern, etwa indem sie ohne Unterwäsche in die Sitzung kommen und sich dann dort exponieren. Sie tun das auf eine so subtile Weise, daß der Therapeut sich fragen muß, ob der Patient es nicht als Verführung oder als Angriff erlebt, wenn er mit diesem Verhalten konfrontiert wird. Bei manchen Patienten äußert sich das aggressive Verhalten darin, daß sie ständig nicht nur den Therapeuten, sondern auch seine Mitarbeiter beschimpfen, gelegentlich auch die Tür so zuknallen, daß diese beschädigt werden könnte, oder indem sie Gegenstände im Arbeitsbereich des Therapeuten herumwerfen. Das sind natürlich nicht die Verhaltensweisen, die man von einem Patienten erwartet, der zu einer normalen psychoanalytischen Behandlung kommt. Ältere Therapeuten lehnen es häufig ab, solche Patienten zu behandeln; jüngeren Therapeuten wiederum fehlt oft die nötige Erfahrung, um mit solch extremen, doch dabei manchmal subtil verschleierten Verhaltensweisen sinnvoll umzugehen.

Der Therapeut muß dem Patienten ausdrücklich mitteilen, was er toleriert und was er nicht tolerieren kann, sonst ist es vielleicht nicht möglich zu analysieren, was den Patienten motiviert, ein Verhalten an den Tag zu legen, bei dem der Therapeut sich unwohl und unbehaglich fühlt. Überschreitet das Verhalten des

Patienten Grenzen, die nicht vorab deutlich benannt wurden, dann kann es hilfreich sein, dieses inakzeptable Verhalten direkt und sachlich anzusprechen und genau zu benennen, ohne zu diesem Zeitpunkt irgendeine Interpretation zu geben. Auf der Grundlage therapeutischer Prinzipien kann es manchmal unmöglich und auch nicht notwendig sein, zu erklären, warum ein bestimmtes Verhalten des Patienten eingeschränkt werden muß. So mag vielleicht ein Patient damit beginnen, Bücher aus dem Regal zu nehmen und durchzublättern, ohne den Therapeuten um Erlaubnis zu bitten. Solche nicht gravierenden, aber ärgerlichen Ansprüche auf Vertraulichkeit von seiten des Patienten können erst dann angesprochen werden, wenn dieses Ansprechen den Therapeuten nicht in seiner technischen Neutralität beeinträchtigt. Kommt der Therapeut zu einem späteren Zeitpunkt auf dieses Verhalten zurück – nämlich dann, wenn die Übertragungsimplikationen für die interpretative Arbeit zugänglich geworden sind und dadurch die technische Neutralität wiederhergestellt wurde –, dann können solche Situationen manchmal auf sehr befriedigende Weise aufgelöst werden. Wichtig ist vor allem, daß sich der Therapeut innerhalb der Behandlungsstruktur wohlfühlt und diese über einen längeren Zeitraum hinweg aufrechterhalten kann, ohne sich dabei über Gebühr eingeschränkt zu fühlen.

Es gibt Patienten, die eine unbewußte Tendenz zum Ausdruck bringen, alle Brücken hinter – und vor – sich abzubrechen: Sie tun das, indem sie in den Sitzungen ein subtil befremdendes Verhalten an den Tag legen. Das kann in Form von wiederholtem Überhören all dessen, was vom Therapeuten kommt, erfolgen, aber auch als chronisch mangelndes Interesse am eigenen Wohlergehen, was sich darin ausdrückt, daß sie ständig Sitzungen versäumen, zu spät kommen oder im Rahmen eines leichteren Wutausbruchs die Behandlung für beendet erklären. Auf die Dauer mag der Therapeut versucht sein, dem Patienten darin recht zu geben, daß die Behandlung nichts nützt; er mag bei dem Gedanken an eine Beendigung dieses Versuchs Erleichterung verspüren. Oberflächlich gesehen scheint es sich hier nicht um einen Affektsturm im üblichen Sinn zu handeln, sondern um ein allmähliches Aushöhlen des Interesses und des emotionalen Engagements des Therapeuten gegenüber seinem Patienten; dann ist letztlich nur noch ein relativ geringfügiges Ausagieren erforderlich, und der Therapeut stimmt mit dem Patienten darin überein, die Behandlung zu beenden. Wird eine solche Situation diagnostiziert, während sie sich entwickelt, dann entspricht die Diagnose der chronischer Gegenübertragungsverzerrungen, die auch bei viel weniger kranken Patienten auftreten können und nicht die ernsten Konsequenzen haben wie in diesem Fall. Wichtig ist es, diese »abschüssige Straße« in eine aktive Exploration zu transformieren. Soweit es die Destruktivität des Patienten ist, die eine schleichende Verschlechterung der therapeutischen Beziehung bewirkt, kann eine aktive Aufdeckung und Konfrontation mit dieser Situation die Gewalt der destruktiven Impulse entlarven, die der Patient unbewußt zum Ausdruck bringt. Anfänglich mag dieses Demaskieren dem Therapeuten wie ein gewalttätiges Handeln seinerseits vorkommen: Das ist eine Gegenübertragungsreaktion, die analysiert werden muß.

Manche dieser Patienten mögen im Therapeuten die gefühlsmäßige Überzeugung hervorrufen, sie seien nicht ganz real oder nicht ganz menschlich oder man könne von ihnen nicht die normale Fürsorge für sich selbst und ihr Leben erwarten. Letztendlich mag der Therapeut sich darüber klar werden, daß sich seine hoffnungsvollen Erwartungen an die Behandlung auflösen: Mit »hoffnungsvoll« meine ich hier die Überzeugung, daß der Patient, wenn er sich wirklich Mühe gäbe, eine Lebenssituation erreichen könnte, die weitaus befriedigender wäre als die, in der er jetzt gefangen ist. Gehen diese Hoffnungen und Erwartungen verloren, dann haben wir es mit einem ernstzunehmenden Problem der Gegenübertragung zu tun, das die Psychotherapie erschwert und ganz grundlegend bedroht.

Es gibt Patienten, die anscheinend das Vergehen der Zeit dazu benutzen, sich selbst und die Behandlung auf ganz unauffällige Weise zu zerstören. Sie vergeuden die Zeit während der Sitzungen und leugnen damit implizit den Wert des Lebens selbst sowie die Tatsache, daß es vergänglich ist. Eine grundsätzliche Einstellung, die sich für den Therapeuten als hilfreich erweisen kann, ist eine Kombination von Geduld bzw. langem Atem bei wiederholtem Durcharbeiten der immer gleichen Themen und einem deutlichen Gefühl der Ungeduld in jeder Sitzung, wenn es darum geht, wieder und wieder die Bemühungen des Patienten zu interpretieren, die Bedeutung einer jeden konkreten Begegnung mit dem Therapeuten herunterzuspielen. Gibt der Therapeut der Versuchung nach, das entgegengesetzte Verhalten einzusetzen, d. h. unendliche Geduld (tatsächlich reine Passivität) in jeder Sitzung zu zeigen, während sich in ihm eine chronische Ungeduld staut und ihn, ausgelöst durch einen Ausbruch negativer Gegenübertragung, zu plötzlicher, ungeduldiger Ablehnung des Patienten verleitet, dann handelt es sich hierbei um eine der großen Gefahren, die bei solchen Fällen auftreten können.

Die Tendenz mancher Patienten zur masochistischen Ausbeutung der therapeutischen Situation ist manchmal auf geradezu unheimliche Weise mit der Entstehung von Perversität in der Übertragung verknüpft. Ich spreche von Patienten, die die Tatsache, daß sie in psychotherapeutischer Behandlung sind, als Abwehr gegen die Angst einsetzen, die ihnen ihre sich ständig verschlechternde Alltagssituation einflößt. Es ist, als ob nun, so lange sie in Therapie sind und ihre unbewußten Phantasien an einem sicheren Ort unterbringen können, der Therapeut die Verantwortung für ihr Leben trüge: Nun können sie die realistische Angst oder Niedergeschlagenheit angesichts der Destruktivität ihrer Lage aufgeben. Andere Patienten stellen an den Therapeuten die implizite Aufforderung, ihre Lebenssituation zu verändern; damit einher geht ein unbewußtes – manchmal auch bewußtes – Triumphgefühl, wenn der Therapeut sich als unfähig erweist, eine Veränderung ihrer Umstände herbeizuführen. Unbewußter Neid auf den Therapeuten, besonders stark ausgeprägt bei schwerer narzißtischer Pathologie, mag sich auf diese Weise ausdrücken. Solche Patienten gestalten die Vereinbarungen für die Behandlung vielleicht unbewußt in einer Weise, die ihnen schadet, indem sie etwa einen Therapeuten wählen, der so weit von ihnen entfernt wohnt, daß sie übermäßig viel Zeit für die Fahrt zu ihm benötigen, oder der zu teuer ist oder der nur Behandlungszeiten anbieten kann, die mit vitalen Aspekten des persönlichen Lebens des Patienten kollidieren. Die Verknüpfung dieser Komplikation mit dem Syndrom der Perversität besteht darin, daß die Liebe, das Engagement und die Hingabe, die zur therapeutischen Arbeit gehören, in den Dienst einer Aggression gestellt werden, die sich sowohl gegen die eigene Person als auch gegen andere richtet (Kernberg 1992a).

Es gibt Patienten, die während der Sitzungen immer wieder in Affektstürme geraten, in denen Konflikte, die sie in ihrem Alltagsleben unter Kontrolle haben, stellvertretend ausgelebt werden. Hier wird die Behandlung als »Sekundärgewinn« benutzt; darin drückt sich eine eher generelle Tendenz einiger Borderline-Patienten aus, das eigentliche Leben durch die Interaktion im Rahmen der Behandlung zu ersetzen. Eine solche Entwicklung zeichnet sich über einen gewissen Zeitraum hinweg ab, in dem die Interpretationen keine Veränderung des Materials in den Sitzungen hervorzubringen scheinen und gleichzeitig der Rückzug des Patienten aus allen sonstigen Alltagssituationen, die Leere und Starrheit, die er außerhalb der Sitzungen zeigt, in scharfem Kontrast zu dem stehen, was in der Behandlung abläuft. Dieser Sekundärgewinn bedarf der konsistenten Deutung, und seine destruktiven Auswirkungen auf das Leben des Patienten und auf die Behandlung müssen nach und nach aufgedeckt und interpretiert werden.

Die destruktiven und selbstzerstörerischen Impulse sind bei manchen Patienten so stark, daß die unbewußte Lust an der Zerstörung der Behandlung jegliches Interesse überdeckt, das der Patient eventuell für eine Verbesserung seiner Lebenssituation und seine psychische Funktionsfähigkeit aufbringen könnte. Es ist, als ob der Triumph darüber, daß der Therapeut sich anstrengt, dem Patienten zu helfen, die einzige unbewußte Quelle der Lust darstellte, die dem Patienten in seiner Lebenssituation noch geblieben ist. Hat man es mit einer Behandlung zu tun, bei der es zu einer solchen »Vereinnahmung der Liebe in den Dienst der Aggression« gekommen ist, dann stellt manchmal eine realistische Begrenzung der Behandlungsdauer für den Patienten die letzte gute Gelegenheit innerhalb dieses Behandlungsrahmens dar. Man kann eine derartige Situation auch als einen Spezialfall für die Entwicklung von Perversität in der Übertragung betrachten; meist tritt dieser Fall bei einer schweren narzißtischen Pathologie auf, insbesondere beim Syndrom des malignen Narzißmus (Kernberg 1992a).

Ich habe hier über Patienten gesprochen, die anstelle schwerer Affektstürme oder tödlich langweiliger Monotonie während der Sitzungen einen chronischen, agitierten, traumatophilen und histrionischen oder chaotischen Affekt zeigen, und zwar sowohl in der Übertragung als auch außerhalb des therapeutischen Settings. Soll dieses Muster interpretiert und modifiziert werden, dann ist das wichtigste Werkzeug hierfür die Diagnose der dominanten Objektbeziehung innerhalb dieses offensichtlichen Chaos. Bei der Arbeit mit diesen Fällen muß sorgfältig erhoben werden, ob sich hinter einem solchen chronischen Affektmuster nicht ein undiagnostizierter Sekundärgewinn verbirgt, z. B. das destruktive Unterminieren intimer Beziehungen oder einer potentiell zufriedenstellenden Arbeitssituation.

Wird die Situation noch zusätzlich durch antisoziales Verhalten kompliziert, dann muß man sehr früh die Aufmerksamkeit auf diese Verhaltensweisen richten, denn sie sind ein deutliches Signal dafür, daß der Patient versucht, seine Objektbeziehungen zu zerstören. Verantwortungsloser Umgang mit Geld und bewußtes oder unbewußtes Unterlaufen des Sozialsystems, mit dessen Hilfe die Behandlung durchgeführt wird, zeigen, daß hier ein Angriff auf die Behandlung erfolgen soll. Diese Art von Verhaltensweisen ist häufig eng mit dem chaotischen Lebensstil des Patienten verwoben, deshalb mag es vorkommen, daß sie in der Anfangszeit der Behandlung nicht die nötige Beachtung finden.

Die Deutung von Verhaltensweisen, die die Therapiezeit verringern, hat höchste Priorität. Der Patient wird wahrscheinlich versuchen, den Therapeuten mit der Darstellung von scheinbar äußerst dringenden Lebenskrisen zu beeindrucken, während er gleichzeitig den therapeutischen Raum nicht wirklich ausnutzt und dadurch dem Therapeuten die Zeit verweigert, die Krise genauer zu betrachten. Verantwortungsloses Ausbeuten von Verwandten, die die Behandlung des Patienten finanziell unterstützen, und das Ausagieren der negativen

Übertragung durch Herabsetzung des Therapeuten in den Augen derer, auf die der Patient zur Weiterführung der Behandlung angewiesen ist, sind weitere Manifestationen von Perversität: Hier werden die technische Neutralität des Therapeuten und seine Achtung vor dem Patienten ausgebeutet, denn auf diese Weise wird eine ungezügelte Aggression dem Therapeuten gegenüber eingesetzt und die therapeutische Beziehung zerstört.

Nicht selten geschieht es, daß in einer Sitzung gleichzeitig ein schweres Ausagieren der Übertragung auftritt und auf eine anscheinend nicht damit zusammenhängende Alltagssituation Bezug genommen wird. Dann steht der Therapeut vor einem offensichtlich unlösbaren Dilemma: Richtet er seine Aufmerksamkeit auf die Lebenskrise, dann ist das für den Patienten das Stichwort, triumphierend zu behaupten, die Bemühungen des Therapeuten um ein Verständnis der Krise seien nicht im geringsten hilfreich. Konzentriert sich der Therapeut jedoch auf das, was in der Übertragung geschieht, dann wird sich der Patient empört darüber beklagen, daß der Therapeut sich ganz »narzißtisch« nur um das kümmert, was mit ihm selbst zu tun hat, und dabei die dringenden Probleme vernachlässigt, mit denen der Patient konfrontiert ist. Patienten, die diese »zweischneidigen« Affektstürme mit einer gewissen Häufigkeit einsetzen, bringen es fertig, extrem chaotische Situationen in der Behandlung zu schaffen, in denen der Therapeut sich nur mühsam orientieren kann.

Mehrere Vorgehensweisen mögen unter diesen Umständen hilfreich sein. Zuerst einmal sollte in jeder einzelnen Sitzung entschieden werden, was die höchste Dringlichkeit hat. Ist die Krise im Leben des Patienten tatsächlich von gefährlicher Dringlichkeit, dann sollte sie zur Gänze exploriert werden, wobei man gleichzeitig nicht vergißt, daß der Patient sehr wohl alle Angebote des Therapeuten zur gemeinsamen Arbeit unterlaufen mag. Kommt es zu einer solchen »Blokkade«, dann sollte man zur Analyse der Übertragungssituation zurückkehren, die verhindert, daß man dem Patienten helfen kann zu verstehen, was außerhalb der Sitzungen passiert. Zweitens: In gewissen Fällen – vor allem wenn es sich um relativ frühe Manifestationen dieses Musters handelt und der Therapeut noch unsicher ist, auf welche Weise er damit integrativ umgehen könnte – kann es hilfreich sein, eine höhere Sitzungsfrequenz vorzuschlagen, damit mehr Zeit zur Verfügung steht, um sich sowohl mit der emotionalen Krise im Leben des Patienten als auch mit den jeweiligen Übertragungsimplikationen zu beschäftigen. Das Risiko bei diesem Vorgehen besteht darin, daß man den Patienten unbeabsichtigt ermutigt, Affektstürme dazu zu benutzen, mehr Zeit aus dem Therapeuten »herauszuquetschen«. Auch das muß letztlich exploriert werden.

Anfänglich mag jedoch die zusätzliche Zeit den Therapeuten in die Lage versetzen, die Abwehr deutlich zu erkennen, die sich hinter den »zweischneidigen« Affektstürmen verbirgt, und dem Patienten diese Wahrnehmung zu übermitteln. Nach und nach kann dann die Analyse der Übertragung in den Mittelpunkt rükken, die die Voraussetzung dafür ist, daß der Patient anwenden kann, was er in der Therapie empfängt, und daß er versteht, warum es ihm nicht gelingt, diese Erfahrung auf seinen Alltag anzuwenden. In Anbetracht der Häufigkeit von zwei Sitzungen pro Woche, die in unserem Forschungsprojekt die Norm ist, scheint eine auf eine bestimmte Zeit begrenzte Erhöhung der Frequenz auf drei wöchentliche Sitzungen für solche Patienten sinnvoll zu sein, die aber wieder reduziert werden sollte, sobald die Situation unter Kontrolle ist. Ein Zeitplan mit drei Sitzungen pro Woche mag für eine längere Zeit hilfreich erscheinen, doch bei sehr sorgfältiger Analyse mag es sich erweisen, daß der Sekundärgewinn der Sitzungen darin besteht, daß der Patient den Aufgaben entflieht, die ihm seine Situation stellt. Unserer Erfahrung nach sind zwei Sitzungen pro Woche das absolute Minimum für die Durchführung einer analytischen Psychotherapie. Drei wöchentliche Sitzungen können für viele Fälle das Optimum sein, doch mit vier Sitzungen wird unserer Erfahrung nach der Fortgang der Behandlung nicht gesteigert. Im Gegenteil: Bei diesen schwer regredierten Patienten führen vier oder mehr Sitzungen pro Wochen tendenziell zu einem größeren Sekundärgewinn, weil dann die Therapie das Leben ersetzt.

Patienten mit unbegrenzten finanziellen Mitteln stellen ein spezielles Problem dar, weil bei ihnen die normale Notwendigkeit entfällt, Kosten gegen Nutzen aufzuwiegen; dadurch sinkt die Motivation von Patient und Therapeut, die Bedeutung einer allmählich steigenden Häufigkeit der psychotherapeutischen Sitzungen zu hinterfragen. Patient und Therapeut erleben die zusätzlichen Sitzungen als unerläßlich, weil jede Diskussion über eine Rückkehr zur ursprünglichen Frequenz beim Patienten heftige Ängste auslöst. Doch eine sorgfältige Analyse des Materials fördert in der Regel zutage, daß eine unbewußte Zerstörung dessen, was der Patient vom Therapeuten bekommt, die treibende Kraft hinter einer Erhöhung der Sitzungsfrequenz ist. Wird analysiert, wie der Patient unbewußt alles zerstört, was er empfängt, dann wird es möglich, zu einem vernünftigeren Behandlungsplan zurückzukehren, der nicht gestattet, daß die Therapie zum Ersatz für ein normales Leben wird.

Eine Fallgeschichte

Bei der Patientin, um die es hier geht, handelt es sich um eine 28jährige Frau mit einer Borderline-Persönlichkeitsorganisation und einer narzißtischen Persönlichkeit auf offenem Borderline-Funktionsniveau. Ihre Hauptprobleme waren chronisch suizidales Verhalten, die Unfähigkeit, eine Arbeitsverhältnis aufrechtzuerhalten – trotz zweier »Master Degrees« in biologischen Fachrichtungen –, sowie ein Mangel an befriedigenden, stabilen sexuellen, erotischen oder Liebesbeziehungen. Ihre chaotischen Beziehungen zu Männern liefen immer wieder auf heftige sadomasochistische Interaktionen mit anschließendem Beziehungsabbruch hinaus. Sie ließ sich von einer untergeordneten Arbeit zur nächsten treiben, erlebte schwere Affektstürme und stetige Auseinandersetzungen mit ihrer Familie, die sie derart in die Isolation trieben, daß sie fast auf der Straße lebte.

Die Sitzungen mit ihr waren durch intensive Affektstürme gekennzeichnet, sie wies praktisch alles, was ich sagte, zurück, verdrehte meine Aussagen in gegen sie gerichtete Angriffe. Sie hatte sich endlos über meine Kälte, Gleichgültigkeit, meine Übergriffigkeit und Grausamkeit beklagt sowie endlos die warme, freundliche, von Verstehen und Spiritualität geprägte Atmosphäre vorausgegangener Therapien geschildert. Sie selbst hatte mich wissen lassen, daß die meisten dieser therapeutischen Begegnungen nur von kurzer Dauer gewesen waren, mit Ausnahme einer Behandlung bei einem Psychotherapeuten, der sie im Grunde genommen »adoptiert« hatte und die Grenzen zwischen Psychotherapie und Freundschaft hatte verwischen lassen. Die Behandlung bei mir dauerte bereits zwei Jahre, länger als jede ihrer Behandlungen zuvor, und im Zusammenhang mit dieser Behandlung war es ihr erstmalig gelungen, eine Arbeit zu finden und zu behalten, die ihrer Qualifikation und Erfahrung entsprach. Die Suizidversuche hatten aufgehört, ihre impulsiven und chaotischen Beziehungen zu Männern waren seltener geworden, und die Beziehung zu ihrer Familie war weniger stürmisch, während es keine Übertreibung ist, zu behaupten, daß in den Sitzungen mit mir »die Hölle los war«.

Ich möchte kurz die herausragenden Themen ihrer Fallgeschichte zusammenfassen: Ihre Mutter war chronisch alkoholabhängig und hatte in Folge ihrer Alkoholabhängigkeit ein hirnorganisches Syndrom (organic brain syndrome, OBS) entwickelt. Die späte Kindheit und Adoleszenz der Patientin hatte die Mutter in halb komatösem Zustand im Bett verbracht. Der Vater, ein angesehener Hochschulprofessor, versuchte die Patientin, seine jüngste Tochter, zu »disziplinieren«, da sie sich für ihn, im Gegensatz zu ihren älteren Geschwistern, aufgrund ihrer bereits in der frühen Adoleszenz einsetzenden, schweren Verhaltensstörungen zu einer Hauptquelle ernsthafter Sorgen entwickelte. Er versuchte auf das chaotische Sexualleben der Patientin Einfluß zu nehmen, und sie erlebte ihn als übergriffig und als eifersüchtig auf ihre Beziehungen zu anderen Männern.

Schon in einem frühen Stadium der Übertragung wechselte sie zwischen Phasen von heftigem und anklagendem Verhalten und Phasen von überheblicher Grandiosität und »Pseudo-Dummheit«. Zu anderen Zeiten war sie in ihrem Verhalten vorwiegend gedämpft, klagend und zugleich verführerisch. In dieser Phase präsentierte sie sich in gerade noch akzeptabler Kleidung und zeigte ein eindeutig exhibitionistisches Verhalten. Frühe Deutungen hatten sich auf ihre Angst bezogen, daß nur ein fürsorglicher Vater sie vor der Leere und Gleichgültigkeit in der Beziehung zur Mutter bewahren könne, daß jedoch ein solch anteilnehmender Vater sie unweigerlich sexuell verführen und ausbeuten würde. Die Patientin hatte von keinerlei sexuellem Mißbrauch in ihrer Geschichte berichtet, und so war es nicht schwer, ihre Angst, jegliche Anteilnahme meinerseits ihr gegenüber könne nur im Dienste sexueller Ausbeutung stehen, als eine Projektion ihres eigenen Wunsches zu deuten, den Vater zu verführen, der die einzige Alternative zu der katastrophalen, nicht erreichbaren Mutter war.

Einfach ausgedrückt: Ich wurde entweder als zudringlich, grenzüberschreitend und potentiell verführerisch erlebt oder aber als kalt, gleichgültig und lethargisch. In den letzten Monaten verlagerte sich dieses Verhalten in Richtung immer stärkerer Wutattacken. Sie beschuldigte mich heftigst, ihr nicht zuzuhören, ihre Aussagen zu verzerren, sie in diese Behandlung »einzusperren«. Sie schien für all meine Deutungen völlig unzugänglich. Sie versuchte, mich mit Gegenständen zu bewerfen, es gelang ihr, kleinere Sachen zu beschädigen, und ein paarmal mußte ich sie energisch warnen, daß die Sitzung bei weiterer Sachbeschädigung oder einer gegen mich gerichteten körperlichen Attacke sofort beendet würde. Sie lernte ganz genau, wo die Grenzen waren, und es kam häufiger vor, daß sie mit zitternden Händen vor mir stand und mich anschrie.

Die Sitzung, die ich im weiteren Verlauf schildern werde, begann genau auf diese Weise, mit dem Entwickeln einer intensiven Wut und mit Gebrüll. Ich wies sie darauf hin, daß sie die letzte Sitzung damit beendet hatte, daß sie mit mir in ruhiger Atmosphäre ein Problem, das sie an ihrem Arbeitsplatz hatte, besprach, und daß sie mir zu verstehen gegeben hatte, daß ihr meine Unterstützung beim Einordnen ihrer emotionalen Reaktion gegenüber einem Untergebenen am Arbeitsplatz dabei geholfen habe, zu entscheiden, wie sie mit dieser Situation weiter umgehen wolle. Vor diesem Hintergrund, so fuhr ich fort, fragte ich mich, ob sie es nun nötig habe, eine »Szene zu machen« und bei mir Wut zu provozieren, weil sie selbst Haß und Gewalt als Ausdruck starker Schuldgefühle erlebte, aufgrund der Implikationen, die es für sie hatte, wenn für Momente unsere Beziehung zueinander gut war. Dieser Kommentar meinerseits brachte die Patientin noch mehr auf, sie beschuldigte mich zudem noch totaler Ignoranz, der Verdrehung von Tatsachen, eines Gedächtnisverlustes, was das Geschehen der letzten Sitzung angehe, und der ausschließlichen Fokussierung auf ihre Beziehung zu mir statt auf die schrecklichen Probleme, mit denen sie jeden Tag am Arbeitsplatz konfrontiert sei.

Meine nächste Deutung war, daß sie sich noch wesentlich schlechter fühle, nachdem ich sie darauf hingewiesen habe, daß sie eine Kampfsituation aufrechterhalte, da sie die Erinnerung an die guten Momente unserer Zusammenarbeit nicht aushalte. Ich fragte mich, ob sie sich nun wegen der Art und Weise, wie sie mich behandelte, nachdem sich zwischen uns in der letzten Sitzung eine gute Beziehung entwickelt hatte, schuldig fühle. Die Patientin unterbrach mich mehrmals, und scheinbar das, was ich sagte, wiederholend, verzerrte sie meine Worte vollständig.

An diesem Punkt wurde ich ungeduldig und sagte ihr in strengem Ton, daß sie kompletten Unsinn rede und daß sie dies ganz genau wisse. Ich beschrieb ihr, Punkt für Punkt, wie sie gerade alles, was ich ihr gesagt hatte, verzerrte, wobei ich sie genauso lautstark unterbrach, wie sie mir ins Wort zu fallen versuchte, während ich mich bemühte, ihr dies zu sagen. Im Rückblick betrachtet, war dieses Ausagieren meiner Gegenübertragung wahrscheinlich nur teilweise von ihren Wutattacken motiviert, auf die ich mich bereits eingestellt hatte, es spiegelte zum Teil auch Ungeduld und Irritation meinerseits wider, die sich auf administrative Probleme bezogen, welche an diesem speziellen Tag aufgetaucht waren und nichts mit der Patientin zu tun hatten. Jedenfalls dachte ich, sobald ich dies ausgesprochen hatte, daß ich das haßerfüllte, verfolgende, von der Patientin unbewußt auf mich projizierte Objekt ausagiert hatte. Ich hatte als das Opfer eines sadistischen, überwältigenden, invasiven und haßerfüllten Objekts reagiert, war im Gegenzug selber zu einem solchen Objekt geworden und versuchte nun die Opferrolle auf sie zu reprojizieren.

Während ich in diese Richtung dachte, erwiderte die Patientin zu meiner großen Überraschung in einem ganz normalen und nachdenklichen Ton, daß ich ihre Affektstürme nicht ertragen könne und daß sie sich frage, ob es nicht der Sinn der Behandlung sei, daß sie sich in den Sitzungen uneingeschränkt ausdrükken könne. Nach einer kurzen Weile, nachdem ich mich von dem Schock erholt hatte, sagte ich: »Ich bin von der Tatsache beeindruckt, daß Sie offenbar nur dann in einem normalen Ton mit mir reden können, wenn ich genauso laut und barsch mit Ihnen rede, wie Sie zuvor mit mir gesprochen haben. Ich frage mich, ob dies die Bestätigung ist, daß Sie es nicht ertragen können, wenn ich mit Ihnen wie mit einer erwachsenen, rationalen Frau spreche, ruhig und zuvorkommend.« »Oder vielleicht«, fuhr ich fort, »können Sie nur, wenn ich Sie anschreie, glauben, daß mir Ihr Wohlergehen nicht gleichgültig ist. Solange ich ganz ruhig versuche, Ihnen verstehen zu helfen, was gerade abläuft, erleben Sie dies als Gleichgültigkeit oder Schwindel.« Die Patientin blieb für einige Minuten still und fing dann an zu weinen. Dann sagte sie, daß ich gar nicht wisse, wie sehr sie leide. Ich stellte die Frage, ob für sie vielleicht der einzige Weg, mich wissen zu lassen, wie sehr sie leide, der Versuch sei, mich mit haßerfülltem Verhalten so zu provozieren, daß ich mich ähnlich impotent und paralysiert fühlte, wie sie sich zeitweilig an ihrem Arbeitsplatz gefühlt hatte. Kurz nach diesem Austausch war die Stunde zu Ende.

Man kann diese Situation als die Auswirkung einer projektiven Identifikation eines primitiven, von Haß dominierten, verfolgenden Objekts und des partiellen Ausagierens dieses projizierten Objekts in der Gegenübertragung durch den Prozeß der projektiven Gegen-Identifikation deuten. Mit anderen Worten, es wurde die Beziehung zwischen einem sadistischen Objekt und seinem Opfer ausagiert, wobei es sich möglicherweise um einen sehr primitiven »Ableger« einer Erfahrung handelte, die den tief dissoziierten Haß auf eine unerreichbare Mutter widerspiegelte oder die Beziehung zu einer »betäubten« Mutter, die nur gewaltsam wachgerüttelt werden konnte. Es kam jedoch nicht zu einer Umkehrung dieser Beziehung, wie man es als Folge meines Ausagierens der Gegenübertragung hätte erwarten können, im Gegenteil: die Patientin war in dieser Sitzung zum ersten Mal in der Lage, meine Kommunikation mit ihr zu registrieren. Diese klinische Fallvignette illustriert die Komplexität, die Herausforderungen und Risiken, die mit der Diagnose und Behandlung von Affektstürmen verbunden sind.

Am Ende sind bei einer erfolgreichen Therapie die Affekte in eine Beziehung zwischen Selbst- und Objektrepräsentanzen übersetzt. Das Ergebnis von Deutungen, die auf die Integration primitiver Übertragungen abzielen, ist die Auflösung der Identitätsdiffusion sowie die Integration der inneren Welt der Objekte. Das Gesamtziel der Re-Transformierung von Somatisierung und Ausagieren in eine vollständige emotionale Erfahrung fällt zusammen mit dem, was in kleinianischer Terminologie als die *depressive Position* und mit traditionell ich-psychologischen Begriffen als *Konsolidierung der Ich-Identität* bezeichnet wird. In der

Begrifflichkeit von Peter Fonagy ausgedrückt, erreichen die Patienten die Fähigkeit zur *Mentalisierung* und *Selbstreflexion,* und in der Terminologie von André Green die Fähigkeit zum *vorbewußten Funktionieren* auf der Ebene von Phantasien, Tagträumen und Träumen sowie die uneingeschränkte Fähigkeit zur *symbolischen Repräsentation.* Wir erwarten, daß jene Patienten, die in der Lage sind, von dieser Behandlung zu profitieren, im weiteren Verlauf fähig sein werden, zu einem befriedigenden Liebesleben zu finden, zu Intimität und Freundschaft, zu Kreativität und Effektivität in ihrer Arbeit und zu ihrer ganz eigenen Art von Befriedigung und Kreativität in anderen Lebensbereichen.

[KAPITEL 15] Die fundamentale Bedeutung von Identität und Identitätsdiffusion im Licht neuerer Forschungsergebnisse

Das Thema *Identität und Pathologie* bzw. *Zusammenbruch der Identität* wurde von Sigmund Freud kaum gestreift, doch sprach er von der Tendenz des Ich, seine vereinzelten Instinktdispositionen und -ziele zu integrieren (Bohleber 2000). Erst mit den bahnbrechenden Beiträgen von Erik Erikson wurde das Identitätskonzept zu einem fundamentalen Bestandteil der psychoanalytischen Theorie und der Exploration von Charakterpathologien. Das kulturelle und soziologische Interesse an den unterschiedlichen Ausprägungen der individuellen Identität in einer sich schnell verändernden Welt mag seinerseits zur Verbreitung des Konzepts beigetragen haben, das sich aus Eriksons theoretischen und klinisch relevanten Formulierungen entwickelte. In Freuds Welt fanden Veränderungen nur relativ langsam statt, und möglicherweise hängt damit auch der je unterschiedliche Fokus innerhalb der Psychoanalyse zusammen. In jüngster Zeit steht das Identitätskonzept jedoch nicht mehr im Zentrum der allgemeinen psychoanalytischen Literatur, sondern wurde von dem Interesse an der Entwicklung des Selbst verdrängt; Studien zur normalen Identität und zur Identitätsdiffusion rückten in den Mittelpunkt der Forschung zur Psychopathologie schwerer Persönlichkeitsstörungen.

Im folgenden gebe ich einen Überblick über das Konzept einer normalen Identität sowie einer Identitätsdiffusion und die daraus resultierenden Implikationen für die Psychopathologie der Persönlichkeitsstörungen, für deren Ätiologie, Diagnose und Behandlung. Bei der Analyse der Entstehung von Identität kann auch ein Modell der Objektbeziehungen angewendet werden, das verdeutlicht, in welchem Zusammenhang die individuelle Identität mit dem sozialen und kulturellen Rahmen steht, der die Identitätsbildung beeinflußt; dadurch können die Auswirkungen einer pathologischen Identitätsbildung deutlicher erkannt werden.

Der Beitrag von Erik Erikson

Bei der intensiven Beschäftigung mit schweren Persönlichkeitsstörungen wurde die Unterscheidung zwischen normaler Identität und den für schwere Persönlichkeitsstörungen typischen Identitätsverwirrungen immer wichtiger. Tatsächlich hat sich die Vermutung, es sei genau das Syndrom der Identitätsdiffusion, das alle schweren Persönlichkeitsstörungen oder eine Borderline-Persönlichkeitsorganisation kennzeichnet, beim klinischen Erfassen von Identität und Identitätsverwirrungen als wichtigstes Diagnostikum erwiesen und bewirkte damit auch die Erarbeitung von Behandlungsstrategien. Das Erfassen von Veränderungen bei den Identitätsverwirrungen wurde für uns zum entscheidenden Aspekt bei der Evaluation einer strukturellen intrapsychischen Veränderung. Die Ergebnisse der empirischen Forschung zeigen, daß eine temperamentsbedingte Disposition für negative Affekte, fehlende Affektkontrolle und eine generalisierte Impulsivität charakteristisch sind für Menschen, bei denen die Gefahr besteht, daß sie eine Borderline-Persönlichkeitsstörung entwickeln (deVagvar et al. 1994; Gurvits et al. 2000; Silk 2000; Steinberg et al. 1994; Stone 1993b; van Reekum et al. 1994; Yehuda et al. 1994). Ein direkter Zusammenhang mit der Verfestigung dieser Persönlichkeitsstörung (Kernberg 1984, 1992a) besteht aber nur dann, wenn neben diesen Temperamentscharakteristika auch schwere Identitätsverwirrungen vorliegen. Durch diese Befunde wuchs das Interesse an der Frage, wie Identität entsteht, wie sie sich ausbildet und welche Psychopathologie sich entwickeln kann, und gewann größte Bedeutung für die derzeitige Forschung zu Ätiologie, Psychopathologie und Behandlung schwerer Persönlichkeitsstörungen.

Erik Erikson (1950, 1956a, b) formulierte als erster die Konzepte der normalen Ich-Identität, der Identitätskrise und der Identitätsdiffusion als das jeweils entscheidende Merkmal einer normalen Identitätsentwicklung, der Adoleszenz und schwerer Persönlichkeitsstörungen. 1956 wandte er sich wieder der Definition des Konzepts von Ich-Identität zu und unterstrich die Bedeutung des bewußten Gefühls für die eigene Identität, parallel zu dem unbewußten Streben des Individuums nach Kontinuität. Er beschrieb Identität als eine umfassende Synthese der Ich-Funktionen einerseits und als das unerschütterliche Gefühl der Solidarität mit Gruppenidealen und einer Gruppenidentität andererseits. Erikson betonte, daß die Ich-Identität sowohl bewußte als auch unbewußte Aspekte enthält, daß sie sich allmählich herausbildet und daß sich ihre Struktur in der Adoleszenz endgültig konsolidiert.

In der Adoleszenz kann es zu einer Identitätskrise kommen, d. h. zu einer Phase, in der die von der Vergangenheit beeinflußte Art, wie der Jugendliche von seiner unmittelbaren Umgebung gesehen wird, nicht mehr übereinstimmt mit den relativ raschen Veränderungen in der Selbstwahrnehmung des Jugendlichen, der sich nicht mehr als der Mensch erlebt, den andere in ihm sehen. In dieser Phase wird die Identitätskrise dadurch verursacht, daß die Umwelt die sich verändernde Identität des Jugendlichen nicht bestätigt. Diese normale Identitätskrise muß jedoch von der Identitätsdiffusion, der für Borderline-Patienten typischen pathologischen Identität, differenziert werden.

Identitätsdiffusion wurde von Erikson (1956a, b) als das Fehlen – oder der Verlust – der normalen Fähigkeit zur Selbst-Definition beschrieben und zeigt sich darin, daß es bei körperlicher Intimität zu einem emotionalen Zusammenbruch kommt, desgleichen bei der Berufswahl, im Konkurrenzverhalten und in dem verstärkten Bedürfnis nach einer psychosozialen Selbst-Definition. Wenn der Jugendliche es aufgrund einer Identitätsdiffusion vermeidet, Entscheidungen zu treffen, kommt es nach Eriksons Meinung zu dem Gefühl der Isolation und der inneren Leere sowie zu einer Regression auf frühere Identifikationen. Die Identitätsdiffusion wäre demnach durch die Unfähigkeit zur Intimität in Beziehungen charakterisiert, weil Intimität von der Definition des eigenen Selbst abhängt; eine fehlende Selbst-Definition löst Verschmelzungsängste aus, etwas, das wie eine Katastrophe gefürchtet wird. Des weiteren sagt Erikson, eine Identitätsdiffusion sei auch dadurch gekennzeichnet, daß die zeitliche Perspektive verschwimmt, was sich entweder in dem Gefühl ausdrückt, es müßten dringend Entscheidungen getroffen werden, oder in dem Verlust des Zeitgefühls, was zum endlosen Aufschieben des Augenblicks der Entscheidung führt. Eine Identitätsdiffusion zeigt sich auch in der Unfähigkeit zu kreativen Tätigkeiten und im Zusammenbruch bei der Arbeit. Erikson beschrieb als eine der Folgen der Identitätsdiffusion die Wahl einer negativen Identität, d. h. die Ablehnung der normalen sozialen Rollen und den Aufbau einer Identität auf der Basis von inakzeptablen, abgelehnten und negativ definierten Identifikationen, eine abnormale Identität, die sich in einer »totalistischen« Akzeptanz dessen etabliert, was von der Gesellschaft abgelehnt wird.

Nach Sichtung der empirischen und theoretischen Literatur zum Thema *Selbst und Identität* faßt Westen (1985, 1992) die Hauptbestandteile der Identität folgendermaßen zusammen: Das Gefühl der Kontinuität über die Zeit hinweg, das emotionale Sich-Einlassen auf eine Reihe von selbst-definierenden Repräsentationen des Selbst, Beziehungen im Rahmen der sozialen Rollen sowie innere

Werte und Standards für das Idealselbst. Ebenso gehören dazu die Übernahme oder die eigene Entwicklung eines Weltbildes, das dem Leben einen Sinn verleiht, und die Anerkennung des eigenen Platzes in der Welt durch wichtige Bezugspersonen.

Hauser (Allen et al. 1993; Hauser 1976; Hauser & Follansbee 1984) erweiterte das Konzept um mehrere Typen von Identitätsproblemen und pathologischer Identität, die Erikson nicht aufgeführt hatte: das Erreichen der Identität, das Aufschieben der Identitätsbildung (Moratorium), die vorzeitige Vorwegnahme dieses Prozesses und die Identitätsdiffusion. Das Erreichen der Identität reflektiert eine normale Identität; das Moratorium impliziert ein Aufschieben der Entscheidung für die Integrationsprozesse, die zu einer normalen Identität führen, Vorwegnahme oder Abschottung bezieht sich auf die rigide Übernahme einer Rolle in einer Gruppenidentität oder die Übernahme einer pathologischen elterlichen Identität oder auf eine Kombination von Isolierung und Unterwerfung unter die Identität eines Gruppenleiters: Insgesamt bedeutet Abschottung eine besonders schwere Form von negativer Identität.

Masterson (Masterson 1967, 1972) und Rinsley (Rinsley 1982) beschrieben den Unterschied zwischen der Identitätskrise einer normalen Adoleszenz und der Identitätsdiffusion bei Jugendlichen mit schweren Persönlichkeitsstörungen. Masterson verwies vor allem auf die Permanenz von schweren Identitätsverwirrungen in der Adoleszenz und ergänzte damit Offers (Offer 1973) Untersuchungen, die die normale Identität herausstellen, die für Jugendliche ohne größere Psychopathologie charakteristisch ist.

Wilkinson-Ryan und Westen faßten ihre Untersuchung zu Identitätsstörungen bei Vorliegen einer Borderline-Persönlichkeitsstörung folgendermaßen zusammen (Wilkinson-Ryan & Westen 2000): Die gestörte Identität bei Borderline-Persönlichkeitsstörungen ist charakterisiert durch ein schmerzliches Gefühl der Inkohärenz, eine objektive Inkonsistenz bei Ansichten und Verhaltensweisen, eine Über-Identifikation mit Gruppen oder Rollen sowie – etwas weniger ausgeprägt – gewisse Probleme, sich auf eine Tätigkeit, auf Werte oder Ziele festzulegen. Alle diese Faktoren stehen in Zusammenhang mit einer Borderline-Persönlichkeitsstörung, unabhängig davon, ob in der Vergangenheit Mißbrauchserfahrungen gemacht wurden, wobei aber eine traumatische Erfahrung das Gefühl der schmerzhaften Inkohärenz mit dissoziativen Tendenzen verstärken kann.

Identität und Objektbeziehungstheorie

Im *Personality Disorders Institute* der psychiatrischen Abteilung des *Weill Cornell Medical College* haben wir die Psychopathologie, die klinische Diagnose und die psychotherapeutische Behandlung der Identitätsdiffusion erforscht; richtungsweisend war dabei die Anwendung der psychoanalytischen Objektbeziehungstheorie in ihrer heutigen Form. Ich habe diese Theorie verwendet, um die Entstehung einer normalen und einer pathologischen Identität zu verstehen, und habe im Verlauf dieses Prozesses die Charakteristika der Identitätsdiffusion genauer definiert und exploriert (Kernberg 1976, 1984, 1992a).

Kurz zusammengefaßt, beruht die heutige Objektbeziehungstheorie auf der Annahme, daß vom Beginn des Lebens an jede Internalisierung von Beziehungen zu wichtigen Bezugspersonen unterschiedliche Merkmale aufweist, je nachdem, ob die Interaktion im Zustand hoher oder geringer Affektintensität erfolgte. Bei *geringer Affektaktivierung* findet ein an der Realität orientiertes und von der Wahrnehmung gesteuertes kognitives Lernen statt, das unter dem Einfluß der Temperamentsdispositionen steht, d. h. unter dem der affektiven, kognitiven und motorischen Reaktivität des Säuglings. Dieses Lernen führt zu differenzierten, sich allmählich herauskristallisierenden Definitionen des Selbst und der anderen. Diese Definitionen beginnen im Augenblick der Wahrnehmung von Körperfunktionen, von der Position des Selbst in Raum und Zeit sowie der Wahrnehmung der unveränderlichen Merkmale der anderen. In dem Maß, wie diese Wahrnehmungen integriert werden und an Komplexität zunehmen, werden die Interaktionen mit anderen kognitiv registriert, evaluiert, und entsprechende Arbeitsmodelle werden erstellt. Die angeborene Fähigkeit, zwischen Selbst und Nicht-Selbst zu unterscheiden, sowie die Fähigkeit zum Transfer der sensorischen Erfahrung von einer Modalität zur anderen spielen eine wichtige Rolle bei der Konstruktion des Modells des Selbst und der umgebenden Welt.

Bei *Aktivierung von Affektzuständen hoher Intensität* – seien sie äußert positiv und angenehm oder äußert negativ und schmerzhaft – finden dagegen spezifische Internalisierungen statt, deren Rahmen durch die dyadische Natur der Interaktion zwischen dem Baby und der versorgenden Person vorgegeben ist; diese führen zur Entstehung von spezifischen affektiven Gedächtnisstrukturen mit starken motivationalen Implikationen. Diese Strukturen bestehen im wesentlichen aus der Repräsentanz des Selbst in der Interaktion mit der Repräsentanz einer wichtigen Bezugsperson unter der Dominanz eines Affektzustands von hoher Intensität. Die Bedeutung dieser affektiven Gedächtnisstrukturen besteht darin, daß sie die Grundlage für ein primäres Motivationssystem bilden, das darauf ausgerichtet ist, Situationen mit positiven Affektzuständen hoher Intensität zu erreichen, aufrechtzuerhalten und zu verstärken, und Situationen mit negativen Affektzuständen hoher Intensität zu vermindern, zu vermeiden oder ihnen auszuweichen.

Positive Affektzustände bewirken ein sinnliches Wohlgefühl bei dem zufriedenen Baby an der Brust der Mutter, eine erotische Stimulierung der Haut, die Disposition für ein euphorisches Aufeinander-Eingestimmtsein in der Interaktion mit der Mutter; zu den negativen Affektzuständen gehören Situationen mit intensivem körperlichem Schmerz, Hunger oder schmerzhafte Reize, die heftige Reaktionen der Wut, Angst oder des Abscheus auslösen und eine allgemeine Reizbarkeit und Überempfindlichkeit gegenüber Frustrationen und Schmerz hervorrufen können.

Die Objektbeziehungstheorie geht von der Annahme aus, daß die positiv und die negativ gefärbten affektiven Gedächtnisanteile aus der frühen Internalisierung dieser Erfahrungen getrennt aufgebaut und später aktiv abgespalten oder voneinander dissoziiert werden; dies geschieht in dem Bemühen, einen idealen Bereich mit den Erfahrungen der Beziehung zwischen dem eigenen Selbst und anderen Menschen zu bewahren und den angsterregenden Erfahrungen der negativen Affektzustände auszuweichen. Negative Affektzustände werden tendenziell projiziert oder werden zu der Angst vor schlechten äußeren Objekten, während positive Affektzustände in die Erinnerung an eine Beziehung mit idealen Objekten einfließen. Diese Entwicklung bewegt sich in Richtung auf zwei große, voneinander abgespaltene Bereiche der frühen psychischen Erfahrung: einen idealisierten und einen verfolgenden Bereich, wobei *idealisiert* als ein Segment rein positiver Repräsentanzen des Selbst und des anderen Menschen zu verstehen ist und verfolgend als ein Segment rein negativer Repräsentanzen anderer Menschen und einer bedrohten Repräsentanz des eigenen Selbst. Diese frühe Aufspaltung schützt die idealisierten vor der »Ansteckung« durch die schlechten Erfahrungen; sie wird so lange aufrechterhalten, bis sich eine höhere Schmerztoleranz und ein realistischeres Erfassen der äußeren Realität in schmerzhaften Situationen entwickelt haben.

Dieses frühe Stadium der Ausbildung psychischer Repräsentanzen des Selbst und anderer Menschen mit den primären motivationalen Implikationen – hin zu lustvollen Situationen, weg vom Schmerz – entwickelt sich allmählich in Richtung auf die Integration dieser beiden von intensiven Affekten bestimmten Segmente; gefördert wird diese Integration durch die Entwicklung kognitiver Fähigkeiten und durch das ständige Lernen und Erfassen der realistischen Aspekte des eigenen Selbst und der anderen, die in Situationen mit geringer Affektaktivierung interagieren. Die normale Vorherrschaft der idealisierten Erfahrungen führt zu einer Toleranz gegenüber den integrierten paranoiden Erfahrungen, die in diesem Prozeß der Integration neutralisiert werden. Einfacher ausgedrückt: Das Kind erkennt, daß es sowohl gute als auch schlechte Aspekte hat und daß dies auch für die Mutter und die anderen Mitglieder der unmittelbaren Familie gilt; gleichzeitig sind die guten Aspekte so stark, daß eine integrierte Sicht des Selbst und der anderen toleriert werden kann.

Autoren der Kleinschen Schule (Klein 1940; Segal 1964) bezeichnen dieses Entwicklungsstadium als den Übergang von der paranoid-schizoiden zur depressiven Position, während ichpsychologische Autoren es den Übergang zur Objektkonstanz nennen; vermutlich findet diese Entwicklung zwischen dem Ende des ersten und dem des dritten Lebensjahres statt. Hier erweist sich die Separations-Individuationsforschung von Margaret Mahler (Mahler 1972 a, b) als bedeutsam, die den schrittweisen Verlauf dieser Integration während der ersten drei Lebensjahre aufzeigt. Gleichzeitig wurde jedoch Margaret Mahlers These von einer anfänglichen autistischen und einer darauffolgenden symbiotischen Entwicklungsphase durch die empirische Forschung widerlegt.

Peter Fonagy (Fonagy & Target 2003) bezieht sich auf die Befunde, die die Fähigkeit der Mutter betreffen, den von ihr kongruent gespiegelten Affekt des Säuglings zu »markieren«; damit verweist er auf einen verwandten Prozeß: Wenn die Mutter den Affekt des Kindes kongruent spiegelt und dabei markiert (differenziert) und gleichzeitig vermittelt, daß sie den Affekt nicht teilt, wohl aber mitfühlt, dann trägt dieses Verhalten der Mutter dazu bei, daß das Kind seinen eigenen Affekt assimiliert; gleichzeitig wird die Grenze zwischen dem Selbst und dem anderen gekennzeichnet. Dann wird unter normalen Bedingungen ein integriertes Selbstbild (»gut und böse«), umgeben von integrierten Repräsentanzen wichtiger Bezugspersonen (»gut und böse«), die ihrerseits nach Geschlechts-, Status- und Rollenmerkmalen voneinander unterschieden werden, die normale Identitätsbildung determinieren.

Das ursprünglich von Erikson formulierte Konzept der Ich-Identität enthielt die Definition der Integration des Konzepts des Selbst; mit dem Objektbeziehungsansatz läßt sich die Definition um die entsprechende Integration des Konzepts wichtiger Bezugspersonen erweitern. Wird jedoch dieses Entwicklungsstadium einer normalen Identität nicht erreicht, dann persistiert das frühere

Entwicklungsstadium der Dissoziation oder Spaltung zwischen einem idealisierten und einem verfolgenden Erfahrungssegment. Dann spalten sich multiple nicht integrierte Repräsentanzen des Selbst in ein idealisiertes und ein verfolgendes Segment, und multiple Repräsentanzen wichtiger Bezugspersonen werden entsprechend gespalten; dies alles zusammengenommen führt zum Syndrom der Identitätsdiffusion.

Man könnte einwenden, daß Erikson, als er die Bestätigung des Selbst durch die Repräsentanzen wichtiger Bezugspersonen als einen Aspekt normaler Identität betrachtete, bereits die Relevanz der Beziehung zwischen Selbstkonzept und dem Konzept wichtiger Bezugspersonen erkannt hatte; doch hatte er noch keine Vorstellung von der engen Beziehung zwischen der erfolgten – oder nicht erfolgten – Integration in einen Teil der Konzepte des Selbst und dem parallel verlaufenden – gelungenen oder gescheiterten – Integrationsprozeß der entsprechenden Konzepte anderer Menschen. In den USA war es die Arbeit von Edith Jacobson (Jacobson 1964), die Margaret Mahlers konzeptuelle Gedanken stark beeinflußte, und in England die Arbeit von Ronald Fairbairn (1954), der auf die dyadische Entwicklung der frühen Internalisierungen hinwies und damit die Grundlage für die heutige psychoanalytische Objektbeziehungstheorie schuf.

Die Ätiologie der Identitätsdiffusion

Wir können heute eine vorläufige Antwort auf die Frage nach der Ätiologie der Identitätsdiffusion geben, die verbindend darstellt, in welcher Weise Temperament und Veranlagung zur Ausbildung einer schweren Persönlichkeitsstörung oder einer Borderline-Persönlichkeitsorganisation beitragen. Die vorgeschlagene Formulierung betrifft insbesondere die Ausbildung der Borderline-Persönlichkeitsstörung im engeren Sinn, wie sie im DSM-IV aufgeführt ist, d. h. mit frühen entwicklungsbedingten und späteren psychosozialen Faktoren.

Die genetische Disposition zur Affektaktivierung – im Zusammenhang mit einer Pathologie der Neurotransmittersysteme, insbesondere der biogenen Aminosysteme (der serotonergen, noradrenergen und dopaminergen Systeme) – könnte demnach eine Hyperreaktivität des Organismus gegenüber Schmerzreizen bewirken, die sich in einer angeborenen Neigung zur Entwicklung eines exzessiven aggressiven Affekts zeigt. Vermutlich trägt die genetisch determinierte Hyperaktivität der Hirnareale, die die Affektaktivierung steuern – vor allem die Hyperaktivität der Amygdala – zu der negativen Affektaktivierung bei (de Vagvar et al. 1994; Gurvits et al. 2000; Silk 2000; Steinberg et al. 1994; Stone 1993a, b; van Reekum et al. 1994; Yehuda et al. 1994). Eine genetische Disposition mag auch bei einer potentiellen primären Inhibition von Hirnarealen vorliegen, die die kognitive Kontrolle steuern; das betrifft vor allem den präfrontalen und den präorbitalen Kortex sowie den hinteren Teil des Cingulums, d. h. Areale, die für die »bemühte Kontrolle« zuständig sind (Posner et al. 2002).

In Zusammenarbeit mit unserem *Personality Disorders Institute* führte Silbersweig (Silbersweig et al. 2003) eine Studie mit bildgebenden Verfahren durch und fand dabei, daß Patienten mit Borderline-Persönlichkeitsstörung – im Gegensatz zu den normalen Teilnehmern der Kontrollgruppe – bei der Darbietung von inhibitorischen Wörtern eine verringerte Aktivität im präfrontalen und orbitofrontalen Cortex aufwiesen sowie eine unangemessen hohe Amygdala-Aktivität bei der Darbietung neutraler Wörter. Demnach würden genetische und konstitutionelle Dispositionen zur exzessiven aggressiven Affektaktivierung führen, und die fehlende kognitive Kontrolle würde eine angeborene, temperamentsbedingte Prädominanz des negativen Bereichs der frühen Erfahrungen bewirken und damit einen Prädispositionsfaktor für das Entstehen der Identitätsdiffusion darstellen.

Demnach würde die Mutter-Kind-Beziehung vom Beginn des postnatalen Lebens an eine weitere – und entscheidende – Determinante für die Prädominanz der affektiven Erfahrung im negativen Bereich darstellen, insbesondere, wenn die Erfahrung im Zustand hochintensiver Affekte gemacht wird, was sich in einer pathologischen (oder normalen) Entwicklung des Bindungsverhaltens zeigt. Wilfred Bion (Bion 1968, 1970) betonte die entscheidende Funktion der Mutter bei der Transformation der sensorischen Eindrücke des Kindes. Diese werden in Form von »Beta-Elementen« auf die Mutter projiziert und von dieser in »Alpha-Elemente« transformiert; hierin zeigt sich die emotionale Integrationsfähigkeit der Mutter. Das Kind introjiziert die modifizierten sensorischen Elemente, und dieser Prozeß bestimmt die Toleranz des Kindes gegenüber frühen negativen Erfahrungen. Ein Versagen dieser mütterlichen Funktion führt zu kontinuierlicher Prädominanz der pathologischen projektiven Identifikation; durch die Verstärkung der intolerablen negativen affektiven Erfahrung kommt es zu einer Dominanz des paranoiden Segments der frühen Erfahrung.

Vor kurzem äußerte Peter Fonagy (Fonagy & Target 2003) folgende Ansicht: Die Mutter aktiviert ihre normale Fähigkeit, den dominanten Affekt des Säuglings kongruent zu spiegeln (vor allem in Situationen mit negativer Affektaktivierung); gleichzeitig »markiert« sie den Affekt und signalisiert dadurch dem Säugling, daß sie sich einfühlen kann, auch wenn sie den Affekt selbst nicht erlebt. Auf diese Weise kann der Säugling die kontingente, präzise und als differenziert markierte emotionale Erfahrung der Mutter internalisieren und gewinnt die Fähigkeit, seine eigene affektive Erfahrung zu reflektieren. Im Verlauf dieses Prozesses kann der Säugling die Funktion der »Mentalisierung« entwickeln. Ist die Mutter nicht imstande, ihre kongruenten Reaktionen dem Kind gegenüber zu markieren – d.h. wenn sie dem Säugling die Intensität eines negativen Affekts spiegelt, den dieser anscheinend nicht in Schach halten kann –, dann verstärkt diese Erfahrung die Furcht des Säuglings vor den eigenen primitiven negativen Affekten; auch dies führt, wie ich hinzufügen möchte, zur Prädominanz des paranoiden Erfahrungssegments. Und wenn die Mutter sich als unfähig erweist, den Affekt des Säuglings kongruent zu spiegeln, und damit zeigt, daß es ihr an Empathie mangelt, dann determiniert dieses Verhalten im Säugling eine unerträgliche Intensität des negativen Affekts, der nicht »zurückgehalten« werden kann, was gleichfalls die Dominanz des negativen Erfahrungssegments verstärkt. Alle diese Mechanismen bewirken eine erhöhte Dominanz des negativen Affekts und können zu einer schweren Beeinträchtigung der Mentalisierung führen.

Es gibt mehrere Arten des Spiegelns, die zu Risikofaktoren für verschiedene Psychopathologien werden können. Ein Spiegeln, das sowohl unmarkiert als auch nicht kontingent ist, mag ein Risikofaktor für eine Borderline-Persönlichkeitsorganisation oder gar eine Psychose sein. Wie bereits oben ausgeführt, kann ein Spiegeln, das zwar unmarkiert, wohl aber kontingent ist, das Fehlen der Fähigkeit des Säuglings und Kleinkinds verschärfen, negative Affekte in Schach zu halten. Markiertes, jedoch nicht kontingentes Spiegeln – wenn Vater oder Mutter ihr eigenes Gefühl von dem des Säuglings differenzieren, es jedoch nicht zu einer genauen Reflexion der Gefühle des Kindes kommt – kann sich zu einem Risikofaktor für die Ausbildung einer narzißtischen Persönlichkeitsstörung entwickeln (Allen & Fonagy, 2003).

Wenn Bindungsmuster keine Sicherheit bieten, dann entstehen widersprüchliche, inkompatible Arbeitsmodelle für Bindungen (Main 1995). Ein verunsicherter Mensch kann weder sich selbst noch andere Menschen zuverlässig einschätzen und schwankt in seinem Urteil zwischen gut und böse; ein unentschiedener Mensch zeigt logisch inkonsistente Anschauungen oder plötzlich auftretende Brüche im Diskurs, während ein abweisender Mensch auf semantischer Ebene ein »idealisiertes«, auf der episodischen Ebene jedoch ein »negatives«, widersprüchliches Arbeitsmodell verfolgt. Noch größer ist die Gefahr einer Identitätsdiffusion für einen desorganisierten oder unentschiedenen Menschen, weil bei ihm die Arbeitssysteme dissoziiert sind (Diana Diamond, persönliche Mitteilung).

Levy (Levy et al., im Druck) äußert die Vermutung, daß die Kategorie der nicht-klassifizierbaren Störungen (CC: Cannot Classify category) das extremste Beispiel widersprüchlicher, inkompatibler Arbeitsmodelle für Bindungsverhalten sein könnte. Eine CC-Klassifizierung ist angebracht, wenn ein Erwachsener eine Kombination von widersprüchlichen oder inkompatiblen Sprachmustern zeigt.

Kurz gesagt: Unsicheres Bindungsverhalten ist wahrscheinlich ein Risikofaktor für die Entstehung einer Identitätsdiffusion, so wie darin wiederum ein Risikofaktor für die Ausbildung einer Borderline-Persönlichkeitsorganisation liegt, doch müssen diese drei Bereiche deutlich voneinander unterschieden werden. Meiner Ansicht nach handelt es sich bei der Identitätsdiffusion um die strukturelle, pathologische Verfestigung der internalisierten Welt der Objektbeziehungen, die dadurch deutlich wird, daß eine Integration des Selbstkonzepts und des Konzepts wichtiger Bezugspersonen von Anfang an nicht erfolgt ist. Die Borderline-Persönlichkeitsorganisation ist ein spezifisches psychopathologisches Syndrom, das manche Merkmale aufweist, wie sie für alle schweren Persönlichkeitsstörungen charakteristisch sind und sich in den subjektiven und verhaltensrelevanten Folgen der Identitätsdiffusion niederschlagen; daneben finden wir die sekundären Abwehroperationen und Symptome, die das Syndrom aufrechterhalten. Eine Bindung, die keine Sicherheit bietet, ist ein deutlicher Risikofaktor für die Entstehung einer Identitätsdiffusion, ein Risikofaktor, der vielleicht zu der vorher erwähnten Temperamentsdisposition hinzukommt und durch weitere Risikofaktoren aus dem psychosozialen Bereich verstärkt wird, auf die später noch näher eingegangen werden soll.

Fonagys Konzept der Mentalisierung umfaßt sowohl die Fähigkeit des Kindes zum Nachdenken über den eigenen Affekt als auch die Fähigkeit zum richtigen Erfassen des mütterlichen Affekts; demnach gehört zur Mentalisierung die Fähigkeit zur »sekundären Repräsentation« des eigenen Affekts, die Fähigkeit zur Empathie mit der affektiven Erfahrung des anderen sowie die Fähigkeit, zwischen der affektiven Erfahrung des Selbst und der des anderen richtig zu unterscheiden.

In den vielerlei Bedeutungen des Begriffs Mentalisierung findet meines Erachtens die Unterscheidung zwischen der frühen Fähigkeit, zwischen Selbst- und Objektrepräsentanz zu unterscheiden, und der späteren Integration widersprüchlicher Repräsentanzen des Selbst und anderer nicht genug Beachtung.

Zwar teile ich Fonagys Ansicht, daß eine abnormale Bindung massiv zu einer Identitätsdiffusion beiträgt, doch wird diese Theorie dem Konzept der Integration – bzw. der fehlenden Integration – der Repräsentanzen wichtiger Bezugspersonen nicht gerecht, die parallel zur Integration – bzw. der nicht erfolgten Integration – des Selbst-Konzepts verläuft, wie es das oben definierte Konzept der normalen Identität und der Identitätsdiffusion impliziert. Anders gesagt: Der Zustand der Identitätsdiffusion impliziert innere Arbeitsmodelle, die ein Spiegelbild desorganisierter/desorientierter Repräsentanzen des Selbst und anderer sind, abgeleitet von den Spaltungsmechanismen, die die Repräsentanzen des Selbst und der anderen in einander polar entgegengesetzte Affektdispositionen fragmentieren (Paulina Kernberg, persönliche Mitteilung).

Die hohe Prävalenz von selbst erlebtem oder miterlebtem schwerem körperlichen und sexuellen Mißbrauch bei Patienten mit Borderline-Persönlichkeitsstörung (Stone 1993a) ist gut belegt. Es gibt auch offenkundige Befunde für einen Zusammenhang zwischen chronischem Schmerz infolge körperlicher Krankheit im ersten Lebensjahr und einer Betonung von aggressivem Verhalten (Grossman 1991; Zanarini 2000). Die Auswirkungen von chronischem Alleingelassenwerden und schwerem Chaos in der Familienstruktur, insbesondere der Zusammenbruch der normalen Generationengrenzen und chronische Unvorhersagbarkeit des Verhaltens der Eltern sind weitere Faktoren, die das Überwiegen der negativen Kindheitserfahrungen verstärken und zur Ausbildung schwerer Persönlichkeitsstörungen bzw. – im Kontext dieser Analyse – zur Identitätsdiffusion beitragen. Eine von Ken Levy (Levy 2002) durchgeführte Studie ergab folgendes: Innerhalb eines Segments aus der Normalbevölkerung, das sich aus Teilnehmern mit übersteigertem negativem Affekt und hoher Impulsivität als temperamentsbedingter Phänotyp zusammensetzte, hatten die Versuchspersonen einer Untergruppe, die gleichzeitig schwere Identitätsstörungen aufwiesen, auch eine Borderline-Persönlichkeitsstörung entwickelt, während die Teilnehmer ohne Identitätsstörung keine Borderline-Persönlichkeitsstörung aufwiesen. Daraus zieht Levy den Schluß, daß negativer Affekt und Impulsivität zwar »Breitband«-Risikofaktoren für die Entstehung einer Borderline-Persönlichkeitsstörung sein können, die Identitätsstörung jedoch einen spezifischen Risikofaktor darzustellen scheint.

Kurz gesagt: Die Hypothese über die ätiologischen Faktoren für schwere Persönlichkeitsstörungen oder eine Borderline-Persönlichkeitsorganisation lautet, daß, ausgehend von einer temperamentsbedingten Prädisposition für die Prädominanz von negativem Affekt und Impulsivität bzw. das Fehlen der bemühten

Kontrolle, die bestimmenden Faktoren – ein desorganisiertes Bindungsverhalten, körperliche oder sexuelle Traumata, Verlassenwerden oder chronisch chaotische Familienverhältnisse – das Individuum dazu prädisponieren, in abnormaler Weise auf eine frühe Entwicklungsphase fixiert zu bleiben, und zwar auf die Phase, die der Integration der normalen Identität vorausgeht: Die unter der Dominanz der jeweils negativ bzw. positiv gefärbten intensiven Affektzustände internalisierten Erfahrungen bleiben weiterhin voneinander abgespalten.

Klinisch zeigt sich dieser Zustand im Syndrom der Identitätsdiffusion: Das Konzept des Selbst wurde nicht integriert, ebensowenig wie die Konzepte wichtiger Bezugspersonen. Bei alledem bleibt weiterhin die Frage offen, welche Faktoren – Temperament, Psychodynamik oder psychosoziale Umwelt – anschließend die Entwicklung der spezifischen Konstellationen pathologischer Charakterzüge beeinflussen mögen, durch die sich die einzelnen Konstellationen schwerer Persönlichkeitsstörungen voneinander unterscheiden. Hier fehlen noch spezifische Untersuchungen. Die Tatsache, daß ein Großteil der entsprechenden Forschung die Borderline-Persönlichkeitsstörung betrifft, verweist auf die Notwendigkeit, Studien wie die oben geschilderte auch unter Einbeziehung anderer schwerer Persönlichkeitsstörungen durchzuführen.

Klinisch gesehen kann das Syndrom der Identitätsdiffusion als Erklärung für die dominanten Charakteristika der Borderline-Persönlichkeitsorganisation dienen. Die vorherrschende primitive Dissoziation oder Abspaltung des idealisierten Erfahrungsbereichs vom Segment der paranoiden Erfahrung wird naturgemäß durch primitive Abwehroperationen verstärkt, die untrennbar mit Spaltungsmechanismen verbunden sind; dazu gehören die Mechanismen der projektiven Identifikation und der Verleugnung, die primitive Idealisierung und Entwertung sowie Omnipotenzgefühle und omnipotente Kontrolle. Alle diese Abwehrmechanismen tragen dazu bei, Interaktionen zu verzerren, und sind ein chronischer Störfaktor in Beziehungen, was wiederum den Mangel an Selbstreflexivität und an »Mentalisierung« in einem erweiterten Sinn verstärkt; gleichzeitig verringert sich die Fähigkeit, das Verhalten anderer Menschen und deren Motivationen grundlegend zu erfassen, vor allem natürlich in Situationen mit intensiver Affektaktivierung. Die nicht erfolgte Integration des Selbst-Konzepts beeinflußt und stört eine umfassende Integration der eigenen Vergangenheit und Gegenwart und damit auch die Fähigkeit, das eigene Verhalten vorherzusagen; gleichzeitig nimmt die Fähigkeit ab, sich auf berufliche Ziele, eigene Interessen, Tätigkeiten, soziale Funktionen und intime Beziehungen einzulassen.

Die nicht erfolgte Integration des Konzepts wichtiger Bezugspersonen interferiert mit der Fähigkeit, andere Menschen realistisch zu sehen, Partner zu suchen, die mit den eigenen aktuellen Erwartungen übereinstimmen, und mit dem Investieren in andere Menschen. Zur sexuellen Erregung in jeglicher Form gehört eine behutsame aggressive Komponente (Kernberg 1995). Die Vorherrschaft der negativen Affektdispositionen führt dazu, daß sich in die Disposition für sexuelle Intimität exzessive aggressive Komponenten einschleichen, was im günstigsten Fall zu einem überzogenen und chaotischen Beharren auf polymorph-perversen Zügen als Teil des sexuellen Repertoires führt, im schlimmsten Fall dagegen zu einer primären Hemmung der sexuellen Reaktionsfähigkeit und der Freude an Erotik. Unter diesen Bedingungen schalten massiv negative Affekte jegliche Fähigkeit zur erotischen Reaktion aus, was sich klinisch in jenen schweren Formen sexueller Hemmung niederschlägt, die wir bei den schwersten Persönlichkeitsstörungen finden.

Die nicht erfolgte Integration des Konzepts des eigenen Selbst und des Konzepts wichtiger Bezugspersonen interferiert auch mit der umfassenden Internalisierung der frühen Schichten eines internalisierten Wertesystems, was insbesondere zu übertriebener Idealisierung positiver Werte und des Ich-Ideals führt, aber auch zu internalisierten verbietenden Aspekten des primitiven Über-Ich mit verfolgender Färbung. Diese Entwicklungen führen ihrerseits dazu, daß auf dem Niveau des internalisierten Wertesystems oder der Über-Ich-Funktionen die Spaltungsmechanismen vorherrschen, und zwar in Verbindung mit exzessiver Projektion der internalisierten Verbote, während sich der exzessive idealisierte Anspruch an Perfektion zusätzlich (negativ) auf die Integration eines normalen Über-Ich auswirkt. Unter diesen Gegebenheiten kann antisoziales Verhalten als wichtiger Aspekt schwerer Persönlichkeitsstörungen auftreten, vor allem beim Syndrom des malignen Narzißmus, desgleichen bei den schwersten Formen von Persönlichkeitsstörungen, insbesondere bei der antisozialen Persönlichkeit im ursprünglichen Sinn, bei der wir auch die schwerste Form der Identitätsdiffusion finden (Kernberg 1984, 1992a). Generell folgt die Ausbildung eines normalen Über-Ich auf die Integration der Identität, und das Über-Ich dient wiederum dem Schutz dieser Identität. Ein massiv desorganisiertes Über-Ich verstärkt dagegen die Auswirkungen der Identitätsdiffusion.

Wie eine Persönlichkeitsstörung behandelt wird, hängt weitgehend davon ab, wie stark ausgeprägt sie ist, und dies wiederum spiegelt sich im Syndrom der Identitätsdiffusion. In den anfänglichen diagnostischen Interviews, in deren Mittelpunkt die strukturellen Merkmale der Persönlichkeitsstörungen stehen, kann festgestellt werden, ob eine Identitätsdiffusion vorliegt oder nicht. Die dimensionalen Aspekte – mehr oder weniger stark ausgeprägte Identitätsdiffusion – müssen noch genauer erforscht werden. Klinisch gesehen ist die Qualität der sozialen Kontakte der dominierende Faktor für die Bewertung der Schwere des Syndroms: Inwieweit bestehen sie noch oder gibt es keine mehr? Kurz gesagt: Die Diagnose einer Identitätsdiffusion oder einer normalen Identität ist für das klinische Erfassen von Patienten mit Persönlichkeitsstörungen von fundamentaler Bedeutung.

Klinisches Erfassen von Identität

Am Institut für Persönlichkeitsstörungen *(Personality Disorders Institute)* der *Cornell-Universität* haben wir ein spezielles Verfahren zur Überprüfung des psychischen Zustands eines Patienten entwickelt, das *strukturelle Interview*, das auf die Differentialdiagnose von Persönlichkeitsstörungen abgestimmt ist. Dieses Interview, das in der Regel bis zu eineinhalb Stunden dauert, besteht aus einer Reihe von Fragen zur Funktionsfähigkeit des Patienten.

In einem ersten Schritt werden die Symptome des Patienten erfaßt, einschließlich körperlicher, emotionaler und generell psychosozialer Dysfunktionen; dann wird erfragt, ob der Patient Affekte in angemessener Weise erlebt und ob sein Verhalten der jeweiligen Situation entspricht, ob er bei Interaktionen auffällige Probleme bei der Wahrnehmung seiner selbst und anderer Menschen hat und wie er mit normalen psychosozialen Situationen umgeht. Diese Befragung auf der Symptomebene wird so lange durchgeführt, bis eine vollständige Differentialdiagnose der wichtigsten Symptome und Charakterprobleme vorgenommen werden kann.

Im zweiten Schritt wird die aktuelle Lebenssituation des Patienten exploriert; es wird gefragt, wie es ihm bei der Arbeit oder im Beruf geht, wie seine Intimsphäre beschaffen ist und welche sexuellen Erfahrungen er gemacht hat. Gefragt wird auch nach der Herkunftsfamilie, nach Freundschaften, Interessen, kreativen Tätigkeiten, Freizeitaktivitäten sowie ganz allgemein nach seinem gesellschaftlichen Leben. Dabei wird auch die Einstellung des Patienten gegenüber der Gesellschaft und der Kultur exploriert, insbesondere ideologische und religiöse Interessen sowie die Haltung gegenüber Sport und Hobbys. Kurz gesagt: Wir versuchen, ein möglichst genaues Bild von der aktuellen Lebenssituation und den sozialen Interaktionen des Patienten zu erhalten; dahinter steht die Frage, ob irgendein Aspekt dieser Situation unklar, widersprüchlich oder problematisch zu sein scheint. Diese zweite Befragung dient der Ergänzung des ersten Schritts, in dem die Symptome exploriert wurden, und ermöglicht es gleichzeitig, zu vergleichen, wie der Patient die eigene Lebenssituation wahrnimmt und welche potentiellen Fragen und Problemfelder sich im Verlauf der Exploration in der Interaktion des Patienten mit dem Diagnostiker abzeichnen.

Ein dritter Schritt in diesem strukturellen Interview besteht darin, zu erfragen, wie der Patient die zwei oder drei wichtigsten Menschen seines aktuellen Lebens als Persönlichkeiten wahrnimmt. Danach wird erfaßt, wie er sich selbst als einzigartiges, differenziertes Individuum beschreibt. Die Einführungsfrage lautet etwa folgendermaßen: »Können Sie mir einmal die Persönlichkeit der Menschen schildern, die Sie hier erwähnt haben und die in Ihrem Leben die wichtigste Rolle spielen? Bitte beschreiben Sie ihn oder sie so, daß ich ein lebendiges Bild von ihnen bekomme.« Und danach: »Und könnten Sie jetzt sich selbst beschreiben, Ihre eigene Persönlichkeit in ihrer Einmaligkeit und das, worin sie sich von anderen unterscheidet, damit ich mir ein lebendiges Bild von Ihnen machen kann?«

Als vierten Schritt in diesem Interview – und nur in Fällen, bei denen es im Verlauf des Interviews auffällige Störungen in den Verhaltensmanifestationen, den Affekten, dem Inhalt der Gedanken oder bei formalen Aspekten der verbalen Kommunikation gibt – stellt der Diagnostiker taktvolle Fragen über dieses Verhalten, den Affekt, Gedankeninhalt oder die verbale Kommunikation, also das, was ihm als besonders merkwürdig, seltsam, unangemessen oder ungewöhnlich vorgekommen war und was deshalb zusätzliche Aufmerksamkeit verlangt. Der Diagnostiker teilt dem Patienten mit, daß ihm ein bestimmter Aspekt seiner Aussagen erstaunlich oder merkwürdig vorgekommen sei, und fragt, ob der Patient das auch so sehe und ob er eine Erklärung für die Verhaltensweise geben könne, die dem Diagnostiker zu denken gegeben hat.

Ein Patient mit guter Realitätsprüfung wird bei dieser taktvollen Konfrontation bemerken, welcher Aspekt seiner Persönlichkeit diese Reaktion beim Diagnostiker hervorgerufen hat. Er wird diesem dann eine Erklärung anbieten, die die merkwürdigen oder verwirrenden Aspekte seines Verhaltens etwas erhellen kann, und damit gleichzeitig einen Hinweis darauf geben, daß seine Realitätsprüfung intakt ist. Führt dagegen die Frage des Diagnostikers zu weiteren wirren und inkohärenten Aussagen und zu abnormalem Verhalten in der Interaktion mit dem Diagnostiker, dann ist die Realitätsprüfung vermutlich verlorengegangen. Eine aufrechterhaltene Realitätsprüfung ist ein ganz wesentlicher Aspekt der Persönlichkeitsstörungen, bei denen der Patient zwar den in sozialen Interaktionen nötigen subtilen Takt eingebüßt haben mag, die Realitätsprüfung in normalen sozialen Situationen jedoch weiterhin gut funktioniert. Der Verlust der Realitätsprüfung ist ein Hinweis auf eine atypische psychotische Störung oder eine organisch bedingte Störung der mentalen Fähigkeiten: Ein solcher Befund würde dann zur weiteren Exploration dieses Verhaltens, des Affekts oder des Denkens führen, und zwar in Form einer normalen Untersuchung des psychischen Zustands des Patienten. In jedem Fall kann man davon ausgehen, daß ein eindeutiger Verlust der Realitätsprüfung ein Indikator für das Vorliegen einer aktiven psychotischen oder hirnorganisch bedingten Störung ist und daß die Primärdiagnose einer Persönlichkeitsstörung zu diesem Zeitpunkt nicht gestellt werden kann.

Ist jedoch die Realitätsprüfung intakt, dann kann das Interview die Diagnose einer Persönlichkeitsstörung, der vorherrschenden Konstellation der pathologischen Charakterzüge sowie der Stärke ihrer Ausprägung ermöglichen, je nachdem, ob eine Identitätsdiffusion vorliegt oder nicht. Die Fähigkeit, ein vollständiges Bild von sich selbst und von wichtigen Bezugspersonen zu vermitteln, weist auf eine normal entwickelte Identität hin. Bei einer gut funktionierenden Interaktion stellt sich die Frage nach merkwürdigen oder verwirrenden Aspekten gar nicht erst; demnach ist auch keine ausdrückliche Exploration der Realitätsprüfung erforderlich. Patienten mit Borderline-Persönlichkeitsorganisation, bei denen eine Identitätsdiffusion vorliegt, zeigen in der Regel Verhaltensweisen, bei denen sich in der Interaktion mit dem Diagnostiker deutliche Abwehroperationen abzeichnen. Diese Befunde sind weniger entscheidend als die Diagnose der Identitätsdiffusion, doch beeinflussen sie auf jeden Fall die abschließenden diagnostischen Feststellungen.

Diese Methode des klinischen Interviews hat sich im klinischen Setting als außerordentlich nützlich erwiesen, doch müssen für die empirische Forschung Modifikationen vorgenommen werden. Eine Forschergruppe an unserem Institut ist derzeit damit beschäftigt, das strukturelle Interview für empirische Zwecke in ein halb-strukturiertes Interview zu transformieren, das Persönlichkeitsstörungen mittels eines standardisierten Verfahrens erfaßt (Structured Interview for Personality Organization [STIPO]; Clarkin et al. 2003).

Der klinische Nutzen des strukturierten Interviews kann jedoch durch typische Befunde bei den verschiedenen Konstellationen der erhobenen Merkmale illustriert werden:

Zunächst einmal ermöglicht ein strukturiertes Interview bei Jugendlichen die Differenzierung zwischen einer für die Adoleszenz typischen Identitätskrise und einer echten Identitätsdiffusion. Im Fall einer Identitätskrise legt der Jugendliche eine gewisse Verwirrung an den Tag, wenn er die Haltung wichtiger Bezugspersonen ihm selbst gegenüber beschreibt; gleichzeitig zeigt er sich verwundert über ihre Einstellung, die nicht seiner Selbstwahrnehmung entspricht. Wird er gebeten, die Persönlichkeit wichtiger Bezugspersonen zu beschreiben, vor allem von Menschen aus seiner unmittelbaren Familie, dann ist die Beschreibung präzise und tiefgründig. Ebenso wird zwar ein Zustand der Verwirrung in den Beziehungen zu anderen beschrieben, doch die Beschreibung der eigenen Persönlichkeit vermittelt eine angemessene, umfassende Sichtweise, in der sogar die Verwirrung in bezug auf seine Beziehungen angeführt wird: All das entspricht dem Eindruck, den der Jugendliche dem Interviewer vermittelt. Dazu kommt, daß Jugendliche, die sich in einer Identitätskrise befinden, jedoch keine Identitätsdiffusion aufweisen, in der Regel die internalisierten ethischen Wertvorstellungen, Interessen und Ideale zum Ausdruck bringen, die ihrem soziokulturellen Hintergrund entsprechen. Auffallend dabei ist, daß solche Jugendlichen, die mit ihrer Familie heftige Kämpfe um Abhängigkeit und Selbständigkeit, Autonomie und Rebellion ausfechten, ein deutliches Empfinden für diese Themen und ihr Konfliktpotential haben; trotzdem bleibt ihre Beschreibung wichtiger Bezugspersonen, zu denen sie ein konfliktbeladenes Verhältnis haben, realistisch und spielt die Komplexität der Interaktionen nicht herunter.

Haben wir es dagegen mit einem Jugendlichen mit Borderline-Persönlichkeitsorganisation und mit Identitätsdiffusion zu tun, dann fallen die Beschreibungen der wichtigsten Menschen in seinem Leben vage und chaotisch aus, ebenso die Beschreibung des eigenen Selbst. Außerdem treten signifikante Diskrepanzen bei der Schilderung aktueller psychosozialer Interaktionen des Jugendlichen zutage; das gilt auch für die Interaktion mit dem Interviewer. Es ist auch typisch für eine gravierende Identitätsdiffusion in der Adoleszenz, daß Ideale und Bestrebungen nicht weiterverfolgt werden und in sich zusammenbrechen. Bei einem Jugendlichen mit Identitätsdiffusion fehlen möglicherweise internalisierte Wertesysteme völlig, oder wir treffen auf eine chaotische und widersprüchliche Haltung gegenüber diesen Wertvorstellungen.

Die deutlichsten Anzeichen für das Vorliegen des Syndroms der Identitätsdiffusion, nämlich die eindeutig nicht erfolgte Integration des Konzepts des Selbst sowie des Konzepts wichtiger Bezugspersonen, zeigen sich bei Patienten mit Borderline-Persönlichkeitsstörung sowie etwas seltener bei Patienten mit histrionischer oder infantiler Persönlichkeitsstörung. Bei einer narzißtischen Persönlichkeitsstörung ist dagegen das am häufigsten zu beobachtende Merkmal ein anscheinend integriertes, dabei jedoch pathologisches grandioses Selbst, das in scharfem Kontrast zu der ausgeprägten Unfähigkeit steht, eine integrierte Sichtweise gegenüber wichtigen Bezugspersonen zu entwickeln: Die mangelnde Fähigkeit, die Persönlichkeit wichtiger Bezugspersonen zu erfassen, zeigt sich bei der narzißtischen Persönlichkeitsstörung in höchst dramatischer Weise. Die gegenteilige Situation kann bei Patienten mit schizoider Persönlichkeitsstörung auftreten, bei denen die fehlende Integration des Konzepts des Selbst manchmal mit sehr subtilen Beobachtungen wichtiger Menschen einhergeht. Dagegen sind das Konzept des Selbst und die Konzepte wichtiger Bezugspersonen bei Patienten mit schizotypischer Persönlichkeitsstörung deutlich fragmentiert, in ähnlicher Weise wie bei Patienten mit Borderline-Persönlichkeitsstörung.

Die klinische Behandlung der Identitätsdiffusion

Die übertragungsfokussierte Psychotherapie (TFP), die wir im Verlauf der letzten 25 Jahre am Institut für Persönlichkeitsstörungen des *Weill Cornell University Medical College* erarbeitet haben, ist ausdrücklich dafür konzipiert, die Identitätsdiffusion von Patienten mit Borderline-Persönlichkeitsorganisation aufzulösen (Clarkin et al. 1999; Kernberg 1984; Koenigsberg et al. 2000; Yeomans et al. 1992). Alle Behandlungsstrategien konzentrieren sich auf dieses Ziel.

Die TFP ist eine spezielle Form der analytischen oder psychodynamischen Psychotherapie und wurde in einem Handbuch zusammengefaßt (Clarkin et al. 1999). Die Effektivität dieses relativ standardisierten Behandlungsverfahrens wurde empirisch bestätigt; weitere empirische Studien werden derzeit durchgeführt. Diese Behandlung kann anhand ihrer definierten Techniken, Strategien und Taktiken beschrieben werden. Zu den Techniken gehören im wesentlichen die Techniken der Standard-Psychoanalyse – Interpretation/Deutung, Übertragungsanalyse und technische Neutralität –, mit quantitativen Modifikationen für diese spezielle Patientengruppe. Die übertragungszentrierte Psychotherapie erfordert mindestens zwei Sitzungen pro Woche, wobei Patient und Therapeut einander gegenübersitzen. Der Patient wird instruiert, wie die modifizierte Form der freien Assoziation durchzuführen ist, und die Interventionen des Therapeuten beschränken sich auf die psychoanalytischen Techniken, die bereits beschrieben wurden; stützende technische Interventionen sollen vermieden werden, um die vollständige und tiefgreifende Übertragungsanalyse zu erleichtern.

Zu den taktischen bzw. formalen Grundlagen der Behandlung zählen Regeln und Vorgehensweisen, die in jeder Sitzung angewandt werden, außerdem die Berücksichtigung besonderer Prioritäten bei den Interventionen sowie der Umgang mit Komplikationen bei der Behandlung. Zu den Taktiken bzw. formalen Vorgaben zählt vor allem der Abschluß eines speziellen Vertrags mit dem Ziel, in jedem Augenblick das Leben des Patienten und das Leben anderer Menschen zu schützen und die Fortführung der Behandlung zu ermöglichen, insbesondere aber den Behandlungsrahmen aufrechtzuerhalten, denn dieser Rahmen wird durch regressive Übertragungsentwicklungen immer wieder auf die Probe gestellt. Des weiteren gehört zu den »Taktiken« eine Reihe von Interventionen mit hoher Priorität angesichts der häufig auftretenden Komplikationen in der Behandlung: Dazu zählen schweres suizidales Verhalten, das die Fortsetzung der Behandlung bedroht, ebenso auch gravierendes Ausagieren innerhalb und außerhalb der Sitzungen, Unaufrichtigkeit und Lügen, das Abblocken von Entwicklungen durch massive narzißtische Widerstände und nicht zuletzt ein Rivalisieren um den Inhalt der Sitzungen, das als Abwehr zu werten ist.

Spezielle Taktiken wurden für den Umgang mit Manifestationen extremer Aggression während der Sitzungen konzipiert, für den Umgang mit Affektstürmen, mit psychopathischer Übertragung, paranoiden mikropsychotischen Episoden, mit chronischem sadistischem Ausagieren oder dem drohenden Behandlungsabbruch infolge von Drogen- oder Alkoholmißbrauch, mit Eßstörungen und sonstigen Psychopathologien, die häufig bei schweren Persönlichkeitsstörungen eine zusätzliche Komplikation darstellen. Zu den Behandlungstaktiken gehört auch die Anwendung allgemeiner psychoanalytischer Techniken, wie sie bereits beschrieben wurden, nämlich die dynamischen, ökonomischen und strukturellen Überlegungen im Hinblick auf die Frage, wann, wie und worauf der Fokus zu richten ist und in welcher Reihenfolge die interpretierenden Interventionen innerhalb einer Sitzung erfolgen sollten. Weitere Aspekte typischer Behandlungsentwicklungen sind die ausgeprägte Fragmentierung des kommunikativen Prozesses, die Dominanz der nonverbalen Kommunikation und die Aktivierung heftiger Gegenübertragungen. All das fließt für jede einzelne Sitzung in die Festlegung dieser taktischen Prinzipien für technische Interventionen ein.

Die generelle Strategie besteht darin, die Diagnose in den Mittelpunkt zu stellen und die Identitätsdiffusion aufzulösen. Vom Beginn der Behandlung bis zu deren Abschluß ist dieses strategische Ziel die Leitlinie, anhand derer die Übertragung interpretiert wird. Die Strategie kommt in drei sukzessiven Schritten zum Ausdruck:

Erstens wird zu jedem Zeitpunkt und in jeder Sitzung geklärt, welches die in der Sitzung gerade auftauchende dominante Beziehung zu einem anderen Menschen ist, sei sie primitiv, phantasiert, inszeniert oder ausagiert, ebenso, welches der Affekt ist, den die Beziehung in der Übertragung zum Ausdruck bringt.

Ein zweiter Schritt besteht darin, in der Übertragung die Repräsentanz des Selbst und die des anderen bei der Aktivierung dieser Objektbeziehung aufzudekken, und zwar zusammen mit dem dominierenden Affektzustand, der zu diesem Zeitpunkt die Beziehung zwischen Selbst- und Objektrepräsentanz verbindet. Ein weiterer Bestandteil dieses zweiten Schrittes besteht darin, daß der Therapeut konsistent den Austausch zwischen der Repräsentanz des Selbst und der Objektrepräsentanz deutet, der charakteristisch ist für die primitiven Übertragungsentwicklungen bei Borderline-Patienten, die das Ergebnis ihrer primitiven Abwehroperationen sind, insbesondere der projektiven Identifikation.

Im dritten Schritt werden die jeweils abgespaltenen internalisierten Objektbeziehungen, die in der Übertragung aktiviert werden, interpretativ integriert, und zwar so, daß die idealisierten Objektbeziehungen und das abgespaltene jeweilige paranoide Pendant in deutenden Kommentaren des Therapeuten zusammengeführt werden, was zu einer Integration des Konzepts des Selbst und des Konzepts wichtiger Bezugspersonen führt.

Die Tatsache, daß die dominanten Objektbeziehungen im ersten Schritt aufgedeckt und dann im zweiten Schritt systematisch immer wieder analysiert werden – einschließlich der dabei häufig auftretenden Vertauschung der Rollen –, macht es dem Patienten zunehmend leichter, die eigenen unbewußten Identifikationen mit jeweils abgespaltenen Selbst- und Objektrepräsentanzen zu akzeptieren; dadurch wird der dritte Schritt mit seinen integrativen deutenden Interventionen ebenfalls erleichtert.

Schritt eins dieser Vorgehensweise beginnt praktisch in der ersten Behandlungssitzung und bleibt während der gesamten Behandlungsdauer ein ständiges Bemühen. *Schritt zwei* erfordert wochenlanges, manchmal monatelanges extensives Arbeiten, bis eine Situation entsteht, die es dem Therapeuten ermöglicht, sich auf die interpretative Phase von *Schritt drei* hinzubewegen. So kann der gesamte Zyklus dieser Bewegung viele Monate in Anspruch nehmen, wobei er sich ständig wiederholt, da in diesem Teil der Behandlung immer wieder die gleichen Übertragungsdispositionen durchgearbeitet werden müssen. Nach und nach reduziert sich die Dauer des Zyklus auf Wochen und vielleicht sogar auf Tage. Gegen Ende der Behandlung mag vielleicht der gesamte Interventionszyklus – alle drei Schritte – auf eine einzige Stunde verdichtet werden.

Als Resultat dieser Strategie und als Ergebnis der allmählichen Integration der Konzepte des Selbst und wichtiger Bezugspersonen entwickelt sich auch eine allmähliche Integration der Affektzustände in ihren Modulationen und ihrer kognitiven Komplexität. Dieser Prozeß geht Hand in Hand mit der verbesserten Fähigkeit des Patienten, seine affektive Impulsivität zu reduzieren; gleichzeitig kommt es im Kontext der konsistent steigenden Fähigkeit zur Selbstreflexion zu einer Vertiefung seiner Objektbeziehungen – einer der großen Vorteile dieses strategischen Vorgehens. Das von unserem Institut herausgegebene Handbuch erklärt detailliert die Arbeit mit der übertragungsfokussierten Psychotherapie und stellt anhand von klinischen Beispielen den gesamten Behandlungsansatz dar (Clarkin et al. 1999).

Kulturelle und soziale Determinanten der Identitätsbildung, deren Aktivierung in regressiven Gruppenprozessen sowie deren Rolle bei der Entstehung von Ideologien

Schon Erik Erikson (1950, 1956a) hatte darauf hingewiesen, daß das Gefühl der Zugehörigkeit zu einer sozialen oder kulturellen Gruppe und die Identifikation mit deren Werten Teil der normalen Identität sind. Das Fehlen eines integrierten Wertesystems ist ein signifikanter Aspekt der Identitätsdiffusion, eine Tatsache, die bei der Erforschung von Aspekten normaler und pathologischer Identität in der Adoleszenz deutlich wurde. Hausers Untersuchung (Hauser 1972) zur unterschiedlichen Identitätsbildung bei schwarzen und weißen Jugendlichen in den USA verwies auf die vergleichsweise hohe Prävalenz einer abgeschotteten Identität bei Jugendlichen, die einer Minderheit angehören. Durch Vamid Volkans (1988, 1999, 2001a, b) und Gerald Posts (2001) Beiträge zur Untersuchung der Identitätsbildung bei Mitgliedern fundamentalistischer Gruppen und bei Terroristen wurde die psychoanalytische Sichtweise vom Zusammenhang zwischen Persönlichkeitsstruktur, Ideologiebildung und psychosozialer Entwicklung erweitert. Die psychoanalytisch orientierte Untersuchung von Gruppenprozessen in kleineren und größeren Gruppen sowie die Psychologie der Massen erbrachten weitere Informationen über die Interaktion zwischen regressiven Gruppenprozessen einerseits und der Persönlichkeitsstruktur und Funktionsfähigkeit der Gruppenmitglieder andererseits (Bion 1961; Kernberg 1984; Turquet 1975). Im folgenden versuche ich in kurzer Form zusammenzufassen, welche Ergebnisse diese verschiedenen Forschungsansätze erbracht haben, bei denen die Theorie der Psychoanalyse auf die Interaktion zwischen der Entwicklung der Persönlichkeit und gewissen sozialen und kulturellen Faktoren angewendet wurde.

Die Einflüsse sozialer und kultureller Faktoren beim Aufbau der Basis der Identität können sich bereits in den frühesten Identifikationen zeigen, nämlich in den Internalisierungen dyadischer Interaktionen, wenn die durch Rollen oder Status geprägte Beziehung zwischen Selbst und Objekt in den intrapsychischen Aufbau der Basissegmente von idealisierten und verfolgenden Objektbeziehungen eingefügt wird. Ein Teil dieses idealisierten Segments der internalisierten Objektbeziehungen sind Aspekte des »So-Seins-wie-die-anderen«, das von diesen bestätigt wird. Dieses Gleich-Sein bezieht sich zunächst auf die Dinge, die man mit anderen gemeinsam hat: Sprache, Akzent, Ernährungsweise und äußere Erscheinung, später dann auf eine bestimmte Musik, gewisse Rituale und andere soziale Merkmale, die erkennen lassen, daß man einer bestimmten sozialen Gruppe angehört. Die Welt wird leichter faßbar, wenn die Tendenz, ein idealisiertes Erfahrungssegment von einem verfolgenden abzutrennen, von der wärmespendenden sozialen Gruppe derer begleitet wird, die »wie wir« sind, und von der schützenden Distanz gegenüber denen, die »anders« sind und sich deshalb als Projektionsfläche für negative Affektdispositionen anbieten.

Unter normalen sozialen Bedingungen und abhängig davon, ob die Konzepte des Selbst und wichtiger Bezugspersonen integriert werden, verschwinden nach und nach diese primitiven Aufspaltungen zwischen »gleich« und »anders« und werden durch eine stärker differenzierende Einschätzung einzelner Menschen, aber auch sozialer Gruppierungen ersetzt. Unstrukturierte Gruppenprozesse machen indes deutlich, wie stark eine normale Identität von normalen Status-/Rollen-Verhältnissen abhängt. Ein Kennzeichen solcher unstrukturierten Gruppenprozesse ist das Fehlen funktionaler Beziehungen oder eines integrativen gemeinsamen Ziels, das eine Verbindung zwischen der Gruppe und ihrem Umfeld darstellt; in einer solchen Situation entwickelt sich bald eine generelle Unsicherheit darüber, in welcher Beziehung die Gruppenmitglieder zueinander stehen. Der Begriff der Regression in Gruppen bezieht sich auf die psychologischen Entwicklungen, die in unstrukturierten Gruppen stattfinden. Es gibt immer Konflikte in Gruppen, doch unter regressiven Bedingungen entwickeln sich die Konflikte in eine Richtung, die mit jenen psychischen Strukturen in Einklang steht, die vor der Integration einer normalen Identität dominant waren.

In regressiven Gruppenprozessen – vor allem in den Prozessen, die in großen, unstrukturierten Gruppen ablaufen – tendiert die Gesamtgruppe dazu, sich in Freunde und Feinde aufzuspalten, und zwar mit atemberaubender Geschwindigkeit. Jedes potentiell erkennbare Zeichen, das es ermöglichen könnte, die soziale Gruppe in solche Untereinheiten aufzuspalten, dient dazu, die eigene Gruppe zu idealisieren und jede andere Gruppierung als »fremd«, feindselig und verfolgend zu betrachten. Solche Entwicklungen weisen darauf hin, daß auf einem primitiven Niveau der Persönlichkeitsentwicklung eine Regression bis zu dem Punkt stattfindet, an dem die Identität noch nicht integriert wurde. Im Licht der heutigen psychoanalytischen Erkenntnisse über regressive Gruppenprozesse habe ich in einer früheren Veröffentlichung (Kernberg 1994b) dargelegt, daß eine normale Identität durch das Vorherrschen von dyadischen und triadischen Beziehungen gestützt wird, die typisch für die Interaktionen innerhalb einer Familie oder in kleinen Arbeitsgruppen sind. Bei regressiven Prozessen in kleinen oder großen Gruppen, innerhalb derer die üblichen Status-/Rollen-Verhältnisse für eine gewisse Zeit keine Gültigkeit haben, zeigt sich jedoch sofort und deutlich die primitive Tendenz, die Welt in idealisierte und verfolgende Erfahrungssegmente aufzuspalten. So etwas geschieht, wenn in Zeiten massiver sozialer Umbrüche oder infolge von Katastrophen die normalen sozialen Strukturen zusammenbrechen.

Die mit Freuds (1921) Beitrag begonnene Analyse der Psychologie der Massen verweist auf die Tendenz, das Ich-Ideal auf den Anführer zu projizieren, sobald man Teil einer Masse ist, und gleichzeitig die individuelle Identität zugunsten einer Gruppenidentität aufzugeben, die darauf beruht, daß alle Gruppenteilnehmer sich mit dem Anführer identifizieren. Dieser regressive Prozeß schützt den einzelnen vor dem Gefühl, als Teil der Masse machtlos zu sein; er verleiht dem Individuum zum einen ein unmittelbares Machtgefühl und befreit es zum anderen von moralischen Zwängen; daneben entsteht die Tendenz, eine Ad-hoc-Ideologie mit fundamentalistischen Merkmalen zu übernehmen, also Überzeugungen, die die Welt in ein ideales und ein verfolgendes Segment aufspalten und die ungezügelte Aggression gegen den »Feind« rechtfertigen, weil man damit der Schaffung oder der Erhaltung einer (bedrohten) idealisierten Welt dient.

Ideologien – d. h. die Überzeugungen, die einer sozialen Gruppe den rationalen Grund für ihre Existenz und ihren Sinn verleihen und gleichzeitig ihren Ursprung und ihre Geschichte enthalten – können die normale Sozialisierungsfunktion eines derartigen Glaubenssystems zum Ausdruck bringen; gleichzeitig verstärken sie die normale Integration der Identität: Das integrierte Konzept des Selbst verkörpert und spiegelt die Merkmale wider, die das Kind und seine unmittelbare Welt der Objekte gemeinsam haben. Anders ausgedrückt: Die Tatsache, daß alle Aspekte der Selbstrepräsentanz – seien sie im idealisierten oder im paranoiden Erfahrungssegment angesiedelt – Status-/Rollen-Aspekte enthalten, wodurch das Kind sich als Teil der Regeln und Probleme seines sozialen Umfelds fühlt, gleichzeitig aber auch die beruhigenden Aspekte kultureller Gemeinsamkeiten erlebt, ist ein wichtiger Beitrag zur Konsolidierung einer integrierten Selbstwahrnehmung. Die Kultur einer Gruppe oder einer Subgruppe stellt ein Modell für die »gute« Gruppe dar, eine Kultur, die sowohl beim einzelnen als auch in der Gruppe durch die entsprechende Ideologie zum Ausdruck kommt. Sobald jedoch unter bestimmten sozialen Bedingungen die generell stabile Organisation der Identität zeitweilig außer Kraft gesetzt wird, wie es etwa in regressiven Gruppenprozessen der Fall ist, werden die kulturellen Stereotype, die »uns« von »denen da« unterscheiden, als Teil des nun reaktivierten gespaltenen Segments idealisierter und verfolgender Beziehungen aktiviert.

In seiner Analyse der Prozesse in großen Gruppen beschrieb Pierre Turquet (Turquet 1975) das Gefühl der Machtlosigkeit und der Verwirrung, das sich beim Individuum einstellt, sobald die normalen Status-/Rollen-Beziehungen in der Unstrukturiertheit einer großen Gruppe außer Kraft gesetzt sind. Er verwies darauf, daß die häufigste Abwehr gegen Machtlosigkeit und Ausgeschlossensein darin besteht, nach einer Gemeinsamkeit des Denkens, nach Gleichgesinnten innerhalb der Gruppe zu suchen, wodurch sich wieder das Gefühl von Macht, Gemeinschaft, Freiheit und Dazugehörigkeit einstellt. Die Versuchung für eine große Gruppe besteht darin, eine beruhigende und besänftigende Autorität zu erwählen, die nicht durch den gemeinsamen unbewußten Neid der Gruppe untergraben werden darf. Diese Autoritätsfigur, die normalerweise einem Klischee oder einem Stereotyp entspricht, läßt sich ohne weiteres durch eine Reihe von simplizistischen Annahmen ersetzen, die in einer großen Gruppe mit den Mitteln einer Ad-hoc-Ideologie für Kohärenz sorgen.

In einer früheren Veröffentlichung (Kernberg 1998) habe ich aus einer umfassenderen Perspektive heraus eine Bandbreite emotionaler Implikationen der Ideologiebildung beschrieben, die vom paranoiden Extrem auf der einen Seite bis zu einem idealisierten narzißtischen Extrem auf der anderen reicht; zwischen diesen Extremen ist als mittlerer Bereich eine Ideologie mit humanistischer Tiefe angesiedelt. In diesem humanistischen Bereich drückt sich die Identität des reifen Individuums in Form von Individualität, Differenzierung, dem Recht auf Privatleben und auf eine eigene Meinung sowie in einem Gefühl der Sicherheit aus. Am narzißtischen bzw. paranoiden Pol wird die soziale Umwelt dagegen durch eine »Brille« heftiger primitiver affektiver Implikationen gesehen, gegen Konflikte schützt man sich entweder durch eine besänftigende, alle Konflikte leugnende Ideologie der Zufriedenheit und der Bequemlichkeit, oder man regrediert noch tiefer, nämlich bis zu dem Punkt, an dem der Blick auf die Welt durch eine Ideologie der Aufspaltung in »gut« und »böse« paranoid und fundamentalistisch wird; das Böse wird als bedrohlich für die Welt der Guten wahrgenommen, deshalb müssen gut und böse scharf voneinander getrennt und muß das Böse präventiv bekämpft werden.

Wird in der Adoleszenz eine negative Identität aufgebaut, dann zeigt sich darin die schutzbietende Identifikation mit einer paranoiden Ideologie der Ablehnung; mit dieser Ideologie soll das Chaos der Wertesysteme und der Objektbeziehungen abgewehrt werden, das ein Ergebnis der Identitätsdiffusion ist. Viele Jugendliche geraten in den Bann einer religiösen Sekte, häufig nur für eine begrenzte Zeit, doch die, die dieser Ideologie verpflichtet bleiben, haben normalerweise große Schwierigkeiten mit der eigenen Identität.

Praktisch alle Kulturen, sozialen Gruppen, Völker und Religionen haben traumatische Erfahrungen gemacht, und die Erinnerung daran wird von Generation zu Generation weitergegeben. Das geschieht durch Mythen oder Geschichten, die den Kindern erzählt werden, oder durch das feierliche Begehen von Gedenktagen: Auf diese Weise entsteht eine Welt »guter« und »böser« Objekte, die vom einzelnen zusammen mit den kulturellen Werten der eigenen Identität einverleibt werden.

Aktuelle schwere und lebensbedrohende Traumata, die die gesamte Gesellschaft betreffen – also Krieg, Verfolgung oder Wirtschaftskrisen –, ziehen alle sozialen Strukturen in Mitleidenschaft und führen zum Verlust der impliziten strukturieren Beziehungen des einzelnen innerhalb seiner Gruppe; die Folge davon sind die oben beschriebenen regressiven Gruppenprozesse. Das wiederum führt dazu, daß in einer Ideologie, die sich, historisch gesehen, eher als humanistisch verstand, die stärksten paranoiden Segmente aktiviert werden. In einer früheren Arbeit (Kernberg 1994b) habe ich dargelegt, daß dieser Prozeß bei nationalistischen, religiösen und politischen Bewegungen beobachtet werden kann. Das impliziert, daß zwischen der Stabilität oder der Instabilität gesellschaftlicher Strukturen eine dynamische Beziehung entstehen kann, ebenso zwischen dem dominanten ideologischen System dieser Gesellschaft und dem Ausmaß der individuellen Anfälligkeit für Gruppenregression im Zustand der Identitätsdiffusion.

Da unter normalen gesellschaftlichen Bedingungen (vielleicht sollten wir lieber etwas vorsichtiger von demokratischen und freiheitlichen Regierungsformen sprechen) potentiell ein ganzes Spektrum politischer und religiöser Bindungen zur Verfügung steht, ist es nicht verwunderlich, daß sich Individuen mit Identitätsdiffusion den ihnen gemäßen Ideologien am narzißtischen oder am paranoiden Pol anschließen, was jeweils zu einer konformistischen und konventionellen inneren Einstellung führt, die die Tiefe und die Komplexität des Menschen leugnet; andererseits kommt es dabei zur Identifikation mit einem fundamentalen Aspekt der Ideologie, der die Welt in Freunde und Feinde einteilt und den Ruf nach aktiver Bekämpfung der Gefahren aus dem Segment des Bösen erschallen läßt. Totalitäre politische Strukturen dringen nach und nach auch in die Struktur der Familie ein. Michael Sebek (Sebek 1996, 1998) beschrieb die »posttotalitäre Persönlichkeit« und bezog sich dabei auf die dominante psychische Haltung im ehemaligen Sowjetsystem, die sich entweder in einer Tendenz zur Identifikation mit einem rigiden und harten autoritären System ausdrückte oder in einer unterwürfigen und manipulativen Anpassung an alle Autoritäten, die unweigerlich verdächtig waren, böswillige Absichten zu hegen. Adorno (Adorno et al. 1950) beschreibt die »autoritäre Persönlichkeit« als übertrieben konventionell und intolerant gegenüber jedem Dissens; individuelle Wertesysteme sind ebenso verdächtig wie eine Sexualität ohne gesellschaftliche Zwänge. In der klinischen Arbeit beobachten wir häufig, wie Kompromisse zwischen der kulturellen ideologischen Disposition und der eigenen Psychopathologie geschlossen werden.

Zusammenfassend sei folgendes gesagt: Beide, die normale Identität und die Identitätsdiffusion, sind stabile psychische Strukturen, die aus frühen Entwicklungsphasen herrühren und in zahlreichen Aspekten der normalen bzw. der pathologischen Persönlichkeitsorganisation zum Ausdruck kommen. Doch daneben gibt es ein universelles Potential zur Regression auf jene Phase primitiven Funktionierens, die der Integration einer normalen Identität vorausgeht. Kommt es unter bestimmten sozialen Bedingungen zu einer solchen Regression, dann können wir bei einem Menschen ein pathologisches Verhalten beobachten, das normalerweise ein Hinweis auf eine schwere Persönlichkeitsstörung wäre, hier jedoch nur bedeutet, daß das Individuum sich einer Gruppe zugehörig fühlt und sein Verhalten an dem der Gruppe ausrichtet. Bei Menschen, die sich aufgrund ihrer Identitätsdiffusion von extremistischen Bewegungen angezogen fühlen, wirken extreme soziale Traumata besonders zerstörerisch, denn durch die fundamentalistische Einstellung dieser Bewegungen wird aus der persönlichen, individuellen Psychopathologie eine gesellschaftlich akzeptierte und potentiell bedrohliche politische Identifikation.

QUELLENNACHWEISE

Kapitel 1: »A Psychoanalytical Theory of Personality Disorders« (Eine psychoanalytische Theorie der Persönlichkeitsstörungen). Eine frühere Fassung dieses Kapitels wurde veröffentlicht in: *Major Theories of Personality Disorders,* hrsg. von John F. Clarkin und M. F. Lenzenweger, New York: Guilford Press 1996.

Kapitel 2: »Hatred as a Core Affect of Aggression« (Haß als ein Kernaffekt von Aggression). Eine frühere Fassung dieses Kapitels wurde bereits veröffentlicht in: *The Birth of Hatred: Developmental, Clinical and Technical Aspects of Intense Aggression*, hrsg. von S. Akhtar, S. Kramer und H. Parens, Northvale, NJ: Jason Aronson 1995.

Kapitel 3: »Pathological Narcissism and Narcissistic Personality Disorder: Theoretical Background and Diagnostic Classification« (Pathologischer Narzißmus und narzißtische Persönlichkeitsstörung: Theoretischer Hintergrund und diagnostische Klassifizierung). Eine frühere Fassung dieses Kapitels wurde veröffentlicht in *Disorders of Narcissism: Diagnostic, Clinical, and Empirical Clinical Implications,* hrsg. von Elsa F. Ronningstam, Washington, DC: American Psychiatric Press, 1997, S. 29–51.

Kapitel 4: The Diagnosis of Narcissistic Pathology in Adolescents« (Die Diagnose narzißtischer Pathologie bei Jugendlichen). Bereits erschienen in: *The Annals of the American Society for Adolescent Psychiatry*, Bd. 22, hrsg. von A. H. Esman, I. T. Flahery und H. A. Horowitz, Hillsdale, NJ: The Analytic Press, 1998, S. 169–186.

Kapitel 5: »Perversion, Perversity, and Normality: Diagnostic and Therapeutic Considerations« (Perversion, Perversität und Normalität: Diagnostische und therapeutische Überlegungen). Veränderte Fassung eines Beitrags in: *Psychoanalysis and Psychotherapy*, Madison, Conn.: International Universities Press, Bd. 14, Nr. 1, 1997, S. 19–40.

Kapitel 6: »Psychoanalysis, Psychoanalytic Psychotherapy, and Supportive Psychotherapy: Contemporary Controversies« (Psychoanalyse, psychoanalytische Psychotherapie und stützende Psychotherapie: Eine aktuelle Kontroverse). Eine frühere Fassung dieses Kapitels wurde veröffentlicht in: *The International Journal of Psychoanalysis* 80 (1999), S. 1075–1091.

Kapitel 7: »Psychodynamic Psychotherapy for Patients with Borderline Personality Organization: An Overview« (Psychodynamische Psychotherapie bei Patienten mit Borderline-Persönlichkeitsorganisation: Ein Überblick). Bereits veröffentlicht in: *Highlights of Modern*

Psychiatry, hrsg. von K. Achté und T. Tamminen, Klaukkala (Finnland): Recallmed, 2000, S. 246–261.

Kapitel 8: »The Psychodynamic and Psychotherapeutic Management of Psychopathic, Narcissistic, and Paranoid Transferences« (Implikationen der psychodynamischen und psychotherapeutischen Arbeit mit psychopathischen, narzißtischen und paranoiden Übertragungen). Zuerst veröffentlicht in: *Psychopathy: Antisocial, Criminal and Violent Behavior*, hrsg. von T. Millon, E. Simonsen, M. Birket-Smith und R. D. David, London und New York: The Guilford Press 1998, S. 372–392.

Kapitel 9: »A Severe Sexual Inhibition in a Patient with Narcissistic Personality Disorder« (Eine schwere sexuelle Hemmung bei einem Patienten mit narzißtischer Persönlichkeitsstörung). Bereits veröffentlicht in: *International Journal of Psycho-Analysis* 80 (1999), S. 899–908.

Kapitel 10: »Acute and Chronic Countertransference Reactions« (Akute und chronische Gegenübertragungsreaktionen). Bereits veröffentlicht in: *Psychoanalysis on the Move: The Work of Joseph Sandler*, hrsg. von Peter Fonagy, Arnold M. Cooper und Robert S. Wallerstein, London: New Library of Psychoanalysis 1999, 35, S. 171–186.

Kapitel 11: »Omnipotence in the Transference and in the Countertransference« (Omnipotenz in Übertragung und Gegenübertragung). Bereits veröffentlicht in: *Omnipotent Fantasies and the Vulnerable Self*, hrsg. von C. S. Ellman und J. Reppen, Northvale, NJ: Jason Aronson 1997, S. 79–99.

Kapitel 12: »The Risk of Suicide in Severe Personality Disorders: Differential Diagnosis and Treatment« (Suizidgefahr bei Patienten mit schweren Persönlichkeitsstörungen: Differentialdiagnose und Behandlung). Eine frühere Version dieses Kapitels wurde veröffentlicht in: *The Journal of Personality Disorders* 15 (3), 2001, S. 195–208.

Kapitel 13: »A Technical Approach to Eating Disorders in Patients with Borderline Personality Organization« (Behandlungsstrategien für Eßstörungen bei Patienten mit einer Borderline-Persönlichkeitsorganisation). Bereits veröffentlicht in *Annual of Psychoanalysis*, 1995, 23, hrsg. von J. A. Winter, Hillsdale, NJ: The Analytic Press, S. 33–48.

Kapitel 14: »The Management of Affect Storms in the Psychoanalytic Psychotherapy of Borderline Patients« (Der Umgang mit Affektstürmen in der psychoanalytischen Psychotherapie von Borderline-Patienten). Eine frühere Version dieses Kapitels wurde veröffentlicht in: *Journal of the American Psychoanalytic Association* 51 (2) (2003), S. 517–544.

Kapitel 15: »Die fundamentale Bedeutung von Identität und Identitätsdiffusion im Licht neuerer Forschungsergebnisse«. Bisher unveröffentlicht, in der englischsprachigen Ausgabe dieses Bandes nicht enthalten.

LITERATUR

Abraham, Karl (1919): A particular form of neurotic resistance against the psychoanalytic method. In: *Selected Papers on Psychoanalysis.* New York: Brunner/Mazel 1979, S. 303–311. (Dt.: Über eine besondere Form des neurotischen Widerstandes gegen die psychoanalytische Methodik. In: Ders., *Psychoanalytische Studien*, Bd. II, hrsg. von J. Cremerius. Frankfurt a. M.: S. Fischer 1971, S. 254–261.)

– (1920): Äußerungsformen des weiblichen Kastrationskomplexes. In: Ders., *Psychoanalytische Studien*, Bd. II, hrsg. von J. Cremerius. Frankfurt a. M.: S. Fischer Verlag 1971, S. 69–99.

– (1921–1925): Psycho-analytic studies on character formation. In: *Selected Papers on Psycho-Analysis.* London: Hogarth Press 1927, S. 370–417.

Adorno, T. W. et al. (1950): *The Authoritarian Personality.* New York: Harper. (Dt. [nicht völlig identisch mit der amerikan. Ausgabe]: *Studien zum autoritären Charakter.* Frankfurt a. M.: Suhrkamp 1973.)

Akhtar, S. (1989): Narcissistic personality disorder: Descriptive features and differential diagnosis. In: Kernberg (1989d), S. 505–530. (Dt.: Deskriptive Merkmale und Differentialdiagnose der narzißtischen Persönlichkeitsstörung. In: Kernberg [1989d/1996], S. 1–29.)

– (1992): *Broken Structures.* Northvale, NJ: Jason Aronson.

– und Thompson, J. A., jr. (1982): Overview: Narcissistic personality disorder. *American Journal of Psychiatry* 139, S. 12–20.

Alexandris, A. und G. Vaslamatzis (1993): *Countertransference: Theory, Technique, Teaching.* London: Karnac Books.

Allen, J. P., S. T. Hauser, K. L. Bell und T. G. O'Connor (1993): Longitudinal assessment of autonomy and relatedness in family interaction as predictors of adolescent ego development and self-esteem. *Child Development* 65, S. 179–194.

– und P. Fonagy (2003): *The Development of Mentalizing and its Role in Psychopathology and Psychotherapy.* (Technical Report No. 02-0048) Topeka: The Menninger Clinic, Research Department.

American Psychiatric Association (1968): *Diagnostic and Statistical Manual of Mental Disorders: DSM-II.* Washington, DC: American Psychiatric Association.

– (1980): *Diagnostic and Statistical Manual of Mental Disorders: DSM-III.* Washington, DC: American Psychiatric Association. (Dt.: *Diagnostisches und Statistisches Manual Psychischer Störungen – DSM-III.* Weinheim: Beltz 1984.)

– (1987): *Diagnostic and Statistical Manual of Mental Disorders (Third Edition-Revised): DSM-III.* Washington, DC: American Psychiatric Association. (Dt.: *Diagnostisches und Statistisches Manual Psychischer Störungen – DSM-III-R.* Weinheim: Beltz 1989.)

– (1994): *Diagnostic and Statistical Manual of Mental Disorders: DSM-IV*. Washington, DC: American Psychiatric Association. (Dt.: *Diagnostisches und Statistisches Manual Psychischer Störungen – DSM-IV.* Göttingen: Hogrefe 1996; 2., verb. Aufl. 1998.)

Aulagnier, P. (1980): *La violence de L'interpretation.* Paris: PUF.

Bach, S. (1977a): On the narcissistic state of consciousness. *International Journal of Psychoanalysis* 58, S. 209–233.

– (1977b): On narcissistic fantasies. *International Review of Psychoanalysis* 4, S. 281–293.

Bataille, G. (1957): *L'Erotisme.* Paris: Minuit. (Dt.: *Der heilige Eros.* Frankfurt a. M./Berlin: Ullstein.)

Benjamin, L. S. (1992): An interpersonal approach to the diagnosis of borderline personality disorder. In: Clarkin, J. F., E. Marziali und H. Munroe-Blum (Hrsg.): *Borderline Personality Disorder.* New York: Guilford Press, S. 161–198.

– (1993): *Interpersonal Diagnosis and Treatments of Personality Disorders.* New York: Guilford Press.

Bion, W. R. (1957): On arrogance. In: Ders., *Second Thoughts: Selected Papers on Psychoanalysis.* New York: Basic Books 1968, S. 86–92.

– (1958): On arrogance. *International Journal of Psychoanalysis* 39, S. 144–146.

– (1961): *Experiences in Groups.* New York: Basic Books. (Dt.: *Erfahrungen in Gruppen und andere Schriften.* Stuttgart: Klett 1961.)

– (1967): Notes on memory and desire. *Psychoanalysis Forum* 2, S. 272 f., 279 f.

– (1968): *Second Thoughts: Selected Papers on Psychoanalysis.* New York: Basic Books.

– (1970): *Attention and Interpretation.* London: Heinemann.

Blum, H. P. (Hrsg.) (1985): *Defense and Resistance: Historical Perspective and Current Concepts.* New York: International Universities Press.

Bohleber, W. (2000): Identität. In: Mertens, W. und B. Waldvogel (Hrsg.): *Handbuch psychoanalytischer Grundbegriffe.* Stuttgart: Kohlhammer, S. 328–332.

Boris, H. N. (1984a): On the treatment of anorexia nervosa. *International Journal of Psychoanalysis* 65, S. 435–442.

– (1984b): The problem of anorexia nervosa. *International Journal of Psychoanalysis* 65, S. 315–322.

Boskind-Lodahl, M. (1976): Cinderella's stepsisters: A feminist perspective on anorexia nervosa and bulimia. *Signs* 2, S. 342–356.

Bruch, H. (1973): *Eating Disorders.* New York: Basic Books.

– (1985): Four decades of eating disorders. In: Garner, D. M. und P. E. Garkinkel (Hrsg.): *Handbook of Psychotherapy for Anorexia and Bulimia.* New York: Guilford Press.

Bursten, B. (1989): The relationship between narcissistic and antisocial personalities. In: Kernberg (1989d), S. 571–584. (Dt.: Die Beziehungen zwischen narzißtischen und antisozialen Persönlichkeiten. In: Kernberg 1989d/1996, S. 71 ff.)

Cahn, R. (1996): Psychotherapies des névroses et des psychoses. In: de Mijolla, A. und S. de Mijolla-Mellor: *Psychanalyse.* Paris: PUF.

Carpy, D. (1989): Tolerating the countertransference: A mutative process. *International Journal of Psychoanalysis* 70, S. 287–294.

Chasseguet-Smirgel, J. (1984): *Creativity and Perversion.* New York: W. W. Norton. (Dt.: *Kreativität und Perversion.* Frankfurt a. M.: Nexus 1986.)

– (1989): The bright face of narcissism and its shadowy depths: A few reflections. In: Kernberg (1989d), S. 709–722. (Dt.: Das helle Antlitz des Narzißmus und seine schattigen Tiefen – einige Reflexionen. In: Kernberg [1989d/1996], S. 233–247.)

Clarkin, J. F. und M. F. Lenzenweger (Hrsg.) (1996): *Major Theories of Personality Disorders.* New York: Guilford Press.

Clarkin, J. F., H. Koenigsberg, F. Yeomans, M. Selzer, O. F. Kernberg, P. Kernberg (1992): Psychodynamic psychotherapy of the borderline patient. In: Clarkin, J. F., E. Marziali, H. Munroe-Blum (Hrsg.): *Borderline Personality Disorder.* New York: Guilford Press, S. 268–287.

–, J. W. Hull, F. Yeomans, T. Kakuma und J. Cantor (1994): Antisocial traits as modifiers of treatment response in borderline patients. *Journal of Psychotherapy Practice and Research* 3, S. 307–312.

–, F. Yeomans und O. F. Kernberg (1998): *Treatment of Borderline Personality.* New York: Wiley.

–, F. Yeomans und O. F. Kernberg (1999): *Psychotherapy for Borderline Personality.* New York: Wiley. (Dt.: *Psychotherapie der Borderline-Persönlichkeit. Manual zur psychodynamischen Therapie.* Stuttgart: Schattauer 2. Aufl. 2005.)

–, P. A. Foelsch, K. N. Levy, J. W. Hull, J. C. Delaney und O. F. Kernberg (2001): The development of a psychodynamic treatment for patients with borderline personality disorder. A preliminary study of behavioural change. In: *Journal of Personality Disorders,* 15 (6), S. 487–495.

–, E. Caligor, B. Stern und O. F. Kernberg (2003): *Structured Interview of Personality Organisation (STIPO).* (Unveröffentlichtes Manuskript.)

Cleckley, H. (1941): *The Mask of Sanity.* St. Louis: Mosby.

Cloninger, C. R. et al. (1993): A psychobiological model of temperament and character. *Archives of General Psychiatry* 50, S. 975–990.

Cooper, A. M. (1989): Narcissism and masochism: The narcissistic-masochistic character. *Psychiatrie Clinics of North America* 12 (3), S. 541–552. (Dt.: Narzißmus und Masochismus: Der narzißtisch-masochistische Charakter. In: Kernberg [1989d/1996], S. 39–51.)

Costa, P. T. und T. A. Widiger (1994): Einleitung zu Costa, P. T. und T. Widiger (Hrsg.): *Personality Disorders and the Five-Factor Model of Personality.* Washington, DC: American Psychological Association, S. 1–10.

Depue, R. A. (1996): A neurobiological framework for the structure of personality and emotion: Implications for personality disorders. In: Clarkin & Lenzenweger (1996), S. 347–383.

deVagvar, M. L. et al. (1994): Impulsivity and serotonin in borderline personality disorder. In: Silk (1994), S. 23–40.

Dicks, H. V. (1967): *Marital Tension.* New York: Basic Books.

Ellis, H. (1898): Auto-eroticism: A psychological study. *Alienist and Neurologist* 19, S. 260–299.

Erikson, E. H. (1950): Growth and crises of the healthy personality. In: Ders., *Identity and the Life Cycle.* New York: International Universities Press 1959, S. 50–100. (Dt. in: *Identität und Lebenszyklus. 3 Aufsätze.* Frankfurt a. M.: Suhrkamp 1966.)

– (1956a): The problem of ego identity. In: *Identity and the Life Cycle,* a. a. O., S. 104–164.

– (1956b): The problem of ego identity. *Journal of the American Psychoanalytic Association* 4, S. 56–121.

Etchegoyen, R. H. (1991): *Fundamentals of Psychoanalytic Technique.* New York: Karnac.

Ezriel, H. (1950): A psychoanalytic approach to the treatment of patients in groups. *Journal of Mental Science* 96, S. 774–779.

Fairbairn, W. R. (1954): *An Object Relations Theory of the Personality.* New York: Basic Books.

Fenichel, O. (1945): *The Psychoanalytic Theory of Neurosis.* New York: W. W. Norton. (Dt.: *Psychoanalytische Neurosenlehre.* [3 Bde.] Frankfurt a. M.: Ullstein 1983.)

Fonagy, P. (2000): The development of representation. Paper für die Lindauer Psychotherapiewochen, 15. April 1999.

– und M. Target. (2000): Playing with reality III: The persistence of dual psychic reality in borderline patients. *International Journal of Psycho-Analysis* 81 (5), S. 853–874. (Dt.: Mit der Realität spielen. Zur Doppelgesichtigkeit psychischer Realität von Borderline-Patienten. *Psyche – Zeitschrift für Psychoanalyse* 55, S. 961–995 [2001].)

– und M. Target (2003): Psychoanalytic Theories: Perspectives from Developmental Psychopathology. London: Whurr. (Dt.: *Psychoanalyse und die Psychopathologie der Entwicklung.* Stuttgart: Klett-Cotta 2006.)

Foulkes, S. H. und E. J. Anthony. (1957): *Group Psychotherapy: The Psychoanalytic Approach.* Baltimore: Penguin Books.

Fraiberg, A. (1983): Pathological defenses in infancy. *Psychoanalytic Quarterly* 60, S. 612–635.

Freud, S. (1905): Drei Abhandlungen zur Sexualtheorie. *GW,* Bd. V, S. 27–145.

– (1908): Charakter und Analerotik. *GW,* Bd. VII, S. 200–209.

– (1913): Totem und Tabu. *GW,* Bd. IX.

– (1914): Zur Einführung des Narzißmus. *GW,* Bd. X, S. 137–170.

– (1915): Triebe und Triebschicksale. *GW,* Bd. X, S. 209–232.

– (1916): Einige Charaktertypen aus der psychoanalytischen Arbeit. *GW,* Bd. X, S. 363–391.

– (1919): Ein Kind wird geschlagen. Beitrag zur Kenntnis der Entstehung sexueller Perversionen. *GW,* Bd. XII, S. 195–226.

– (1921): Massenpsychologie und Ich-Analyse. GW, Bd. XIII, S. 71–161.

– (1927): Fetischismus. *GW,* Bd. XIV, S. 309–317.

– (1930): Das Unbehagen in der Kultur. *GW,* Bd. XIV, S. 419–506.

– (1931): Über libidinöse Typen, *GW,* Bd. XIV, S. 507–513.

– (1940): Die Ichspaltung im Abwehrvorgang. *GW*, Bd. XVII, S. 57–62.
Galenson, E. (1986): Some thoughts about infant psychopathology and aggressive development. *International Review of Psychoanalysis* 13, S. 349–354.
Gibeault, A. (1998): *A la découverte de l'arrière-pays. Du processus analytique en psychanalyse et en psychotherapie* (nicht veröffentlicht).
Gill, M. M. (1954): Psychoanalysis and exploratory psychotherapy. *Journal of the American Psychoanalytic Association* 2, S. 771–797.
Goldberg, A. (1989): Self-psychology and the narcissistic personality. In: Kernberg (1989d), S. 731 ff. (Dt. : Selbstpsychologie und narzißtische Persönlichkeitsstörungen. In : Kernberg [1989d/1996], S. 255–264.)
Green, A. (1993a): *Le travail du négatif.* Paris: Éd. de Minuit.
– (1993b): *On Private Madness.* Madison, Conn.: International Universities Press.
– (1997): *Les chaînes d'éros: Actualité du sexuel.* Paris: Editions Odile Jacob.
– (2000): La position phobique centrale. In: *La pensée clinique.* Paris: Editions Odile Jacob.
Grinberg, L. (1993): Countertransference and the concept of projective counteridentification. In: Alexandris & Vaslamatzis (1993), S. 47–65.
Grossman, W. (1986): Notes on masochism: A discussion of the history and development of a psychoanalytic concept. *Psychoanalytic Quarterly* 55, S. 379–413.
– (1991): Pain, aggression, fantasy, and concepts of sadomasochism. *Psychoanalytic Quarterly* 60, S. 22–52.
Grunberger, B. (1979): *Narcissism: Psychoanalytic Essays.* New York: International Universities Press.
– (1989): *New Essays on Narcissism.* London: Free Association Books.
Gurvits, I. G., H. W. Koenigsberg und L. J. Siever (2000): Neurotransmitter dysfunction in patients with borderline personality disorder. In: Paris, J. (Hrsg.): *Borderline Personality Disorder* (= The Psychiatric Clinics of North America 23 [1]), Philadelphia/London: W. B. Saunders, S. 27–40.
Guttmacher, M. (1961): Pseudopsychopathic schizophrenia, *Archives of Criminal Psychodynamics* (Special Psychopathy Issue), S. 502–508.
Hamilton, N. G. (1990): The containing function and the analyst's projective identification. *International Journal of Psychoanalysis* 71, S. 445–453.
Hare, R. D. (1970): *Psychopathy: Theory and Research.* New York: Wiley.
– (1986): Twenty years of experience with the Checkley psychopath. In: Reid, William H. et al. (Hrsg.): *Unmasking the Psychopath.* New York: Norton, S. 3–27.
– (1991): *Manual for the Hare Psychopathy Checklist-Revised.* Toronto: Health Care Systems.
– und S. Hart (1995): Commentary on antisocial personality disorder. In: Livesley, J.: *The DSM-IV Personality Disorders.* New York: Guilford Press, S. 127–134.
– und E. Shalling (1978): Psychopathic Behavior: Approaches to Research. New York: Wiley.
–, S. Hart und T. Harpur (1991): Psychopathy and the DSM-IV criteria for antisocial personality disorder. *Journal of Abnormal Psychology* 100, S. 391–398.

Hauser, S. T. (1972): Black and white ego development: Aspects and perspectives. *Journal of Youth and Adolescence* 1, S. 113–120.

– (1976): Self-image complexity and identity formation in adolescence: Longitudinal studies. *Journal of Youth and Adolescence* 5, S. 161–177.

– und D. Follansbee (1984): Developing identity: Ego growth and change during adolescence. In: Fitzgerald, H., B. Lester, M. Yogman (Hrsg.): *Theory and Resarch in Behavioral Pediatrics.* New York. Plenum.

Heimann, P. (1950): On countertransference. *International Journal of Psychoanalysis* 31, S. 81–84.

Henderson, D. K. (1939): *Psychopathie States.* London: Chapman and Hall.

– und R. D. Gillespie. (1969): *Textbook of Psychiatry: For Students and Practitioners,* 10., überarb. Aufl. London: Oxford University Press.

Hoffman, L. und K. Halmi (1993): Treatment of anorexia nervosa. In: Dunner, D. (Hrsg.): *Current Psychiatric Therapy.* Philadelphia: W. B. Saunders, S. 390–396.

Holder, A. (1970): Instinct and drive. In: Nagera, H. (Hrsg.): *Basic Psychoanalytic Concepts on the Theory of Instincts.* (The Hampstead Clinic Psychoanalytic Library, Bd. 3) New York: Basic Books, S. 19–22.

Horowitz, M. J. (1989): Clinical phenomenology of narcissistic pathology. In: Kernberg (1989d), S. 531–539. (Dt.: Klinische Phänomenologie narzißtischer Pathologie. In: Kernberg [1989d/1996], S. 30–38.)

Hull, J. W., J. F. Clarkin und T. Kakuma (1993): Treatment response of borderline inpatients: A growth curve analysis. *Journal of Nervous and Mental Disorders* 181 (8), S. 503–508.

Israel, P. (1998): Report of the committee on psychoanalysis and allied psychotherapies of the Executive Council of the IPA.

Jacobson, E. (1953): On the psychoanalytic theory of affects. In: Jacobson (1971a), S. 3–47. (Dt.: Zur psychoanalytischen Theorie der Affekte. In: Jacobson 1971a/1977, S. 17–61.)

– (1964): *The Self and Object World.* New York: International Universities Press. (Dt.: *Das Selbst und die Welt der Objekte.* Frankfurt a. M.: Suhrkamp 1973.)

– (1967): *Psychotic Conflict and Reality.* New York: International Universities Press. (Dt.: *Psychotischer Konflikt und Realität.* Frankfurt a. M.: Fischer 1972.)

– (1971a): *Depression.* New York: International Universities Press. (Dt.: *Depression: Eine vergleichende Untersuchung normaler, neurotischer und psychotisch-depressiver Zustände.* Frankfurt a. M.: Suhrkamp 1977.)

– (1971b): Acting out and the urge to betray in paranoid patients. In: Jacobson (1971a), S. 302–318. (Dt.: Über das Agieren und den Drang zu Verrat und Treuebruch bei paranoiden Patienten. In: Jacobson 1971a/1977, S. 377–397).

– (1971c): *Depression: Comparative Studies of Normal, Neurotic, and Psychotic Conditions.* New York: International Universities Press.

Jeammet, P. H. (1996): Psychodrame psychanalytique individuel. In: Widlöcher, D. und A. Braconnier (Hrsg.): *Psychanalyse et psychothérapies.* Paris: Flammarion, S. 33–43.

Jonas, J. M. und H. G. Pope (1992): Axis I comorbidity of borderline personality disorder: Clinical implications. In: Clarkin, J. F., E. Marziali und H. Munroe-Blum (Hrsg.): *Borderline Personality Disorder.* New York: Guilford Press, S. 149–160.

Jones, E. (1955): The God complex. In: Ders. (Hrsg.): *Essays in Applied Psycho-Analysis.* New York: International Universities Press 1964, Bd. 2, S. 244–265.

Joseph, B. (1989): *Psychic Equilibrium and Psychic Change.* London: Tavistock. (Dt.: *Psychisches Gleichgewicht und psychische Veränderung.* Hrsg. von E. Bott Spillius und M. Feldman. Stuttgart: Klett-Cotta 1994.)

Kernberg, O. F. (1965): Notes on countertransference. *Journal of the American Psychoanalytic Association* 13, S. 38–56.

– (1970): Factors in the treatment of narcissistic personalities. *Journal of the American Psychoanalytic Association* 18, S. 51–85.

– (1974): Further contributions to the treatment of narcissistic personalities. *International Journal of Psychoanalysis* 55, S. 215–240.

– (1975): *Borderline Conditions and Pathological Narcissism.* New York: Jason Aronson. (Dt.: *Borderline-Störungen und pathologischer Narzißmus.* Frankfurt a. M.: Suhrkamp 1978.)

– (1976): *Object Relations Theory and Clinical Psychoanalysis.* New York: Jason Aronson. (Dt.: *Objektbeziehungen und Praxis der Psychoanalyse.* Stuttgart: Klett-Cotta 1981.)

– (1980): *Internal World and External Reality: Object Relations Theory Applied.* New York: Jason Aronson. (Dt.: *Innere Welt und äußere Realität. Anwendungen der Objektbeziehungstheorie.* Stuttgart: VIP 3. Aufl. 1997.)

– (1984): *Severe Personality Diorders: Psychotherapeutic Strategies.* New Haven: Yale University Press. (Dt.: *Schwere Persönlichkeitsstörungen. Theorie, Diagnose, Behandlungsstrategien.* Stuttgart: Klett-Cotta 7. Aufl. 2006.)

– (1988): Identity, alienation, and ideology in adolescent group processes. In: *Fantasy, Myth, and Reality.* Madison, Conn.: International Universities Press, S. 381–399.

– (1989a): The narcissistic personality disorder and the differential diagnosis of antisocial behavior. In: Kernberg (1989d), S. 553–570. (Dt.: Die narzißtische Persönlichkeitsstörung und ihre differentialdiagnostische Abgrenzung zum antisozialen Verhalten. In: Kernberg [1989d/1996], S. 52–70.)

– (1989b): A theoretical frame for the study of sexual perversions. In: *The Psychoanalytic Core: Essays in Honour of Leo Rangell.* Hrsg. von Blum, H. P, E. M. Weinshel und F. R. Rodman. Madison, Conn.: International Universitie Press, S. 243–263.

– (1989c): An ego psychology object relations theory of the structure and treatment of pathologic narcissism. In: Kernberg (1989d), S. 723–729. (Dt.: Eine ich-psychologische Objektbeziehungstheorie der Struktur und Behandlung des pathologischen Narzißmus – ein Überblick. In: Kernberg {1989d/1996], S. 248–254.)

– (Hrsg.) (1989d): *Narcissistic Personality Disorder* (= The Psychiatric Clinics of North America, 12 [3]), London/Philadelphia: Saunders. (Dt.: *Narzißtische Persönlichkeitsstörungen.* Stuttgart: Schattauer 1996, 2., korr. Aufl. 2001.)

– (1991): Sadomasochism, sexual excitement, and perversion. *Journal of the American Psychoanalytic Association* 39, S. 333–362. (Dt.: Sadomasochismus, sexuelle Erregung und Perversion. *Zeitschrift für psychoanalytische Theorie und Praxis*, VIII [4], 1993, S. 319–341.)
– (1992a): *Aggression in Personality Disorders and Perversions*. New Haven: Yale University Press. (Dt.: *Wut und Haß. Über die Bedeutung von Aggression bei Persönlichkeitsstörungen und sexuellen Perversionen*. Stuttgart: Klett-Cotta 3. Aufl. 2000.)
– (1992b): Paranoiagenesis in organizations. In: Kaplan, H. und B. J. Sadock (Hrsg.): *Comprehensive Textbook of Group Psychotherapy*. Baltimore: William and Wilkins, S. 47–57.
– (1993a): Acute and chronic countertransference reactions (Übers. aus d. Dt.). In: Junkers, G. (Hrsg.): *Wege zur Deutung im psychoanalytischen Prozeß*. Bremen: Arbeitstagung der Deutschen psychoanalytischen Vereinigung, S. 35–57.
– (1993b): Convergences and divergences in contemporaray psychoanalytic technique. *International Journal of Psychoanalysis* 74, S. 659–673.
– (1993c): Psychoanalytische Objektbeziehungstheorien. In: Mertens, W. (Hrsg.): *Schlüsselkonzepte der Psychoanalyse*. Stuttgart: VIP 3. Aufl. 1997, S. 96–104. (Psychoanalytic object relations theories. In: Moore, B. E. und B. D. Fine [Hrsg.]: *Psychoanalysis: The Major Concepts*. New Haven: Yale University Press 1995, S. 450–462.)
– (1993d): The psychotherapeutic treatment of borderline patients. In: Paris (1993), S. 261–284.
– (1993e): Suicidal behavior in borderline patients: Diagnostic and psychotherapeutic considerations. *American Journal of Psychotherapy* 47 (2), S. 245–254.
– (1994a): Aggression, trauma, hatred in the treatment of borderline patients. In: I. Share (Hrsg.): *Borderline Personality Disorder: A 25-Year Retrospective and Prospective* (= The Psychiatric Clinics of North America 17 [4]), Philadelphia: W. B. Saunders, S. 701–714.
– (1994b): Mass psychology through the analytic lens. In: Richards & Richards (1994), S. 257–281.
– (1995): *Love Relations. Normality and Pathology*. New Haven: Yale University Press. (Dt.: *Liebesbeziehungen. Normalität und Pathologie*. Stuttgart: Klett-Cotta 2. Aufl. 1999.)
– (1996a): The analyst's authority in the psychoanalytic situation. *Psychoanalytic Quarterly* 65 (1), S. 137–157.
– (1996b): A psychoanalytic theory of personality disorders. In: Clarkin & Lenzenweger (1996), S. 105–140.
– (1997a): The interpretation of the transference. Merton Gill's contribution. Presented at the panel »Analysing Transference: Contemporary Responses to Merton Gill«, at the annual meeting of the American Psychoanalytic Association, San Diego, California, 16. Mai 1997.
– (1997b): The nature of interpretation: Intersubjectivity and the third position. *American Journal of Psychoanalysis* 57 (4), S. 297–312.
– (1998): *Ideology, Conflict, and Leadership in Groups and Organizations*. New Haven: Yale

University Press. (Dt.: *Ideologie, Konflikt und Führung. Psychoanalyse von Gruppenprozessen und Persönlichkeitsstruktur.* Stuttgart: Klett-Cotta 2000.)

– (1999): Psychoanalysis, psychoanalytic psychotherapy, and supportive psychotherapy: Contemporary controversies. *International Journal of Psychoanalysis* 80 (6), S. 1075–1091.

– (2001): Recent developments in the technical approaches of English-language psychoanalytical schools. *Psychoanalytic Quarterly* 70(3): 519-547.

– (2003): The management of affect storms in the psychoanalytic psychotherapy of borderline patients. *Journal of the American Psychoanalytic Association* 51 (2), S. 517–544.

–, E. D. Burstein, L. Coyne, A. Appelbaum, L. Horowitz und H. Voth. (1972): *Psychotherapy and Psychoanalysis: The Final Report of the Menninger Foundation's Psychotherapy Research Project.* Kansas: Menninger Foundation, Bd. 26, Nr. 1 und 2.

–, M. A. Selzer, H. W. Koenigsberg, A. C. Carr und A. Applebaum (1989): *Psychodynamic Psychotherapy of Borderline Patients.* New York: Basic Books.

Kernberg, P. F. (1989): Narcissistic personality disorder in childhood. In: Kernberg, O. F. (1989d), S. 671–694. (Dt.: Narzißtische Persönlichkeitsstörungen in der Kindheit. In: Kernberg, O. F. [1989d/1996], S. 191–217.)

– und A. K. Richards (1994): Love in preadolescence as seen through children's letters. In: Richards & Richards (1994), S. 199–218.

–, A. S. Weiner und K. K. Bardenstein (2000): *Personality Disorders in Children and Adolescents.* New York: Basic Books. (Dt.: *Persönlichkeitsstörungen bei Kindern und Jugendlichen.* Stuttgart: Klett-Cotta 2. Aufl. 2005.)

Klein, M (1940): Mourning and its relation to manic-depressive states. In: *Contributions to Psychoanalysis, 1921–1945.* London: Hogarth Press 1948, S. 311–338. (Dt.: Die Trauer und ihre Beziehungen zu manisch-depressiven Zuständen. In: Melanie Klein: *Gesammelte Schriften,* Bd. I,2, Stuttgart: frommann-holzboog 1996, S. 159–199. Auch in Klein [1962], S. 95–130.)

– (1946): Notes on some schizoid mechanisms. In: Riviere, J. (Hrsg.): *Developments in Psychoanalysis,* London: Hogarth Press 1952, S. 292–320. (Dt.: Bemerkungen über einige schizoide Mechanismen. In: Klein [1962], S. 131–163.)

– (1952): The origins of transference. In: *Envy and Gratitude.* New York: Basic Books 1957, S. 48–56. (Dt.: Die Ursprünge der Übertragung. In: Melanie Klein: *Gesammelte Schriften,* Bd. III, Stuttgart: frommann-holzboog 1998.)

– (1957): *Envy and Gratitude.* New York: Basic Books. (Das Buch basiert auf einem 1955 gehaltenen Vortrag. Dieser ist unter dem Titel »Neid und Dankbarkeit« in *Psyche* 11, 1957/1958, enthalten; außerdem in Klein [1962], S. 225–242.)

– (1962): *Das Seelenleben des Kleinkindes und andere Beiträge zur Psychoanalyse.* Stuttgart: Klett 1962, 6. Auflage 1997 bei Klett-Cotta.

Koenigsberg, H. W., O. F. Kernberg, M. H. Stone, A. Applebaum, F. E. Yeomans, D. Diamond (2000): *Borderline Patients: Extending the Limits of Treatability.* New York: Basic Books.

Kohon, G. (1986): *The British School of Psychoanalysis: The Independent Tradition.* London: Free Association Books.

Kohut, H. (1968): The psychoanalytic treatment of narcissistic personality disorders. *Psychoanalytic Study of the Child* 23, S. 86–113.

– (1971): *The Analysis of the Self.* New York: International Universities Press. (Dt.: *Narzißmus. Eine Theorie der psychoanalytischen Behandlung narzißtischer Persönlichkeitsstörungen.* Frankfurt a. M.: Suhrkamp 1973.)

– (1972): Thoughts on narcissism and narcissistic rage. *Psychoanalytic Study of the Child* 27, S. 360–400.

– (1977): *The Restauration of the Self.* New York: International Universities Press (Dt.: *Die Heilung des Selbst.* Frankfurt a. M.: Suhrkamp 1979.)

– (1979): Two analyses of Mr. Z. *International Journal of Psychoanalysis* 60, S. 3–27.

Krause, R. (1988): Eine Taxonomie der Affekte und ihre Anwendung auf das Verständnis der frühen Störungen. *Psychotherapie und Medizinische Psychologie* 38, S. 77–86.

– und P. Lutolf (1988): Facial indications of transference processes in psychoanalytical treatment. In: Dahl, H. und H. Kächele (Hrsg.): *Psychoanalytical Process Research Strategies.* Heidelberg: Springer, S. 257–272.

Laplanche, J. (1992): *Seduction, Translation, Drives.* London: Institute of Contemporary Arts.

Levy, K. N. (2002): *The Role of Identity Disturbance in the Development of Borderline Personality Disorder.* Unveröffentlichtes Datenmaterial.

–, K. B. Meehan, M. Weber, J. Reynoso und J. F. Clarkin (im Druck): Attachment patterns in borderline personality disorder: Predictive and prescriptive psychotherapy implications. *Psychopathology.*

Liberman, D. (1983): *Linguistica, interacción comunicativa y proceso psicoanalitico.* Buenos Aires: Ediciones Kargieman.

Linehan, M. M. (1993): *Cognitive-Behavioral Treatment of Borderline Personality Disorder.* New York: Guilford Press.

Little, M. (1951): Countertransference and the patient's response to it. *International Journal of Psychoanalysis* 32, S. 32–40.

Loewald, H. W. (1986): Transference-countertransference. *Journal of the American Psychoanalytic Association* 34, S. 175–287.

Lussier, A. (1982): *La déviation du désir: Étude sur le fétichisme.* Paris: PUF.

Mahler, M. (1972a): On the first three subphases of the separation-individuation process. *International Journal of Psycho-Analysis* 53, S. 333–338.

– (1972b): Rapprochement subphases of separation-individuation process. *Psychoanalytic Quarterly* 41, S. 487–506.

– und M. Furer (1968): *On Human Symbiosis and the Vicissitudes of Individuation.* New York: International Universities Press. (Dt.: *Symbiose und Individuation. Psychosen im frühen Kindesalter.* Stuttgart: Klett-Cotta 7. Aufl. 1998.)

–, F. Pine und A. Bergman (1975): *The Psychological Birth of the Human Infant.* New York:

Basic Books. (Dt.: *Die psychische Geburt des Menschen. Symbiose und Individuation.* Frankfurt a. M.: Fischer 1978.)

Main, M. (1995): Recent studies in attachment: Overview with selected implications for clinical work. In: Goldberg, S. , R. Muir und J. Kerr (Hrsg.): *Attachment Theory: Social Development and Clinical Perspectives.* Hillsdale, NJ: Analytic Press, S. 404–474.

Marziali, E. (1992): The etiology of borderline personality disorder: Developmental factors. In: Clarkin, J. F., E. Marziali und H. Munroe-Blum (Hrsg.): *Borderline Personality Disorder.* New York: Guilford Press, S. 27–44.

Masterson, J. (1967): *The Psychiatric Dilemma of Adolescence.* Boston: Little, Brown & Co. S. 119–134.

– (1972): *Treatment of the Borderline Adolescent: A Developmental Approach.* New York: Wiley-Interscience.

Matte-Blanco, I. (1975): *The Unconscious as Infinite Sets.* London: Duckworth.

– (1988): *Thinking, Feeling, and Being.* London: Routledge.

McDougall, J. (1993): Countertransference and primitive communication. In: Alexandris & Vaslamatzis (1993), S. 95–133.

McGlashan, T. H. und R. K. Heinssen (1989): Narcissistic, antisocial, and noncomorbid subgroups of borderline disorder: Are they distinct entities by long-term clinical profile? In: Kernberg (1989d), S. 653–670. (Dt.: Langzeitverlauf bei narzißtischen, antisozialen und nichtkomorbiden Subgruppen der Borderline-Störung. In: Kernberg [1989d/1996], S. 165 ff.)

Meltzer, D. (1977): *Sexual States of Mind.* Perthshire, Scotland: Clunie Press.

– und M. H. Williams. (1988): *The Apprehension of Beauty.* Old Ballechin, Strath Tay, Scotland: Clunie Press.

Milgram, S. (1963): Behavioral study of obedience. *Journal of Abnormal and Social Psychology* 67, S. 371–378.

Mitchell, S. A. (1988): *Relational Concepts in Psychoanalysis.* Cambridge: Harvard University Press.

Modell, A. (1976. The holding environment and the therapeutic action of psychoanalysis. *Journal of the American Psychoanalytic Association* 24, S. 255–307.

Morris, A., T. Cooper and P. J. Cooper. (1989): The changing shape of female fashion models. *International Journal of Eating Disorders* 8, S. 593–596.

Näcke, P. (1899): Die sexuellen Perversitäten in der Irrenanstalt. *Psychiatrische en neurologische Bladen* 3, S. 122–149.

Offer, D. (1973): *Psychological World of the Teenager: A Study of Normal Adolescent Boys.* New York: Harper & Row.

Ogden, T. H. (1993): The analytic management and interpretation of projective identification. In: Alexandris & Vaslamatzis (1993), S. 21–26.

Oldham, J. M. (1994): Personality disorders. *Journal of the American Medical Association* 272, S. 1770–1776.

Paris, J. (Hrsg.) (1993): *Borderline Personality Disorder. Etiology and Treatment.* Washington, DC: American Psychiatric Press.

– (1994a): *Borderline Personality Disorder. A Multidimensional Approach.* Washington, DC: American Psychiatric Press.

– (1994b): *Sexual abuse and dissociative processes in the etiology of borderline personality disorder.* Präsentation vor dem Plenum der Konferenz über Borderline-Persönlichkeitsstörungen, New York Hospital – Cornell Medical Center, Westchester Division, 9. Juni 94.

Perry, J. C. und J. L. Herman (1993): Trauma and defense in the etiology of borderline personality disorder. In: Paris (1993), S. 123–140.

Pick, I. B. (1985): Working through in the countertransference. *International Journal of Psychoanalysis* 66, S. 157–166.

Plakun, E. M. (1989): Narcissistic personality disorder: A validity study and comparison to borderline personality disorder. In: Kernberg (1989d), S. 603–620. (Dt.: Die narzißtische Persönlichkeitsstörung: Eine Validierungsstudie und ein Vergleich mit der Borderline-Persönlichkeitsstörung. In: Kernberg [1989d/1996], S. 108–130.)

– (Hrsg.) (1990): *New Perspectives on Narcissism.* Washington, DC: American Psychiatric Press.

Posner, M. I., M. K. Rothbart, N. Vizueta, K. Levy, K. M. Thomas und J. Clarkin (2002): Attentional mechanisms of borderline personality disorder. In: *Proceedings of the National Academy of Sciences, USA*, 99 (25), S. 16366–16370.

Post, G. (2001): *The Mind of the Terrorist.* Präsentation für die Association for Psychoanalytic Medicine, New York, 30. Okt.

Pulver, S. (1970): Narcissism: The term and the concept. *Journal of the American Psychoanalytic Association* 18, S. 319–341.

Racker, H. (1957): The meaning and uses of countertransference. *Psychoanalytic Quarterly* 26, S. 303–357. (Dt.: Bedeutungen und Verwendungsmöglichkeiten der Gegenübertragung. In: Ders.: *Übertragung und Gegenübertragung. Studien zur psychoanalytischen Technik.* München/Basel: Ernst Reinhardt 1978, S. 150–201.)

Reich, A. (1951): On countertransference. *International Journal of Psychoanalysis* 32, S. 25–31.

– (1953): Narcissistic object choice in women. *Journal of the American Psychoanalytic Association* 1, S. 22–44.

– (1960): Pathologic forms of self-esteem regulation. *Psychoanalytic Study of the Child* 15, S. 215–232.

Richards, A. K. und A. D. Richards (Hrsg.) (1994): *The Spectrum of Psychoanalysis. Essays in Honor of Martin Bergmann.* Madison, Conn.: International Universities Press.

Rinsley, B. R. (1982): *Borderline and Other Self Disorders.* New York: Jason Aronson.

Rinsley, D. B. (1989): Notes on the developmental pathogenesis of narcissistic personality disorder. In: Kernberg (1989d), S. 695–707. (Bemerkungen zur Entwicklunspathogenese der narzißtischen Persönlichkeitsstörung. In: Kernberg [1989d/1996], S. 218–232.)

Riviere, J. A. (1936): A contribution to the analysis of the negative therapeutic reaction. *International Journal of Psychoanalysis* 17, S. 304–320.

Rockland, L. H. (1989): *Supportive Therapy: A psychodynamic Approach.* New York: Basic Books.

– (1992): *Supportive Therapy for Borderline Patients: A Psychodynamic Approach.* New York: Guilford Press.

Ronningstam, E. und J. Gunderson (1989): Descriptive studies on narcissistic personality disorder. In: Kernberg (1989d), S. 585–602. (Dt.: Deskriptive Untersuchungen zur narzißtischen Persönlichkeitsstörung. In: Kernberg [1989d/1996], S. 88–107.)

Rosenfeld, H. (1964): On the psychopathology of narcissism: A clinical approach. *International Journal of Psychoanalysis* 45, S. 332–337. (Dt.: Zur Psychopathologie des Narzißmus – Ein klinischer Beitrag. In: Ders.: *Zur Psychoanalyse psychotischer Zustände.* Frankfurt a. M.: Suhrkamp 1989, S. 196–208.)

– (1971): A clinical approach to the psychoanalytic theory of the life and death instincts: An investigation into the aggressive aspects of narcissism. *International Journal of Psychoanalysis* 52, S. 169–178. (Dt.: Beitrag zur psychoanalytischen Theorie des Lebens- und Todestriebes aus klinischer Sicht: Eine Untersuchung der aggressiven Aspekte des Narzißmus. *Psyche* 25, 1971, S. 476–493. Auch in Spillius [1986/1990], S. 299–319.)

– (1978): Notes on the psychopathology and psychoanalytic treatment of some borderline patients. *International Journal of Psychoanalysis* 59, S. 215–221. (Dt.: Zur Psychopathologie und psychoanalytischen Behandlung einiger Borderline-Patienten. *Psyche* 35, 1981, S. 338–352.)

– (1987): *Impasse and Interpretation: Therapeutic and Anti-Therapeutic Factors in the Psychoanalytic Treatment of Psychotic, Borderline, and Neurotic Patients.* New York: Tavistock. (Dt.: *Sackgassen und Deutungen. Therapeutische und antitherapeutische Faktoren bei der psychoanalytischen Behandlung von psychotischen, Borderline- und neurotischen Patienten.* München/Wien: VIP 1990.)

Sadger, J. (1908): Fragment der Psychoanalyse eines Homosexuellen. *Jahrbuch für sexuelle Zwischenstufen* 9, S. 339–424.

Sandler, J. (1976): Countertransference and role responsiveness. *International Review of Psychoanalysis* 3, S. 43–47.

– und A.-M. Sandler (1987): The past unconscious, the present unconscious, and the vicissitudes of guilt. *International Journal of Psychoanalysis* 8, S. 331–341. (Dt.: Das frühere Unbewußte, das gegenwärtige Unbewußte und die Schicksale der Schuld: eine technische Perspektive. In: Kutter, P. et al. [Hrsg.]: *Die psychoanalytische Haltung. Auf der Suche nach dem Selbstbild der Psychoanalyse.* München: Verlag Internationale Psychoanalyse [VIP] 1988, S. 143–163.)

– und A.-M. Sandler (1998a): *Internal Objects Revisited.* London: Karnac Books.

– und A.-M. Sandler (1998b): On role-responsiveness. In: Sandler & Sandler (1998a), S. 47–56.

Scheidlinger, S. (Hrsg.) (1980): *Psychoanalytic Group Dynamics.* New York: International Universities Press.

Searles, H. (1965): *Collected Papers on Schizophrenia and Related Subjects.* New York: International Universities Press. (Dt.: *Der psychoanalytische Beitrag zur Schizophrenieforschung.* München: Kindler 1974.)

Sebek, M. (1996): The fate of the totalitarian object. *International Forum of Psychonalysis* 5, S. 1–6.

– (1998): Posttotalitarian personality – old internal objects in a new situation. *Journal of the American Academy of Psychoanalysis* 26 (2), S. 295–309.

Segal, H. (1964): *Introduction to the Work of Melanie Klein.* New York. Basic Books. (Dt.: *Melanie Klein. Eine Einführung in ihr Werk.* München: Kindler 1974.)

– (1981): Countertransference. In: *The Work of Hanna Segal.* Northvale, NJ: Jason Aronson, S. 81–87.

Sherwood, V. R. und C. P. Cohen (1994): *Psychotherapy of the Quiet Borderline Patient.* Northvale, NJ: Jason Aronson.

Silbersweig, D. A., K. Levy, K. Thomas, J. Clarkin, O. Kernberg and E. Stern (2003): *Exploring the Mechanisms of Negative Affect and Self regulation in BPD Patients and Controls Prior to the Therapy* (Manuskript, in Vorbereitung).

Silk, K. R. (Hrsg.) (1994): *Biological and Neurobehavioral Studies of Borderline Personality Disorder.* Washington, DC: American Psychiatric Press.

– (2000): Overview of biologic factors. In: Paris, J. (Hrsg.): *Borderline Personality Disorder* (= The Psychiatric Clinics of North America 23 [1]), Philadelphia/London: W. B. Saunders, S. 61–75.

Spillius, E. B. (Hrsg.) (1988): *Melanie Klein Today: Developments in Theory and Practice.* 2 Bde., London: Routledge. (Dt.: *Melanie Klein heute. Entwicklungen in Theorie und Praxis,* Band 1: *Beiträge zur Theorie.* Band 2: *Anwendungen.* Stuttgart: Klett-Cotta [jeweils] 3. Aufl. 2002.)

Steinberg, B. J. et al. (1994): The cholinergic and noradrenergic neurotransmitter systems and affective instability in borderline personality disorder. In: Silk (1994), S. 41–62.

Steiner, J. (1987): The interplay between pathological organizations and the paranoid-schizoid and depressive positions. *International Journal of Psychoanalysis* 68, S. 69–80; auch in Spillius (1988), Bd. 1, S. 324–342. (Dt.: Die Wechselwirkungen zwischen pathologischen Organisationen und der paranoid-schizoiden und depressiven Position. In: Spillius [1988/2002], Bd. 1, S. 408–431.)

– (1990): Pathological organizations as obstacles to mourning: The role of unbearable guilt. *International Journal of Psycho-Analysis* 71, S. 87–94.

– (1993): *Psychic Retreats: Pathological Organizations in Psychotic, Neurotic, and Borderline Patients.* London: Routledge. (Dt.: *Orte des seelsichen Rückzugs. Pathologische Organisationen bei psychotischen, neurotischen und Borderline-Patienten.* Stuttgart: Verlag Klett-Cotta 1998.)

Steiner, R. (1989): On narcissism: The Kleinian approach. In: Kernberg (1989d), S. 741–770. (Dt.: Über den Narzißmus: Der Kleinianische Ansatz. In: Kernberg [1989d/1996], S. 265 ff.)

Stoller, R. J. (1975): *Perversion: The Erotic Form of Hatred.* Washington, DC: American Psychiatric Press. (Dt.: *Perversion: Die erotische Form von Haß.* Reinbek b. Hamburg: Rowohlt 1979.)

– (1979): *Sexual Excitement.* New York: Pantheon.

– (1985): *Observing the Erotic Imagination.* New Haven: Yale University Press.

Stone, M. H. (1980): *The Borderline Syndromes.* New York: McGraw-Hill.

– (1989a): Murder. In: Kernberg (1989d), S. 643–61. (Dt.: Mord. In: Kernberg [1989d/1996], S. 155–164.)

– (1989b): Long-term follow-up of narcissistic/borderline patients. In: Kernberg (1989d), S. 621–641. (Dt.: Langzeitkatamnese von narzißtischen und Borderline-Patienten. In: Kernberg [1989d/1996], S. 131–154.)

– (1990): *The Fate of Borderline Patients.* New York: Guilford Press.

– (1993a): *Abnormalities o f Personality.* New York: W. W. Norton.

– (1993b): Etiology of borderline personality disorder: Psychobiological factors contributing to an underlying irritability. In: Paris (1993), S. 87–102.

– (1994): Characterologic subtypes of the borderline personality disorder: With a note on prognostic factors. In: I. Share (Hrsg.): *Borderline Personality Disorder. A 25-Year Retrospective and Prospective* (= The Psychiatric Clinics of North America 17 [4]), Philadelphia: W. B. Saunders, S. 773–784.

Tartakoff, H. (1966): The normal personality in our culture and the Nobel Prize complex. In: Lowenstein, R. M. et al. (Hrsg.): *Psychoanalysis: A General Psychology.* New York: International Universities Press, S. 222–252.

Torgersen, A. M. (1985): Temperamental differences in infants and six-year-old children: A follow-up study of twins. In: Strelau, J., F. H. Farley und A. Gale (Hrsg.): *The Biological Basis of Personality and Behavior: Theories, Measurement, Techniques, and Development.* Washington, DC: Hemisphere Publishing.

– (1994): Generics of personality disorder. Paper für den »First European Congress on Disorders of Personality«, 16. Juni 94, Nijmegen, Niederlande.

Tower, L. E. (1956): Countertransference. *Journal of the American Psychoanalytic Association* 4, S. 224–255.

Turquet, P. (1975): Threats to identity in the large group. In: Kreeger, L. (Hrsg.): *The Large Group: Dynamics and Therapy.* London: Constable, S. 87–144. (Dt.: Bedrohung der Identität in der großen Gruppe. In: Kreeger, L. [Hrsg.]: *Die Großgruppe.* Stuttgart: Klett 1977.)

Van der Kolk, B. A. et al. (1994): Trauma and the development of borderline personality disorder. In: I. Share (Hrsg.): *Borderline Personality Disorder: A 25-Year Retrospective and Prospective* (= The Psychiatric Clinics of North America 17 [4]), Philadelphia: W. B. Saunders, S. 715–730.

Van der Waals, H. G. (1965): Problems of narcissism. *Bulletin of the Menninger Clinic* 29, S. 293–322.

Van Reekum, R., P. S. Links und C. Fedorov (1994): Impulsivity in borderline personality disorder. In: Silk (1994), S. 1–22.

Volkan, V. (1973): Transitional fantasies in the analysis of a narcissistic personality. *Journal of the American Psychoanalytic Association* 21, S. 351–376.

– (1976): *Primitive Internalized Object Relations.* New York: International Universities Press. (Dt.: *Psychoanalyse der frühen Objektbeziehungen.* Stuttgart: Klett-Cotta 2. Aufl. 1999.)

– (1979): The »glass bubble« of the narcissistic patient. In: Leboit, J. und A. Capponi (Hrsg.): *Advances in Psychotherapy of the Borderline Patient.* New York: Jason Aronson, S. 405–431.

– (1987): *Six Steps in the Treatment of Borderline Personality Organization.* Northvale, NJ: Jason Aronson.

– (1988): *The Need to Have Enemies and Allies: From Clinical Practice to International Relationships.* Northvale, NJ: Jason Aronson.

– (1993): Countertransference reactions commonly present in the treatment of patients with borderline personality. In: Alexandris & Vaslamatzis (1993), S. 147–163.

– (1999): *Das Versagen der Diplomatie.* Gießen: Psychosozial Verlag.

– (2001a): *From Waco to the Bomian Valley: Violence and the Psychology of Religious Fundamentalism* (unveröffentlichtes Manuskript).

– (2001b): *September 11, 2001: From the Bomian Valley to the Twin Towers and Pentagon* (unveröffentlichtes Manuskript).

Wallerstein, R. S. (1991): *Scales of Psychological Capacity* (nicht veröffentlicht).

– (1995): *The Talking Cures: The Psychoanalyses and the Psychotherapies.* New Haven: Yale University Press.

Westen, D. (1985): *Self and Society: Narcissism, Collectivism and the Development of Morals.* New York: Cambridge University Press.

– (1992): The cognitive self and psychoanalytic self. Can we put ourselves together? In: *Psychoanalytic Inquiry* 3 (1), S. 1–13.

Widiger, T. A. und A. J. Frances. (1994): Toward a dimensional model of the personality disorders. In: Costa, P. T. und T. Widiger (Hrsg.): *Personality Disorders and the Five-Factor Model of Personality.* Washington, DC: American Psychological Association, S. 19–40.

– et al. (1994): A description of the DSM-III-R and DSM-IV personality disorders with the five-factor model of personality. In: Costa, P. T. und T. Widiger (Hrsg.): *Personality Disorders and the Five-Factor Model of Personality.* Washington, DC: American Psychological Association, S. 41–56.

Widlöcher, D. und A. Braconnier (1996a): Traitement psychanalytique. In: *Psychanalyse et psychothérapies.* Paris: Flammarion.

Wilkinson-Ryan, T., D. Westen (2000): Identity disturbance in borderline personality disorder: An empirical investigation. In: *American Journal of Psychiatry,* 157 (4), S. 528–541.

Winnicott, D. W. (1949): »Hate in the countertransference.« In: Winnicott (1958), S. 194–203. (Dt.: Haß in der Gegenübertragung. In: Winnicott [1958/1983], S. 77–90.)

– (1958): *Collected Papers: Through Pediatrics to Psycho-Analysis.* New York: Basic Books 1958. (Dt.: *Von der Kinderheilkunde zur Psychoanalyse.* Frankfurt a. M.: Fischer 1983.)

– (1960a): Ego distortion in terms of true and false self. In: Winnicott (1965), S. 140–152. (Dt.: Ichverzerrung in Form des wahren und des falschen Selbst. In: Winnicott [1965/1974], S. 182–199.)

– (1960b): The theory of the parent-infant relationship. In: Winnicott (1965), S. 37–55. (Dt.: Die Theorie von der Beziehung zwischen Mutter und Kind. In: Winnicott [1965/1974], S. 47–71.)

– (1965): *The Maturational Processes and the Facilitating Environment.* New York: International Universities Press. (Dt.: *Reifungsprozesse und fördernde Umwelt.* München: Kindler 1974.)

Yehuda, R., S. M. Southwick, B. D. Perry und E. L. Giller (1994): Peripheral catecholamine alterations in borderline personality disorder. In: Silk (1994), S. 63–90.

Yeomans, F. E., M. A. Selzer, J. F. Clarkin (1992): *Treating the Borderline Patient: A Contract-Based Approach,* New York: Basic Books.

–, J. Gutfreund, M. A. Selzer, J. F. Clarkin, J. W. Hull und T. E. Smith. (1994): Factors related to drop-outs by borderline patients: Treatment contract and therapeutic alliance. *Journal of Psychotherapy Practice and Research* 3, S. 16–24.

Zanarini, M.C. (2000): Childhood experiences associated with the development of borderline personality disorder. In: Paris, J. (Hrsg.): *Borderline Personality Disorder* (= The Psychiatric Clinics of North America 23 [1]), Philadelphia/London: W. B. Saunders, S. 89–101.

Zinowjew, A. (1984): *The Reality of Communism.* New York: Schocken. (Dt.: *Kommunismus als Realität.* Zürich: Diogenes 1981.)

REGISTER